国家卫生健康委员会"十四五"规划教材

全国高等学校教材

供本科护理学类专业用

预防医学

第 **5** 版

主　编　卢次勇　王建明

副 主 编　薛海峰　蒋守芳

编　者（以姓氏笔画为序）

王　娟（广州医科大学）　　　　　　　　沈　彤（安徽医科大学）

王建明（南京医科大学）　　　　　　　　张　舜（华中科技大学同济医学院）

毛淑芳（承德医学院）　　　　　　　　　胡　明（中南大学湘雅公共卫生学院）

孔　浩（齐鲁医药学院）　　　　　　　　段爱旭（山西大同大学护理学院）

卢次勇（中山大学公共卫生学院）　　　　侯绍英（哈尔滨医科大学）

李晓枫（大连医科大学）　　　　　　　　郭　蓝（中山大学公共卫生学院）

杨建洲（长治医学院）　　　　　　　　　蒋守芳（华北理工大学公共卫生学院）

何保昌（福建医科大学）　　　　　　　　薛海峰（齐齐哈尔医学院）

编写秘书　郭　蓝（中山大学公共卫生学院）

人民卫生出版社

·北　京·

图书在版编目（CIP）数据

预防医学/卢次勇，王建明主编. —5 版. —北京：人民卫生出版社，2022.6（2024.11重印）

ISBN 978-7-117-33191-3

Ⅰ.①预…　Ⅱ.①卢…②王…　Ⅲ.①预防医学-高等学校-教材　Ⅳ.①R1

中国版本图书馆 CIP 数据核字（2022）第 102390 号

人卫智网	www.ipmph.com	医学教育、学术、考试、健康，购书智慧智能综合服务平台
人卫官网	www.pmph.com	人卫官方资讯发布平台

预 防 医 学
Yufang Yixue
第 5 版

主　　编：卢次勇　王建明
出版发行：人民卫生出版社（中继线 010-59780011）
地　　址：北京市朝阳区潘家园南里 19 号
邮　　编：100021
E - mail：pmph @ pmph. com
购书热线：010-59787592　010-59787584　010-65264830
印　　刷：天津市银博印刷集团有限公司
经　　销：新华书店
开　　本：850×1168　1/16　印张：22　插页：1
字　　数：651 千字
版　　次：2002 年 8 月第 1 版　2022 年 6 月第 5 版
印　　次：2024 年 11 月第 5 次印刷
标准书号：ISBN 978-7-117-33191-3
定　　价：72.00 元

打击盗版举报电话：010-59787491　E-mail：WQ @ pmph.com
质量问题联系电话：010-59787234　E-mail：zhiliang @ pmph.com
数字融合服务电话：4001118166　E-mail：zengzhi @ pmph.com

第七轮修订说明

2020年9月国务院办公厅印发《关于加快医学教育创新发展的指导意见》(国办发〔2020〕34号),提出以新理念谋划医学发展、以新定位推进医学教育发展、以新内涵强化医学生培养、以新医科统领医学教育创新,并明确提出"加强护理专业人才培养,构建理论、实践教学与临床护理实际有效衔接的课程体系,加快建设高水平'双师型'护理教师队伍,提升学生的评判性思维和临床实践能力。"为更好地适应新时期医学教育改革发展要求,培养能够满足人民健康需求的高素质护理人才,在"十四五"期间做好护理学类专业教材的顶层设计和规划出版工作,人民卫生出版社成立了第五届全国高等学校护理学类专业教材评审委员会。人民卫生出版社在国家卫生健康委员会、教育部等的领导下,在教育部高等学校护理学类专业教学指导委员会的指导和参与下,在第六轮规划教材建设的基础上,经过深入调研和充分论证,全面启动第七轮规划教材的修订工作,并明确了在对原有教材品种优化的基础上,新增《护理临床综合思维训练》《护理信息学》《护理学专业创新创业与就业指导》等教材,在新医科背景下,更好地服务于护理教育事业和护理专业人才培养。

根据教育部《关于加快建设高水平本科教育 全面提高人才培养能力的意见》等文件要求以及人民卫生出版社对本轮教材的规划,第五届全国高等学校护理学类专业教材评审委员会确定本轮教材修订的指导思想为:立足立德树人,渗透课程思政理念;紧扣培养目标,建设护理"干细胞"教材;突出新时代护理教育理念,服务护理人才培养;深化融合理念,打造新时代融合教材。

本轮教材的编写原则如下:

1. 坚持"三基五性" 教材编写坚持"三基五性"的原则。"三基":基本知识、基本理论、基本技能;"五性":思想性、科学性、先进性、启发性、适用性。

2. 体现专业特色 护理学类专业特色体现在专业思想、专业知识、专业工作方法和技能上。教材编写体现对"人"的整体护理观,体现"以病人为中心"的优质护理指导思想,并在教材中加强对学生人文素质的培养,引领学生将预防疾病、解除病痛和维护群众健康作为自己的职业责任。

3. 把握传承与创新 修订教材在对原有教材的体系、编写体裁及优点进行继承的同时,结合上一轮教材调研的反馈意见,进一步修订和完善,并紧随学科发展,及时更新已有定论的新知识及实践发展成果,使教材更加贴近实际教学需求。同时,对于新增教材,能体现教育教学改革的先进理念,满足新时代护理人才培养在知识结构更新和综合能力提升等方面的需求。

4. 强调整体优化 教材的编写在保证单本教材的系统和全面的同时,更强调全套教材的体系性和整体性。各教材之间有序衔接、有机联系,注重多学科内容的融合,避免遗漏和不必要的重复。

5. 结合理论与实践 针对护理学科实践性强的特点，教材在强调理论知识的同时注重对实践应用的思考，通过引入案例与问题的编写形式，强化理论知识与护理实践的联系，利于培养学生应用知识、分析问题、解决问题的综合能力。

6. 推进融合创新 全套教材均为融合教材，通过扫描二维码形式，获取丰富的数字内容，增强教材的纸数融合性，增强线上与线下学习的联动性，增强教材育人育才的效果，打造具有新时代特色的本科护理学类专业融合教材。

全套教材共 59 种，均为国家卫生健康委员会"十四五"规划教材。

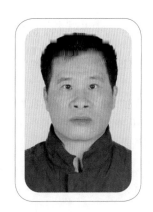

卢次勇，中山大学公共卫生学院流行病学系教授、博士生导师；任中华预防医学会公共卫生眼科学分会第一届副主任委员，中国性病艾滋病防治协会心理行为与健康专业委员会第一届副主任委员，广东省康复医学会脑卒中康复分会第一届、第二届副主任委员，广东省健康教育协会第一届、第二届副会长。

研究方向为行为与心理流行病学，主编《流行病学实习指导》等教材，参编《流行病学》等教材；主持省级教学质量工程项目 2 项，主持国家自然科学基金项目 5 项（包括国际合作重点项目 1 项）、科技部重点研发计划子课题项目 1 项、其他省部级项目多项；在国内外期刊发表论文 100 余篇；2021 年获中国大学生医学技术技能大赛优秀指导教师称号。

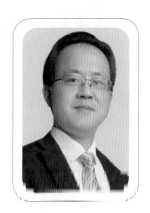

王建明，流行病学教授、博士生导师；现任南京医科大学公共卫生学院院长、国家卫生应急体系建设指导专家库专家（权威类）、全国学校结核病防控专家组专家。

主要研究方向为传染病流行病学、行为流行病学等；主编或副主编《公共卫生实践技能》《公共卫生 PBL 实践》等教材 12 部，参编教材 16 部；是江苏省高校"青蓝工程"中青年学术带头人、"青蓝工程"教学团队负责人、"十三五"江苏高校外国留学生英文授课省级精品课程主讲人、江苏省"六大人才高峰"培养对象，入选教育部课程思政教学名师；获江苏省教学成果奖特等奖、江苏省教育科学优秀成果奖一等奖、中华预防医学会科学技术奖二等奖、江苏医学科技奖二等奖。

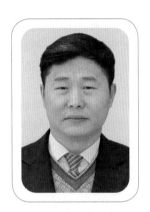

薛海峰,副教授;现任齐齐哈尔医学公共卫生学院党总支副书记,兼任中华预防医学会行为健康分会委员;2014年博士毕业于北京协和医学院流行病与卫生统计学专业,师从顾东风院士,主要研究糖尿病和心血管病流行病学及人群防治;参编人民卫生出版社《健康教育学》等教材。

主持、参加国家自然科学基金重点项目"基于糖脂代谢节律基因的膳食脂肪时序作用与2型糖尿病关系及机制研究"等科研项目近10项;发表SCI收录学术论文8篇;获黑龙江省医药卫生科技奖一等奖、黑龙江省医药行业科技进步奖二等奖、齐齐哈尔市科技进步奖三等奖等;获市第十届优秀科技工作者称号。

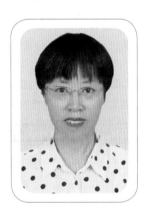

蒋守芳,医学博士,教授;华北理工大学公共卫生学院副院长,兼任河北省预防医学会常务理事、河北省毒理学会常务理事;从事预防医学领域教学20余年,是国家级预防医学一流专业建设点主要负责人、河北省虚拟仿真实验一流课程负责人。

主要致力于环境污染物的神经毒性效应及其机制研究,主持河北省教改项目1项,主持国家自然科学基金项目1项,河北省自然科学基金项目3项,在国内外公开发表论文60余篇;副主编和参编教材5部。

发展高等护理教育,培养适应现代化需要的高级护理人才是我国医学教育的重要内容。随着生物-心理-社会医学模式的转变,学科不断交叉融合。掌握预防医学的基本理论、基本方法和基本技能,已成为护理学类专业学生开展护理实践、管理和科研的必备素质。第 5 版《预防医学》适用于本科护理学类专业学生,在编写过程中,依据教育部制订的国家标准,注重传承经典、整合创新、立体建设,体现以人为中心的指导思想。本教材注重与其他教材之间的有序衔接和有机联系,强调理论知识的同时注重对实践应用的思考,结合案例与问题,培养学生分析和解决问题的综合能力。

本教材包括正文、附录、中英文名词对照索引等,并附有数字资源内容。绪论主要介绍预防医学的概念、主要任务等内容,第一篇阐述预防保健策略与措施,第二篇阐述环境与健康,第三篇介绍医学统计方法,第四篇介绍人群健康研究的流行病学方法。

第 5 版教材总体框架结构与第 4 版教材基本一致,补充和修改了一些内容,使得内容更新颖充实;在形式上增加了导入情境与思考、知识链接、历史长廊等特色内容。第一章增加了全球卫生相关内容,梳理了中国的卫生策略发展历程,介绍了《"健康中国 2030"规划纲要》等内容。第二章更新了传染病的分类和免疫规划内容,增加了中国慢性病预防控制策略与措施等内容。第三至五章与第 4 版教材相比,结构基本一致,但内容有所更新。将第 4 版教材的第六章食物营养与安全改为食物与健康,更新了食品安全相关标准、膳食指南等内容。第七章阐述了不同的因素对健康的影响。第八至十三章介绍了医学统计方法内容与第 4 版教材类似,但新增了医学论文统计结果表达的基本要求。第十四至十八章有关流行病学的章节和内容基本不变。新增第十九章疾病预后研究资料的评价,这是考虑到护理工作的专业性质而增加的。本教材的结构和内容调整旨在提高学生开展临床护理研究工作的能力,包括方案设计、资料分析及结果表达。

本教材全体编者尽心尽力,通力合作,力图有所创新和突破。本教材在编写过程中得到了中山大学给予的大力支持,谨在此致以衷心的感谢。由于编者水平有限,缺点在所难免,恳请广大读者批评指正。

卢次勇　王建明
2022 年 6 月

目 录

NURSING

第一篇　预防保健策略与措施

第二篇　环境与健康

第三篇　医学统计方法

第四篇　人群健康研究的流行病学方法

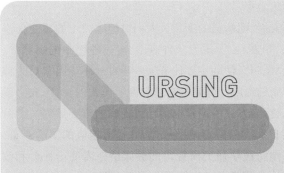

绪　论

绪　论

医学是人类在生存和发展的过程中,与危害其健康的各种因素斗争中产生和发展起来的。随着人类的进步和科学技术的发展,从治疗疾病发展到预防疾病,从维持人群健康到更主动地促进健康,医学的内涵更为丰富。

一、预防医学的概念

预防医学(preventive medicine)是现代医学的重要组成部分,是从医学中分化出来的一个综合性的学科群。它从预防的观点出发,以人群为研究对象,应用生物医学、环境医学和社会医学的理论,应用宏观与微观相结合的方法,研究疾病发生与分布的规律,探讨影响健康的各种因素及其作用规律,制订相应对策和措施,控制或消除影响健康的有害因素,达到预防疾病、促进健康和提高生命质量的目的。预防医学的主要特点:①研究对象既包括个体又包括群体,但就其学科工作重心而言,更侧重于群体健康的维护和促进。②研究主要着眼于健康者和无明显临床症状的病人。③关注由健康向疾病发展的过程。重点研究影响健康的因素与人群健康的关系,并在不同阶段采取积极的疾病预防策略和措施,预防或减少疾病发生、发展,以及提高健康水平。

在人类社会发展的历史进程中,社会和经济的发展、疾病谱的变化及人们对健康需求的改变促进了预防医学的概念和研究内容的不断发展和完善。早期,由于卫生条件有限,自然环境中的病原体、环境污染和不洁食物等因素引起的疾病突出。当时预防医学的主要任务为阐明自然环境因素对人群健康影响的规律,预防控制不良自然因素对人体健康的影响。随着疾病谱和医学模式的转变,人们逐渐认识到,除了自然环境因素之外,社会、心理、生活行为方式等因素也是导致疾病的重要原因。此阶段预防医学主要研究和揭示环境-社会-心理因素对健康和疾病影响的规律,并提出相应的预防对策,这个任务一直延续至今。随后,人们进一步认识到预防医学研究所提出的健康措施需要全社会和政府共同实践,由此预防医学进一步发展成目前认同的公共卫生或公共卫生-预防医学。

20世纪20年代,Winslow曾经对公共卫生(public health)作出定义:"公共卫生是通过有组织的社会努力来达到预防疾病、延长寿命、促进身心健康和工作效率的科学和艺术。"世界卫生组织(World Health Organization,WHO)于1952年启用此定义并沿用至今。现代医学将公共卫生诠释为以保障和促进公众健康为宗旨的公共事业,通过国家和社会的共同努力,预防控制疾病与伤残,改善与健康相关的自然和社会环境,发展公共卫生政策,提供基本医疗卫生服务,培养公众健康素养,创建人人享有健康的社会。

公共卫生特点:需要社会的组织和参与,与政府的功能紧密相连,以科学(生物学、医学、社会医学、社会学、管理学、心理学、政治等)为基础,关注人群的健康和疾病的预防,强调社会实践。

公共卫生涵盖多种学科,是多学科的融合,其理论和实践包括:①发挥政府在疾病防控中的作用和职能;②需要政府主导、多部门的参与和协作,以及全民参与;③运用多学科的理论和方法研究影响健康的决定因素,并为决策提供科学依据。

二、预防医学的主要任务

预防医学的重要任务是以公共卫生策略为手段,运用生物医学、环境医学和社会医学的理论和方法,在个体和群体水平阐明环境因素对健康影响的规律,提出利用有益因素和控制有害因素的原则和措施,控制相关疾病的发生、发展和流行,以达到促进健康、预防疾病、提高生命质量的目的。

(一) 研究环境因素对健康的影响

对人类生存而言,环境指人类赖以生存的空间及其所包含的各种因素,包括自然环境和社会环境。

自然环境指围绕着人群的空间中各种自然因素的总和,是人类赖以生存的物质基础,可分为大气圈、水圈、土壤圈、岩石圈和生物圈。自然环境按其属性可分为化学因素、物理因素和生物因素。

社会环境指人类在自然环境的基础上,通过长期有意识的社会劳动对自然物质进行加工改造所创造的物质生产体系,以及积累的物质文化所形成的环境体系(由上层建筑、经济、文化、人际关系、社会-心理因素等构成)。随着医学模式的转变,社会、心理、生活行为方式等环境因素对健康的影响越来越受到重视。因此,预防医学已不仅局限于研究自然因素对健康的影响,而是拓展到影响健康的所有环境因素,包括社会、心理、生活行为方式等因素,以及这些环境因素与遗传因素之间的交互作用。

生命科学研究发现在人类进化过程中,细胞核DNA自发突变率每百万年只有0.5%,即过去的一万年间人类的基因改变估计为0.005%,现今人类的基因与4000万年前旧石器时代祖先的基因很相似。但是,人类赖以生存的环境却不停地发生变化,这些环境因素的变化在更大程度上引起了人类疾病的发生和发展。在人类历史长河中的多个时期,由病原体传播造成的霍乱、鼠疫、麻风、流感等传染病曾一度肆虐,导致成千上万的人死亡。100多年来工业发展带来的大气污染及水体污染与呼吸道和消化道疾病高发息息相关。人们生活方式和膳食模式的改变带来了许多新的健康问题。社会变迁导致精神心理压力过大,抑郁症、焦虑症等心理疾病发病率持续升高,并由此带来严重的自伤等问题。

危害人类健康的疾病主要包括传染病、慢性非传染性疾病和伤害。20世纪以来,通过改善卫生条件、免疫接种、隔离检疫、消杀病媒动物等措施,人类战胜了多种病原微生物所致的传染病。但近年来,自然环境和社会环境的变化直接或间接影响着传染病的发生和传播,某些曾一度得到控制的传染病的发病水平出现上升趋势,并且新发传染病不断出现,这提醒我们要时刻重视传染病的预防。

此外,由于工业化、城市化进展加速,人口老龄化问题突出,生态环境及生活方式改变导致疾病谱发生变化,慢性非传染性疾病问题突出。WHO发布的统计报告显示,2019年全球范围内慢性非传染性疾病大约造成4.01亿人死亡。排名前十的死因当中,慢性非传染性疾病占据七位。我国的数据显示,目前居民死亡构成比的85%以上是慢性非传染性疾病。全球范围内,慢性非传染性疾病造成超过50%的疾病负担,而我国慢性非传染性疾病占医疗费用总负担的70%。由此可见,研究探讨慢性非传染性疾病的影响因素,制订有效可行的预防控制措施是当前预防医学领域刻不容缓的任务。

环境因素是影响慢性非传染性疾病发生和发展的重要因素。过去的一个世纪,许多学者采用经典的流行病学研究方法,包括横断面研究、生态学研究、病例对照研究和队列研究等,发现了许多和慢性非传染性疾病发生发展相关的危险因素,包括吸烟、酗酒、不良膳食习惯、缺乏运动、环境污染(如工业废气、废水)。大多数危险因素均为可改变的环境因素,并且可能是主要的危险因素。这些环境因素和性别、年龄、遗传易感性等不可改变的因素共同作用,进而导致慢性非传染性疾病的流行。控制或消除这些环境因素将会在人群中带来巨大的健康效应,减少慢性非传染性疾病的流行,减轻疾病负担。

虽然经典的研究方法已经发现了许多影响健康的环境因素,但由于非传染性疾病的病因复杂,可能由多条病因链组成病因网,许多环节仍未阐明,因此有待进一步研究。近年来基因组学、蛋白组学、代谢组学和表观遗传学等科学技术的发展为我们提供了研究遗传和环境交互作用的新方法。人工智能、医学大数据和云计算等信息化技术的应用给病因研究和疾病预防提供了新的视角。

（二）制订并实施疾病预防控制和健康促进的策略和措施

针对影响健康的可改变的环境因素,预防医学将提出具体的疾病预防控制和健康促进的策略和措施,并以人群为对象推广实施。不同人群的健康问题有所不同,因此除了针对一般人群普遍适用的预防措施之外,还有针对高危人群的预防策略,如预防儿童近视和龋齿的策略和措施、预防老年人群骨折的策略和措施等。精准医学的概念提出之后,在强调群体健康观的基础上,根据个体的易感性差异制订更加精确的疾病预防和健康促进措施也是未来预防医学的工作方向之一。

当前预防医学处于传染病和慢性非传染性疾病并重的阶段。针对传染病的预防策略包括健康教育、强化人群免疫、改善卫生条件、加强传染病监测和全球化合作控制等。针对慢性非传染性疾病,则强调早筛早诊。从人群策略的角度,预防医学对高危人群实施针对性的健康教育和干预,包括行为干预、药物干预等;对一般人群则需要多方合作,涉及政府、社区、医院、环保、媒体等,提供一个可供人群改变环境危险因素的支持体系,并制订及实施公共政策。

社会医疗卫生资源的分配制度和医疗卫生制度是影响人群健康水平的重要方面。预防医学的任务之一是要研究卫生服务的可及性,研究如何建立合理的卫生服务资源分配策略,研究社会经济、文化、卫生和环境因素及与此相关的卫生健康政策等。

疾病预防和健康促进不仅是预防医学的工作目标,也是所有医疗工作者的职责所在。除了疾病预防控制中心和社区卫生服务中心之外,各级医疗机构也应该积极开展健康教育和健康促进,并评价各种干预措施效果,通过推行临床-预防服务等来推进健康的生活方式,提升人群的健康水平。临床-预防服务指由医务人员在临床场所对健康者和高危人群的健康危险因素进行评价,实施个体化的预防干预措施来预防疾病和促进健康。当前,临床-预防服务已成为医学发展的一个趋势。

《"健康中国2030"规划纲要》提出了"共健共享、全民健康"的战略主题。核心是以人民健康为中心……预防为主……把健康融入所有政策,人民共建共享的卫生与健康工作方针,针对生活行为方式、生产生活环境,以及医疗卫生服务等健康影响因素,坚持政府主导与调动社会、个人的积极性相结合,推动人人参与、人人尽力、人人享有,落实预防为主,推行健康生活方式,减少疾病发生,强化早诊断、早治疗、早康复,实现全民健康。

三、健康和三级预防策略

(一)人类对健康的认识

人类对健康的认识是随着时代变化和医学发展而逐步深入的。在既往的生物医学模式下,健康观为无病即是健康,即无病、无伤、无残就是健康。随着医学模式转变为生物-心理-社会医学模式,健康的概念具有更广泛的涵义。《世界卫生组织宪章》对健康的定义:健康不仅仅是没有疾病或虚弱,而是身体、精神和社会适应的完好状态。健康的基本要求指个体的体魄、精神和智力都应当与其所处的年龄、性别、文化、社会和地域环境相称,其功能和对环境中各种因素变化的应变能力都处在正常范围内,并且彼此之间处于平衡和自控状态。

WHO 提出衡量健康的 10 项标准:①精力充沛,能从容不迫地应付日常生活和工作。②处事乐观,态度积极,乐于承担任务,不挑剔。③善于休息,睡眠良好。④适应环境,应变能力强。⑤对一般感冒和传染病有一定抵抗力。⑥体重适当,身材匀称。⑦眼睛明亮,反应敏捷,眼睑不易发炎。⑧牙齿清洁,无缺损,无疼痛;牙龈颜色正常,无出血。⑨头发有光泽,无头屑。⑩骨骼健康,肌肉、皮肤有弹性,走路轻松。

疾病(disease)是健康的反面。当机体受到病原微生物、物理、化学等有害物质侵袭,或者社会、心理压力过高时,机体内部环境平衡失调,适应和应激能力下降,导致全身、局部或器官的功能失常或结构损害。

健康→疾病→健康(死亡)是一个连续动态的过程,称为健康疾病连续带。这个过程包括疾病的潜伏期、临床前期、发病期和康复期。根据疾病健康连续带的理论,以及疾病自然史的几个阶段,危险因素作用于机体到临床症状的出现往往会间隔一段时间,从而为预防该疾病的发生提供时间差,这个时间差称为预防机会窗。在预防机会窗内,制订预防策略和措施,控制或消除危险性因素,可达到预防疾病,维护健康的目的。

(二)疾病的三级预防

疾病预防既包括预防疾病的发生,又包括在发病后防止疾病的进展,以及减轻伤残,即分别在疾病前(无病期)、临床前期、临床期三个不同阶段采取预防保健措施,这称为疾病的三级预防。

第一级预防(primary prevention)也称病因学预防,主要针对无病期,目的是采取各种措施消除和控制危害健康的因素,增进人群健康,防止健康人群发病。对某些致病原因明确的传染病、职业病、地方病等,开展以消除病因为主的预防措施。例如,通过免疫接种预防传染病,通过改善环境、消除污染,贯彻执行环境和劳动卫生标准和法规等措施预防地方病和职业病。

第二级预防(secondary prevention)也称临床前期预防,即在疾病的临床前期做好早期发现、早期诊断、早期治疗,以防止或延缓疾病的发生发展。对致病因素不完全明确或致病因素经过长期作用而发生的慢性病,如肿瘤、心血管疾病等应以二级预防为重点。达到三早的根本方法是向群众宣传,提高医务人员诊断水平,以及开发微量、敏感、实用的诊断方法和技术。某些疾病普查、高危人群筛查、特定人群的定期健康检查等是二级预防的有效措施。

第三级预防(tertiary prevention)又称为临床预防,主要是对临床期或康复期病人进行及时治疗、防止恶化、预防并发症和伤残、促进康复等恢复劳动和生活能力的预防措施。

预防疾病不仅是预防医学工作者的目标,也是临床医学工作者的职责所在。世界上多数国家都是通过全科(家庭)医学来实现三级预防。在我国,除疾病控制、妇幼保健系统的医务人员及近年来培养的全科医生外,在卫生队伍中占绝对优势的临床医生、护理人员也是一支重要力量,需要他们共同协作,以期在实施三级预防策略中发挥更大的合力作用。临床医生和护理人员在医疗服务进程中,不仅是治疗疾病,更要做好第二、第三级的预防工作,同时还应积极参与第一级预防工作,以促进健康、预防控制疾病、提高生命质量。

四、21 世纪我国公共卫生和预防医学面临的问题与挑战

当前我国正在经历疾病转型、人口老龄化和经济社会转型，过去几十年间我国已经从高出生率、高死亡率、传染性疾病和营养不良为主的模式向低出生率、低死亡率、慢性病为主的模式转变，疾病谱、死因谱发生了巨大变化，医疗卫生保健工作面临着新的挑战。虽然当今传染性疾病不再是引起死亡的首要病因，但其对人类健康构成的巨大威胁仍然不容忽视。目前，我国公共卫生和预防医学面临的主要挑战包括传染性疾病、慢性非传染性疾病、伤害、环境与健康问题、老龄化问题等。

1. **传染性疾病**　自中华人民共和国成立以来，我国传染病疫情得到了有效的控制，多种烈性传染病发病率急剧降低或几乎被消灭。但近年来，由于自然环境和社会环境的变化、人们生活方式的改变等原因，多种传染病的总体发病水平出现上升趋势，新发传染病不断出现。同时，当前交通工具的便利和全球化进展加快了传染病亡全球□□□□□□□□□□□临床度，甚至造成全球大流行给防疫带来巨大的压力和挑战。因此，传染性疾病的防控仍然是公共卫生和预防医学的重大挑战。

（1）新发传染病：近 30 年来，全球新发现的传染病达 40 余种，平均每年发现一种以上的新发传染病。其中大部分在我国都有病例发生或造成流行，如严重急性呼吸综合征（曾称为传染性非典型肺炎）、新型冠状病毒感染等，这些新发传染病对人民的健康和生命构成了很大威胁，同时也对我国的经济、社会等造成了一定的影响。

（2）再发传染病：由于城市化进展加速、人口流动加剧、卫生保健工作不足、病原体变异或多重耐药等原因，当前我国有多种传染病的流行呈现再发趋势，包括性传播疾病、血吸虫病和布鲁氏菌病等。因此，这些传染病的预防、发现和应对仍然需要重视。

（3）常见多发传染病：除新发和再发传染病带来的公共卫生问题以外，常见的、多发的传染病目前仍是我国面临的重要公共卫生问题，包括病毒性肝炎、霍乱、痢疾、感染性腹泻、流感等。疟疾、登革热、肾综合征出血热等在部分地区的流行形势依然严峻。

2. **慢性非传染性疾病**　随着我国人民生活方式的变化及社会老龄化加剧，慢性非传染性疾病已成为影响我国人民健康的重大原因，并成为死亡的首要原因。目前，慢性非传染性疾病导致的死亡占我国居民死亡构成比 85% 以上，其中心血管疾病、肿瘤和慢性呼吸系统疾病排在前三位。慢性非传染性疾病的患病人数庞大，发病人数持续增加，疾病负担大，需要从社区或者更大的社会层面实施干预。

3. **伤害**　是一个全球性公共卫生问题，指由于运动、热量、化学、电或放射线的能量交换，导致机体组织无法耐受而造成的组织损伤和窒息而引起的缺氧，以及由此引起的心理损伤。根据 WHO 的报告，伤害已经成为危害人类健康的第三大疾病负担，每年造成 440 万人死亡，并导致暂时性和永久性伤残而严重影响人群健康和生命质量。在我国，伤害主要包括道路伤害、自杀自伤、跌倒、意外坠落、中毒、他杀、溺水、火灾和烧伤等。减少伤害的发生、死亡和伤残，减轻伤害导致的健康、经济和社会负担是预防医学的努力目标之一。

4. **环境与健康问题**　城市化的进展、工业生产的发展和交通工具的进步给人类社会带来了巨大的便利，同时也引发了一系列影响健康的环境问题，如主要城市空气 $PM_{2.5}$ 严重超标有可能造成呼吸道疾病的发病高峰。另外，由于产业技术水平有待提高，从业人员的个人防护意识不足，新工种、新行业、新毒物的不断出现，使得防控职业性环境所致的健康危害形势严峻。当前尘肺、职业性中毒等仍然是影响我国人群健康特别是劳动力健康的重要公共卫生问题。此外，近年来食源性疾病已受到政府和民众的广泛重视，食品安全已被列入我国公共卫生和农业领域的重要工作内容之一。

5. **老龄化问题**　根据 2021 年公布的第七次全国人口普查的结果，当前我国 65 岁以上人口超过 1.9 亿人，占总人口比例的 13.5%。预计到 2050 年，我国 65 岁以上老年人口将超过 4 亿，占总人口比例的 27%。80 岁以上的老年人口将达到 1.5 亿，标志我国即将进入高龄化社会。老年人口的增加，使得慢性非传染性疾病、精神心理疾病、伤害及传染病的发生水平都将随之升高。老年人的健康问题已

Note：

经成为突出的公共卫生和社会问题。如何在当前人口老龄化的情况下增加老年人的护理和医疗资源,促进老年人的健康,提高其生活质量,促进健康老龄化是我国社会发展面临的重大挑战。

五、护理学类专业学生学习预防医学的意义

加强预防医学、临床护理和临床医学的结合已经成为 21 世纪医学发展的方向,强调预防为主和卫生保健体系的理念已成为医学教育包括护理教育的重要内容。

护理工作人员占整个医疗卫生人员的 50% 以上,工作在疾病防治的第一线,是医疗卫生领域的重要力量。预防理念和预防知识的教育直接影响护理人员队伍的综合素质,也影响一个国家卫生事业的发展。护理学类专业的学生通过对预防医学课程的学习,将有利于以下几个方面能力的提高:

1. **从整体观加强对疾病的认识** 临床医学和临床护理关注的是个体、直接病因、发病机制、临床表现、诊断和治疗。而预防医学关注的是群体、疾病谱、流行规律、病因研究和干预策略与措施。护理学类专业学生通过预防医学知识的学习,可以全方位地了解疾病的病因及影响疾病转归的因素,提高对疾病的全面认识,对临床的诊断、护理和治疗有较大的帮助。

2. **树立预防为主的医学观念** 日常的护理工作中融入预防知识对提高护理水平具有积极和重要的意义。掌握预防理念,以及健康促进和健康教育的知识及技能,有利于理解和分析护理工作相关因素与疾病治疗、康复的规律,有利于提高社区护理的实践能力。

3. **改善医学思维的方法** 临床医学常常从个体和微观层面考虑和分析问题,而预防医学主要是从群体和宏观角度看待问题。加强预防医学的学习能够帮助护理工作人员更好地从宏观和微观结合、机体和环境相互作用等方面去考虑、分析和处理问题,有利于提高护理人员分析问题和解决问题的能力。

4. **提高突发公共卫生事件的处理能力** 临床护理工作者由于工作的特殊性,常可能首先接触突发公共卫生事件。护理人员预防理念的加强和相关技能的掌握有利于及时应对和处理突发公共卫生事件,并有助于全面提高处理和控制突发公共卫生事件的效率及能力。

5. **有利于护理人员提升临床研究能力** 临床护理在临床工作中积累了大量的资料。如何设计临床护理研究,以及如何收集和分析临床护理资料,需要预防医学的流行病学方法和统计学知识。因此,掌握预防医学的知识将会提升护理的研究能力和促进临床研究的转化。

总而言之,学习预防医学对提高护理人员的综合素质具有重要意义。护理学类专业的学生应努力学习预防医学的知识,将疾病预防和健康促进融入临床工作中,全方位保障和促进我国人民的健康。

(卢次勇)

第 篇

预防保健策略与措施

NURSING

第一章

预防保健策略

01章 数字内容

———————— 学习目标 ————————

- 知识目标：

1. 掌握全球卫生、初级卫生保健等概念，以及我国的卫生工作方针。

2. 熟悉卫生系统的定义、目标、功能，卫生服务需要、需求和利用的关系。

3. 了解联合国千年发展目标、全球卫生治理的意义和特点、《"健康中国 2030"规划纲要》、卫生组织机构，以及我国的卫生服务体系和卫生体制改革。

- 能力目标：

1. 运用所学知识分析不同发展阶段卫生工作方针发生变化的原因。

2. 根据我国城乡卫生服务体系，分析各机构承担的公共卫生职能。

- 素质目标：

培养学生大健康、大卫生的理念。

2019年5月,中国代表团出席了在瑞士日内瓦举行的第72届世界卫生大会的记者会,介绍了中国为全球卫生治理作出的贡献。1963年以来,中国已向71个国家和地区派遣了2.6万名医护人员,为2.8亿人次病人解除了病痛。近年来,中国向有关国家派出医疗和公共卫生专家参与埃博拉、黄热病、鼠疫等重大疫情应急处置。目前中国正在深度推进"一带一路"卫生健康合作,携手相关国家应对各种健康挑战。

请思考:

1. 中国为什么要参与全球卫生治理?

2. 全球化对国际卫生体系提出了哪些挑战?

制订预防保健策略的目的是提高人类健康水平,同时保护和促进人的健康又可以对社会进步和经济可持续发展产生积极作用。卫生政策的目的:研究如何以合理的方法,在有限的资源条件下,提供高质量的卫生健康服务,满足人民群众的需求。实施人人享有卫生保健的全球卫生战略规划,旨在使全世界人民普遍享有并在其一生有机会实现并保持最可能的健康水平。确保全民健康覆盖,避免因病致贫是实现联合国可持续发展目标中健康相关目标的基石。

第一节　全球卫生与卫生发展策略

卫生发展策略是一个国家或地区通过政治、法律、规划等途径,发现影响人群健康的问题、改善社会卫生状况、提高人群健康水平的各种措施的总和。卫生发展策略强调群体策略,采取综合性措施,具有宏观性和导向性,是制订卫生政策的指南。

20世纪70年代中期,WHO全面分析了全球卫生状况。结果表明,自第二次世界大战以来,国家之间、各国内部、不同人群之间的卫生健康状况存在较大的差异;发展中国家多数居民的基本医疗卫生服务需求无法得到满足,文化、卫生及营养水平低下,贫困加剧;传染病、寄生虫病、心脑血管疾病、癌症和意外伤害的发病率上升;环境污染、人口剧增、老龄化、卫生资源分配不均等问题突出。因此,WHO认为有必要在全球范围内开展卫生改革,提出了人人享有卫生保健等全球卫生战略目标。

一、全球卫生

(一) 全球卫生的概念

1. 公共卫生与国际卫生　公共卫生是通过有组织的社区努力来预防疾病、延长寿命、促进健康和提高效益的科学和艺术,鼓励健康科学和社会科学领域的合作。但目前学术界对其尚无统一明确的定义。

公共卫生一词由英文public health翻译而来,不同机构和学者针对公共卫生都提出了不同的定义。1986年《渥太华宪章》提出:公共卫生是在政府领导下,在社会的水平上保护人群远离疾病和促进健康的所有活动。1920年,耶鲁大学教授Winslow提出:公共卫生是通过有组织的社区努力来预防疾病,延长寿命,促进健康和提高效益的科学和艺术。2003年,全国卫生工作会议上提出:公共卫生就是组织社会共同努力,改善环境卫生条件,预防控制传染病和其他疾病流行,培养良好卫生习惯和文明生活方式,提供医疗服务,达到预防疾病、促进人民身体健康的目的。

国际卫生(international health)是将公共卫生的原则应用于解决中、低收入水平国家所面临的健康问题和挑战,以及对这些国家产生影响的全球性和地方性因素的复杂集合体。国际卫生侧重于国家之间的合作,特别是与中、低收入国家间的合作。

2. 全球卫生 对应的英文是 global health,近年来,也有学者建议将其译为全球健康。全球卫生本质上是公共卫生和国际卫生两个概念的延伸和扩展,是关注全球所有人口健康状况的一门理论与实践的科学,目前学术界对其尚无统一的定义。全球卫生关注的是跨国界的健康问题及其决定因素和应对策略,推动卫生科学领域内外的多学科合作,针对的不仅仅是造成全球影响的公共卫生问题,还包括对全球政治、经济带来重大影响的健康问题。

2006 年 WHO 健康促进部前主任 Kickbush 认为,全球卫生指跨越国家边界和政府的卫生问题,并呼吁在全球层面采取共同行动以解决健康决定因素的一门学科,强调疾病与健康及其决定因素的全球分布、全球化对健康的影响和全球卫生治理性质的变化。2008 年新西兰奥克兰大学的 Beaglehole 和 Bonita 发表于《柳叶刀》上的文章指出,全球卫生是为促进健康和健康公平而采取的全球性行动,是为所有人及高危人群提供可及、可行的具有成本收益的干预措施。该定义强调了全球性的行动、促进健康与健康公平两大目标,强调了可及性与经济可持续性两种干预措施的性质,以及全人群和高危人群两类目标人群。2009 年 Koplan 认为,全球卫生是将提升全球健康水平和实现全球健康公平列为优先事项,集学习、研究与实践为一体的学科。该学科重视健康决定因素与解决措施的跨国性、多学科属性,强调跨学科合作、群体预防与个体治疗并重。

中国学者苏小游等认为,全球卫生是致力于改善全人类的健康水平,实现全球人人公平享有健康的一个跨学科、兼具研究和实践的新兴领域,其关注的是具有全球意义的健康问题及其决定因素,以及解决方案和全球治理,需要在国家、地区和全球层面跨越国界和政府,动员并协调各方力量采取有效行动予以应对。张彩霞等认为,全球卫生是致力于改善全人类的健康水平,实现全球人人公平享有健康的一门学习、研究和实践的学科。研究的健康问题跨越国界和政府,需要涉及人类健康及其影响因素和解决措施的全球各方力量的集体行动。研究的重点是全球疾病负担及其影响因素和分布、全球化带来的健康问题、全球治理的变化等。其涵盖卫生领域,以及卫生领域之外的多学科研究方法。

(二)全球卫生的起源与发展

早在文艺复兴时期,为了应对伤寒、黄热病等传染性疾病,不同国家之间就开始了卫生合作。14 世纪黑死病大流行,意大利一些港口城市开始建立隔离检疫(quarantine)制度,规定所有进港的船只需等待 40d 后船员才能上岸,这被认为是检疫隔离的安全期限,也有部分地区根据情况延长到 50d。

19 世纪,为了防控传染病跨国传播,欧洲各国在海港确立了停船检疫制度,一定程度上控制了疾病的传播,但却不利于当时以海运为主要贸易方式的经济发展。

1851 年,第一届国际卫生大会(International Sanitary Conference)在法国巴黎召开,首次将多个国家的公共卫生管理者和研究者召集在一起,致力于解决跨国的卫生问题,这标志着国际卫生合作的开始,是国际卫生体系建立及制度化进程的起点。

1907 年,国际公共卫生办公室成立,这是世界上第一个国际性的卫生组织,主要职能为传染病研究、定期召开国际卫生会议、执行会议决议等。

1945 年,在美国旧金山召开的联合国会议上,巴西和中国代表团联合提出建立一个世界性的卫生组织,这便是 1948 年成立的 WHO。WHO 的成立标志着国际卫生体系正式形成,国际卫生合作进入快速发展阶段。

20 世纪 90 年代以来,世界政治格局发生根本性的变化,国际社会开始走向合作,全球化日益成为时代发展的主流与特征,催生了全球卫生的概念。1999 年美国加州大学旧金山分校设立了第一所以全球卫生为名的教学机构,即全球卫生研究所(Institute for Global Health)。一些研究和教学机构还将原有的国际卫生名称修改为全球卫生。如美国乔治华盛顿大学 1992 年成立了国际卫生中心(Center for International Health),2002 年将其更名为全球卫生中心(Center for Global Health);美国凯斯西储大学也将1987年成立的国际卫生中心更名为全球卫生与疾病中心(Center for Global Health and Diseases)。

从国际卫生到全球卫生的过渡,源于全球化进程的加速。全球化对国际卫生体系提出了巨大挑战,这有利于开拓卫生治理的良好局面。Brown等认为国际卫生起源于国家之间在传染病控制上的共同努力,要求两个及以上国家合作,而全球卫生则是世界人民对整个地球上卫生问题的共同关注,弱化了国家与国界的概念。

二、全球卫生发展策略

(一)全球卫生战略目标

1977年,第30届世界卫生大会通过决议,首次提出2000年人人享有卫生保健的全球卫生战略目标,即到2000年,使世界全体人民都能享有基本的卫生保健服务,并且通过消除和控制影响健康的各种有害因素,使人们都能享有在社会和经济生活方面均富有成效的健康水平,达到身体、精神和社会适应的完好状态。1978年,WHO与联合国儿童基金会在阿拉木图联合召开国际初级卫生保健大会,并在《阿拉木图宣言》中提出,在全球范围内推行初级卫生保健(primary health care,PHC)是实现2000年人人享有卫生保健的关键措施。1979年,第32届世界卫生大会批准了《阿拉木图宣言》,开始制订全球卫生战略。1981年,第34届世界卫生大会通过2000年人人享有卫生保健全球卫生战略规划。1998年,第51届世界卫生大会上,WHO各成员国发表了题为"21世纪人人享有卫生保健"(health-for-all policy for the twenty-first century)的宣言,并提出具体目标和相应行动计划。

> **知 识 链 接**
>
> **从《阿拉木图宣言》到《阿斯塔纳宣言》**
>
> 1978年国际初级卫生保健大会在阿拉木图召开并发布了《阿拉木图宣言》,提出初级卫生保健是实现2000年人人享有卫生保健的关键措施,这一策略在全球卫生领域发挥了重大作用并产生了深远影响。
>
> 2018年10月国际初级卫生保健大会在阿斯塔纳召开,会议上一致通过了《阿斯塔纳宣言》。它重申了1978年《阿拉木图宣言》的重大历史意义,并为实现全民健康覆盖指明了行动方向。与会的各国政府在四个关键领域作出承诺:①在所有部门为增进健康作出大胆的政治选择;②建立可持续的初级卫生保健服务;③增强个人和社区权能;④使利益攸关方的支持与国家政策、战略和计划保持一致。

(二)初级卫生保健

初级卫生保健是一种基本的、必不可少的卫生保健,依靠切实可行、学术可靠、受社会欢迎的技术和方法,是社区的个人和家庭通过积极参与可普遍享受的,其费用也是社区或国家在各个发展时期依靠自力更生的原则能够负担得起的。它是国家卫生系统和社会经济发展的组成部分,是国家卫生系统的中心职能和主要环节,是个人、家庭和社区同国家卫生保健系统的第一接触点,是使卫生保健深入人民生产、生活的第一步,也是整个卫生保健工作的第一要素,是实现人人享有卫生保健战略目标的关键和基本途径。

1. 基本含义　初级卫生保健服务的对象是全体居民,服务方式是社区居民及团体、家庭、个人积极参与,服务费用是个人、社区或国家在各个时期能够负担得起的,工作重点是预防疾病、增进健康、控制和消灭一切影响人们健康的各种危险因素,服务目的是使全体人民公平地获得基本的卫生保

Note:

健,以便使全体社会成员最大限度地达到与社会经济发展水平相适应的健康水平。初级卫生保健并不是低水平简单的卫生服务,而是强调公平合理地分配和利用卫生资源,注重成本投入的效率与效果。

2. **基本原则**   ①社会公平原则:初级卫生保健要体现卫生服务和卫生资源利用的公平公正性,人们接受卫生服务的机会必须是均等的,乡村、城郊居民及任何地区的人口都不能被忽视。②社区与群众参与原则:强调社区和居民的高度参与,包括社区筹资、居民参与改变不良的卫生习惯和生活方式,消除社区潜在的健康危险因素。③部门协同原则:初级卫生保健不能只依靠卫生部门,必须由政府领导、各部门共同参与、共同行动,并与卫生部门协调一致。④成本效果和效益原则:卫生资源的投放、采取的方法和技术必须强调效率和效果,以成本最小化或效果/效益最大化获得最大的健康产出。⑤全民覆盖原则:其进一步强调人们获得卫生服务的公平性和利用卫生服务的地理方便程度及支付能力。

3. **基本内容**   ①增进健康:通过健康教育与健康促进、保护环境、合理营养、饮用安全卫生水、改善卫生设施、开展体育锻炼、促进心理卫生、养成良好生活方式等,增强自我保健能力,保持心理和身体健康。②预防疾病:通过研究人群健康和疾病与环境的相互关系,找出健康和疾病的发生与发展规律,从而采取积极有效的措施,预防各种疾病的发生、发展和流行。③医治病伤:及早发现疾病,及时提供医疗服务和有效药品,控制病情的发展与恶化,促使早日好转痊愈,防止持续感染和向慢性化发展。④促进康复:病人症状和体征已经出现时,要预防并发症和残疾,对丧失正常功能或功能上有缺陷的残疾者,通过综合措施尽量恢复其功能,使他们重新获得生活、学习和参加社会活动的能力。

4. **具体内容**   ①对当前主要卫生问题及其预防控制方法的健康教育;②改善食品供应和合理营养;③供应足够的安全卫生用水和基本环境卫生设施;④妇幼保健和计划生育;⑤主要传染病的预防接种;⑥地方病的预防控制;⑦常见病和创伤的妥善处理;⑧基本药物的提供。

三、千年发展目标

2000 年 9 月,在联合国千年首脑会议上,世界各国领导人就消除贫困、饥饿、疾病、文盲、环境恶化和对妇女的歧视等问题,商定了一套有时限的目标和指标。这些目标和指标被置于全球议程的核心,统称为千年发展目标(millennium development goals,MDGs)。其经联合国 191 个会员国一致同意,力争到 2015 年实现八个目标:①消灭极端贫穷和饥饿;②普及初等教育;③促进两性平等并赋予妇女权力;④降低儿童死亡率;⑤改善孕产妇健康;⑥与艾滋病、疟疾和其他疾病作斗争;⑦确保环境的可持续能力;⑧建立全球发展伙伴关系。

千年发展目标相互关联,所有发展目标均对健康有影响。反之,健康也影响到所有的千年发展目标。

2015 年 7 月,中华人民共和国外交部与联合国驻华系统共同发布了《中国实施千年发展目标报告(2000—2015 年)》,指出在过去 15 年中,中国全力落实千年发展目标,取得了举世瞩目的成就,已经实现或基本实现了 13 项千年发展目标指标。

四、可持续发展目标

2015 年是千年发展目标计划的收官之年,也是可持续发展目标(sustainable development goals,SDGs)的启动之年。2015 年 9 月,各国领导人在联合国召开会议,通过了可持续发展目标。该目标共含 17 项。

目标 1:在世界各地消除一切形式的贫穷。
目标 2:消除饥饿,实现粮食安全,改善营养和促进可持续农业。

Note:

目标3:让不同年龄段的所有人过上健康的生活,提高他们的福祉。

目标4:提供包容和公平的优质教育,让全民终身享有学习机会。

目标5:实现性别平等,保障所有妇女和女孩的权利。

目标6:为所有人提供水和环境卫生并对其进行可持续管理。

目标7:每个人都能获得价廉、可靠和可持续的现代化能源。

目标8:促进持久、包容性和可持续经济增长,促进充分的生产性就业,促进人人有体面工作。

目标9:建造有抵御灾害能力的基础设施、促进具有包容性的可持续工业化,推动创新。

目标10:减少国家内部和国家之间的不平等。

目标11:建设包容、安全、有抵御灾害能力的可持续城市和人类社区。

目标12:采用可持续的消费和生产模式。

目标13:采取紧急行动应对气候变化及其影响。

目标14:养护和可持续利用海洋和海岸资源以促进可持续发展。

目标15:保护、恢复和促进可持续利用陆地生态系统,可持续地管理森林,防治荒漠化,制止和扭转土地退化,提高生物多样性。

目标16:创建和平和包容的社会以促进可持续发展,让所有人都能诉诸司法,在各级建立有效、负责和包容的机构。

目标17:加强执行手段,恢复可持续发展全球伙伴关系的活力。

五、全球卫生治理

随着全球化进程加速,卫生问题也日益超出纯粹的医学范围,进入了全球发展和政治领域,从而促进了全球卫生治理的蓬勃兴起。

（一）全球卫生治理的意义

1. **国际社会面临严重的卫生健康安全威胁**　埃博拉病毒病、寨卡热、新型冠状病毒感染等新发、再发传染病频发,全球卫生治理成为国际社会的现实需要。

2. **卫生治理已成为当前重要的全球发展议题**　卫生是发展的重要组成部分。2019年9月,第74届联合国大会召开的健康全覆盖高级别会议通过了《联合国健康全覆盖政治宣言》,将全球卫生置于发展的核心地位,突显了全球卫生治理在全球发展中的重要意义。

3. **全球卫生已经上升为国际政治重要议题**　2012年,联合国大会通过了关于全球卫生和外交政策的决议,明确了开展全球卫生外交在推动全民健康覆盖中的作用。2018年9月,联合国大会通过《关于防治结核病问题的政治宣言》,从政治层面推动全球结核病防控工作。

（二）全球卫生治理的特点

1. **全球卫生治理行为体多元化**　无论国家行为体还是非国家行为体都参与到全球卫生治理中。就国家行为体而言,主权国家依然是主导力量。就非国家行为体而言,政府间国际组织发挥的协调作用是难以替代的。

2. **全球卫生治理层次多维化**　国家、区域和全球层面的全球卫生行动相互补充,构成了全球卫生治理的多维化场景。在国家层面,各国纷纷推出全球卫生战略。在区域层面,各国通过区域性卫生合作,促进卫生治理。在全球层面,WHO、联合国艾滋病规划署及世界银行等机构,成为了主要的多边合作平台。

3. **全球卫生治理形式多样化**　全球治理的主角依然是由各主权国家建立的国际机制。国际机制可以分为正式和非正式的治理机制,依据正式的全球卫生治理机制所作出的决定对成员国具有一定的约束力。

（王建明）

Note:

第二节 中国的卫生策略

卫生策略是制订卫生政策的依据。卫生工作方针是不同时期卫生发展策略的集中体现,是针对某一特定时期和经济发展水平的不同阶段,对卫生发展趋势和全局性卫生问题作出的总体判断,是对卫生发展理念、优先发展重点、基本要求和对策措施等作出的高度概括,是政府领导卫生工作的基本指导思想。

一、中国的卫生工作方针

中国的卫生工作方针是在总结卫生工作实践经验并吸收国际先进科学成就的基础上形成的,随着政治、经济、文化和医学科学的发展而充实新的内容,使之不断地完善和提高。中华人民共和国成立后,卫生工作方针经历了几次重大变革。

（一）20 世纪 50 年代至 60 年代的卫生工作方针

中华人民共和国成立伊始,卫生部在研究全国卫生工作建设总方针时,确定了预防为主的卫生工作方针。预防为主卫生方针的确立,指明了卫生工作的方向,是我国一贯坚持的卫生方针,具有重大的现实价值和深远意义。1950 年 8 月,在第一届全国卫生会议上,确定了我国卫生工作的三大方针是面向工农兵、预防为主、团结中西医。1952 年 12 月在第二届全国卫生会议上将卫生工作与群众运动相结合列入我国的卫生工作方针之一。至此,我国卫生工作的面向工农兵、预防为主、团结中西医、卫生工作与群众运动相结合的四大方针形成。

1953 年 12 月,第三届全国卫生行政会议确定卫生工作的重点是要加强工矿卫生和城市医疗工作,使农村卫生工作和互助合作运动密切结合,并继续开展爱国卫生运动,防治对人民危害性最大的疾病。1965 年 6 月 26 日,针对农村医疗卫生的落后面貌,医疗卫生工作的重点放到农村去成为卫生工作方针中一条重要内容。我国农村医疗卫生工作的独特方法和显著成就受到 WHO 的关注,对发展中国家改进卫生工作方法、提升人民健康水平产生了积极而深远的影响。

（二）20 世纪 90 年代的卫生工作方针

改革开放后,我国进入了一个全新的发展时期,加强经济建设成为中心任务,医疗卫生工作和人民健康水平有了极大提高。因此,卫生工作方针必须作出适当调整,以适应社会、政治、经济和卫生状况的变化,体现新时期卫生工作的重心和特点。1990 年 3 月,卫生部和国家中医药管理局制订了《中国卫生发展与改革纲要(1991—2000)》,确定我国新时期卫生工作是以预防为主、依靠科技进步、动员全社会参与、中西医并重、为人民健康服务。

1997 年 1 月,中共中央、国务院在《关于卫生改革与发展的决定》中明确指出,新时期卫生工作方针是"以农村为重点,预防为主,中西医并重,依靠科技与教育,动员全社会参与,为人民健康服务,为社会主义现代化建设服务"。

（三）新时代的卫生与健康工作方针

迈入 21 世纪,我国经济和医疗科技水平飞速发展,医学技术和人民健康保障水平得到前所未有的提高。但与此同时,随着人民生活水平的提高,人民群众对医疗卫生的需求也在不断提高。

2016 年 8 月,全国卫生与健康大会在北京召开。此次会议指出,要把人民健康放在优先发展的战略位置,深刻阐述了推进健康中国建设的重大意义、指导思想和决策部署;指出要坚持正确的卫生与健康工作方针:以基层为重点,以改革创新为动力,预防为主,中西医并重,将健康融入所有政策,人民共建共享。此外,他还强调要坚定不移地贯彻预防为主方针,坚持防治结合、联防联控、群防群控,努力为人民群众提供全生命周期的卫生与健康服务。

《"健康中国 2030"规划纲要》正式将全国卫生健康大会中的 38 个字确立为新时期我国卫生与健康工作方针。

《中华人民共和国国民经济和社会发展第十四个五年规划和 2035 年远景目标纲要》提出,把保障人民健康放在优先发展的战略位置,坚持预防为主的方针,深入实施健康中国行动,完善国民健康促进政策,织牢国家公共卫生防护网,为人民提供全方位全生命期健康服务。

二、健康中国建设与行动

健康是促进人的全面发展的必然要求,是经济社会发展的基础条件。实现国民健康长寿,是国家富强、民族振兴的重要标志,也是全国各族人民的共同愿望。为推进健康中国建设,提高人民健康水平,2016 年中共中央、国务院印发了《"健康中国 2030"规划纲要》。

（一）推进健康中国建设的原则

1. 健康优先 把健康摆在优先发展的战略地位,立足国情,将促进健康的理念融入公共政策制定实施的全过程,加快形成有利于健康的生活方式、生态环境和经济社会发展模式,实现健康与经济社会良性协调发展。

2. 改革创新 坚持政府主导,发挥市场机制作用,加快关键环节改革步伐,冲破思想观念束缚,破除利益固化藩篱,清除体制机制障碍,发挥科技创新和信息化的引领支撑作用,形成具有中国特色、促进全民健康的制度体系。

3. 科学发展 把握健康领域发展规律,坚持预防为主、防治结合、中西医并重,转变服务模式,构建整合型医疗卫生服务体系,推动健康服务从规模扩张的粗放型发展转变到质量效益提升的绿色集约式发展,推动中医药和西医药相互补充、协调发展,提升健康服务水平。

4. 公平公正 以农村和基层为重点,推动健康领域基本公共服务均等化,维护基本医疗卫生服务的公益性,逐步缩小城乡、地区、人群间基本健康服务和健康水平的差异,实现全民健康覆盖,促进社会公平。

（二）健康中国建设的战略主题

"共建共享、全民健康"是建设健康中国的战略主题。核心是以人民健康为中心,坚持以基层为重点,以改革创新为动力,预防为主,中西医并重,把健康融入所有政策,人民共建共享的卫生与健康工作方针,针对生活行为方式、生产生活环境,以及医疗卫生服务等健康影响因素,坚持政府主导与调动社会、个人的积极性相结合,推动人人参与、人人尽力、人人享有,落实预防为主,推行健康生活方式,减少疾病发生,强化早诊断、早治疗、早康复,实现全民健康。

（三）推进健康中国建设的战略目标

到 2030 年,促进全民健康的制度体系更加完善,健康领域发展更加协调,健康生活方式得到普及,健康服务质量和健康保障水平不断提高,健康产业繁荣发展,基本实现健康公平,主要健康指标进入高收入国家行列。到 2050 年,建成与社会主义现代化国家相适应的健康国家。

到 2030 年具体实现以下目标:

1. 人民健康水平持续提升 人民身体素质明显增强,2030 年人均预期寿命达到 79.0 岁,人均健康预期寿命显著提高。

2. 主要健康危险因素得到有效控制 全民健康素养大幅提高,健康生活方式得到全面普及,有利于健康的生产生活环境基本形成,食品药品安全得到有效保障,消除一批重大疾病危害。

3. 健康服务能力大幅提升 优质高效的整合型医疗卫生服务体系和完善的全民健身公共服务体系全面建立,健康保障体系进一步完善,健康科技创新整体实力位居世界前列,健康服务质量和水平明显提高。

4. 健康产业规模显著扩大 建立起体系完整、结构优化的健康产业体系,形成一批具有较强创

Note:

新能力和国际竞争力的大型企业,成为国民经济支柱性产业。

5. 促进健康的制度体系更加完善　有利于健康的政策法律法规体系进一步健全,健康领域治理体系和治理能力基本实现现代化。

（四）健康中国行动

2019 年,健康中国行动推进委员会制定了《健康中国行动（2019—2030 年）》,其基本路径包括以下几个方面:

（1）普及健康知识:把提升健康素养作为增进全民健康的前提,根据不同人群特点有针对性地加强健康教育与促进,让健康知识、行为和技能成为全民普遍具备的素质和能力,实现健康素养人人有。

（2）参与健康行动:倡导每个人是自己健康第一责任人的理念,激发居民热爱健康、追求健康的热情,养成符合自身和家庭特点的健康生活方式,合理膳食、科学运动、戒烟限酒、心理平衡,实现健康生活少生病。

（3）提供健康服务:推动健康服务供给侧结构性改革,完善防治策略、制度安排和保障政策,加强医疗保障政策与公共卫生政策衔接,提供系统连续的预防、治疗、康复、健康促进一体化服务,提升健康服务的公平性、可及性、有效性,实现早诊早治早康复。

（4）延长健康寿命:强化跨部门协作,鼓励和引导单位、社区、家庭、居民个人行动起来,对主要健康问题及影响因素采取有效干预,形成政府积极主导、社会广泛参与、个人自主自律的良好局面,持续提高健康预期寿命。

（王建明）

第三节　卫生系统及医药卫生体制改革

卫生系统对个人、家庭和社会的健康发展至关重要。健全的卫生服务组织体系、高效的疾病预防控制网络是保障国民健康的基础。从预防医学的视角来说,卫生系统是落实新形势下卫生与健康工作方针,保护、促进和维护人群健康的重要载体。

一、卫生系统与卫生组织机构

（一）卫生系统概述

1. 卫生系统的定义　在 WHO 发布的《2000 年世界卫生报告》中,卫生系统（health systems）被定义为所有致力于进行卫生活动的组织、机构和资源。无论个体医疗、公共卫生服务,还是多部门主动发起的健康促进活动,只要是以促进、恢复和维护健康为基本目标的任何努力,均属于卫生活动（health action）的范畴。卫生系统是一个复杂、综合、动态的系统,参与者包括卫生服务的提供者、消费者、购买者、决策者和监管者等。卫生系统是一个在购买者、提供者、消费者和决策者之间存在很多反馈环的动态系统,每一部分相互联系、相互影响、相互制约,改变系统中的任何一个部分都可能对整个系统有直接或间接的影响。因此,需要共同努力才能实现系统的最终目标。卫生系统的结构和运行同时也受到其所处的政治、经济、社会、人口和技术等外部环境的影响。

2. 卫生系统的目标　卫生系统是受社会驱动而建立的,主要目的在于促进和维护健康,体现社会因素和社会运动在健康中的作用。一个有效的、运行良好的卫生系统不仅需要提供令人满意的卫生服务,也有责任尽量减少卫生服务利用的不公平。卫生系统的目标主要包括提高人群总体健康水平,保障人群公平获得良好的健康,提高卫生系统对人们需求和期望的反应性,保证卫生资金筹集过程的资金公平性。

3. 卫生系统的功能　实现卫生系统的目标在很大程度上决定于系统所执行的功能。WHO 把卫

Note:

生系统的功能(health system function)归纳为四项:①提供服务(service delivery);②创建资源(creating resources);③筹措资金(financing);④监督管理(stewardship)。构建一个运行良好的卫生系统,关键因素主要包括以下六个方面:①领导和执政能力;②卫生信息系统;③卫生筹资;④卫生人力资源;⑤基本医疗产品和技术;⑥卫生服务提供。

4. **卫生服务需要、需求和利用**　为了达到良好健康的目标,有效发挥卫生系统的功能,需要了解和分析卫生服务的需要、需求和利用。这是评价卫生系统工作效率和潜力、合理组织卫生服务、解决服务供需矛盾的有效手段。

(1) 卫生服务需要(health service need):主要取决于居民的自身健康状况,是依据人们的实际健康状况与理想健康状态之间存在差距而提出的对预防、医疗、保健、康复等卫生服务的客观需要,包括个体觉察到的需要(perceived need)和由医疗卫生专业人员判定的需要。

(2) 卫生服务需求(health service demand):从经济和价值观念出发,在一定时期内和一定价格水平上,人们愿意而且有能力消费的卫生服务量。卫生服务需求的形成必须具备两个条件:①消费者的购买愿望;②消费者的支付能力。

(3) 卫生服务利用(health service utilization):需求者实际利用卫生服务的数量(即有效需求量),是人群卫生服务需要量和卫生资源供给量相互制约的结果,直接反映卫生系统为人群健康提供卫生服务的数量和工作效率,间接反映卫生系统通过卫生服务对居民健康状况的影响,但是不能直接用于评价卫生服务的效果。

(4) 卫生服务需要、需求、利用之间的关系:需要是需求的基础。当人们的卫生服务需要转换成卫生服务需求且所有的需求都是以来自健康角度的客观需要为基础时,卫生服务的利用就会达到既满足居民健康的合理需要又没有资源浪费的状态。

(二) 卫生组织机构

卫生组织(health organization)指以促进、恢复和维护人群健康为基本目的的机构或团体。卫生组织机构是卫生系统的重要组成部分,其设置的形式和层次决定了卫生系统运行的效果和效率。卫生组织机构主要包括卫生行政组织、卫生服务组织和卫生第三方组织。国际卫生组织如 WHO、联合国儿童基金会等,也属于卫生组织机构的范畴。

1. **卫生行政组织(health administrative organization)**　指那些通过制定和执行卫生政策、法规来引导和调控卫生事业发展,将组织和管理卫生相关事务作为主要职能的政府组织。卫生行政组织是国家公共行政组织的一种,是卫生政策的具体执行机构,通过法律手段贯彻执行国家的卫生与健康工作方针、政策与法规,是具有合法性、强制性、权威性的政府机构。卫生行政组织在内部结构上具有集中统一、系统化和层级分明的特征。我国的卫生行政组织主要包括国家及地方各级卫生健康委员会(局)、医疗保障组织等。除了直接负责的卫生行政组织以外,其他非政府机构如教育、劳动生产、民政、体育、商业、农业等部门也承担着卫生保健任务。

2. **卫生服务组织(health service organization)**　是以保障居民健康为主要目标,直接或间接向居民提供预防、医疗、康复、健康教育和健康促进等服务的组织。在我国,狭义的卫生服务组织主要包括医疗服务组织及专业公共卫生组织,前者包括医院、疗养院、社区卫生服务中心(站)、卫生院、诊所等。后者包括疾病预防控制中心、妇幼保健院、健康教育所等。广义的卫生服务组织还包括血液及血液制品生产组织、药品和医疗器械生产机构、医学科研组织、医学教育组织等。

3. **卫生第三方组织**　主要指与卫生有关的各种非政府组织(non-governmental organization, NGO)。卫生第三方组织主要是由各种非政府部门、职业群体或群众自发组建的与健康有关的社会团体,具有协助政府组织的职能,可以弥补政府组织管理的不足,促进卫生行业管理。在我国,卫生第三方组织主要包括与卫生相关的学会、协会、基金会等。

4. **国际卫生组织**　随着国际交往的加深,各国相互依存的关系进一步加强,保障健康成为国际性事业,各种国际组织和国际公约应运而生,为促进人类卫生保健事业作出了重要贡献。主要国际卫生组织包括 WHO、联合国儿童基金会、国际红十字会等。

二、中国的卫生服务体系

卫生服务体系指由卫生服务组织机构构成的系统,按职能可分为公共卫生服务体系和医疗服务体系。卫生服务体系通过卫生服务分工协作,由医疗机构提供医疗康复服务,妇幼保健机构提供妇幼卫生保健服务,疾病预防控制中心提供疾病预防控制服务,促进、恢复和维护区域内居民的健康。卫生服务机构在接受卫生行政组织领导的同时,还接受上级卫生服务组织的业务指导,并指导下级卫生服务机构,实现卫生服务的纵向连续性供给。

（一）公共卫生服务体系

1. 公共卫生的功能　随着公共卫生的发展,政府和公众对公共卫生主要功能的认知不断加深。公共卫生要完成确保人人健康环境,满足社会健康利益的使命,应该具备评估、制订政策、保障三大核心功能。

2. 专业公共卫生服务组织机构　为了有效保障人群健康,中国建立了一套完整的公共卫生与疾病预防控制网络。广义的公共卫生机构指一切能促进健康、预防疾病、保护健康的机构。狭义的公共卫生机构,即专业公共卫生机构,指向辖区内提供专业公共卫生服务(主要包括疾病预防控制、健康教育、妇幼保健、精神卫生、急救、采供血、综合监督执法、食品安全风险监测评估与标准管理、计划生育、出生缺陷防治等),并承担相应管理工作的机构。专业公共卫生机构主要包括疾病预防控制机构、综合监督执法机构、妇幼保健计划生育服务机构、急救中心(站)、血站等,原则上由政府举办。与医疗机构重在治疗相比,公共卫生机构重在预防,主要通过社会动员预防疾病,促进健康和延长寿命。

3. 公共卫生体系构成　公共卫生是一项公共事业,属于国家和全体国民所有。公共卫生建设需要国家、社会、团体和民众的广泛参与和共同努力。公共卫生体系(public health system)是在一定的权限范围内提供必要的公共卫生服务的公共、民营和志愿组织的总体,常被描述为具有不同功能、相互关联和相互作用的网络,为整个社区和地方公众健康和福祉服务的各种组织机构。公共卫生体系一般包括国家、省市和地方公共卫生服务专业机构、医疗服务体系、社区、企事业单位、大众媒体和学术研究机构。

（二）医疗服务体系

1. 医疗服务概述　指各级各类医疗机构及其医务人员运用各种卫生资源为社会公众提供的诊断、治疗、康复等服务的总称。

（1）医疗服务的功能:通过为居民提供医疗、保健和康复服务,达到以下的目的:①延长寿命;②增进个体的功能;③缓解病人及其家庭因健康问题带来的心理压力;④解释病人及其家庭有关的健康和医学问题;⑤为病人提供有关预后的咨询;⑥为病人及其家庭提供支持和照护。

（2）良好医疗服务(good medical care,GMC)的基本要求:可供性(availability)、适量性(adequacy)、可及性(accessibility)、可接受性(acceptability)、适宜性(appropriateness)、可评估性(assessability)、责任性(accountability)、综合性(comprehensiveness)、完整性(completeness)和连续性(continuity),简称为7A3C。它也是评价医疗服务质量的重要指标。

2. 医疗服务组织机构　医疗机构以救死扶伤,防病治病,为公民的健康服务为宗旨。医疗机构的主要功能是以提供医疗服务为主,并开展预防、保健、康复等服务,同时承担部分公共卫生服务,如健康教育和健康促进、应对突发事件的紧急医疗救治、支援基层医疗机构等。设置医疗机构应当符合医疗机构设置规划,经卫生行政部门批准,取得《医疗机构执业许可证》方可开业。任何单位和个人未取得《医疗机构执业许可证》,不得行医。

（1）医疗机构分级:我国医疗机构实行等级管理,共分三级。一级医疗保健机构是直接为社区提供医疗、预防、康复、保健综合服务的基层卫生保健机构。二级医院是为多个社区提供医疗服务的地区性医院,是地区性医疗预防的技术中心。三级医院是向几个地区提供的高水平专科性医疗服务,以及执行高等教育、科研任务的区域性以上的医院。

（2）医院的规模：常用医院开设的床位数来衡量规模大小。根据医院的规模大小不同，其床位、卫生技术人员数和行政人员数的比例都有相应的标准。此外，根据服务内容可分为综合性医院和专科医院。

（三）城乡卫生服务体系

《全国医疗卫生服务体系规划纲要（2015—2020年）》指出，我国已经建立了由医院、基层医疗卫生机构、专业公共卫生机构等组成的覆盖城乡的医疗卫生服务体系。依据我国城乡二元化的结构，卫生服务体系可分为城市卫生服务体系和农村卫生服务体系。

1. 城市卫生服务体系 由社区卫生服务机构与区域卫生专业机构组成的两级卫生服务网络。以社区卫生服务机构为基础，社区卫生服务机构与医院和公共卫生机构分工协作，保障城市居民的健康需求。社区卫生服务机构包括社区卫生服务中心和社区卫生服务站，以社区常住居民为服务对象，以妇女、儿童、老年人、慢性病病人、残疾人等为重点服务人群，提供基本医疗服务和基本公共卫生服务。区域综合医院和专科医院承担区域内的危急重症和疑难病症的诊疗服务，与社区卫生服务机构开展业务合作及双向转诊。疾病预防控制机构、妇幼保健机构及其他卫生服务组织对社区卫生服务机构提供业务指导，并与社区卫生服务机构协作，为城市居民提供全方位的公共卫生服务。我国城市卫生服务体系如图1-1所示。

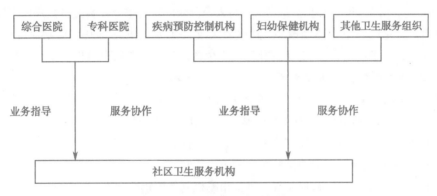

图 1-1 我国城市卫生服务体系

2. 农村卫生服务体系 主要指县及县以下的卫生服务组织，包括县（含县级市）、乡、村三级卫生服务机构，组成农村三级医疗卫生服务网，即以县级卫生服务组织为龙头，乡镇卫生院为骨干，村卫生室为基础的卫生服务组织体系，是落实农村医疗、预防、保健功能的组织保障（图1-2）。

县级医院是县城内的医疗和业务技术指导中心，也是连接城市大医院与农村基层医疗卫生机构

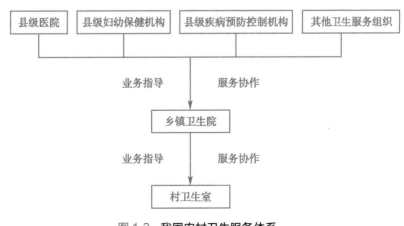

图 1-2 我国农村卫生服务体系

的桥梁,主要负责基本医疗服务及危重急症病人的抢救,并承担对乡村两级卫生组织的业务指导和卫生人员的进修培训。乡镇卫生院提供常见病、多发病的诊疗及公共卫生服务,并承担对村卫生室的业务管理和技术指导。村卫生室承担行政村的公共卫生服务及一般疾病的诊治和转诊工作等。

三、中国卫生体制改革

卫生体制改革(health system reform)是为改善卫生系统绩效而进行的有目的、可持续、战略性的变革,根本目的是完善卫生服务系统、改善人民健康水平、提供健康风险保护、提高公众满意度。卫生体制改革不仅是技术问题,也是政治问题。其不仅是卫生部门的职责,还需要政府相关部门乃至全社会的努力,只有政府领导、多部门协调、全社会共同参与才能有效推进这项工作。

（一）卫生体制改革历程

20 世纪 80 年代末,为了解决计划经济体制下卫生事业发展存在的体制僵化、机制不活、供给短缺、能力不强等问题,卫生体制改革引入了经济体制改革的思想,套用企业改革的思路进行卫生改革,将医疗卫生服务推向市场。改革在扩大医疗卫生服务资源总量、提高服务能力、调动医务人员积极性等方面取得了较好的成效。

（二）新一轮卫生体制改革

进入 21 世纪,我国医药卫生事业发展水平与人民群众健康需求及社会经济发展水平不适应的矛盾仍较为突出。深化医药卫生体制改革(简称为医改),成为加快医药卫生事业发展的战略选择。2009 年,中共中央、国务院出台了《关于深化医药卫生体制改革的意见》和《医药卫生体制改革近期重点实施方案(2009—2011 年)》,标志着新一轮医改拉开序幕。

1. 新医改的基本原则 新一轮医改(简称为新医改)政策设计的基本思路是保基本,强基层,建机制,全民享有。在此思路下,新医改遵循的基本原则包括四个方面。

（1）坚持以人为本,把维护人民健康权益放在第一位。

（2）坚持立足国情,建立健全中国特色医药卫生体制。

（3）坚持公平与效率统一,政府主导与发挥市场机制作用相结合。

（4）坚持统筹兼顾,把解决当前突出问题与完善制度体系结合起来。

2. 新医改的主要内容 新医改的主要内容被概括为一个目标、四大体系和八项支撑。

（1）一个目标:新医改的总体目标是到 2020 年,建立健全覆盖城乡居民的基本医疗卫生制度,为居民提供安全、有效、方便、价廉的医疗卫生服务。目前已建成世界上规模最大的社会保障体系,基本医疗保险覆盖超过 13 亿人。

（2）四大体系:为了构建覆盖城乡居民的基本医疗卫生制度,需要完善医药卫生四大体系,包括全面加强公共卫生服务体系建设、进一步完善医疗服务体系、加快建设医疗保障体系、建立健全药品供应保障体系。四大体系相辅相成,应配套建设,协调发展。

（3）八项支撑:为了保障医药卫生体系有效规范运转而需要完善的八个方面的体制机制,主要包括建立协调统一的医药卫生管理体制、高效规范的医药卫生机构运行机制、政府主导的多元卫生投入机制、科学合理的医药价格形成机制、严格有效的医药卫生监管体制、可持续发展的医药卫生科技创新和人才保障机制、实用共享的医药卫生信息系统和健全的医药卫生法律制度。

医药卫生体制改革是一项复杂的社会系统工程,涉及各方利益关系的调整,需要统筹兼顾、分阶段、有重点地协调推进,逐步落实。

（三）分级诊疗

国内外学者普遍认同建立分级诊疗制度不仅有利于实现不同级别和类型医疗卫生机构之间的分工协作,提高医疗卫生服务体系的总体效率;同时还有利于引导常见病、多发病病人的合理分流,减轻

Note:

患者就医经济负担。中国的分级诊疗制度建设还处于起步阶段,各地在国家方针政策的指引下初步开展了相关的试点和实践。

1. 我国分级诊疗的发展历程 中华人民共和国成立以后,在城市、乡镇、农村分别建立了三级医疗预防保健网。在城镇通过劳保医疗和公费医疗实行分级就医转诊制度,在农村以赤脚医生作为守门人,为居民提供初级医疗服务,基本解决了当时主要的健康问题。改革开放之后,形成了行政型市场化的行业特征,医疗卫生事业不可避免地进入市场经济轨道,医疗资源配置出现失衡,呈现倒三角结构,原有的分级诊疗体系逐渐瓦解。新医改实施以来,建立分级诊疗制度被视为缓解看病难、看病贵问题的重要举措而重新得到重视,并不断向前推进。

2014 年,国务院办公厅印发《深化医药卫生体制改革 2014 年重点工作任务》,明确提出制订分级诊疗办法。

2015 年 5 月,国务院办公厅印发《国务院办公厅关于城市公立医院综合改革试点的指导意见》,提出构建分工协作的医疗服务体系和分级诊疗格局。2015 年 9 月,国务院办公厅正式印发《关于推进分级诊疗制度建设的指导意见》,指出要基本建立符合国情的分级诊疗制度。

2016 年 10 月,《"健康中国 2030"规划纲要》中提出,建立不同层级、不同类别、不同举办主体的医疗卫生机构间目标明确、权责清晰的分工协作机制,不断完善服务网络、运行机制和激励机制,基层普遍具备居民健康守门人的能力。完善家庭医生签约服务,全面建立成熟完善的分级诊疗制度,形成基层首诊、双向转诊、上下联动、急慢分治的合理就医秩序,健全治疗—康复—长期护理服务链。

2021 年 3 月,《中华人民共和国国民经济和社会发展第十四个五年规划纲要》中提到,把保障人民健康放在优先发展的战略位置,坚持预防为主的方针,深入实施健康中国行动,完善国民健康促进政策,织牢国家公共卫生防护网,为人民提供全方位全生命期健康服务。坚持基本医疗卫生事业公益属性,以提高医疗质量和效率为导向,以公立医疗机构为主体、非公立医疗机构为补充,扩大医疗服务资源供给。加快建设分级诊疗体系,积极发展医疗联合体。加强预防、治疗、护理、康复有机衔接。

2. 分级诊疗的概念及内涵 国际上尚没有与我国分级诊疗完全对应的名称和标准。与之相似和相关的概念有三级医疗卫生服务模式(hierarchical care)、首诊(first-contact)或"守门人"制度(general practice care/gatekeeper arrangements)、转诊(referral)、协同医疗服务(coordinated care)、整合型医疗卫生服务体系(integrated delivery system)等。新医改以来,国内学术界对分级诊疗的概念进行了探讨,从不同角度对分级诊疗进行了界定,达成的共识包括合理的就医格局、无缝衔接和协同服务。所谓的分级诊疗指按照疾病的轻、重、缓、急及治疗的难易程度进行分级,不同级别的医疗卫生机构应承担不同的职能,从而实现基层首诊、双向转诊、急慢分治和上下联动的服务流程和就医秩序,切实促进基本医疗卫生服务的公平可及。针对分级诊疗,基层首诊和双向转诊是其主要内容。

(1)基层首诊(gatekeeper system):指坚持群众自愿、政策引导,鼓励并逐步规范常见病、多发病病人首先到基层医疗卫生机构就诊,对超出基层医疗卫生机构功能定位和服务能力的疾病,由基层医疗卫生机构为病人提供转诊服务。因此,基层首诊包含两个方面的内容,一是由基层医疗卫生机构对病人进行首诊,二是由基层医疗卫生机构承担对病人的转诊。

(2)双向转诊(two-way transfer for medical treatment):是根据病情需要而进行的上下级医院间、专科医院间或综合医院与专科医院间的转院诊治的过程,有纵向转诊、横向转诊两种形式。

3. 实施分级诊疗的重点路径 实施分级诊疗制度应明确各层级医疗机构功能定位,建立多种形式的医疗联合体,积极推进家庭医生签约服务。

(1)明确各层级医疗机构功能定位:层级思维是分级诊疗的核心,无论是医联体,还是区域协同医疗,均需要有效的分层定位系统支持和引导医疗资源优化配置。在总结国外分级诊疗经验、结合我国国情和实践的基础上,我国的分级诊疗制度中各级医疗机构的功能定位:①城市三级医院主要提供

Note:

危急重症和疑难复杂疾病的诊疗服务;②城市二级医院主要接受三级医院转诊的急性病恢复期病人、术后恢复期病人及危急重症稳定期病人;③县级医院则主要提供县域内常见病、多发病诊疗,危急重症病人抢救和疑难复杂病人向上转诊服务;④慢性病医疗机构,包括基层医疗卫生机构、康复医院、护理院等,主要为诊断明确、病情稳定的慢性病病人、康复期病人、老年病病人、晚期肿瘤病人等提供治疗、康复、护理服务;⑤个体诊所也承担就地就近为基层群众提供医疗服务的职责。

(2) 建立多种形式的医疗联合体(health alliance):医疗联合体简称为医联体,指不同层级医疗卫生机构通过纵向或横向的资源整合而形成的医疗组织。我国的医联体主要以不同层级医疗卫生机构之间的纵向整合为主,即以三级医院、二级医院及基层医疗卫生机构的"3+2+1 模式"组建而成的联合体。病人在医联体内,可以享受到基层医疗机构与区域医疗中心之间的双向转诊、检验结果互认、专家社区坐诊、远程会诊等便捷的优质诊疗服务。

(3) 推进家庭医生签约服务:分级诊疗已成为改善医疗资源配置和利用效率、理顺全民就医秩序、控制医疗费用过快上涨、减少医患矛盾的重要途径,但同时也对基层卫生机构的服务能力带来了挑战,其突破口便是实施符合中国国情的家庭医生签约服务。家庭医生是为群众提供签约服务的第一责任人。家庭医生(family doctor)或称为全科医生(general practitioner),是在基层承担预防保健、常见病和多发病诊疗和转诊、病人康复和慢性病管理、健康管理等一体化服务的综合素质较高的医学人才,被称为社区居民健康的"守门人"。

(孔 浩)

思 考 题

1. 全球卫生、国际卫生、公共卫生的区别和联系是什么?
2. 卫生服务需要、需求和利用三者的关系是什么?
3. 中国分级诊疗制度的主要内容和实施路径有哪些?

第二章

疾病预防控制

02章 数字内容

―――――― 学 习 目 标 ――――――

- 知识目标：
1. 掌握传染病流行的三环节两因素,预防接种和免疫规划的概念,慢性病的概念、流行特征和主要危险因素,医护人员在突发公共卫生事件处置中的作用。
2. 熟悉疫源地的定义,法定报告的甲、乙类传染病,传染病和慢性病的预防控制策略与措施,突发公共卫生事件应急预案的主要内容。
3. 了解新时期传染病流行的特点及对策,重点慢性病防治的基本原则和重点环节,突发公共卫生事件的分级。
- 能力目标：
1. 培养重大传染病和突发公共卫生事件应急处置能力。
2. 能识别人群中重点慢性病并提出预防控制措施。
- 素质目标：
培养预防为主的理念,提升学生的健康素养。

2016 年 2 月,我国某省发现多例病人,临床症状主要表现为发热、疹子、关节疼痛、肌肉疼痛、头痛和结膜炎。省专家组根据病例的临床表现和检测结果,结合流行病学史(病例都有共同的境外流行区暴露史和蚊虫叮咬史,在同一潜伏期(3~12d)的不同时间点发病),最后确定为共同暴露导致的寨卡病毒感染。病人在医院接受隔离治疗后,体温恢复正常,病情均明显好转。

据调查,2015 年 5 月以来,在拉丁美洲和加勒比海国家寨卡疫情大肆流行,已有 18 个国家报告了感染病例;疫情最严重的巴西,感染者多达 150 万人。传播该病毒的主要是伊蚊。

请思考:

1. 上述寨卡病毒病等传染病的流行过程的基本条件与影响因素是什么?

2. 发生传染病时,应该采取哪些预防控制措施?

疾病预防(disease prevention),指预防疾病、伤害或残疾发生,阻止或延缓其发展的一系列活动。其主要目的是消灭或消除疾病或伤害,将疾病或伤害对生活质量的影响降到最低。如果这些难以实现,至少推迟疾病的发生或延缓疾病和残疾的发展。当前疾病预防控制的形势较为严峻,新发传染病不断出现,一些过去已基本得到控制的传染病卷土重来,心脑血管疾病、恶性肿瘤等慢性非传染性疾病的患病人数持续增长,突发公共卫生事件与医院感染时有发生,人口老龄化、环境污染及病原体的变异等均给疾病预防控制带来巨大挑战。疾病预防控制工作,应当以生物-心理-社会医学模式和新的健康观为指导,坚持预防为主的方针,贯彻三级预防理念,建立完善的疾病预防控制体系,强化全民健康教育与健康促进,通过全民参与,全社会共同努力,开展全方位、全生命周期的预防保健服务。

第一节　传染病的预防控制

传染病(communicable diseases)指由特定的病原体所引起的能在人与人之间,或者人与动物之间传播的一类疾病。感染性疾病(infectious diseases)指由病原微生物引起的所有人类疾病。因此,感染性疾病的概念要比传染病更宽泛。本节将从人群健康的角度介绍传染病的预防与控制。

一、传染病发生的条件和流行过程

(一)传染病发生的条件

任何一种传染病的发生、发展和传播都是病原体和宿主在外部环境因素影响下相互作用的结果。因此,传染病的发生要具备两个最基本的条件,即病原体和宿主。

1. 病原体(pathogen)　指能引起宿主致病的各种生物体,包括病毒、细菌、真菌和寄生虫等。病原体侵入宿主后能否致病,既取决于宿主的免疫反应,又取决于病原体的特征、数量及其侵入门户等。

(1)病原体基本特性:①传染力,即病原体引起易感宿主发生感染的能力。有些病原体具有非常强的传染力,如天花和麻疹。而有些病原体的传染力相对较弱,如麻风杆菌。在人群中,可通过二代发病率来测量病原体的传染力。②致病力,即病原体侵入宿主后能引起临床疾病的能力。致病力的大小取决于病原体在体内的繁殖速度、组织损伤程度,以及病原体能否产生特异性毒素,一般用具有临床症状的病例数与暴露于感染人数之比来测量。③毒力,即病原体感染机体后引起疾病严重程度的能力。致病力强调的是感染后发生临床疾病的能力,而毒力强调的是感染导致疾病的严重程度,可用总病例数中发生死亡数的比例(病死率)或总病例数中发生重症病例的比例来表示。值得注意的是,在不同环境和宿主条件下,病原体的传染力、致病力和毒力也会发生变化。

(2)病原体变异性:病原体可因环境或遗传因素的变化而发生变异。病原体变异对传染病的流行、预防和治疗具有重要意义。

1)耐药性变异:病原体对某种抗生素从敏感变为不敏感或耐受的现象。耐药性变异可以传给后代,也可通过微生物之间的遗传物质(如质粒)转移传给其他微生物。

2)抗原性变异:病原体的基因突变致使其抗原性发生变异。抗原性变异是传染病暴发、流行甚至大流行的重要原因之一。

3)毒力变异:因病原体遗传物质发生变化而致其毒力增强或减弱的现象。毒力增强导致疾病严重程度增高,而毒力减弱则是疫苗研制的重要途径和方法。

(3)侵入门户:病原体侵入宿主的最初部位。一般病原体都有严格的侵入门户,并需要到达宿主体内特定的部位生长和繁殖。

知 识 链 接

流行性感冒

流行性感冒简称为流感,是由甲、乙、丙三型流感病毒分别引起的急性呼吸道传染病。甲型流感病毒常以流行形式出现,引起世界性流感大流行。乙型流感病毒常常引起流感局部暴发。丙型流感病毒主要以散在形式出现,一般不引起流感流行。人患流感后能产生获得性免疫,但流感病毒很快会发生抗原性变异从而逃逸宿主免疫。人的一生可能会多次感染相同和/或不同型别的流感病毒。

2. **宿主** 指在自然条件下被病原体寄生的人或动物。当机体具有充分的免疫能力时,宿主就不会出现感染和发病。

3. **感染过程及感染谱** 感染过程指病原体进入机体后,病原体与机体相互作用的过程,即感染发生、发展、结束的整个过程,也称为传染过程。同一种病原体导致宿主不同的感染表现形式称为感染谱。宿主感染病原体后可能呈现不同的反应,可表现为隐性感染、显性感染(轻、中、重型疾病)或死亡等形式。①隐性感染为主。隐性感染指体内有病原体存在,但没有该疾病的临床表现。部分疾病表现为隐性感染者所占的比例很大,显性感染或危重及致死性病例较少,呈典型的冰山现象,如90%以上的脊髓灰质炎病例为隐性感染。隐性感染具有重要的流行病学意义,针对隐性感染者的预防控制措施有助于控制传染病的流行。②显性感染为主。这类传染病的结局中,显性感染者所占的比例很大,如麻疹90%以上为临床病例。③隐性感染与显性感染比例接近。如流行性腮腺炎,约一半以上的感染者出现症状。④大部分以严重病例或死亡为结局的感染,多为显性感染,如狂犬病。

知 识 链 接

传染病的冰山现象

一些传染病的传染过程以隐性感染为主,隐性感染者所占的比例较大,只有一小部分有明显临床征象出现,严重病例和死亡病例更为罕见,此种感染状态称为冰山现象(iceberg phenomenon)。之所以将其喻为冰山现象,是因为在感染人群中,能观察到有明显症状和体征的病人很少,如同冰山外露于海面的尖顶部分,而大部分感染者未能出现相关的临床症状和体征,如同隐藏在海平面以下的庞大山体,难以窥见。

（二）传染病的流行过程

传染病在人群中流行需具备三个基本条件，即流行过程的三个环节，传染源、传播途径和易感人群。这些环节相互依赖、相互联系，缺一不可。

1. 传染源（source of infection） 指体内有病原体生长、繁殖并且能排出病原体的人和动物，包括病人、病原携带者和受感染的动物。感染者排出病原体的整个时期称为传染期，是决定传染病病人隔离期限的重要依据。传染期的长短可影响疾病的流行特征，传染期短的疾病，继发病例常成簇出现。传染期长的疾病，继发病例陆续出现，持续时间可能较长。传染源主要包括以下几个种类：

（1）病人：是最重要的传染源，因为病人体内通常存在大量病原体，又出现有利于病原体排出的临床症状，如咳嗽、腹泻等。病人的病程发展通常分为三个时期，即潜伏期、临床症状期、恢复期。病人作为传染源的意义主要取决于病程不同阶段排出病原体的数量、频率及病人活动的范围。

（2）病原携带者：指没有明显临床表现而能排出病原体的人，包括带菌者、带毒者和带虫者。按携带状态和疾病分期，其可分为潜伏期病原携带者、恢复期病原携带者和健康病原携带者。

1）潜伏期病原携带者：指在潜伏期内携带并排出病原体者。潜伏期（incubation period）指从病原体侵入机体到临床症状出现这一段时间。不同传染病的潜伏期长短各异，受病原体的数量、毒力、侵入途径和机体状态等影响，但每种传染病的最短潜伏期、最长潜伏期和平均潜伏期是相对固定的。某些传染病在潜伏期即具有传染性，而另一些则不具有传染性或传染性很小。潜伏期的流行病学意义：①根据潜伏期判断病人受感染时间，用于追踪传染源，寻找与确定传播途径。②根据潜伏期确定接触者的留验、检疫和医学观察期限，一般为平均潜伏期加 1~2d，危害严重者按该病的最长潜伏期予以留验和检疫。③根据潜伏期确定免疫接种时间。④根据潜伏期评价干预措施的效果，经过一个潜伏期，如发病数明显下降，则可认为与措施有关。⑤潜伏期长短还可影响疾病的流行特征，一般潜伏期短的疾病常呈暴发。

2）恢复期病原携带者：指临床症状消失后继续携带和排出病原体者。如痢疾、伤寒、乙型肝炎等，都会有恢复期病原携带者。临床症状消失后病原携带时间在 3 个月以内者称为暂时性病原携带者，超过 3 个月称慢性病原携带者，少数人甚至可终身携带。慢性病原携带者因携带病原时间长，所以作为传染源具有更重要的公共卫生学意义。

3）健康病原携带者：指整个感染过程中无明显临床症状与体征，但能排出病原体者。这类携带者只有通过实验室检查才能证实，如白喉、脊髓灰质炎等传染病常有健康病原携带者。

病原携带者作为传染源的意义大小，不仅取决于携带者的类型、排出病原体的数量、携带病原体的持续时间，更重要的取决于携带者的职业、个人卫生习惯、社会活动范围、环境卫生条件及防疫措施等。在餐饮服务行业、供水企业、托幼机构等单位工作的病原携带者对人群健康的威胁较大。

历 史 长 廊

伤 寒 玛 丽

爱尔兰女厨师玛丽是一个看起来健康的女性，她为美国纽约许多家庭做饭，然而她所服务的家庭成员中陆续出现了 50 例伤寒病人。经过调查发现：玛丽的粪便中伤寒杆菌呈持续阳性。玛丽是一个伤寒杆菌携带者。因她是第一例被发现并被明确记载的无症状感染者，故人们称其为伤寒玛丽。1907—1910 年她被监禁并被禁止从事厨师工作，后来她改名换姓，从人们的视线中消失了。但 2 年后，美国纽约和新泽西地区又暴发了伤寒，共有 200 余例病人，追踪调查发现传染源就是当年的伤寒玛丽。

（3）受感染的动物：某些传染病是由动物传播所致，这些疾病的病原体通常在自然界的动物间传播，只有在一定条件下才传播给人，这类疾病称为自然疫源性疾病（natural focal disease）或人兽共患病(zoonosis),如鼠疫、森林脑炎、钩端螺旋体病、狂犬病、炭疽、血吸虫病等。动物作为传染源的意义主要取决于人与受感染动物接触的机会和密切程度、动物传染源的种类和密度、环境中是否有适宜该疾病传播的条件等。此外,疾病的发生还与人们的卫生知识水平,以及生活习惯等因素有着密切关系。

2. **传播途径（route of transmission）**　病原体从传染源排出后,侵入新的易感宿主前,在外环境中所经历的全部过程。传染病可通过一种或多种途径传播,常见的传播途径有以下几个方面:

（1）经空气传播:是呼吸系统传染病的主要传播方式,包括经飞沫、飞沫核和尘埃传播。①经飞沫传播:病人呼气、喷嚏、咳嗽时可以经口鼻将含有大量病原体的飞沫排入环境。大的飞沫迅速降落到地面,小的飞沫在空气中短暂停留,播散范围局限于传染源周围。因此,经飞沫传播是近距离传播,主要累及传染源周围的密切接触者。这种传播在一些拥挤而且通风较差的公共场所(如公共交通工具、车站、机场、电梯等)较为易发生。那种抵抗力较弱的流感病毒、百日咳杆菌和脑膜炎双球菌常经此方式传播。②经飞沫核传播:飞沫核是飞沫在空气中失去水分后由剩下的蛋白质和病原体所组成的,飞沫核以气溶胶的形式飘散至远处,可在空气中存留较长时间,造成远距离传播,如白喉杆菌、结核杆菌等耐干燥的病原体可经飞沫核传播。③经尘埃传播:含有病原体的较大飞沫或分泌物及排泄物落在地面,干燥后与尘埃混合,易感者吸入后即可感染。对外界抵抗力较强的病原体如结核杆菌和炭疽杆菌芽孢可通过尘埃传播。

经空气传播的传染病流行特征:①因为传播途径易实现,因此传播广泛,发病率高。②冬春季高发。③少年儿童多见。④在未免疫预防人群中发病率呈周期性升高。⑤受居住条件和人口密度影响。

（2）经水传播:经水传播的传染病包括多种肠道传染病和某些寄生虫病。传染病经水传播的方式包括经饮用水传播和经疫水传播。①经饮用水传播:饮用水污染可由自来水管网破损,污水渗入所致,或者因粪便、污物等污染水源所致。经饮用水传播的疾病常呈暴发流行。其流行特征为病例有饮用同一水源史,病例分布与供水范围一致,发病无年龄、职业、性别差异,经常受到污染的水源在供水范围内病例常年不断,污染水源一经停用或采取消毒、净化措施后即可平息暴发或流行。②经疫水传播:人们接触疫水时病原体经过皮肤、黏膜侵入机体所致,如血吸虫病、钩端螺旋体病等。经疫水传播传染病的流行特征:有疫水接触史,发病有季节性、地域性和职业性,大量易感人群进入疫区接触疫水时,可引起暴发或流行,加强疫水管理和个人防护可控制病例发生。

（3）经食物传播:当食物本身含有病原体或受到病原体污染时,可引起传播。如1988年上海发生甲肝流行,其原因就是人们食用被甲肝病毒污染的毛蚶。经食物传播的传染病流行病学特征:①病人有进食某一食物史,不食者不发病。②一次大量污染可致暴发,潜伏期较短,流行的持续时间也较短。③停止供应污染食物后,暴发可平息。

（4）接触传播:分为直接接触传播与间接接触传播。直接接触传播指在没有外界因素参与下,传染源与易感者直接接触的一种传播途径,如性传播疾病、狂犬病等。间接接触传播是易感者接触了被传染源排出物或分泌物污染的日常生活用品所造成的传播,又称为日常生活接触传播。被污染的手在接触传播中起重要作用。许多肠道传染病、体表传染病及某些人兽共患病常可通过间接接触传播。间接接触传播的病例一般呈散发,很少造成流行,无明显季节性,个人卫生习惯不良和卫生条件较差的地区发病较多。

（5）经媒介节肢动物传播:传播方式包括机械携带和生物性传播。机械携带指病原体在苍蝇、蟑螂等非吸血节肢动物体表和体内存活数日,病原体不在其体内发育,只是机械携带,通过排出病原体,感染接触者。生物性传播指吸血节肢动物因叮咬血液中带有病原体的感染者,病原体进入其体内发育、繁殖后,再通过叮咬感染易感者。经媒介节肢动物传播的传染病流行特征为有一定的地区性,有明显的季节性,某些传染病有职业分布特征,有一定的年龄分布差异。

（6）经土壤传播:有些传染病可通过被污染的土壤传播。一些能形成芽孢的病原体(如炭疽、破伤风等)污染土壤后可保持传染性达数十年之久。有些寄生虫卵从宿主排出后,需在土壤中发育一段

Note:

时间,才具有感染能力。经土壤传播的传染病往往与病原体在土壤中的存活时间、个体与土壤接触的机会和个人卫生条件有关,如赤脚下地劳动与钩虫病有关,皮肤破损与破伤风有关。

(7)医源性传播:指在医疗卫生服务过程中,因未严格执行规章制度和操作规程,人为造成某些传染病的传播。如医疗器械消毒不严格、药品或生物制剂被污染、病人输入携带病原体的血液或使用污染的血液制品造成感染,如在输血时感染艾滋病病毒、丙型肝炎病毒等。

(8)围产期传播:在围产期病原体通过母体传给子代,又称为垂直传播或母婴传播。主要方式包括经胎盘传播、上行性感染、分娩时传播。

许多传染病可通过以上一种或多种途径传播,以何种途径传播取决于病原体所处的环境和病原体自身的特征。如艾滋病既可通过性接触传播,又可通过血制品及母婴传播。

3. **易感人群(susceptible population)** 指对传染病没有免疫力,有可能发生感染的人群。人群作为一个整体对传染病的易感程度称为人群易感性,易感性的高低取决于该人群中易感个体所占的比例。当人群中的免疫个体足够多时,尽管此时尚有相当比例的易感者存在,但免疫个体构筑的屏障使感染者(传染源)接触易感个体的概率较小,进而新感染者发病的概率降至很低,从而可阻断传染病的流行,此现象称为免疫屏障现象。预防接种可以增强免疫屏障,阻断或预防传染病的流行。影响人群易感性升高的主要因素包括新生儿增加、易感人口迁入、免疫人口免疫力自然消退、免疫人口死亡等。而计划免疫和传染病流行是人群易感性降低的主要因素。

(三)新时期传染病流行特征

1. **新发和再发传染病共存** 自20世纪90年代以来,人类新发现的传染病已达40余种,有些已经造成世界范围的流行,如艾滋病、严重急性呼吸综合征、新型冠状病毒感染等。同时,一些已得到控制或消灭的传染病,又有再发和流行的趋势。

2. **传播范围广** 随着社会进步,交通运输愈加便捷,传染源的流动性加快,病原体传播向更广的范围发展。如肾综合征出血热、莱姆病等在全世界多地均有发生。

3. **传染力强、传播速度快** 一些新发传染病的传染力极强,并且传染源的流动性强也加速了传播媒介的播散速度。

4. **新发传染病与动物密切相关** 如禽流感、马尔堡出血热、埃博拉病毒病、莱姆病、肾综合征出血热等新发传染病均与动物有关。

5. **感染谱发生变化** 过去传染病的发生多以重度和典型病例为主,对人们预防控制疾病起到提示和警醒作用。如今一些传染病,如伤寒、结核等轻型和非典型病例占相当大比例,给发现和有效控制传染源带来了困难。

二、影响传染病流行过程的因素

传染病流行依赖于传染源、传播途径和易感人群三个环节,这些环节本身以及它们之间的连接都受到自然因素和社会因素的影响和制约。

1. **自然因素** 气候、地理因素是影响传染病流行的重要自然因素。全球气候变暖,地球表面温度上升,频繁出现的厄尔尼诺现象加剧了海水温度升高。温度变化带来了新的降雨格局,形成大量水洼,为蚊蝇提供了更多的滋生场所。温度上升还促进了媒介昆虫的繁殖生长,致使疟疾、登革热、乙型脑炎等暴发和流行。同时,气候变暖使原属温带、亚热带的部分地区变成了亚热带和热带地区,使得部分局限于热带、亚热带的传染病蔓延至温带。

2. **社会因素** 包括人类的一切活动,如生活方式与卫生习惯、卫生条件、医疗卫生状况、生活和居住环境、人口流动、风俗习惯、宗教信仰、社会动荡等。近年来,新发、再发传染病的流行,很大程度上受到了社会因素的影响。如抗生素和杀虫剂的滥用使病原体和传播媒介耐药性日益增强;城市化造成大量贫民窟的形成,贫穷、营养不良、居住环境拥挤、卫生条件恶劣、缺乏安全的饮水和食物,是传染病滋生与发展的温床;战争、动乱、难民潮和饥荒促进了传染病的传播和蔓延;全球旅游业的急剧发展、航运速度的不断增快加速了传染病的全球性传播、扩散与流行;环境污染和环境破坏造成生态环境的恶化,森林砍伐改变了媒介昆虫和动物宿主的栖息习性等,这些均可能导致传染病的蔓延和传播。

三、疫源地与流行过程

1. 疫源地(epidemic focus)　指传染源及其排出的病原体向周围播散所能波及的范围,即易感者可能受到感染的范围。范围较小的疫源地称为疫点,范围较大的疫源地称为疫区。影响疫源地范围大小的因素:①传染源存在的时间。②传染源活动的范围。③传播途径的特点。④周围人群免疫力。⑤环境条件。

2. 疫源地消灭的条件　消灭疫源地应具备三个的条件:①传染源已被移走(如住院隔离或死亡)或消除了排出病原体的状态(如治愈)。②传染源播散在环境中的病原体被彻底消灭。③所有易感接触者经过该病的最长潜伏期没有新病例或新感染发生。

3. 流行过程　在传染病传播中,一系列相互联系、相继发生的疫源地构成了传染病的流行过程(epidemic process),即病原体通过一定的传播途径,不断更迭宿主的过程。一旦疫源地被消灭,流行过程中断,流行终止。

四、传染病的预防控制策略与措施

(一)传染病的预防控制策略

1. **预防为主**　传染病的预防主要包括三个方面内容。

(1)强化人群免疫:免疫预防是通过控制疫苗来预防传染病发生的重要策略。全球消灭天花的基础是开展全面、有效的人群免疫。许多传染病如麻疹、白喉、百日咳、破伤风、乙型肝炎等都可通过人群大规模免疫接种来控制流行。预防接种是保护易感人群的最有效措施之一。

(2)改善卫生条件:保护水源、提供安全的饮用水,改善居住条件,加强粪便管理和无害化处理,加强食品卫生监督和管理等,都有助于从源头上预防控制传染病发生和传播。

(3)加强健康教育:开展有针对性的健康教育可改变人们的不良卫生习惯和行为,以切断传染病的传播途径。如开展安全性行为的健康教育以预防艾滋病,饭前便后洗手预防肠道传染病等。

2. **加强传染病监测**　监测内容包括传染病发病与死亡,病原体类型和特性,媒介昆虫和动物宿主种类、分布和病原体携带状况,人群免疫水平及人口资料等。同时开展对流行因素和流行规律的研究,并评价防疫措施效果。

3. **建立传染病预警制度**　建立传染病预警制度,根据传染病发生、发展和流行趋势的预测,及时发出预警。

4. **加强管理**　主要内容:①制订严格的标准和管理规范,对从事病原体研究的实验室、菌种库和毒种库等加强监督和管理。②加强血液及血液制品、生物制品、病原生物有关的生物标本等的管理。③加强对传染病相关工作人员的培训。

5. **传染病的全球化控制**　传染病的全球化流行趋势说明了传染病的全球化控制策略的重要性。继 1980 年 WHO 宣布在全球范围内消灭天花后,1988 年 WHO 启动了全球消灭脊髓灰质炎行动,2001 年 WHO 发起了全球终止结核病合作伙伴的一系列活动。此外,针对艾滋病、疟疾和麻风的全球性策略也在世界各国不同程度地展开。

(二)传染病预防控制措施

传染病的预防措施包括传染病报告和针对传染源、传播途径和易感人群的多种预防措施。

1. **传染病报告**　这是传染病监测的手段之一,也是控制和消除传染病的重要措施。《中华人民共和国传染病防治法》(1989 年第七届全国人民代表大会常务委员会第六次会议通过,2004 年第十届全国人民代表大会常务委员会第十一次会议修订,2013 年第十二届全国人民代表大会常务委员会第

Note:

三次会议修正)规定的传染病分为甲、乙、丙三类。

甲类传染病指:鼠疫、霍乱。

乙类传染病指:严重急性呼吸综合征(曾称为传染性非典型肺炎)、艾滋病、病毒性肝炎、脊髓灰质炎、人感染高致病性禽流感、麻疹、流行性出血热、狂犬病、流行性乙型脑炎、登革热、炭疽、细菌性和阿米巴性痢疾、肺结核、伤寒和副伤寒、流行性脑脊髓膜炎、百日咳、白喉、新生儿破伤风、猩红热、布鲁氏菌病、淋病、梅毒、钩端螺旋体病、血吸虫病、疟疾。

丙类传染病指:流行性感冒、流行性腮腺炎、风疹、急性出血性结膜炎、麻风病、流行性和地方性斑疹伤寒、黑热病、包虫病、丝虫病,除霍乱、细菌性和阿米巴性痢疾、伤寒和副伤寒以外的感染性腹泻病。

国务院卫生行政部门根据传染病暴发、流行情况和危害程度,可以决定增加、减少或者调整乙类、丙类传染病病种并予以公布。

传染病实行分类管理。除甲类传染病外,《中华人民共和国传染病防治法》规定,对乙类传染病中严重急性呼吸综合征(曾称为传染性非典型肺炎)、炭疽中的肺炭疽和人感染高致病性禽流感,采取甲类传染病的预防、控制措施。其他乙类传染病和突发原因不明的传染病需要采取甲类传染病的预防、控制措施的,由国务院卫生行政部门及时报经国务院批准后予以公布、实施。需要解除依照上述规定采取的甲类传染病预防、控制措施的,由国务院卫生行政部门报经国务院批准后予以公布。省、自治区、直辖市人民政府对本行政区域内常见、多发的其他地方性传染病,可以根据情况决定按照乙类或者丙类传染病管理并予以公布,报国务院卫生行政部门备案。

2008年5月2日,卫生部决定将手足口病列入《中华人民共和国传染病防治法》规定的丙类传染病进行管理。2009年4月30日,经国务院批准,卫生部发布公告将甲型H1N1流感纳入乙类传染病,并采取甲类传染病的预防、控制措施。2013年10月28日,国家卫生和计划生育委员会发出《关于调整部分法定传染病病种管理工作的通知》,将人感染H7N9禽流感纳入法定乙类传染病;将甲型H1N1流感从乙类调整为丙类,并纳入现有流行性感冒进行管理;解除对人感染高致病性禽流感采取的《中华人民共和国传染病防治法》规定的甲类传染病的预防、控制措施。2020年1月20日,经国务院批准,国家卫生健康委员会发布公告将新型冠状病毒肺炎纳入乙类传染病管理,并采取甲类传染病的预防、控制措施。2022年12月26日,国家卫生健康委员会发布的《全力做好新型冠状病毒感染疫情防控工作》的公告指出:将新型冠状病毒肺炎更名为新型冠状病毒感染。经国务院批准,自2023年1月8日起,解除对新型冠状病毒感染采取的《中华人民共和国传染病防治法》规定的甲类传染病预防、控制措施。2023年9月20日,国家卫生健康委员会将猴痘纳入乙类传染病进行管理,采取乙类传染病的预防、控制措施。

《传染病信息报告管理规范(2015年版)》规定:各级各类医疗卫生机构为责任报告单位;其执行职务的人员和乡村医生、个体开业医生均为责任疫情报告人。责任报告单位和责任疫情报告人发现甲类传染病和乙类传染病中的肺炭疽、严重急性呼吸综合征(曾称为传染性非典型肺炎)等按照甲类管理的传染病病人或疑似病人时,或者发现其他传染病和不明原因疾病暴发时,应于2h内将传染病报告卡通过网络报告。对其他乙、丙类传染病病人、疑似病人和规定报告的传染病病原携带者在诊断后,应于24h内进行网络报告。不具备网络直报条件的医疗机构及时向属地乡镇卫生院、城市社区卫生服务中心或县级疾病预防控制机构报告,并于24h内寄送出传染病报告卡代代报单位。

2. 针对传染源的措施   包括针对病人、病原携带者、接触者、动物传染源等采取的措施。

(1)对病人的措施:针对病人应做到早发现、早诊断、早报告、早隔离和早治疗。病人一经诊断为传染或可疑传染病,就应按《中华人民共和国传染病防治法》规定实行分级管理,防止疾病在人群中传播蔓延。对病人隔离时间的长短依据该病的传染期而定。

甲类传染病病人和乙类传染病中的肺炭疽、严重急性呼吸综合征(曾称为传染性非典型肺炎)、脊髓灰质炎、人感染高致病性禽流感的病人必须实施医院隔离治疗。乙类传染病病人,根据病情可在医院或家中隔离,隔离一般至临床或实验室证明病人已痊愈为止。

(2)对病原携带者的措施:对重点传染病的病原携带者应做好登记、管理、随访,至其病原体检

Note:

查 2~3 次阴性后可终止随访。从事饮食行业、托幼机构等特殊行业的病原携带者须暂时离开工作岗位,久治不愈的伤寒或病毒性肝炎的病原携带者不得从事餐饮、保姆、幼教等职业。艾滋病、乙型和丙型病毒性肝炎,疟疾病原携带者严禁做献血员。

(3) 对接触者的措施:凡与传染源有过接触并有可能受感染者都应接受检疫。检疫期为最后接触日至该病的最长潜伏期。检疫的形式:①留验。即隔离观察,适用于甲类传染病接触者,对其进行留验并限制其活动范围。②医学观察。乙类和丙类传染病接触者可正常工作、学习,但需接受体检、测量体温、病原学检查和必要的卫生处理等医学观察措施。③应急接种和药物预防。对潜伏期较长的传染病如麻疹,可对接触者进行预防接种。此外可采用药物预防,如服用乙胺嘧啶或氯喹预防疟疾等。

(4) 对动物传染源的措施:根据受感染动物对人类的危害程度采取不同的处理措施,对危害大且经济价值低的动物传染源应予彻底消灭。对危害大的病畜或野生动物应予捕杀、焚烧或深埋。对危害不大且有经济价值的病畜可予以隔离治疗。此外还要做好家畜和宠物的预防接种和检疫。

3. 针对传播途径的措施　对传染源污染的环境,必须采取有效的措施。如消毒,去除和杀灭病原体,切断传播途径。消毒(disinfection)是用化学、物理、生物的方法杀灭或消除环境中致病性微生物的措施,包括预防性消毒和疫源地消毒两大类。

(1) 预防性消毒:对可能受到病原微生物污染的场所和物品进行消毒,如乳制品消毒、饮用水消毒、空气消毒等。

(2) 疫源地消毒:对现有或曾经有传染源存在的场所进行消毒,其目的是消灭传染源排出的致病性微生物,分为随时消毒和终末消毒。随时消毒指当传染源还存在于疫源地时,对其排泄物、分泌物及其污染的物品或环境及时进行消毒,及时杀灭传染源排出的病原体。终末消毒是当传染源痊愈、死亡或离开后所做的一次性彻底消毒,以完全清除传染源播散、遗留的病原微生物。只有对外界抵抗力较强的致病性病原微生物才需要进行终末消毒,如霍乱、鼠疫、结核、炭疽等。对外界抵抗力较弱的病原体如水痘、流感、麻疹等一般不需要进行终末消毒。

4. 针对易感者的措施　主要措施包括免疫接种、药物预防和个人防护。

(1) 免疫预防:分为主动免疫和被动免疫,其中计划免疫是预防传染病流行的重要措施,属于主动免疫。高危人群应急接种可以提高群体免疫力,控制传染病暴发、流行。

(2) 药物预防:属于一种应急预防措施,但因药物作用时间短、效果不佳,易产生耐药性,因此其应用具有较大的局限性。

(3) 个人防护:接触传染病的医务人员和实验室工作人员应严格遵守操作规程,配置和使用必要的个人防护用品。可能暴露于传染病生物传播媒介的个人,需要戴防护用品如口罩、手套、护服、鞋套等。疟疾流行区可使用个人防护蚊帐。

5. 传染病暴发、流行的紧急措施　根据《中华人民共和国传染病防治法》规定,在有传染病暴发、流行时,县级以上地方人民政府应当立即组织力量,按照防控预案进行防治,必要时,报经上一级人民政府决定,可以采取下列紧急措施并予以公告:①限制或者停止集市、影剧院演出或者其他人群聚集活动;②停工、停业、停课;③临时征用房屋、交通工具;④封闭或封存被传染病病原体污染的公共饮用水源、食品,以及相关物品;⑤控制或者扑杀染疫野生动物、家畜家禽;⑥封闭可能造成传染病扩散的场所。

甲类、乙类传染病暴发、流行时,县级以上地方人民政府报经上一级人民政府决定,可以宣布本行政区域部分或者全部为疫区。国务院可以决定并宣布跨省、自治区、直辖市的疫区。县级以上地方人民政府可以在疫区内采取上述紧急措施,并可以对出入疫区的人员、物资和交通工具实施卫生检疫。

省、自治区、直辖市人民政府可以决定对本行政区域内的甲类传染病疫区实施封锁。但是，封锁大、中城市的疫区或者封锁跨省、自治区、直辖市的疫区，以及封锁疫区导致中断干线交通或者封锁国境的，由国务院决定。

（三）计划免疫

计划免疫（planned immunization）指根据疫情监测和人群免疫状况分析，按照规定的免疫程序，有计划地进行预防接种，以提高人群免疫水平，达到控制乃至最终消灭相应传染病的目的。预防接种（vaccination）指将抗原或抗体注入机体，使人体获得对某些疾病的特异性抵抗力，从而保护易感人群，预防传染病发生。如有效的疫苗和疫苗接种计划已成功消灭了天花。

1. 预防接种的种类 根据宿主接受免疫制剂的种类，预防接种可分为人工自动免疫、人工被动免疫、人工被动自动免疫三种类型。

（1）人工自动免疫（artificial active immunization）：将含有抗原物质的疫苗接种到易感者机体，通过人工免疫方法，使宿主对相应传染病产生特异免疫抵抗力的方法，称为人工自动免疫或人工主动免疫。其保护作用的大小取决于宿主所产生的免疫反应强度。人工自动免疫的接种一般要求在传染病流行前数周进行，从而使机体有足够的时间产生免疫反应。

（2）人工被动免疫（artificial passive immunization）：将含有抗体的血清或其制剂直接注入机体，使机体立即获得抵抗某种传染病能力的方法。常用制剂：①免疫血清，是抗毒素、抗菌血清和抗病毒血清的总称，含有大量的抗体，进入机体后可及时产生保护作用，但在体内的停留时间和作用时间都较短。因免疫血清为动物血清，含大量异体蛋白，易致过敏反应，只有免疫血清过敏试验阴性者可使用。②免疫球蛋白或丙种球蛋白，由健康产妇的胎盘与脐带血或健康人血制成，可用于预防甲型肝炎、麻疹等。

（3）人工被动自动免疫（artificial passive and active immunization）：指同时给机体注射抗原物质和抗体，兼有被动及自动免疫的长处，使机体在迅速获得特异性抗体的同时，仍能产生持久的免疫力。如在注射破伤风抗毒素实施被动免疫的同时，接种破伤风疫苗令机体产生相应的抗体。

2. 计划免疫方案 计划免疫的目标是使易感人群中绝大多数人在生命的早期，即在可能暴露于病原微生物之前就能获得免疫力。

20世纪70年代以来，WHO开展了全球扩大免疫规划（expanded program on immunization，EPI）活动。至20世纪80年代，免疫规划的重点在提高免疫覆盖率，使每位儿童在出生后都能按计划获得免疫接种。进入20世纪90年代后，免疫规划的目标逐步过渡为疫苗可预防疾病的控制、消除和消灭。EPI是全球的一项重要的公共卫生行动。

2007年卫生部印发《扩大国家免疫规划实施方案》，在全国范围内使用乙肝疫苗、卡介苗、脊髓灰质炎疫苗、百白破疫苗、麻疹疫苗、白破疫苗6种国家免疫规划疫苗基础上，以无细胞百白破疫苗替代百白破疫苗，将甲肝疫苗、流脑疫苗、乙脑疫苗、麻腮风疫苗纳入国家免疫规划，对适龄儿童进行常规接种。在重点地区对重点人群进行出血热疫苗接种。发生炭疽、钩端螺旋体病疫情或发生洪涝灾害可能导致钩端螺旋体病暴发流行时，对重点人群进行炭疽疫苗和钩体疫苗应急接种。通过接种上述疫苗，预防乙型肝炎、结核病、脊髓灰质炎、百日咳、白喉、破伤风、麻疹、甲型肝炎、流行性脑脊髓膜炎、流行性乙型脑炎、风疹、流行性腮腺炎、流行性出血热、炭疽和钩端螺旋体病15种传染病。

疫苗免疫程序包括接种疫苗种类、受种人群、初次接种年龄、剂次数和时间间隔等，一般根据疫苗特性和免疫原理、传染病流行特征和对人群健康危害程度、接种利弊和效益、国家或地方疾病预防控制规划等因素综合考虑确定。制订并实施疫苗免疫程序是国家免疫规划（原称计划免疫）工作的重要内容。表2-1为国家卫生健康委员会于2021年印发的《国家免疫规划疫苗儿童免疫程序表（2021年版）》。

表 2-1　国家免疫规划疫苗儿童免疫程序表（2021 年版）

可预防疾病	疫苗种类	接种途径	剂量	英文缩写	接种年龄														
					出生时	1月	2月	3月	4月	5月	6月	8月	9月	18月	2岁	3岁	4岁	5岁	6岁
乙型病毒性肝炎	乙肝疫苗	肌内注射	10 或 20μg	HepB	1	2	—	—	—	—	3	—	—	—	—	—	—	—	—
结核病[1]	卡介苗	皮内注射	0.1ml	BCG	1	—	—	—	—	—	—	—	—	—	—	—	—	—	—
脊髓灰质炎	脊髓灰质炎灭活疫苗	肌内注射	0.5ml	IPV	—	—	1	2	—	—	—	—	—	—	—	—	—	—	—
	脊髓灰质炎减毒活疫苗	口服	1粒或2滴	bOPV	—	—	—	—	3	—	—	—	—	—	—	—	4	—	—
百日咳、白喉、破伤风	百白破疫苗	肌内注射	0.5ml	DTaP	—	—	—	1	2	3	—	—	—	4	—	—	—	—	—
	白破疫苗	肌内注射	0.5ml	DT	—	—	—	—	—	—	—	—	—	—	—	—	—	—	5
麻疹、风疹、流行性腮腺炎	麻腮风疫苗	皮下注射	0.5ml	MMR	—	—	—	—	—	—	—	1	—	2	—	—	—	—	—
流行性乙型脑炎[2]	乙脑减毒活疫苗	皮下注射	0.5ml	JE-L	—	—	—	—	—	—	—	1	—	—	2	—	—	—	—
	乙脑灭活疫苗	肌内注射	0.5ml	JE-I	—	—	—	—	—	—	—	1·2	—	—	3	—	4	—	—
流行性脑脊髓膜炎	A 群流脑多糖疫苗	皮下注射	0.5ml	MPSV-A	—	—	—	—	—	—	1	—	2	—	—	—	—	—	—
	A 群 C 群流脑多糖疫苗	皮下注射	0.5ml	MPSV-AC	—	—	—	—	—	—	—	—	—	—	—	3	—	—	4
甲型病毒性肝炎[3]	甲肝减毒活疫苗	皮下注射	0.5 或 1.0ml	HepA-L	—	—	—	—	—	—	—	—	—	1	—	—	—	—	—
	甲肝灭活疫苗	肌内注射	0.5ml	HepA-I	—	—	—	—	—	—	—	—	—	1	2	—	—	—	—

注：
1. 主要指结核性脑膜炎、粟粒性肺结核等。
2. 选择乙脑减毒活疫苗接种时，采用两剂次接种程序。选择乙脑灭活疫苗接种时，采用四剂次接种程序；乙脑灭活疫苗第 1,2 剂间隔 7～10 天。
3. 选择甲肝减毒活疫苗接种时，采用一剂次接种程序。选择甲肝灭活疫苗接种时，采用两剂次接种程序。

Note：

第二节　慢性病的预防控制

 ———————————— 导入情境与思考 ————————————

20世纪80年代以来,我国糖尿病患病率呈不断升高的趋势,从1980年的0.67%上升至2013年的10.9%。2021年,中国成人糖尿病病人数高达1.409亿,预计到2045年将增至1.744亿。

请思考:

1. 我国糖尿病的患病率为什么呈现升高的趋势?

2. 如何做好糖尿病的预防控制工作?

随着经济发展、人们生活水平提高,以及卫生事业的进步,人类疾病构成发生了重大变化,慢性病已成为影响人们健康和死亡的首要因素。慢性病影响因素的综合性、复杂性决定了预防控制任务的长期性和艰巨性。

一、概述

（一）慢性病的概念

慢性非传染性疾病(noncommunicable diseases,NCDs)简称为慢性病或慢病,不是特指某种疾病,而是对一组起病时间长、缺乏明确的病因证据、一旦发病即病情迁延不愈的非传染性疾病的概括性总称。常见的慢性病包括脑卒中、冠心病、糖尿病、癌症,以及慢性阻塞性肺疾病等。慢性病的病程长、病情逐渐加重,其病理变化通常具有退行性、不可逆性,严重者可引起功能障碍从而需要长期的治疗和康复训练。

（二）慢性病的流行现状

1. 全球慢性病流行概况　2020年10月,《柳叶刀》发表的全球疾病负担研究显示,1990—2019年,导致全球疾病负担增加的10个主要疾病包括缺血性心脏病、糖尿病、脑卒中、慢性肾脏病、肺癌、年龄相关性听力损失、艾滋病、其他肌肉骨骼疾病、腰背痛、抑郁症,其中慢性病占了主要部分。在高收入国家,前五位的死因是心脏病、脑卒中、肺癌、肺炎和哮喘/支气管炎。人口老龄化使癌症和心脏病等年龄相关的慢性病的患病人数增加,在发展中国家尤其如此。

2. 我国慢性病流行特点　随着我国经济社会发展和卫生健康服务水平的不断提高,居民人均预期寿命不断增长,慢性病病人生存期不断延长,加之人口老龄化、城镇化、工业化进程加快和行为危险因素流行对慢性病发病的影响,我国慢性病病人的数量将不断扩大。慢性病在我国的流行特点主要表现为以下几个方面:

（1）高患病率、高发病率、高死亡率,重大慢性病过早死亡率逐年下降:《中国居民营养与慢性病状况报告(2020年)》显示,我国18岁及以上居民高血压病患病率为27.5%,糖尿病患病率为11.9%,高胆固醇血症患病率为8.2%;40岁及以上居民慢性阻塞性肺疾病患病率为13.6%。这与2015年发布的结果相比均有所上升。居民癌症发病率为293.9/10万,仍呈上升趋势,肺癌和乳腺癌分别位居男、女性发病首位。因慢性病死亡的比例仍持续增加,2019年我国因慢性病导致的死亡占总死亡的88.5%,其中心脑血管病、癌症、慢性呼吸系统疾病死亡比例为80.7%,防控工作仍面临巨大的挑战。2019年我国居民因心脑血管疾病、癌症、慢性呼吸系统疾病和糖尿病四类重大慢性病导致的过早死亡率为16.5%,与2015年的18.5%相比有所下降。

（2）部分慢性病行为危险因素流行水平呈现下降趋势,主要危险因素仍处于较高暴露水平:吸烟、饮酒、体力活动不足、高盐和高脂饮食等是慢性病发生、发展的主要行为因素。尽管我国居民吸烟率、二手烟暴露率、经常饮酒率均有所下降,但 15 岁以上人群吸烟率、成人 30d 内饮酒率超过 25.0%,身体活动不足、膳食结构不合理的问题仍较突出,膳食脂肪供能比持续上升,城乡合计已达到 34.6%,农村首次突破 30% 推荐上限,食用油、食用盐摄入量远高于推荐值。城乡各年龄组居民超重肥胖率继续上升,有超过一半的成年居民超重或肥胖,6~17 岁、6 岁以下儿童青少年超重肥胖率分别达到 19% 和 10.4%。

(3)慢性病的疾病谱发生变化:缺血性脑卒中比例增加,高血压、糖尿病患病率与冠心病发病率和死亡率明显增高。我国的癌症谱正处于过渡的阶段,肺癌、结直肠癌、乳腺癌等癌症发病率不断上升,食管癌、胃癌、肝癌等消化道癌症发病率有所下降,但整体负担仍然较重。随着我国经济和社会的快速发展,人们的生活节奏、工作压力明显加大,居民心理行为问题和精神障碍逐渐增多。

(二)慢性病的主要危险因素

一般认为,慢性病与吸烟、饮酒、不健康饮食、静坐生活方式等多且种共同的危险因素有关(表 2-2)。慢性病的危险因素之间及与慢性病之间的研究探索,往往是一因多果、一果多因、多因多果、互为因果。WHO 指出,通过生活方式的调整可预防 80% 的心脑血管疾病和 2 型糖尿病、55% 的高血压和 40% 的癌症。

表 2-2 主要慢性病的共同危险因素

危险因素	慢性病			
	心脑血管疾病	糖尿病	癌症	呼吸系统疾病
吸烟	√	√	√	√
饮酒	√	?	√	?
营养	√	√	√	√
静坐生活方式	√	√	√	√
肥胖	√	√	√	√
高血压	√	√	—	—
高血糖	√	√	√	—
高血脂	√	√	√	—

二、慢性病的预防控制策略与措施

慢性病是在多个遗传基因轻度异常的基础上,长期紧张疲劳、不健康生活方式及饮食习惯、环境污染物暴露、心理应变失衡等众多因素长期累积作用下发生的。一些重要的危险因素在生命初期即开始产生负面影响,且这种影响将贯穿人们的整个生命全程(life course)。生命全程也称全生命周期,是一个人从出生到死亡、从受精卵开始到生命结束的完整过程。绝大多数慢性病具有可治疗但不能治愈的特性。慢性病防治的目的是在人们的生命全程预防控制及延缓慢性病发生、发展,降低慢性病的患病、早亡及失能,提高病人及伤残者的生活质量。慢性病防治应以明确疾病发生、发展规律,疾病危险因素及其内在关系为基础,选择有科学证据证实有效的策略及措施。慢性病有一个从正常人→高危人群(亚临床状态)→疾病→并发症的过程,从任何一个阶段实施干预,都将产生明显的效果。干预越早,效果越好。

(一)WHO 慢性病预防控制策略

2011 年 9 月,联合国召开的慢性病预防控制高级别会议通过了关于预防控制慢性病的政治宣言,明确提出了慢性病防治的应对方案,强调政府责任和多部门合作。WHO 在实施 2008—2013 年预防控制非传染性疾病行动计划的基础上,继续实施了《预防控制非传染性疾病全球行动计划(2013—2020)》,明确提出通过国家、区域和全球层面开展多部门协作与合作,减少慢性病导致的可预防和可避免的发病、死亡和残疾负担,使所有人都能获得其年龄水平能够达到的健康和生产力标准,使慢性病不再成为人类幸福和社会经济发展的障碍。2015 年 9 月,联合国可持续发展目标中特别提出:慢性病是影响可持续发展的重大挑战,承诺必须预防和治疗慢性病。到 2030 年,通过预防、治疗及促进身心健康,将非传染性疾病导致的过早死亡减少三分之一。全球慢性病预防控制工作跨入了新的历史时期。

WHO 关于慢性病预防控制的总原则是强调生命全程干预、提升个人和社区能力、全民健康覆盖、控制利益冲突、寻找循证策略、尊重人权和公平公正、采取国家行动和国际多部门合作行动。防治策略:①通过加强国际合作,在全球、区域和国家层面大发展目标中提高对慢性病预防控制工作的重视。②通过加强国家能力、领导力,协调多部门行动和合作伙伴关系,促进国家对慢性病预防控制的应对。③通过创建健康促进环境,消除或减少慢性病可改变的危险因素。④通过以人为本的初级卫生保健服务和全民健康覆盖,加强和调整卫生系统,应对潜在的社会决定因素。⑤推动和支持国家能力建设,开展高质量的慢性病防制研究与开发。⑥监测慢性病流行趋势和决定因素,评估防控进展情况和效果。

（二）中国慢性病预防控制策略与措施

为加强慢性病防治工作,降低疾病负担,提高居民健康期望寿命,努力全方位、全周期保障人民健康,《中国防治慢性病中长期规划(2017—2025 年)》确定了坚持统筹协调、坚持共建共享、坚持预防为主、坚持分类指导的慢性病防治原则。

1. 加强健康教育,提升全民健康素质　①开展慢性病防治全民教育。建立健全健康教育体系,普及健康科学知识,教育引导群众树立正确健康观。编制科学实用的慢性病防治知识和信息指南,由专业机构向社会发布,广泛宣传合理膳食、适量运动、戒烟限酒、心理平衡等健康科普知识,规范慢性病防治健康科普管理。充分利用主流媒体和新媒体开展形式多样的慢性病防治宣传教育,根据不同人群特点开展有针对性的健康宣传教育。深入推进全民健康素养促进行动、健康中国行等活动,提升健康教育效果。②倡导健康文明的生活方式。加强幼儿园、中小学营养均衡、口腔保健、视力保护等健康知识和行为方式教育,实现预防工作的关口前移。推进全民健康生活方式行动,开展"三减三健"(减盐、减油、减糖、健康口腔、健康体重、健康骨骼)等专项行动,增强群众维护和促进自身健康的能力。

2. 实施早诊早治,降低高危人群发病风险　①促进慢性病早期发现。全面实施 35 岁以上人群首诊测血压,发现高血压病病人和高危人群,及时提供干预指导。基层医疗卫生机构提供血糖血脂检测、口腔预防保健、简易肺功能测定和大便隐血检测等服务。将临床可诊断、治疗有手段、群众可接受、国家能负担的疾病筛查技术列为公共卫生措施。在高发地区和高危人群中开展上消化道癌、宫颈癌等有成熟筛查技术的癌症早诊早治工作。加强健康体检规范化管理。②开展个性化健康干预。在基层医疗机构开展超重、肥胖、高血压、血糖升高、血脂异常等慢性病高危人群的患病风险评估和干预指导,提供平衡膳食、身体活动、养生保健、体质辨识等咨询服务。重视老年人常见慢性病、口腔疾病、心理健康问题的指导与干预。开展集慢性病预防、风险评估、跟踪随访、干预指导于一体的健康管理服务。

3. 强化规范诊疗,提高治疗效果　①落实分级诊疗制度。优先将慢性病病人纳入家庭医生签约服务范围,积极推进高血压、糖尿病、心脑血管疾病、肿瘤、慢性呼吸系统疾病等病人的分级诊疗,形成基层首诊、双向转诊、上下联动、急慢分治的合理就医秩序,健全治疗—康复—长期护理服务链。②提高诊疗服务质量。建设医疗质量管理与控制信息化平台,全面实施临床路径管理,规范诊疗行为,推广应用癌症个体化规范治疗方案。

4. 促进医防协同，实现全流程健康管理　①加强慢性病防治机构和队伍能力建设。发挥各级医疗卫生机构在慢性病防治工作中的咨询、监测评价、技术指导等方面的作用。二级以上医院要配备专业人员，履行公共卫生职责，做好慢性病防控工作。②构建慢性病防治结合工作机制。疾病预防控制机构、医院和基层医疗卫生机构要建立健全分工协作、优势互补的合作机制。加强医防合作，推进慢性病防、治、管整体融合发展。③建立健康管理长效工作机制。明确政府、医疗卫生机构和家庭、个人等各方在健康管理方面的责任，完善健康管理服务内容和服务流程。

5. 完善保障政策，切实减轻群众就医负担　①完善医保和救助政策。完善城乡居民医保门诊统筹、不同级别医疗机构的医保差异化支付等政策，发展多样化健康保险服务，开展各类慢性病相关保险经办服务。对符合条件的患慢性病的城乡低保对象、特困人员实施医疗救助。②保障药品生产供应。做好专利到期药物的仿制和生产，提升仿制药质量。加强二级以上医院与基层医疗卫生机构用药衔接，发挥社会药店在基层的药品供应保障作用，发挥中医药在慢性病防治中的优势和作用。

6. 控制危险因素，营造健康支持性环境　①建设健康的生产生活环境。加强文化、科教、休闲、健身等公共服务设施建设。建设健康步道、健康主题公园等运动健身环境，推动覆盖城乡、比较健全的全民健身服务体系建设，推动全民健身和全民健康深度融合。建立健全环境与健康监测、调查、风险评估制度，降低环境污染对健康的影响。②完善政策环境。推动国家层面公共场所控制吸烟条例出台，加大控烟执法力度。严格执行不得向未成年人出售烟酒的有关法律规定，减少居民有害饮酒。加强食品安全和饮用水安全保障工作，调整和优化食物结构，倡导膳食多样化，推行营养标签，引导企业生产销售、消费者科学选择营养健康食品。③推动慢性病综合防控示范区创新发展。以国家慢性病综合防控示范区建设为抓手，培育适合不同地区特点的慢性病综合防控模式。

7. 统筹社会资源，创新驱动健康服务业发展　①动员社会力量开展防治服务。鼓励、引导、支持社会力量参与所在区域医疗服务、健康管理与促进、健康保险，以及相关慢性病防治服务，建立多元化资金筹措机制，鼓励社会资本投向慢性病防治服务和社区康复等领域。②促进医养融合发展。促进慢性病全程防治管理服务与居家、社区、机构养老紧密结合，加快推进面向养老机构的远程医疗服务试点。③推动互联网创新成果应用。促进互联网与健康产业融合，完善移动医疗、健康管理法规和标准规范，推进预约诊疗、在线随访、疾病管理、健康管理等网络服务的应用。

8. 增强科技支撑，促进监测评价和研发创新　①完善监测评估体系。整合单病种、单因素慢性病及其危险因素监测信息，健全死因监测和肿瘤登记报告制度，开展营养和慢性病危险因素健康干预与疾病管理队列研究。②推动科技成果转化和适宜技术应用。系统加强慢性病防治科研布局，完善重大慢性病研究体系，加强慢性病防治基础研究、应用研究和转化医学研究，开展慢性病社会决定因素与疾病负担研究，积极参与国际慢性病防治交流与合作。

三、中国慢性病防治目标

《中国防治慢性病中长期规划（2017—2025年）》确立的慢性病防治目标：到2020年，慢性病防控环境显著改善，降低因慢性病导致的过早死亡率，力争30~70岁人群因心脑血管疾病、癌症、慢性呼吸系统疾病和糖尿病导致的过早死亡率较2015年降低10%。到2025年，慢性病危险因素得到有效控制，实现全人群全生命周期健康管理，力争30~70岁人群因心脑血管疾病、癌症、慢性呼吸系统疾病和糖尿病导致的过早死亡率较2015年降低20%。逐步提高居民健康期望寿命，有效控制慢性病疾病负担。

四、重大慢性病防治行动

心脑血管疾病、癌症、慢性呼吸系统疾病、糖尿病是国际公认的威胁居民健康最主要的四大类慢性病。联合国2030年可持续发展议程将降低这四类重大慢性病导致的过早死亡率作为重要的发展目标。《"健康中国2030"规划纲要》也将这个目标纳入健康中国建设的主要指标。2019年7月，健康

Note:

中国行动推进委员会发布了《健康中国行动（2019—2030年）》，在其中的15大行动中，包括了心脑血管疾病、癌症、慢性呼吸系统疾病、糖尿病防治行动。虽然这四类重大慢性病的疾病特点不完全相同，但其防治的基本原则和重点环节是一致的。

（一）健康生活方式是基础

不健康的生活方式是慢性病的主要发病原因，也是慢性病病人管理效果的重要决定因素。因此，四类重大慢性病防治行动均倡导大众践行健康生活方式，强调个人是自己健康的第一责任人，鼓励大众主动学健康知识、树健康理念、习健康行为，从根本上预防慢性病的发生，有效提高病人生活质量。

（二）早发现、早干预是关键

慢性病的预后好坏与发现的早晚密切相关，发现越早，干预越早，治疗管理的效果就越好。心脑血管疾病防治行动强调个人应该知晓自己的血压，关注并定期进行血脂检测，医疗卫生机构应全面实施35岁以上首诊测血压制度，扩大心脑血管疾病高危人群筛查干预覆盖面。癌症防治行动强调个人要定期进行防癌体检，密切关注癌症危险信号，推进癌症筛查和早诊早治工作，开展癌症机会性筛查。慢性呼吸系统疾病防治行动强调个人应关注疾病的早期症状，定期接受肺功能检测，医疗卫生机构要推行高危人群首诊测量肺功能，将肺功能检查纳入40岁及以上人群的常规体检内容。糖尿病防治行动强调个人应当关注个人血糖水平，定期检测血糖，政府和社会要促进基层糖尿病筛查标准化。

（三）规范健康管理是重点

规范管理慢性病病人，可以平稳控制病情，减少并发症发生，提高生活质量。心脑血管疾病防治行动强调了高血压、高血糖、高血脂的"三高"共管，倡导自我健康管理。癌症防治行动强调个人要接受规范治疗，重视康复治疗，积极处理疼痛。医疗卫生机构要做好病人的康复指导，帮助病人进行疼痛管理、长期护理、营养和心理支持，提高病人生存质量。

（四）基层能力提升是保障

慢性病的筛查和管理主要依靠基层，基层能力是慢性病管理的基本保障。心脑血管疾病防治行动提出增加高血压检出的设备与场所，乡镇卫生院和社区卫生服务中心应配备血脂检测仪器。癌症防治行动提出通过疑难病症诊治能力提升工程，加强中西部地区及基层能力，提高癌症防治同质化水平。慢性呼吸系统疾病防治行动提出推动各地为社区卫生服务中心和乡镇卫生院配备肺功能检查仪等设备，做好基层专业人员培训，着力提升基层慢性呼吸系统疾病防治能力和水平。糖尿病防治行动提出提高医务人员对糖尿病及并发症的早期发现、规范化诊疗和治疗能力。

四类疾病的防治行动既有共性，也根据疾病的特点有不同侧重，心肌梗死、脑卒中等心脑血管疾病急性发作后及时救治的时间很大程度影响其预后。因此，在心脑血管疾病防治行动中，一方面强调要关注心脑血管疾病的院前急救，开展群众性应急救治培训，完善公共场所急救设施、配备标准设备。另一方面，强调要加强医院的胸痛中心、脑卒中中心的建设，实现院前急救与院内急救的互联互通和有效衔接，提高救治效率。癌症防治行动除了强调早诊早治，也强调了疾病的规范化诊疗、新技术应用和药物的可及性等。慢性呼吸系统疾病防治还重点强调了危险因素的防护，除了减少烟草暴露，还需要加强职业防护，避免与有毒有害气体和化学物质接触，减少生物燃料燃烧所致的室内空气污染，避免大量油烟刺激。室外空气污染严重的时候，要减少外出或做好戴口罩等防护措施。哮喘病人建议避免接触过敏源和各种诱发因素。糖尿病并发症是导致糖尿病病人致残或过早死亡的主要因素，因此在防治行动中，强调加强糖尿病并发症的筛查和早期干预，延缓并发症的进展，降低致残率和致死率。

第三节 突发公共卫生事件的应对

突发公共卫生事件直接影响到公众的健康、经济发展和社会安定，已成为普遍关注的重要公共卫生问题。

Note:

一、概述

（一）突发公共卫生事件的概念

突发事件指突然发生，造成或者可能造成严重社会危害，需要采取应急处置措施予以应对的自然灾害、事故灾难、公共卫生事件和社会安全事件。突发公共卫生事件（emergency public health event）是突发事件的一种，指突然发生，造成或者可能造成社会公众健康严重损害的重大传染病疫情、群体性不明原因疾病、重大食物和职业中毒，以及其他严重影响公众健康的事件。

（二）突发公共卫生事件的特点

1. **突发性**　发生突然，出乎意料，一般不具备事件发生前的明显征兆，留给人们的思考余地较小，要求必须在极短的时间内作出分析、判断。

2. **普遍性**　影响区域比较广，涉及人员数量多，往往引起多米诺骨牌效应。

3. **严重性**　常导致大量人员伤亡，严重影响居民的身心健康。

4. **复杂性**　事件超出了一般社会危机的发展规律，呈现易变特性，甚至呈跳跃式发展。

（三）突发公共卫生事件的分类

根据《突发公共卫生事件应急条例》，突发公共卫生事件可分为四类。

1. **重大传染病疫情**　指传染病的暴发（在一个局部地区短期内突然发生多例同一种传染病病人）和流行（一个地区某种传染病发病率显著超过该病历年的一般发病率水平）。其包括鼠疫、肺炭疽和霍乱的暴发，动物间鼠疫、布鲁氏菌病和炭疽等流行，乙、丙类传染病暴发或多例死亡，罕见或已消灭的传染病、新传染病的疑似病例等。

2. **群体性不明原因疾病**　指一定时间内（通常指 2 周内），在某个相对集中的区域（如同一医院、自然村、社区、建筑工地、学校等集体单位）同时或者相继出现 3 例及以上相同临床表现，经县级及以上医院组织专家会诊，不能诊断或解释病因，有重症病例或死亡病例发生的疾病。

3. **重大食物中毒和职业中毒**　包括中毒人数超过 30 人或出现死亡 1 例以上的饮用水和食物中毒，短期内发生 3 人以上或出现死亡 1 例以上的职业中毒。

4. **其他严重影响公众健康的事件**　包括医源性感染暴发；药品或免疫接种引起的群体性反应或死亡事件；严重威胁或危害公众健康的水、环境、食品污染，放射性、有毒有害化学性物质丢失、泄漏等事件；生物、化学、核辐射等恐怖袭击事件；有毒有害化学品生物毒素等引起的集体性急性中毒事件；有潜在威胁的传染病动物宿主、媒介生物发生异常；学生因意外事故自杀或他杀出现 1 例以上的死亡；上级卫生行政部门临时规定的其他重大公共卫生事件。

（四）突发公共卫生事件的分级

根据突发公共卫生事件性质、危害程度、涉及范围，突发公共卫生事件划分为特别重大（Ⅰ级）、重大（Ⅱ级）、较大（Ⅲ级）和一般（Ⅳ级）四级。《中华人民共和国突发事件应对法》规定，可以预警的公共卫生事件的预警级别，按照突发事件发生的紧急程度、发展势态和可能造成的危害程度分为一级、二级、三级和四级，分别用红色、橙色、黄色和蓝色标示，一级为最高级别。

（五）突发公共卫生事件的主要危害

突发公共卫生事件不仅给人民的健康和生命造成重大损失，对经济和社会发展也有着重要影响。

1. **人群健康和生命严重受损**　每次严重的突发公共卫生事件都造成众多的人群疾病、伤残或死亡。

2. **造成心理伤害**　突发公共卫生事件对全社会所有人的心理都是一种刺激，会导致人产生焦虑、紧张、忧虑等精神神经症状。

3. **造成严重的经济损失**　一是诊断、治疗疾病成本较高。二是政府、社会和个人防疫与救援投入的成本较大。三是事件导致的经济活动量下降而造成经济损失。四是事件发生导致的交易成本上升，从而产生损失。

Note：

4. **国家或地区形象受损及政治影响** 突发公共卫生事件频繁发生或处理不当,可能对国家和地区的形象产生不良影响,也会使医疗卫生机构和相关部门产生严重的公众信任危机。严重突发公共卫生事件处理不当会影响地区的稳定。

二、突发公共卫生事件应急处理

《突发公共卫生事件应急条例》对突发公共卫生事件的应对措施、应急报告、医疗卫生机构责任等都做了详细的规定。国家制定了《国家突发公共卫生事件应急预案》,各地区也分别制定了相应的突发公共卫生事件应急预案。

(一)突发公共卫生事件应急预案的主要内容

1. **应急组织体系及职责** 主要包括:①全国突发公共卫生事件应急指挥部的组成和职责。②省级突发公共卫生事件应急指挥部的组成和职责。③日常管理机构。④专家咨询委员会。⑤应急处理专业技术机构。

2. **监测、预警与报告** 国家建立统一的突发公共卫生事件监测、预警与报告网络体系。各级医疗、疾病预防控制、卫生监督和出入境检疫机构负责开展突发公共卫生事件的日常监测工作。

3. **应急反应和终止** 包括应急反应原则、应急反应措施、突发公共卫生事件的分级反应和突发公共卫生事件应急反应的终止。

4. **善后处理** 包括后期评估、责任、征用物资、劳务补偿等。

5. **应急处置保障** 包括技术保障、物资保障、经费保障、通信保障、交通保障、法律保障和社会公众的宣传教育等。

6. **预案管理与更新** 根据突发公共卫生事件的形势变化和实施中发现的问题及时进行更新、修订和补充。

(二)突发事件的应急反应措施

1. **各级人民政府**

(1)组织协调有关部门参与突发公共卫生事件的处理。

(2)根据突发公共卫生事件处理需要,调集本行政区域内各类人员、物资、交通工具和相关设施、设备参加应急处理工作。涉及危险化学品管理和运输安全的,有关部门要严格执行相关规定,防止事故发生。

(3)划定控制区域:甲类、乙类传染病暴发、流行时,县级以上地方人民政府报经上一级地方人民政府决定,可以宣布疫区范围。经省、自治区、直辖市人民政府决定,可以对本行政区域内甲类传染病疫区实施封锁。封锁大、中城市的疫区或者封锁跨省、自治区、直辖市的疫区,以及封锁疫区导致中断干线交通或者封锁国境的,由国务院决定。对重大食物中毒和职业中毒事故,根据污染食品扩散和职业危害因素波及的范围,划定控制区域。

(4)疫情控制措施:当地人民政府可以在本行政区域内采取限制或者停止集市、集会、影剧院演出,以及其他人群聚集的活动。停工、停业、停课。封闭或者封存被传染病病原体污染的公共饮用水源、食品,以及相关物品等紧急措施。临时征用房屋、交通工具,以及相关设施和设备。

(5)流动人口管理:对流动人口采取预防工作,落实控制措施,对传染病病人、疑似病人采取就地隔离、就地观察、就地治疗的措施,对密切接触者根据情况采取集中或居家医学观察。

(6)实施交通卫生检疫:组织铁路、交通、民航、质检等部门在交通站点和出入境口岸设置临时交通卫生检疫站,对出入境、进出疫区和运行中的交通工具及其乘运人员和物资、宿主动物进行检疫查验,对病人、疑似病人及其密切接触者实施临时隔离、留验和向地方卫生行政部门指定的机构移交。

(7)信息发布:突发公共卫生事件发生后,有关部门要按照有关规定做好信息发布工作,信息发布要及时主动、准确把握、实事求是,正确引导舆论,注重社会效果。

(8)开展群防群治:街道、乡(镇),以及居委会、村委会协助卫生行政部门和其他部门、医疗机构,做好疫情信息的收集、报告、人员分散隔离及公共卫生措施的实施工作。

（9）维护社会稳定:组织有关部门保障商品供应,平抑物价,防止哄抢。严厉打击造谣传谣、哄抬物价、囤积居奇、制假售假等违法犯罪和扰乱社会治安的行为。

2. 卫生行政部门

（1）组织医疗机构、疾病预防控制机构和卫生监督机构开展突发公共卫生事件的调查与处理。

（2）组织突发公共卫生事件专家咨询委员会对突发公共卫生事件进行评估,提出启动突发公共卫生事件应急处理的级别。

（3）应急控制措施:根据需要组织开展应急疫苗接种、预防服药。

（4）督导检查:国务院卫生行政部门组织对全国或重点地区的突发公共卫生事件应急处理工作进行督导和检查。省、市(地)级,以及县级卫生行政部门负责对本行政区域内的应急处理工作进行督察和指导。

（5）发布信息与通报:国务院卫生行政部门或者授权的省、自治区、直辖市人民政府卫生行政部门及时向社会发布突发公共卫生事件的信息或公告。国务院卫生行政部门及时向国务院各有关部门和各省、自治区、直辖市卫生行政部门,以及军队有关部门通报突发公共卫生事件情况。对涉及跨境的疫情线索,由国务院卫生行政部门向有关国家和地区通报情况。

（6）制订技术标准和规范:国务院卫生行政部门对新发现的突发传染病、不明原因的群体性疾病、重大中毒事件,组织力量制订技术标准和规范,及时组织全国培训。地方各级卫生行政部门开展相应的培训工作。

（7）普及卫生知识:针对事件性质,有针对性地开展卫生知识宣教,提高公众健康意识和自我防护能力,消除公众心理障碍,开展心理危机干预工作。

（8）进行事件评估:组织专家对突发公共卫生事件的处理情况进行综合评估,包括事件概况、现场调查处理概况、病人救治情况、所采取的措施、效果评价等。

3. 医疗机构

（1）开展病人接诊、收治和转运工作,实行重症和普通病人分开管理,对疑似病人及时排除或确诊。

（2）协助疾病预防控制机构人员开展标本的采集、流行病学调查工作。

（3）做好医院内现场控制、消毒隔离、个人防护、医疗垃圾和污水处理工作,防止院内交叉感染和污染。

（4）做好传染病和中毒病人的报告。对因突发公共卫生事件而引起身体伤害的病人,任何医疗机构不得拒绝接诊。

（5）对群体性不明原因疾病和新发传染病做好病例分析与总结,积累诊断治疗的经验。重大中毒事件,按照现场救援、病人转运、后续治疗相结合的原则进行处置。

（6）开展科研与国际交流。开展与突发事件相关的诊断试剂、药品、防护用品等方面的研究。开展国际合作,加快病源查寻和病因诊断。

4. 疾病预防控制机构

（1）突发公共卫生事件信息报告:国家、省、市(地)、县级疾病预防控制机构做好突发公共卫生事件的信息收集、报告与分析工作。

（2）开展流行病学调查:疾病预防控制机构人员到达现场后,尽快制订流行病学调查计划和方案,地方专业技术人员按照计划和方案,开展对突发事件累及人群的发病情况、分布特点进行调查分析,提出并实施有针对性的预防控制措施。对传染病病人、疑似病人、病原携带者及其密切接触者进行追踪调查,查明传播链,并向相关地方疾病预防控制机构通报情况。

（3）实验室检测:中国疾病预防控制中心和省级疾病预防控制机构指定的专业技术机构在地方专业机构的配合下,按有关技术规范采集足量、足够的标本,分送省级和国家应急处理功能网络实验

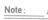

Note:

室检测,查找致病原因。

（4）开展科研与国际交流:开展与突发事件相关的诊断试剂、疫苗、消毒方法、医疗卫生防护用品等方面的研究。开展国际合作,加快病源查寻和病因诊断。

（5）制订技术标准和规范:中国疾病预防控制中心协助卫生行政部门制订全国新发现的突发传染病、不明原因的群体性疾病、重大中毒事件的技术标准和规范。

（6）开展技术培训:中国疾病预防控制中心具体负责全国省级疾病预防控制中心突发公共卫生事件应急处理专业技术人员的应急培训。各省级疾病预防控制中心负责县级以上疾病预防控制机构专业技术人员的培训工作。

5. 卫生监督机构

（1）在卫生行政部门的领导下,开展对医疗机构、疾病预防控制机构突发公共卫生事件应急处理各项措施落实情况的督导、检查。

（2）围绕突发公共卫生事件应急处理工作,开展食品卫生、环境卫生、职业卫生等的卫生监督和执法稽查。

（3）协助卫生行政部门依据《突发公共卫生事件应急条例》和有关法律法规,调查处理突发公共卫生事件应急工作中的违法行为。

6. 出入境检验检疫机构

（1）突发公共卫生事件发生时,调动出入境检验检疫机构技术力量,配合当地卫生行政部门做好口岸的应急处理工作。

（2）及时上报口岸突发公共卫生事件信息和情况变化。

（三）国家建立突发事件应急报告制度

《突发公共卫生事件应急条例》中规定了突发公共卫生事件应急报告制度,国务院卫生行政主管部门制定突发事件应急报告规范,建立重大、紧急疫情信息报告系统。有下列情形之一的,省、自治区、直辖市人民政府应当在接到报告 1h 内,向国务院卫生行政主管部门报告:①发生或者可能发生传染病暴发、流行的;②发生或者发现不明原因的群体性疾病的;③发生传染病菌种、毒种丢失的;④发生或者可能发生重大食物和职业中毒事件的。

三、医护人员在突发公共卫生事件中的作用

医护人员是公众健康问题的守门人,在突发公共卫生事件发生时,多数病人到医疗机构求医,因此医护人员在应对突发公共卫生事件处置中有着不可替代的作用。

（一）传染病疫情和突发公共卫生事件风险管理

在疾病预防控制机构和其他专业机构指导下,需要协助开展突发公共卫生事件风险排查、收集和提供风险信息,参与风险评估和应急预案制(修)订。

（二）突发公共卫生事件的发现和登记

医疗机构是监测突发公共卫生事件的哨点。如果在短时间内发现数例症状相似的不明原因疾病病例,经过初步了解发现病例间存在关联,需要考虑存在不明原因疾病的突发。如怀疑为突发公共卫生事件时,按要求填写《突发公共卫生事件相关信息报告卡》。如果临床医生未及时报告病例时,作为护理人员需要及时提醒医生。

（三）突发公共卫生事件报告

1. **报告程序与方式** 具备网络直报条件的机构,在规定时间内进行突发公共卫生事件相关信息的网络直报。不具备网络直报条件的,按要求通过电话、传真等方式进行报告,同时向辖区县级疾病预防控制机构报《突发公共卫生事件相关信息报告卡》。

2. **报告时限** 发现不明原因疾病暴发信息时,应按有关要求于 2h 内报告。

3. **订正报告和补报** 发现报告错误,或者报告病例转归或诊断情况发生变化时,应及时对《突发

公共卫生事件相关信息报告卡》等进行订正。对漏报的突发公共卫生事件,应及时进行补报。

（四）突发公共卫生事件的处理

1. **病人医疗救治和管理** 按相关要求,对突发公共卫生事件伤者与病人进行急救,及时转诊,书写医学记录及其他有关资料,并妥善保管。

2. **密切接触者和健康危害暴露人员的管理** 协助开展传染病接触者或其他健康危害暴露人员的追踪、查找,对集中或居家医学观察者提供必要的基本医疗和预防服务。

3. **流行病学调查** 协助对本辖区突发公共卫生事件开展流行病学调查,收集和提供病人、密切接触者、其他健康危害暴露人员的相关信息。

4. **疫点、疫区处理** 做好医疗机构内现场的消毒、隔离、个人防护、医疗垃圾和污水处理工作。协助对被污染的场所进行卫生处理,开展杀虫、灭鼠等工作。

5. **应急接种和预防性服药** 协助开展应急接种、预防性服药、应急药品和防护用品分发等工作,并提供指导。

6. **宣传教育** 根据辖区传染病和突发公共卫生事件的性质和特点,开展相关知识技能和法律法规的宣传教育。

（段爱旭 毛淑芳）

思 考 题

1. 传染病的潜伏期在传染病防治中有何重要意义?
2. 重大慢性病防治的基本原则和重点环节是什么?
3. 突发公共卫生事件的主要特点及危害有哪些?

第二篇

环境与健康

N URSING

第三章

人类环境与健康

03章 数字内容

学习目标

知识目标：

1. 掌握原生环境、次生环境、一次污染物、二次污染物的概念，人类与环境的辩证统一关系，环境污染的健康危害，环境污染对健康损害的影响因素。

2. 熟悉污染物在人体的吸收、分布与代谢过程，环境污染对人类健康影响的特点，环境污染对机体健康的间接危害。

3. 了解生态系统的基本组成，环境污染的控制措施。

能力目标：

能够运用辩证的观点理解环境与健康的关系，充分认识到环境因素在疾病发生发展中的重要作用。

素质目标：

树立敬畏自然、人与自然和谐共生的理念，具备保护环境、节约资源的意识。勇担使命，为健康中国、美丽中国建设贡献智慧。

——————————————— 导入情境与思考 ———————————————

某化工厂主要生产硫酸锌,排放的三废、原料、产品运输与堆存造成环境镉污染。建厂不久,厂区周围树林大片枯死,农作物大幅减产,部分村民相继出现全身无力、头晕、关节疼痛等症状。后来,工厂周边村 2 名儿童出现全身关节疼痛、食欲减退等症状,住院检查发现体内镉超标,被诊断为慢性镉中毒。一部分出现类似症状的村民体内镉亦超标。工厂周边 500m 内土壤监测点位镉含量均超标,500~1 200m 范围内监测点位镉含量轻度超标,1 200m 以外个别监测点位镉含量超标。所有监测的井水、灌溉水镉含量均未超标。

请思考:

1. 工厂周边村民体内镉的吸收途径有哪些?

2. 影响环境镉污染对居民产生健康危害的因素有哪些?

3. 如何预防控制环境镉污染?

环境是以人为主体的外部物质世界,是人类生存发展的物质基础,与人类健康密切相关。人与环境存在着既相互对立、相互制约,又相互依存、相互转化的辩证统一关系。人类活动造成了环境污染,破坏生态平衡,亦威胁着人类健康。因此,在中国城镇化与工业化发展阶段,应重视环境保护,加强环境污染对人群健康危害的监测,制订相关防控措施,降低环境污染引起的疾病负担,促进人与自然的和谐共生,保障国民经济可持续性发展。

第一节　人类环境与生态平衡

一、人类的环境

环境(environment)指环绕人类的空间及其中能影响人类生活的各种自然因素和社会因素的综合体。

(一)人类的环境分类

按环境要素的属性和特征,人类的环境可分为自然环境和社会环境,自然环境是社会环境的基础,而社会环境是自然环境的发展。

1. 自然环境(natural environment)　指天然形成的、环绕人们周围的各种自然条件的总和,是人类赖以生存的物质基础,构成包括大气圈、水圈、土壤岩石圈和生物圈。根据自然环境受人类活动影响的情况,自然环境可将其分为原生环境和次生环境。

(1)原生环境(primary environment):天然形成的未受或少受人为活动影响的环境,含有大量有益健康的因素,如洁净的空气、水、土壤,充足的阳光和适宜的气候条件等。原生环境也存在着一些对人类健康不利的因素,如由于地壳表面化学元素分布不均衡,使某些地区的水和/或土壤中某些元素过多或过少而引起具有地区性分布特征的生物地球化学性疾病。此外,火山喷发、地震、洪涝和森林火灾等自然灾害也给人类健康带来不利影响。

(2)次生环境(secondary environment):受人类活动影响而形成的环境。人类改造自然环境和开发利用自然资源为自身生存和发展创造了良好的物质生活条件。随着工农业的快速发展和城镇化进程的不断推进,人类对自然资源的过度开发利用导致生态环境遭到不同程度的破坏,环境污染问题也越来越突出,严重威胁着人类健康。

2. 社会环境(social environment)　指人类通过长期有意识的社会劳动,在对自然环境进行加工、改造的过程中所创造的物质生产体系,以及积累的物质文化等所形成的环境。社会环境由政治、经济、文化、教育、人口、风俗习惯、医疗保障制度、医疗卫生服务等社会因素构成,与人类健康息息相关。

（二）影响人类健康的环境因素

1. **物理因素** 职业环境和生活环境中的温度、湿度、气压、振动、噪声、电离辐射和非电离辐射等物理因素都可能影响机体生理功能,损害人体健康。

2. **化学因素** 环境中的化学物质成分复杂,种类繁多,包括各种无机和有机化学物质。人类的生产和生活活动向环境中排放的大量化学物质超过环境的自净能力会造成环境污染。许多化学污染物既可引起急性中毒,也可引起慢性危害,甚至具有致癌、致畸和致突变等远期危害。

3. **生物因素** 环境中的生物因素主要包括细菌、真菌、病毒和寄生虫,在一定条件下可对人体造成直接、间接或潜在的危害。

4. **社会-心理因素** 社会因素包括社会制度、社会文化、社会经济水平、风俗习惯、宗教信仰、年龄、性别、职业和婚姻状况等,通过影响人们的收入和开支、营养状况、居住条件、接受科学知识和受教育的机会而影响健康水平。心理因素主要指人格特征和人们的认识活动或认识过程,包括信念、思维和想象。在特定的社会环境条件下,心理因素可导致人们的社会行为乃至身体、器官功能状态产生变化,是影响健康的重要因素。社会因素与心理因素相互影响,具有不稳定性,也较难客观测量。

二、生态系统与生态平衡

生物圈（biosphere）指地球上一切生命有机体（人、动物、植物和微生物）及其赖以生存发展的非生物环境（空气、水、土壤、岩石）的总和。生物圈的最显著特征是其具有整体性和生物多样性。整体性指生物圈中任何一个地方的生命现象都与圈内的其余部分存在历史和现实的联系。生物多样性（biodiversity）指一定区域内生命形态的丰富程度,包括遗传（基因）多样性、物种多样性和生态系统多样性。生物多样性是生命在形成和发展过程中与诸多环境要素相互作用的结果,也是生态系统进化的结果。

（一）生态系统

1. **生态系统** 生物圈中的生命物质都是相互依存和相互制约的,彼此间不断进行物质、能量和信息的交换,它们共同构成的生物群落与环境的综合体称为生态系统（ecosystem）。稳定的生态系统给人类社会、经济和文化生活提供了不可替代的资源和条件,是人类生存和发展的物质基础。

2. **生态系统的组成** 生态系统由生物群落和非生物环境组成。生物群落包括植物、动物、微生物和人类。非生物环境（abiotic environment）指自然界的无生命成分,包括阳光、氧气、二氧化碳、水、植物营养素（如无机盐）、生物残体（如落叶、秸秆、动物和微生物尸体）及其被分解后产生的有机质。

3. **食物链** 生物群落中动、植物由于食物关系而形成的一种链状关系称为食物链（food chain）。食物链相互联系、相互交叉,形成的纵横交错网络即为食物网（food web）。食物链和食物网共同构成了生物之间生命联系的纽带和桥梁。生态系统通过食物链的传递不断进行着物质循环和能量流动。物质可经生产者、消费者和分解者的作用完成一个由简单无机物到各种高能有机化合物,最终又还原为简单无机物的生态循环。

（二）生态平衡

在一定时间内,生态系统中的生物和环境之间、生物各种群之间存在物质循环、能量流动和信息传递,彼此之间达到高度适应、协调和统一的状态称为生态平衡（ecological balance）。生态平衡的明显特点是生态系统中的物种数量和种群规模的相对平衡。生态系统的自我调节能力有限,工农业生产、城市化建设、森林滥伐、水资源过度利用,会严重破坏环境和生物多样性,导致生态失衡,危及人类的生存环境。

三、人类与环境的辩证统一关系

人类是自然环境的产物,但是人类活动又可影响自然环境。人类与环境之间是一种既相互对立、相互制约,又相互依存、相互转化的辩证统一关系。

（一）人与环境在物质上的统一性

人类通过机体的新陈代谢与周围环境不断进行着物质交换、能量流动和信息传递,使人体的结构组分与自然环境中的物质成分保持着动态平衡,并形成人与环境相互依存、相互联系的复杂的统一体。人体血液中 60 余种化学元素含量与其在地壳岩石中的丰度成显著的相关关系,说明机体与环境之间存在物质的统一性。

（二）人类对环境的适应性

机体对环境有较强的适应能力,这是生物与自然双向选择的结果。人类不断改变自身来适应环境变化,并保留生存的各种特性及在稳定条件下利用资源的能力。但是,人类对环境的适应性有一定限度,如果环境变化超过机体正常的生理调节能力,就会引起机体功能、结构的异常,使人体产生疾病甚至死亡。如人体由体温调节能够适应一定范围内的气温变化,但人处于高温环境下,机体因体温调节机制紊乱而易发生中暑。

（三）环境因素对人体影响的双重性

环境中存在着许多人类生存所必需的有利因素,如清洁和成分正常的空气、水和土壤,充足的阳光、适宜的气候等。同时,也存在一些不利于人类健康的有害因素,如恶劣的气候条件、地壳表面化学元素分布不均衡、自然灾害、环境污染等。

许多环境因素对健康的影响具有双重性。如适宜的气温是机体生理活动所必需的,但是严寒酷暑等恶劣天气严重危害人体健康。紫外线具有杀菌、抗佝偻病、增强机体免疫力等作用,但过量的紫外线照射会增加白内障的发病风险,引起皮肤色素沉着,甚至引发皮肤癌。

（四）人与环境之间的生态平衡

人类与环境之间保持着动态平衡,这种平衡是保持人和环境和谐共生的基本条件。人类在改造环境、适应环境的过程中必须尊重自然,与环境协调发展,只有这样才能保证人类的可持续性发展。

第二节　环境污染及其对健康的影响

一、环境污染与环境污染物

（一）环境污染

环境污染(environmental pollution)指由于自然或人为原因引起的环境中某种污染物的含量或浓度超过环境的自净能力,致使环境质量降低,危害人体健康或破坏生态环境的现象。环境污染的特征:①环境污染物浓度一般较低且在环境中持续时间长。②多种环境污染物可联合作用于人体。③在生物或理化因素作用下,环境污染物发生转化、增毒、降解或富集,使其原有性状和浓度发生改变而产生危害作用。④环境污染物可通过大气、水体和食物等多种途径影响各年龄段人群,许多污染物可同时通过多种途径进入人体。根据污染物的来源,环境污染可分为以下几种:

1. **生产性污染**　工业生产排放的废气、废水和废渣可污染大气、水体和土壤。农业生产中施用的化肥、农药不仅可污染土壤、大气,还可通过土壤渗透到地下水,也可随农田排水和地表径流进入地表水。

2. **生活性污染**　人类日常生活排放的废气、污水、垃圾,家用电器产生的电磁波、静电和噪声,室内建筑材料和装饰材料释放的化学性污染物、家用化学品造成室内空气污染等。

3. **交通性污染**　火车、轮船、汽车、飞机等交通工具排放的一氧化碳、氮氧化物、碳氢化合物和颗粒物等。

4. **其他**　通信设备发出的微波和电磁波等射频电磁辐射,光污染(包括白亮污染、人工白昼和彩光污染),沙尘暴、火山爆发、森林火灾等自然灾害,突发环境污染性事故等。

Note:

（二）环境污染物

环境污染物种类繁多,按其性质分为以下几种:

1. 物理性污染物 包括噪声、光污染、振动、电离辐射与非电离辐射、热污染等,可对人的听觉、视觉、触觉等许多生理功能造成不利影响,甚至可能导致远期危害。

2. 化学性污染物 主要来源于人类活动或人工制造的产品。其包括汞、镉、砷、铬、铅、氰化物、氟化物等无机物,有机磷、有机氯、多氯联苯、酚、多环芳烃等有机物。环境中存在一类特殊污染物,即持久性有毒污染物,主要包括持久性有机污染物和某些重金属。这类物质具有持久性、生物累积性、迁移性和高毒性等特点,其危害具有隐蔽性和滞后性。

环境中的化学性污染物根据其形成过程可分为一次污染物和二次污染物。

（1）一次污染物（primary pollutant）:从污染源直接排入环境,理化性质未发生改变的污染物,如煤、石油等燃料燃烧后排入大气中的二氧化硫、二氧化碳、颗粒物等。

（2）二次污染物（secondary pollutant）:某些一次污染物进入环境后在物理、化学或生物学的作用下,生成理化性质、毒性不同于初始污染物的新的污染物。如工业含汞废水排入水体后,无机汞在水中微生物的作用下生成甲基汞,后者是引起慢性汞中毒的重要原因。

3. 生物性污染物 包括对人和生物有害的病原体(如病毒、细菌、真菌和寄生虫等)和变应原(如花粉、动物的毛发与皮屑、尘螨、霉菌等)。生物性污染具有难预测、潜伏期长和破坏性大的特点。

知 识 链 接

持久性有机污染物

持久性有机污染物（persistent organic pollutants, POPs）指天然或人工合成的能持久存在于环境中,通过大气、水、生物体等环境介质进行远距离迁移,通过食物链富集对环境和人类健康造成严重危害的有机污染物。POPs具有环境持久性、生物累积性、远距离迁移性和高毒性的特点,可造成人体内分泌、生殖、免疫、神经系统等多系统危害,并具有致癌、致畸和致突变作用。

2001年5月,126个国家签署《关于持久性有机污染物的斯德哥尔摩公约》,旨在控制和消除POPs污染,保护环境和人类健康。我国于2004年5月加入该公约。目前受控或拟消除的POPs总数已达23种。

（三）环境污染物的转归

环境污染物的转归指污染物在环境的空间位移和存在形态的变化。前者表现为量的变化,后者是质的转化,两种变化相互渗透。

1. 污染物的迁移 指污染物从一处转移到另一处、从一种介质转移到另一介质的过程,此过程常伴随污染物在环境中浓度的变化。环境污染物的性质和环境条件影响环境污染物的迁移过程。

（1）物理性迁移:污染物在环境中的机械运动,如随水流、气流的运动和扩散,在重力作用下的沉降等。

（2）化学性迁移:污染物的溶解、解离、氧化还原、水解、络合、螯合、化学沉淀和生物降解等。

（3）生物性迁移:环境化学物进入生物体内后,可通过食物链和食物网在生物间迁移。污染物在生物体内蓄积,致使该污染物在生物体的含量明显高于环境中该物质浓度,此现象称为生物富集（bioenrichment）。

2. 污染物的转化 环境污染物在物理、化学和生物因素的作用下其形态或分子结构发生变化的过程,多通过环境微生物参与或生物代谢作用而实现。

3. 污染物的自净作用 在物理、化学或生物因素的作用下,环境中的污染物浓度或总量降低的过程,其降低的速度和数量因环境结构和状态的不同而有所差异。自净作用按其发生机制分为以下

Note:

几种：

（1）物理净化：指通过稀释、扩散、淋洗、挥发和沉降等作用降低污染物浓度及其危害程度的过程。地理环境的物理净化能力主要取决于地理环境的物理条件，如高气温有利于污染物的挥发，高风速有利于污染物的扩散。盆地、山谷地区易形成逆温层，使大气的扩散作用减弱，导致大气污染。

（2）化学净化：指通过氧化、还原、化合、分解、吸附、凝聚、交换和络合等化学反应，使污染物的危害程度减轻或转化为无害物质。影响化学净化的环境因素主要有温度、酸碱度、氧化还原电位等。如温度越高，化学反应速率越快，因此温热环境中污染物的自净作用比寒冷环境强。有害金属离子在碱性环境中易形成氢氧化物沉淀而利于净化。

（3）生物净化：指通过生物的吸收、降解作用使环境中污染物浓度降低或消失。生物净化能力与生物种类、环境温湿度及供氧状况有关。在温暖、湿润、养料充足和供氧良好的环境中，植物吸收净化能力和好氧微生物的降解净化能力强。

（四）污染物在人体的吸收、分布与代谢

1. 吸收途径　环境污染物可通过呼吸道、消化道、皮肤途径进入机体，不同途径吸收速率不同。许多环境污染物可同时通过多种途径进入人体，暴露评价时应考虑总的暴露水平。

（1）呼吸道：空气中的二氧化硫、氮氧化物、颗粒物等主要经呼吸道进入人体。由于呼吸道内富含水分，水溶性污染物易被溶解吸收，引起上呼吸道局部刺激和腐蚀作用。进入肺组织深部的气态毒物能被迅速吸收进入血液，引起全身中毒。

（2）消化道：水和食物中的污染物主要通过消化道进入人体。小肠是污染物的主要吸收部位。消化道不同部位的酸碱度是影响污染物吸收的重要因素。此外，胃肠道内容物成分及排空时间、肠道蠕动状况也影响污染物的吸收。

（3）皮肤：污染物能通过皮肤表皮层和真皮层吸收。分子量大于 300 的污染物一般不易通过无损的表皮。表皮层能阻止水溶性物质进入，但脂溶性物质易通过该层。污染物经皮肤的吸收率不仅取决于污染物的溶解度、分子大小和浓度等因素，还受皮肤完整性和接触条件的影响。一般来说，挥发性低兼具脂溶性和水溶性的物质可经皮肤迅速吸收。

2. 体内的分布与储存　污染物进入生物体后通过血液循环分散至全身各组织器官的过程称为分布。各组织器官中污染物的量与污染物的理化特性及生物体血流量有关。此外，机体内的生理屏障（如血脑屏障、胎盘屏障）也是影响污染物分布的重要因素之一。进入机体的化学污染物可储存在体内不同部位，多数污染物的储存部位也是该毒物直接作用的部位，称为靶部位。但有些污染物虽在某部位蓄积，却不损伤该部位，该部位称为储存库。

3. 转化与排泄　进入机体的化学污染物经过体内复杂的生化代谢过程，其本身的化学结构已发生变化，即生物转化（biotransformation）。多数环境污染物经过代谢转化后毒性降低，称为解毒作用（detoxication）。但也有些化学污染物经体内代谢后毒性增强，称为活化作用（activation）。生物转化受年龄、性别、个体营养状态和遗传等因素的影响。

环境污染物及其代谢产物可通过多种途径排出体外，如呼吸道、肾、消化道、汗腺、乳汁、唾液、月经、毛发与指甲等。

二、环境污染物对健康损害的影响因素

多种因素可影响环境污染物对机体的危害性质和程度。

（一）污染物的理化特性

化学结构和成分对污染物的毒性大小和性质有决定性的影响。如苯引入一个羟基后成为苯酚，其弱酸性易与蛋白质中碱性基团结合，故其毒性比苯的毒性大。

（二）暴露剂量

环境污染物对人体健康的影响程度主要取决于污染物作用于机体的剂量。有害物质在靶器官中

Note：

的浓度与其产生的毒性作用关系最为密切。由于测定靶部位有害物质的浓度尚有一定难度,通常用环境污染物的监测水平反映个体的暴露剂量,分别用剂量-效应关系和剂量-反应关系评价个体和群体的机体反应状况。

1. 剂量-效应关系(dose-effect relationship) 指环境有害因素的暴露剂量与个体的生物学效应强度之间的相关关系。

2. 剂量-反应关系(dose-response relationship) 指环境有害因素的暴露剂量与群体中出现某种效应并达到一定程度的比率。

（三）持续暴露（接触）时间

具有蓄积性的毒物在体内的蓄积量达到中毒阈值时可对机体产生危害。毒物的蓄积量取决于摄入量、生物半衰期和持续暴露时间。通常,环境中的污染物浓度较低、在环境中持续时间长,人体对环境污染物的暴露是长期的、慢性的、重复的。经过长期、反复的暴露,体内靶部位的污染物不断蓄积,超过阈值时会产生有害的生物学效应。

（四）吸收途径

不同吸收途径影响环境污染物的吸收和作用靶部位。如金属汞,经口摄入时,消化道吸收的量甚微,危害小。但若通过呼吸道吸入汞蒸气,汞在肺内吸收快,危害大。经过呼吸道吸收的污染物,不经肝的解毒作用而直接进入血液循环分布到全身,产生毒性作用较快。

（五）环境因素的联合作用

环境中多种污染物常同时存在并共同作用于人体。一种污染物可能干扰另一种污染物的吸收、代谢或排泄,导致共同毒性作用的减弱或加强。凡两种或两种以上的环境因素同时或短期内先后作用于机体所产生的综合毒性作用,称为联合毒性作用(joint toxic effect),可分为下列几类:

1. 相加作用(additive effect) 指几种环境因素联合作用的影响是其各单一因素影响的总和。大部分刺激性气体的毒性作用一般呈相加作用。两种有机磷农药同时进入机体时,其抑制胆碱酯酶的作用常也是相加作用。

2. 协同作用(synergistic effect) 指几种环境因素联合作用的影响(毒性)远超过各单一因素影响的总和。如石棉接触工人中吸烟者患肺癌的概率比不吸烟者显著增加。

3. 增强作用(potentiation effect) 指某一化学物本身对机体无毒性,另一化学物对机体有一定毒性,当两者同时进入机体时则可使后者的毒性大为增强。如脂肪醇类(甲醇、乙醇、异丙醇等)能增强卤代烃类(四氯化碳、氯仿等)的毒性。

4. 拮抗作用(antagonistic effect) 指某种环境因素使其他环境因素的毒性减弱的作用。三氯苯等卤代苯类化合物能明显引起某些有机磷化合物的代谢诱导,使其毒性减弱。

（六）个体易感性

1. 人群健康效应谱 由于个体暴露剂量和暴露时间有差别,年龄、营养与健康状况和遗传等因素不同,人群暴露环境有害因素可表现为不同级别的健康效应。大部分人暴露有害环境因素后仅是体内污染物负荷增加,部分人虽发生生理性变化,但仍处于代偿状态,少数人因代偿失调出现生理反应异常,只有极少数人患病,甚至死亡。不同级别的健康效应在人群中的分布称为健康效应谱(spectrum of health effect)。这种效应谱也被称为冰山现象,处于冰山之巅的是患病和死亡人群,这些人对环境有害因素的反应极为敏感和强烈,称为易感人群。这类人群的健康损害出现较一般人群早,而且受损害程度也较重。

2. 影响人群易感性的因素

（1）年龄:通常老年人各系统功能衰退,抵御外界不良因素的能力降低,如老年人对高温的耐受性较年轻人差。婴幼儿因各种系统尚未发育成熟,对某些环境因素的敏感性高。

（2）健康状况:慢性肺部疾病及心脏病病人对一氧化碳、二氧化硫等刺激性气体更敏感。硅沉着病病人,因游离二氧化硅粉尘引起肺纤维化,机体抵抗力降低而易合并肺结核。

（3）营养状况：机体在营养不良状态下更易受到铅和多环芳烃等环境污染物的损害。

（4）遗传因素：性别、种族、遗传缺陷、基因多态性等遗传因素是影响个体易感性的重要因素。在健康状况、年龄、生活条件、营养状况相近的健康人群中，机体对环境有害因素的反应是不同的，即使在相同环境暴露条件下（如相同暴露物质、剂量及时间）也是如此，此现象称为个体差异。如女性在经期、孕期、哺乳期和绝经期体内激素水平的改变，环境污染物对机体的损害也会发生变化。蚕豆病病人因缺乏葡萄糖-6-磷酸脱氢酶，接触氧化性化合物（如臭氧、萘、一氧化碳等）时易发生溶血。

三、环境污染对人类健康的影响

（一）环境污染对人类健康影响的特点

1. **广泛性**　受环境污染影响的人群较广泛，可累及不同年龄、不同性别的人群。

2. **多样性**　环境污染对人体健康损害的形式多样，活动有直接作用，也有间接作用，有全身性损害，也有局部损害；有急性损害，也有慢性损害；有近期损害，也有远期损害；有特异性损害，也有非特异性损害。

3. **复杂性**　环境中的多种污染物可彼此产生联合作用。同一污染物可经不同途径侵入人体，同一个体可从不同环境介质中暴露污染物。环境污染物对人体健康损害作用十分复杂。

4. **长期性**　环境介质中滞留的某些污染物可长期作用于人群，且在较低浓度时对人群的损害在短时间内常不易察觉，需较长时间，甚至在下一代才显现。

（二）环境污染对机体健康的危害

1. **直接危害**　环境污染致机体的直接危害分为急性危害、慢性危害和远期危害。

（1）急性危害：环境污染物在短时间大量进入环境，引起暴露人群在较短时间内出现不良反应、急性中毒甚至死亡等。如煤烟型烟雾事件发生时，燃煤产生的大量污染物排入大气中，加上高气压、逆温、无风等不良气象条件，二氧化硫、一氧化碳、烟尘等污染物不易扩散，使患有呼吸系统和心血管系统疾病的病人病情加重，甚至死亡。

（2）慢性危害：指环境中低浓度的污染物长期反复作用于人体所产生的危害。慢性危害是环境污染物引起的常见健康危害类型。

（3）远期危害：环境中存在的一些物质，对人体的危害一般经过较长潜伏期后才显现，表现为环境化学物的致癌、致畸和致突变作用。

2. **间接危害**　指环境污染物在积累和迁移转化过程中对生态系统和人类社会造成的危害。

（1）全球气候变暖：人类活动排放大量的二氧化碳、甲烷等温室气体，吸收地表发射的热辐射，使地球大而变热的现象，称为温室效应（green house effect）。全球气候变暖可导致冰川积雪融化、海平面上升、土地干旱、沙漠化等生态环境的破坏，以及高温热浪和海洋风暴等异常气候增多，同时也导致疟疾、乙型脑炎、流行性出血热等一些虫媒疾病的发病率升高；可导致与暑热相关疾病（如中暑）的发病率和死亡率增加。

（2）酸雨（acid rain）：指 pH 低于 5.6 的大气降水，包括雨、雪、雾、霜等，主要是大气中的二氧化硫和氮氧化物溶于水而形成。酸雨可破坏水生和陆地生态环境，造成农作物减产、损害森林、腐蚀材料。酸雨渗入地下导致地下水中金属离子含量增加，危及饮用水安全。

（3）臭氧层破坏：臭氧层（ozone layer）指距地球表面 15～35km 大气层中由臭氧构成的气层，厚约 20km。臭氧层可吸收来自宇宙的紫外线，使地球上的生物免受紫外线辐射的危害。人类活动排放的溴氟烷烃类（哈龙类）、氯氟烃类化合物等污染物进入大气中与臭氧作用，是臭氧层破坏的主要原因。

（4）生物多样性锐减：地球上的生物多样性表现为成千上万种生物。环境污染与生态环境破坏（如恣意砍伐森林、破坏植被、掠夺性开采、滥捕乱猎等）已导致世界上大量生物物种灭绝。动植物的大量灭绝必然导致生态平衡的破坏，给人类生存带来严重威胁。

Note:

双碳目标

碳达峰指某一个时刻,二氧化碳排放量达到历史最高值,之后逐步回落。碳中和指通过植树造林、节能减排等形式,抵消自身产生的二氧化碳或温室气体排放量,实现正负抵消,达到相对零排放。

二氧化碳排放增加是造成全球气候变暖的最主要原因。为应对气候变化,我国在第七十五届联合国大会上提出"二氧化碳排放力争于 2030 年前达到峰值,努力争取 2060 年前实现碳中和"庄严的目标承诺,"3060"双碳目标展现了我国贯彻新发展理念、建设清洁美丽世界的坚定决心。

(三)环境污染与公害

1. 公害与公害病　公害(public nuisance)指由于人类活动引起的环境污染和生态环境破坏所造成的公众在安全、健康、生命财产和生活方面的危害。公害病(public nuisance disease)指由人类活动造成严重环境污染引起的与公害有因果关系的地域性疾病。

公害病具有四个特点:①在公害影响区域内的人群有与公害相关的共同症状和体征。②病区内不同年龄和性别的人群均可能发病,甚至累及胎儿。③除急性中毒外,大多具有低剂量长时间暴露陆续发病的特点。④公害病必须经过科学的鉴定和国家法律的认可,具有严格的法律意义。

2. 环境公害事件　自 20 世纪 30 年代以来,工业的迅速发展和人口的急剧增长加重了自然资源的消耗和生态环境破坏,致使全球环境公害事件频发,如英国伦敦烟雾事件、美国洛杉矶光化学烟雾事件、日本水俣病事件、日本痛痛病事件、印度博帕尔毒气泄漏事件、苏联切尔诺贝利核泄漏事件等。

第三节　环境污染的控制措施

生态环境保护和经济发展是辩证统一、相辅相成的。建设生态文明、推动绿色低碳循环发展,不仅可以满足人民日益增长的优美生态环境需要,而且可以推动实现更高质量、更有效率、更加公平、更可持续、更为安全的发展,走出一条生产发展、生活富裕、生态良好的文明发展道路。坚持节约资源和保护环境的基本国策,努力建设人与自然和谐共生的现代化。

一、环境保护的法律法规标准

我国环境保护法律日臻完善,主要包括《中华人民共和国环境保护法》《中华人民共和国城乡规划法》《中华人民共和国海洋环境保护法》《中华人民共和国大气污染防治法》《中华人民共和国水污染防治法》《中华人民共和国固体废物污染环境防治法》《中华人民共和国土壤污染防治法》等。此外,还包括现行环境保护行政法规、建设项目环境保护管理办法(系列)、资源法律和法规等,使环境保护工作有法可依。

为保护人群健康和生态环境,我国制订了一系列环境与健康标准体系,主要包括两大类,即环境质量标准体系(如《环境空气质量标准》《地表水环境质量标准》等)和环境卫生标准体系(如《生活饮用水卫生标准》)。这些标准体系为改善人民的生活环境、保证环境卫生执法监督提供了重要法律保障。

二、环境保护的技术措施

(一)节能减排,调整产业结构

我国是能源生产和消费大国,但其能源利用效率仅为 34%。因此,合理开发和利用能源,实行开

Note:

发和节约并举、把节约放在首位的方针极为重要。除此之外,还需积极倡导循环经济。鼓励开发和应用节能降耗的新技术,实行强制淘汰高能耗、高物耗设备和产品制度。制订专项规划,明确各行业节能降耗的标准、目标和政策措施。从资源开采、生产消耗、废弃物利用和社会消费等环节推进资源的综合利用和循环利用。

（二）实行清洁生产

清洁生产(cleaner production)指既可满足人们的需要又可合理使用自然资源和能源并保护环境的实用生产方法和措施,其实质是一种物料和耗能最少的人类生产活动的规划和管理,将废物减量化、资源化和无害化,或者消灭于生产过程之中。清洁生产可通过合理布局、调整与优化经济结构和产业产品结构、选用低毒或无毒原料、改革工艺、节约能源和原材料、综合利用资源、科技创新、强化科学管理、产品的无害化生产与开发等措施来实现。

（三）发展绿色生态农业,保护农业环境

发展绿色生态农业是推进中国现代农业的重要组成部分,也是未来农业的发展方向。在种植业上,提倡生物技术防治病虫害和施用无害化农家肥,提倡使用低毒、低残留的化肥和农药,实现种植标准化。在养殖业上,科学施用饲料添加剂,促进优质畜产品生产良性发展,实现养殖标准化。加强各种畜禽废弃物的综合利用,通过多种经营和综合利用的农业结构,促进自然资源的合理开发,有效保护植被,改善生态环境。

（四）倡导低碳生活、绿色消费

人类在日常生活中,应当增强环境保护意识、节约意识、生态意识,自觉履行环境保护义务。采取简约适度、绿色低碳的生活方式,树立环保选购、节约消费、减少污染的消费新观念,营造爱护生态环境的良好风气。

（蒋守芳）

思 考 题

1. 环境污染引起的人群健康效应谱呈现什么特征?
2. 全球环境问题的现状、特点及产生的原因是什么?
3. 新形势下中国环境保护面临的机遇和挑战有哪些?

URSING

第四章

生活环境与健康

04章 数字内容

学 习 目 标

知识目标：
1. 掌握大气的结构和特点、大气中常见污染物及其危害，水资源种类及其卫生学特征、饮用水污染及其危害，我国常见的生物地球化学性疾病的病因、特点和防制措施。
2. 熟悉大气的组成和物理性状、室内空气污染的主要来源及其危害，饮用水种类与特点，土壤污染的来源及其危害，煤烟型烟雾事件、光化学烟雾事件的成因及危害，军团病发生的原因及防护措施。
3. 了解大气污染的来源、集中式供水水处理工艺、饮用水氯化消毒副产物的成因，土壤的特征与卫生学意义，空气污染、饮用水污染和土壤污染的卫生防护。

能力目标：
能够运用辩证的观点理解环境与健康的关系，充分认识到环境因素在疾病发生发展中的重要作用。

素质目标：
树立大健康、人与自然和谐共生的理念，具有环境保护、绿色低碳生活意识，养成节约资源的习惯。

———————— 导入情境与思考 ————————

谢先生,家中空调一直未进行过清洗,这几日贪凉的他吹了空调后,出现了畏寒、寒战、发热,测体温高达 40.2℃。起初谢先生自己以为只是普通感冒,自行服用消炎退热药后未见好转,仍反复发热,全身酸痛,头痛,精神萎靡,甚至出现了呼吸困难,于是前往省脑科医院呼吸与危重症医学科就诊。检查发现,谢先生高热且肺部大片炎症,白细胞升高却不明显;经支气管肺泡灌洗液送检后,被确诊为军团病。

请思考:

1. 什么是军团病?

2. 军团菌主要通过什么途径传播?

3. 如何预防医院获得性军团病感染?

生活环境指与人类生活密切相关的各种自然条件和社会条件的总体。其中,空气、水和土壤作为构成生活环境的基本要素,是人类赖以生存的自然资源。然而,自然或人为因素导致的生活环境改变,甚至造成空气、水和土壤污染,以及健康相关元素的缺乏与过量,是引起许多急、慢性疾病的重要危险因素。中国正面临各类环境污染与健康问题的严峻挑战,结合城乡环境污染差异,防控区域性复合型污染和累积性环境污染的健康危害已刻不容缓。

第一节　空气与健康

一、大气的特征及其卫生学意义

地球表面包围很厚的并随地球旋转的空气层称为大气层,简称为大气。大气是生活在地球上生命体所必需的,可保护其免遭来自外层空间的有害影响。人通过呼吸与外界进行气体交换,从空气中吸收氧气,呼出二氧化碳,以维持生命活动。一个成年人通常每日呼吸 2 万多次,吸入 $10 \sim 15 m^3$ 的空气。因此,空气的清洁程度及其理化性状与人类健康关系十分密切。

（一）大气的结构与组成

1. 大气的结构　大气按气温的垂直变化特点自下而上分为五层。

（1）对流层(troposphere):位于大气的最低层,平均厚度约 12km。对流层集中了占大气总质量75%的空气和几乎全部的水蒸气量。其特点:①气温随高度的增加而降低,通常距离地面高度每升高1km,气温约下降 6.5℃。②空气具有强烈的对流运动。③该层天气变化最复杂,可发生云、雾、雨、雪等天气现象。大气污染现象主要发生在对流层,此层对生态平衡和人类的生产与生活影响最大。

（2）平流层(stratosphere):对流层之上伸展至距地表约 50km 处。在 30~35km 以上,温度随高度增加而升高。在 30~35km 以下,温度变化不明显,空气以水平流动为主,称为同温层,该层的臭氧能吸收强紫外线的辐射,保护地面生物免受紫外线伤害。

（3）中间层(mesosphere):指距地表 50~85km 的区域。该层温度随高度的增加而迅速降低,有较强的空气垂直对流作用。中间层空气稀薄,几乎没有水蒸气。

（4）热成层(thermosphere):位于中间层之上,其上界达 800km 高度的大气层。该层温度随高度的增加而升高,大气呈高度电离状态。热成层能反射无线电波,对无线电通信有重要意义。

（5）逸散层(exosphere):也称为外层,是热成层顶以上的外大气层,延伸至距地球表面约1 000km 处,是大气圈的最外层。该层温度随着高度的增加而升高,大气极其稀薄。

2. 大气的组成　自然状态下的大气是无色、无味、无臭的混合气体。其主要成分包括氮(N_2,78%)、氧(O_2,21%)、二氧化碳(CO_2,0.03%),氦、氖、氩、氪、氙、氡等惰性气体(0.94%),水蒸气、尘埃和微生物等。大气组分的稳定性受自然灾害和人为因素的影响。一般情况下,室内外空气中 O_2 含量基本恒定,特殊环境中(如深矿井、高原地区)低 O_2 含量可使人呼吸困难、恶心、呕吐、智力减退,甚至死亡。大气中 CO_2 含量相对恒定,当 CO_2 浓度 $\geqslant 8\%$ 时,可引起机体功能障碍,甚至因呼吸麻痹而死亡。大气中 N_2 和惰性气体含量稳定,对人体无直接健康影响。

（二）大气的理化性状与卫生学意义

1. **太阳辐射**　指太阳向宇宙发射的电磁波和粒子流,其能量主要集中在波长 $<4\,000nm$ 的辐射。长波紫外线($320\sim400nm$)有色素沉着作用和免疫增强作用。中波紫外线($290\sim320nm$)有致红斑作用,并能通过促进维生素 D 合成发挥抗佝偻病作用。短波紫外线($200\sim290nm$)有极强的杀菌作用,但长期过强紫外线照射可致日光性皮炎、电光性眼炎、白内障甚至皮肤癌等。可见光($400\sim760nm$)可改善视觉、新陈代谢和睡眠等,若光线不足则会引起视觉器官过度紧张、疲劳,甚至近视。适量的红外线($760nm\sim1mm$)照射有消炎和镇痛作用,过强的红外线照射则致烧伤、白内障和日射病(中暑)等。

2. **气象因素**　对人体健康的影响是多种多样的。异常的气温、气湿、气流和气压等气象因素刺激机体,可引起机体的正常生理功能紊乱和病理变化,甚至导致疾病的发生。相对湿度为 $30\%\sim70\%$、气流速度为 $0.5\sim1.0m/s$、垂直温差和水平温差较小时,$18\sim21℃$ 的气温称为生理舒适区。当气温在 $30℃$ 以下时,机体主要通过传导、对流及热辐射的方式散热。当气温在 $30℃$ 以上时,机体主要靠汗液蒸发散热。

3. **空气离子化**　指由于自然或人工的作用,使空气中的气体分子形成带电荷的正负离子过程。雷电、瀑布、浪花冲击及人工电场可致空气离子化,正常空气中的正负离子数之比为 $1.2:1$。季节、天气、污染和绿化等因素可影响空气负离子浓度。空气中适宜的负离子(10^4 个/cm^3)有镇静、镇痛、催眠、降压和提高免疫力等有益作用。

二、大气污染对人体健康的影响

WHO 在 2018 年 12 月公布的一份报告中指出,大气污染是哮喘、脑卒中、肺癌等多种疾病的因素之一。全球每年因空气污染导致疾病而死亡的人数高达 700 万。《柳叶刀》对"2015 全球疾病负担报告"的数据进行分析,发现空气污染已成为全球第五大致死原因,仅次于高血压、吸烟、高总胆固醇和高空腹血糖。2015 年,因细颗粒物造成的心脑血管疾病(缺血性心脏病和脑血管疾病)死亡人数最多。归因于细颗粒物的缺血性心脏病死亡占 17.1%,脑血管疾病死亡占 14.2%,肺癌死亡占 16.5%,下呼吸道感染死亡占 24.7%,慢性阻塞性肺疾病死亡占 27.1%。因此,保护环境,加强大气污染的治理才能保障人类健康。

（一）大气污染的来源

大气污染(air pollution)指由于自然或人为因素向大气排入的某些污染物的量超过大气的自净能力,引起大气成分发生变化,对人体健康产生直接或间接危害的现象。大气污染包括天然污染和人为污染两大类。前者主要由于沙尘暴、火山爆发、森林火灾等自然原因形成。后者是由于人们的生产和生活活动造成的,可来自固定污染源如烟囱、工业排气管等,以及流动污染源如汽车等各种机动交通工具。

（二）大气中常见污染物及其危害

1. **颗粒物**　固体或液体微粒均匀分散在空气中形成的相对稳定的悬浮体系称为大气气溶胶(aerosol)。其中,均匀分散的固体或液体微粒称为颗粒物(particulate matter,PM)。颗粒物对人体的危害程度主要取决于粒径大小及化学组成。

（1）总悬浮颗粒物(total suspended particicular,TSP):指能悬浮在空气中,空气动力学等效直径 $\leqslant100\mu m$ 的颗粒物。

（2）可吸入颗粒物(inhalable particles,PM_{10}):指悬浮在空气中,空气动力学等效直径 $\leqslant10\mu m$ 的颗粒物,因其能进入人体呼吸道而命名,又因其能够长期漂浮在空气中,也被称为飘尘。

（3）细颗粒物(fine particles,$PM_{2.5}$):指空气动力学等效直径 $\leqslant2.5\mu m$ 的颗粒物,在空气中悬浮

的时间更长,易于滞留在终末细支气管和肺泡中,其中某些较细的组分还可穿透肺泡进入血液。$PM_{2.5}$更易于吸附各种有毒的有机物和重金属元素,对健康的危害极大。

(4)超细颗粒物(ultrafine particles,$PM_{0.1}$):空气动力学等效直径≤0.1μm的大气颗粒物。人为来源的$PM_{0.1}$主要是汽车尾气,易进入肺泡、血液等。

知 识 链 接

空气动力学等效直径

粒径是大气颗粒物最重要的属性,反映了大气颗粒物来源的本质,并可影响光散射性质和气候效应。大气颗粒物的许多性质,如体积、质量和沉降速度等都与颗粒物的粒径有关。在气流中,若所研究的大气颗粒物与一个有单位密度的球形颗粒物的空气动力学效应相同,则这个球形颗粒物的直径就定义为所研究的大气颗粒物的空气动力学等效直径(aerodynamic equivalent diameter,AED)。

颗粒物的化学成分多达数百种以上,可分为无机成分和有机成分两大类。无机成分主要指元素及其他无机化合物,如金属、金属氧化物、无机离子等。有机成分包括碳氢化合物,羟基化合物,含氮、含硫有机物,有机金属化合物,有机卤素等。目前,颗粒物是我国大多数城市大气中的首要污染物。研究显示,城市大气颗粒物污染与居民死亡率、每日门诊率、每日住院率、过敏性疾病(如哮喘)患病率、呼吸系统和心血管系统疾病患病率,以及不良妊娠结局(包括新生儿早产、低出生体重和出生缺陷)等有关。室外空气污染和污染空气中的颗粒物已被国际癌症研究机构认定为I类致癌物。

2. **二氧化硫(sulfur dioxide,SO_2)** 一切含硫燃料的燃烧都能产生SO_2。大气中SO_2约70%主要来自火力发电厂等的燃煤污染,约26%来自有色金属冶炼、化工、硫酸厂等生产过程。小型取暖锅炉和民用煤炉是地面低空SO_2污染的主要来源。SO_2水溶性强,对眼部和呼吸道刺激较大,易造成气管和支气管反射性收缩,气道阻力和分泌物增加,且儿童比成人更敏感。大气中SO_2被氧化成SO_3,可生成硫酸,形成酸雨危害建筑、森林、湖泊和土壤。

历 史 长 廊

英国伦敦煤烟型烟雾事件

英国伦敦煤烟型烟雾事件(London smog episode)是严重的大气污染事件。1952年12月5—9日,伦敦冬季燃煤采暖和市区以煤为能源的火力发电站排放大量二氧化硫、粉尘等污染物,在不良的气象条件下严重积聚不易扩散,引发连续数日的大雾天气。1952年12月7—12日这一周,死亡人数突然猛增,死亡总数达4 703人。此外,肺炎、肺癌、流行性感冒等疾病的发病率也显著增加。此后2个月内,又有近8 000人死于呼吸系统疾病。1956年、1957年和1962年在该市又陆续发生了12起严重的烟雾事件。

3. **氮氧化物(nitric oxides,NO_x)** 空气中NO_x主要指一氧化氮(nitrogen monoxide,NO)和二氧化氮(nitrogen dioxide,NO_2)。汽车排放的废气,以及煤和石油的燃烧是大气中NO_x的主要来源。NO_2的毒性比NO高4~5倍,可对呼吸系统产生急性或慢性的不良影响,如吸入NO_2形成的亚硝酸根,能与血红蛋白结合生成高铁血红蛋白,导致组织缺氧。

4. **一氧化碳(carbon monoxide,CO)** 以汽油和柴油为能源的汽车尾气排放的CO长期作用于人体可损害心血管系统和神经系统。此外,CO与血红蛋白结合可致机体缺氧,影响胎儿的正常生长发育,致其智力低下。

Note:

5. **挥发性有机物**（volatile organic compound，VOC） 指在常温下,沸点在 50～260℃ 的各种有机化合物,常见的有醛类、苯、甲苯、三氯乙烯、三氯甲烷、萘、二异氰酸酯类等,主要来自各种溶剂、黏合剂等化工产品。VOC 可引起黏膜发炎、哮喘和支气管炎,部分 VOC 如苯、多环芳烃、芳香胺、醛和亚硝胺等对机体有致癌作用,某些芳香胺、醛、卤代烷烃及其衍生物、氯乙烯等有致突变作用。

6. **光化学烟雾**（photochemical smog） 指在紫外线作用下,交通和工业企业污染源排入大气的 NO_x 和 VOC 等一次污染物发生一系列的光化学反应,生成臭氧、过乙酰硝酸酯和醛类等二次污染物所产生的浅蓝色烟雾。光化学烟雾多发生在阳光强烈的夏秋季节,并能随气流漂移数百公里。光化学烟雾引起的机体损害,表现为眼红流泪、气喘咳嗽、肺功能减退、头晕胸痛、血压下降,甚至昏迷致死。

历 史 长 廊

美国洛杉矶光化学烟雾事件

美国洛杉矶光化学烟雾事件（Los Angeles photochemical smog event）是世界著名公害事件之一。洛杉矶位于美国西南海岸,三面环山一面临海,日照充足,每年有 100 余日的逆温天气。20 世纪 40 年代,该市已拥有 250 万辆汽车,每日交通和炼油厂、供油站等污染源排放的大量 NO_x 和 VOC,在太阳紫外线作用下发生一系列光化学反应,生成以臭氧、过乙酰硝酸酯和醛类为主要成分的浅蓝色烟雾,持续滞留市区。在 1952 年 12 月的光化学烟雾事件中,洛杉矶市数千人出现眼睛痛、头痛、呼吸困难等症状,65 岁以上近 400 人因发生中毒和呼吸衰竭而死亡。

三、室内空气污染与健康

人一生中约 90% 的时间是在室内度过的。据 WHO 估计,2018 年有 380 万人因室内空气污染导致的脑卒中、缺血性心脏病、慢性阻塞性肺疾病和肺癌等非传染性疾病而过早死亡。尽管室内空气污染与室外空气污染所致死亡不易区分,但在密闭空间的空气污染物浓度可达到室外大气污染物浓度的 7～20 倍,因此应重视室内空气污染物的防控。

（一）室内空气污染的来源

室内空气污染的来源包括室外污染源和室内污染源。

1. **室外污染源** 工农业生产、交通运输工具排放、扬尘等产生的各种污染物（如颗粒物和有毒气体等）进入大气环境,随空气流动通过门窗进入室内。房屋地基逸出的氡等有害物质也可通过墙缝和地面进入室内。

2. **室内污染源** 人们的室内活动,包括烹饪、吸烟、淋浴、取暖、空调使用等,可产生气态污染物、固态污染物,以及病原微生物,造成室内空气污染。室内空气污染物主要有以下几个来源:

（1）建筑和装饰材料:石材、地砖和防冻剂等建材,胶合板、细木工板、刨花板、人造板等室内装饰材料,以及家具等室内陈设含有甲醛、苯等化学物质。

（2）居室内人的活动:人在室内工作和生活行为均产生空气污染物。其主要污染源:①人的生理活动和日常行为。如人呼出气中含有大量的 CO_2,香烟烟雾中含有许多有毒有害物质,厕所散发的氨、硫化氢等恶臭物质,潮湿浴室的脚毯促进尘螨和霉菌繁殖。②燃料燃烧和烹饪油烟。家庭取暖和烹饪用的煤、油和气等燃料燃烧过程中产生大量的颗粒物、SO_2 和 NO_x 等,厨房油烟废气中含有气溶胶粒子和致癌物质,烹饪蒸汽附着居室隐蔽处致霉菌繁殖。③家用电器和特殊办公设备。冰箱、空调、电视机、电脑和复印机等电器可能产生多种污染,包括电磁辐射、静电、噪声和微生物污染。④其他污染源。如饲养宠物、种植花草,以及使用各种化学品等。

（二）室内空气污染的危害

1. **无机污染物** 在冬季,氨作为混凝土外加剂使用时,受湿度和温度等因素影响还原成氨气,从墙体和室内装饰材料中缓慢释放,可影响人体呼吸系统和神经系统的功能。从房基土壤和建筑材料中析出的氡及其子体是室内重要致癌物质(Ⅰ类致癌物),已成为除吸烟以外引起肺癌的第二大因素。此外,人体代谢和燃烧产物 CO_2、CO,以及高压放电如静电复印机、电器开关开启瞬间产生的 O_3 也会对人体健康产生不利影响。

2. 挥发性有机物　主要来源于各种溶剂、粘合剂等化工产品,如甲醛、苯、二甲苯、三氯乙烯、三氯甲烷、二异氰酸、甲苯酯、萘等。常温下,VOC 挥发成气体,对呼吸系统和造血系统造成损伤。例如,涂料、油漆和中密度板等释放的甲醛既是确认的致癌物和致畸物,又是变态反应原和潜在强致突变物,已列入我国有毒化学品优先控制名单。

3. 环境烟草烟雾(environmental tobacco smoke,ETS)　指在室内点燃烟草时随烟雾释放出来的物质,目前已发现有 7 000 多种化学物质,其中 69 种是已知致癌物。烟草烟雾可使呼吸系统和心血管系统疾病的发病率增高,增加糖尿病病人发生大血管和微血管并发症的风险,并可影响人体的生殖及发育。暴露于 ETS 称为二手烟(second-hand smoke),是一种被动吸烟方式。吸烟者将烟熄灭后的一段时间内,烟草烟雾残留物(包括重金属、致癌物、辐射物质等)在室内建筑和物品表面能存在几日、几周甚至数月,并可与空气中其他污染物发生化学反应,称为三手烟(third-hand smoke)。

4. 烹饪油烟　指食用油中不同沸点的物质在受热过程中汽化后凝聚形成的油气、油滴和烟雾的混合物。烹饪时,不仅煤、煤气、液化气等家用燃料能释放 CO、CO_2、SO_2、NO_x 等有害气体,而且在烹饪菜肴加工中使用的食用油和食物在高温条件下也能发生化学反应,产生醛、酮、烃、脂肪酸、醇、酯、内酯、杂环和芳香族化合物等。研究表明,烹饪油烟可造成急、慢性肺损伤,并具有免疫毒性和生殖毒性,以及致癌、致畸和致突变作用。长期暴露烹饪油烟者罹患肺癌的风险将增大。

5. 致病性微生物　建筑材料、空调设备和加湿器都可成为微生物的滋生地。当室内通风时,结核杆菌、白喉杆菌、溶血性链球菌、金黄色葡萄球菌和军团菌属等可能通过空气传播。军团菌为需氧革兰氏阴性杆菌,广泛存在于天然水体及人工水环境中,且能在其中生长、繁殖。研究证实,多数军团菌感染均与人工水环境如冷热水管道系统、空调冷却水、空气加湿器、淋浴水等军团菌污染有关。含军团菌的气溶胶经呼吸道吸入肺部而造成感染,引起军团病(legionnaires disease)。增强体质,定期维护和检测中央空调系统和空调等设备、清洁消毒淋浴器等措施有利于预防军团病。

6. 室内过敏原　尘螨、宠物皮毛、室内观赏植物的纤维、花粉和孢子可引起哮喘和皮疹等过敏性疾病。

四、空气污染的卫生防护

(一)大气污染的卫生防护

我国政府对大气污染控制工作非常重视。2012 年我国第三次修订了《环境空气质量标准》(GB 3095—2012),并于 2016 年 1 月 1 日起在全国实施。2013 年,为切实改善空气质量,国务院印发了《大气污染防治行动计划》。2015 年 8 月 29 日,《中华人民共和国大气污染防治法》经第十二届全国人民代表大会常务委员会第十六次会议第二次修订通过,自 2016 年 1 月 1 日起施行,规定了大气污染防治领域的基本原则、基本制度、防治措施等;2018 年 10 月 26 日,经第十三届全国人民代表大会常务委员会第六次会议第二次修正。

在城市或区域性大气污染防治中,坚持"预防为主,防治结合、全面规划、合理布局和综合治理"的方针,坚持"谁污染谁治理"的原则。相应的规划措施:①合理安排工业布局,调整工业结构。②完善城市绿化系统。③加强居住区内局部污染源的管理。合理的工艺和防护措施:①改善能源结构,大力降低能耗。②控制机动车尾气污染。③改进生产工艺,减少废气排放。

(二)室内空气污染的防护措施

1. 建立健全室内空气质量标准　《室内空气质量标准》(GB/T 18883—2002)是推荐性标准,主要用于评价房屋是否合乎人居环境健康要求,是一种指导性标准。《民用建筑工程室内环境污染控制

Note:

标准》(GB 50325—2020)是强制性标准,目的在于保护生活和工作在室内环境中的人群健康,是建筑、装修验收标准,对建筑商、装修商等具有约束力。

2. **控制污染源、切断传播途径** 倡导居民使用绿色环保燃料和家装材料,科学设计住宅,减少公共烟囱造成的二次空气污染。科学饲养宠物和家畜家禽,慎用家用化学品,避免霉菌和细菌在室内滋生。

3. **加强室内通风换气,安装空气净化装置** 在医院,根据其科室的功能特点,选择通风换气、适宜的空气消毒方法或空气洁净技术(如层流净化、负离子空气净化)以截获和杀灭医院病室空气中的常见病菌、芽孢和病毒。依据《医院洁净手术部建设标准》和《医院洁净手术部建筑技术规范》(GB 50333—2013)开发系统空调机组,防止病房空调的二次污染。

4. **加强相关卫生知识的普及与宣传工作** 提倡良好的个人卫生习惯,控制人流量,尽力满足持续空气达标的卫生学要求。

第二节 饮用水与健康

水是生命之源,是人类赖以生存的基本物质。水体可为人类调节气候和美化环境,满足工、农、渔、牧业和旅游业发展的需要。符合卫生要求的饮用水保障了人们的日常生活、文化娱乐和体育锻炼等活动中的健康需求。

一、水资源的种类与卫生学特征

(一)水资源的种类

1. **降水(precipitation)** 指从空气中降到地面或水面的液态或固态水,包括雨、雪、冰雹等,其水质主要受当地大气污染状况和降水来源地的影响,一般不作为饮用水源。

2. **地表水(surface water)** 是降水在地表径流和汇集后形成的水体,包括江河水、湖泊水和水库水等。地表水水量充足,但易受流经地区的地质状况、气候和人为活动等因素影响,处理后可达标,常作为饮用水源。

3. **地下水(groundwater)** 是降水和地表水经土壤地层渗透到地面以下而形成,分为浅层地下水、深层地下水和泉水。一般情况下,地下水水质优于地表水,但矿化度高,多属硬水。

(二)各种水体的卫生学特点

1. **河流** 径污比(径流量与排入河流中污水量的比值)大,稀释能力强。但河流污染可殃及下游地区,甚至海洋。

2. **湖泊和水库** 以水面宽阔、流速缓慢、沉淀作用强,稀释混合能力较差为特点。该类水体的自净能力较弱,易形成水体富营养化影响水体的感观性状,引起水质恶化,危及鱼类和其他水生生物的生存。

3. **地下水** 受明显污染时,在消除污染来源后仍需较长时间恢复水质。

4. **海洋** 污染源多而复杂,各种工业废水和生活污水通过江河水汇入海洋。不易分解的污染物可导致海洋持续性污染,且污染范围大。

水体富营养化(eutrophication)指含磷、氮过多的污水排入流速缓慢、更新周期长的地表水体(如湖泊和水库),造成藻类等浮游生物大量繁殖,引起水体中有机物增加、溶解氧下降,导致水质恶化的现象。在富营养化的淡水中,由于以原核生物蓝藻(如铜氯微藻、水花束丝藻、水化微囊藻、水花鱼腥藻等)为主的藻类大量繁殖,使水体变蓝或形成其他颜色,并带有腥味或霉味,称为水华(water bloom)。在富营养化的海水中,由于甲藻、硅藻等真核藻类急剧繁殖,聚集漂浮海面,使水体呈现红色或褐色,称为赤潮(red tide)。赤潮主要发生在近海,其颜色由占优势的赤潮生物种类的颜色决定。

二、饮用水种类与特点

随着我国经济的发展,确保人们日常生活的生活饮用水和包装饮用水的卫生安全尤为重要。《生活饮用水卫生标准》(GB 5749—2022)(强制性国家标准)将于 2023 年 4 月 1 日起正式实施,该标准含有 97 项指标,包括 43 项常规指标和 54 项扩展指标,适用于城乡各类集中式和分散式供水的生活饮用水。《食品安全国家标准 包装饮用水》(GB 19298—2014)(强制性标准)于 2015 年 5 月 24 日起实施,适用范围包括除饮用天然矿泉水以外所有直接饮用的包装饮用水,除天然矿泉水之外,包装水只分为饮用纯净水和其他饮用水两类。饮用天然矿泉水实行《食品安全国家标准 饮用天然矿泉水》(GB 8537—2018)国家标准。

(一)生活饮用水

生活饮用水(drinking water)指供人生活的饮水和生活用水。安全饮用水指一个人终身饮用,也不会对健康产生明显危害的饮用水。WHO 定义终身饮用是按人均寿命 70 岁为基数,以每日每人 2L 饮水计算。除了生活饮水之外,安全饮用水还包含日常个人卫生用水(包括洗澡用水、漱口用水等)。生活饮用水应满足以下基本卫生要求:①流行病学上安全。不得含有致病性微生物,以防止肠道传染病、寄生虫病,以及其他感染性疾病的发生。②化学组成上对人体无害。水中应含有适量的、人体健康所必需的无机盐。对人体有害的物质应控制在卫生标准允许的范围内,不得引起急、慢性中毒及产生远期危害。③感官性状良好。水质应无色透明,无异味,不得含有肉眼可见物。④水量充足,使用方便,符合远期发展的水需要量。

集中式供水(central water supply)是我国城镇主要供水方式,即由水源集中取水,经统一净化处理和消毒后,通过输配水管网送到用户或者公共取水点的供水方式,所供给的水通常称为自来水(tap water)。集中式供水的供水方式有两种,即城建部门建设的各级城市公共供水和各单位自建设施供水。集中式供水的水处理工艺主要包括水的净化和消毒。但自来水水质在输送和储存环节可受铁锈、灰尘、余氯、重金属及化学污染物的影响。

1. **净化** 饮用水净化的目的是改善水的物理性状,去除悬浮物质、胶体颗粒和部分病原体。饮用水净化包括沉淀和过滤。沉淀的原理是在水中加入带有正电荷的混凝剂,使之与水中带负电荷的胶体微粒相互吸引并聚集成大颗粒的絮状物而沉淀。过滤的原理是使水通过滤料而得以净化。

2. **氯化消毒** 氯化消毒的目的是杀灭水中的病原微生物,其原理是利用含氯消毒剂在水中产生氧化能力强且易吸附在细胞膜上的次氯酸来杀灭微生物。饮用水消毒的氯制剂主要有液氯、次氯酸钠、漂白粉[Ca(OCl)Cl]、漂白粉精[Ca(OCl)$_2$]和有机氯制剂等。氯化消毒方法包括普通氯化消毒法、氯胺消毒法、折点氯消毒法和过量氯消毒法。影响氯化消毒效果的因素:①加氯量。加氯量除满足水消毒时的需氯量外,还应保持水中存在一定余氯量以维持其杀菌效果。加氯量与水中有机物和还原性无机物的量有关。加氯量过少达不到水质标准的要求,加氯量过多则影响饮水的感官性状。②接触时间。保证消毒剂与水中杂质和微生物有一定的反应时间。普通氯化消毒接触时间不应小于 30min,氯胺消毒接触时间不少于 2h。③水的 pH。pH 较低时,OCl$^-$的含量较高,消毒效果较好。④水温。水温每升高 10℃,杀菌效果提高 2~3 倍。⑤水浑浊度。水中悬浮物和胶体物形成水浑浊度。水浑浊度高时投氯量应增加。⑥水中微生物的种类和数量。不同微生物对氯的耐受性不同,微生物数量过多将影响消毒效果。氯化消毒因具有杀菌效果好、使用方便、处理成本低、运行管理方便等优点,在国内外一直被广泛采用。

(二)饮用天然矿泉水

饮用天然矿泉水(drinking natural mineral water)指从地下深处自然涌出的或经钻井采集的,含有的偏硅酸、锶、锌、溴等一种或多种微量元素达到限值的,在一定区域未受污染并采取预防措施避免污染的水。在通常情况下,其化学成分、流量、水温等动态指标在天然周期波动范围内相对稳定。饮用天然矿泉水富含人体所需的无机盐和微量元素,水中钙、镁等矿化物多呈离子状态而被人体吸收,其生产标准依据 GB 8537—2018 要求。

(三)包装饮用水

包装饮用水(packaged drinking water)指密封于符合食品安全标准和相关规定的包装容器中,可

Note:

供直接饮用的水。包装饮用水不得以水以外的一种或若干种成分来命名，不得标注活化水、小分子团水、功能水、能量水，以及其他不科学的内容。其生产和标签标识应当符合 GB 19298—2014 要求。

1. **饮用纯净水**　以符合 GB 5749—2022 的水为原料，通过电渗析法、反渗透法、离子交换法、蒸馏法及其他适当的水净化工艺加工制成的不含任何添加剂的包装饮用水。

2. **其他饮用水**　以符合 GB 5749—2022 的水为原料，仅允许通过脱气、曝气、倾析、过滤、臭氧化作用或紫外线消毒杀菌过程等有限的处理方法，不改变水的基本物理化学特征的自然来源饮用水；或者经适当的加工处理，适量添加硫酸镁、硫酸锌、氯化钙、氯化钾等食品添加剂用于调节口味，但不得添加糖、甜味剂、香精香料或者其他食品配料加工制成的包装饮用水，其包装须按规定标识。

三、饮用水污染与健康

（一）饮用水污染物的分类

饮用水污染物按污染物的性质可分为三类。

1. **生物性污染物**　包括细菌、病毒和寄生虫。目前对致病菌和寄生虫有较好的杀灭方法，但对致病病毒的研究尚不充分，常规净化与消毒处理虽可杀灭大部分病毒，但自来水厂的出厂水中仍可能有部分脊髓灰质炎病毒、柯萨奇病毒、轮状病毒和甲型肝炎病毒等存活。

2. **物理性污染物**　包括悬浮物、热污染和放射性污染，其中放射性污染危害最大，但一般存在于局部地区。

3. **化学性污染物**　水中的化学性污染物有 2 500 余种。水中化肥和农药污染对人体有致癌、致畸和致突变作用。含铅盐的聚氯乙烯给水塑料管中可析出重金属，造成饮用水污染。长期饮用被铁、铅、汞、锌、铬污染的饮水可致痴呆、肾结石和胆结石等多个器官和系统的损害。

（二）饮用水生物性污染的危害

介水传染病（water-borne communicable disease）指通过饮用或接触受病原体污染的水而传播的疾病，如霍乱、伤寒、痢疾、血吸虫病和阿米巴痢疾等。介水传染病的流行特点：①水源一次大量污染后，可致暴发流行，病例大多集中。②病例的分布与供水范围之间有一致性。③清除水源污染后，疾病的流行能迅速得到控制。

（三）饮用水化学性污染的危害

排放到水体中的工业废水含有汞、砷、铬、酚、氰化物、多氯联苯和农药等有毒化学物质，并可通过饮水或食物链引起人体发生急、慢性中毒。

1. **汞和甲基汞**　矿山开采、氯碱、化工、仪表、电子、颜料等工业企业废水和含汞农业废水可致水体汞污染。水中胶体颗粒、悬浮物、泥土细粒和浮游生物等吸附汞后沉降于底泥，在微生物作用下转变为甲基汞或二甲基汞，甲基汞可从底泥返回水中。因此，汞或甲基汞污染的水体均可危害健康。

历 史 长 廊

日本水俣病事件

水俣病（Minamata disease）指人或动物食用有机汞污染的鱼贝类，致其脑神经细胞受损而引起的一种综合性疾病。该病于 1953 年首次在日本九州熊本县水俣镇发生，因当时病因不明，故得此名。病人运动和感觉神经受损，表现为步履困难、运动障碍、智力障碍、听力及言语障碍、肢端麻木、感觉障碍、视野缩小，甚至神经错乱、共济运动失调、痉挛，最后死亡。该病源于该镇一个合成醋酸厂将生产中使用的氯化汞和硫酸汞两种催化剂随废水排入邻近的水俣湾海水中，在甲基钴胺素菌作用下生成毒性强的甲基汞，从而对海水造成二次污染。人体长期食用甲基汞污染的海产品，其健康可受危害，甚至引起慢性汞中毒。

2. **酚**　指芳香烃中苯环上氢原子被羟基取代生成的化合物。炼焦、炼油、造纸等企业排放的废水含酚。此外,酚类化合物也广泛用于消毒、灭螺和防腐等。酚类污染水体可使水的感官性状明显恶化,降低鱼贝类水产品的经济和食用价值。酚类化合物对人群健康的影响主要来自水污染突发事件和化学品不当使用,导致人群出现急性中毒症状。急性酚中毒病人主要表现为大量出汗、肺水肿、吞咽困难、肝及造血系统损害、黑尿等。此外,许多酚类化合物还具有内分泌干扰作用,表现为雌激素干扰效应和甲状腺干扰效应,即使在低剂量时也可对人群健康产生潜在危害。

3. **多氯联苯（polychlorinated biphenyls，PCBs）**　指由一些氯置换苯分子中的氢原子而形成的一类化合物。水体中的 PCBs 主要来自工业废水和城市污水。PCBs 的脂溶性强,进入机体后易在脂肪组织中蓄积并储存于肝,可穿透胎盘影响胎儿的发育。PCBs 是典型的内分泌干扰化学物,能干扰和破坏体内雄激素和雌激素的代谢平衡,影响生殖系统的发育和功能。PCBs 还可改变甲状腺细胞形态结构,干扰甲状腺功能,从而对个体生长发育产生有害影响。

4. **氯化消毒副产物（disinfection by products，DBPs）**　氯化消毒自 19 世纪初问世以来,对杀灭水中微生物和防止介水传染病的传播发挥了重要作用。但在 20 世纪 70 年代,人们发现经氯化消毒的水体中除含有剩余的消毒剂外,还含有多种 DBPs。研究发现,天然水中有机前体物以腐殖质(含腐殖酸和富里酸)为主要成分,其次是藻类及代谢产物、蛋白质等。在氯化消毒过程中,有机前体物与氯形成了上百种 DBPs,包括三氯甲烷、卤代乙酸、卤代乙腈、卤化氰、卤代苦碱、卤代乙醛、卤代酚、卤代酮、卤硝基甲烷类、卤代羟基呋喃类等,可产生生殖毒性,并具有致癌、致畸和致突变作用。

（四）饮用水放射性污染的危害

人为因素可致水源放射性污染。核辐射事件发生时,释放到空气中的放射性物质沉降到土壤和水体造成污染,如日本福岛核辐射泄漏事件致水体污染。人体食用可吸收和富集放射性核素的海带、海藻、底栖生物和鱼类等海产品后,可发生毛发脱落、皮肤干燥、骨关节酸痛、晶状体混浊、肝大等症状。放射性核素损伤的程度与辐射元素的种类、剂量,以及机体自身因素等有关。

四、饮用水污染的卫生防护

生活饮用水污染主要来源于水源的污染和饮用水的二次污染。为了保证饮用水安全,防止疾病发生,应完善法律法规、强化管理、保护水源、防治污染,建立介水传染病和环境污染事故突发应急处理机制。

（一）水体的卫生防护措施

逐步建立和健全保护各类水体的相关法律和法规,推行清洁生产,预防水源污染,推进工业废水和生活污水的处理和再利用。加强医院污水和污泥的消毒处理措施。加强水体污染的调查,包括污染源调查、水体污染调查和水体污染对居民健康影响的调查,定期监测和评价水体的污染状况。卫生部门应协同环境保护部门对水污染防治实施统一监督与管理。对突发的水体污染事故,应尽快查明原因和影响范围,及时采取有效措施,保护民众健康,减少经济损失。

（二）饮用水的卫生防护措施

加强水源防护、蓄水池(箱)和城镇输送管网的监管力度,减少饮用水中化学物的腐蚀、结垢和沉积物的污染,以及微生物污染带来的健康安全隐患。尤其应重视居室和医院等公共场所饮用水设备如水箱、滤水器、饮水机管路和桶装纯净水引起的二次污染问题。饮用水开盖高温持续煮沸 10～20min 不仅能杀菌,而且能去除水中大部分挥发性卤代烃,不过水中的钙、镁、钠等成分也会失去,并且残留部分有机氯化物和杂质。

灾后饮用水的防疫工作包括两个方面:尽快选择与保护合适水源,用混凝沉淀技术处理饮用水。处理饮用水污染事件的原则:停水并提供替代饮用水,救治病人和保护易感者,调查病因和水质污染情况,停止排放废水(污水),冲洗和消毒被污染的管网。

Note：

第三节　地质环境和土壤与健康

一、地质环境与疾病

（一）地质环境及其影响因素

地质环境主要指固体地球表层地质体的组成结构和各类地质作用与现象给人类所提供的环境，是地球演化的产物。地质体系各部分之间、地质体系与生态系统之间维持动态平衡关系。人为因素可破坏上述平衡关系，危害健康。地质环境内部和人为活动均可影响地质环境，如地质构造运动、风化作用、大型工程建设、资源开发、废弃物的大量排放等。

（二）生物地球化学性疾病

地壳表面化学元素分布的不均匀使某些地区的水和/或土壤中某些元素过多或过少，当地居民通过饮水、食物等途径摄入这些元素过多或过少，而引起某些特异性疾病，称为生物地球化学性疾病（biogeochemical disease）。生物地球化学性疾病的判定应符合下列条件：①疾病的发生有明显的地区性。②疾病的发生与地质中某种化学元素之间有明显的剂量-反应关系。

（三）我国常见的生物地球化学性疾病

1. 碘缺乏病　由于自然环境碘缺乏，导致碘摄入不足而造成机体碘营养不良，而引起的一系列病症称为碘缺乏病（iodine deficiency disorder，IDD）。

（1）流行病学特征：①地区分布。IDD 是一种世界性的地方病，全世界约有 110 个国家流行此病，约有 22 亿人口生活在缺碘地区。IDD 主要流行在山区、丘陵，以及远离海洋的内陆，但平原甚至沿海也有散在的病区。病区地理分布特点是山区高于平原，内陆高于沿海，农村高于城市。我国曾是世界上 IDD 流行最严重的国家之一，在全面实施以食盐加碘为主的综合防治措施以前，全国除上海市外，各省、自治区、直辖市均不同程度地存在 IDD。②人群分布。发病年龄一般在青春期，女性早于男性。成年女性的患病率高于男性，但在严重流行地区，男女患病率差别不明显。③时间趋势。从 1995 年实施食盐加碘后，到 2018 年底，全国 94.2% 的县保持消除 IDD 状态。

（2）发病原因：①碘缺乏。自然地理因素致土壤中的碘随水流失或泥炭土中的碘与土壤牢固结合使植物不能吸收碘，导致碘缺乏或不足。②其他因素。玉米和高粱等食物中的硫氰酸盐在胃肠道分解成硫氰根离子，竞争性地抑制碘离子向甲状腺的输送，使碘排出增多。甘蓝和卷心菜等含硫葡萄糖苷的水解产物可抑制碘的有机化过程。食物中的钙妨碍碘的吸收，抑制甲状腺素的合成，加速碘的排泄。低蛋白和高碳水化合物影响甲状腺对碘的吸收和利用。

（3）临床表现：IDD 的症状多种多样，地方性甲状腺肿（endemic goiter）和地方性克汀病（endemic cretinism）是最明显的表现形式。地方性甲状腺肿的成人病人一般出现体力和劳动能力下降，以及甲状腺肿大。患儿临床表现则取决于缺碘程度、缺碘时机体所处发育时期，以及机体对缺碘的反应性或对缺碘的代偿适应能力。地方性克汀病是以智力障碍为主要特征的神经-精神综合征，呆、小、聋、哑、瘫为其主要临床表现。

（4）预防措施：①碘盐。食盐加碘是预防碘缺乏病的首选方法，简便易行，安全经济，群众易接受。考虑到我国地域广阔、人口众多，自然环境中可被人体吸收的碘和不同地区的经济水平与饮食种类、习惯差异较大，从 2012 年 3 月起我国开始执行因地制宜、分类指导、科学补碘的防治策略及《食品安全国家标准　食用盐碘含量》（GB 26878—2011）。各地可以根据当地人群实际碘营养水平，在规定范围内浮动添加。②碘油。有些病区地处偏远，食用不到供应的碘盐，可选用碘油。碘油是一种长效、经济、方便、副作用小的防治药物，既可注射也可口服。口服碘油的剂量一般为注射量的 1.5 倍。但要加强碘油注射及口服的监测，防止合并症发生。③甲状腺制剂。对补碘后疗效不佳，怀疑该地区有致甲状腺肿物质或高碘性甲状腺肿者，可采用甲状腺制剂，以促进肿大的甲状腺恢复。此外，还有碘化面包、碘化饮水,加工的富碘海带、海鱼等。

2. 地方性氟中毒　由于一定地区的环境中氟元素过多,导致生活在该环境中的居民经饮水、食物和空气等途径长期摄入过量氟,而引起的以氟斑牙(dental fluorosis)和氟骨症(skeletal fluorosis)为主要特征的慢性全身性疾病称为地方性氟中毒(endemic fluorosis),简称为地氟病。

(1) 流行病学特征:①地理分布特点。地氟病是一种古老的地方病,流行于 50 多个国家和地区。我国是地氟病发病最广、涉及人口最多、病情最严重的国家之一。除上海市和海南省外,全国各省、自治区、直辖市均有发生和流行,受威胁人口达 1 亿多人。②性别和年龄。本病的发生与性别无关,但女性病人病情有时较重,可能与妇女生育和授乳等有关。氟斑牙的发病有明显的年龄特征,7~8 岁以前一直生活在高氟环境的儿童,因其牙齿造釉细胞损伤而出现牙齿钙化障碍、牙釉质或牙本质损伤。氟骨病一般在 10 岁或 15 岁以后发病。③饮水含氟量与氟斑牙。水氟为 0.5~1.0mg/L 时,氟斑牙患病率为 10%~20%。水氟为 1.0~1.5mg/L 时,氟斑牙患病率为 40%~50%。水氟>1.5mg/L 时,氟斑牙患病率为 90%~100%。

(2) 病区分型:①饮水型病区,地质原因导致饮用水含氟量过高。②燃煤污染型病区,居民燃用高氟煤做饭、取暖、烘烤粮食等严重污染室内空气和食品。③饮茶型病区,少数民族地区的居民习惯饮用含氟量极高的砖茶。

(3) 临床表现:主要是牙齿和骨骼的损害。氟斑牙受损害时间是恒齿生长期,临床上分为白垩型、着色型和缺损型。氟斑釉齿的损害程度可分为轻度、中度和重度。氟斑牙多具明显的地方性、家族性、多发性和对称性的特点。氟骨症主要发生在成年,随年龄增加,患病率升高,病情加重。非病区迁入人群一般 3~5 年即可发病。氟中毒的非骨相损害中以神经系统损害多见,另外还有骨骼肌、肝和肾等的损害。

(4) 预防措施:①第一级预防。减少氟的摄入量是根本性的预防措施。饮水型病区应加强改水降氟工程。燃煤污染型病区则应改良炉灶,防止和降低食物的氟污染,改善住宅建筑条件。饮茶型病区应开展健康教育,改变饮茶习惯,改善营养结构等。②第二级预防。结合环境监测(饮水含氟量、燃料和食物含氟量、砖茶含氟量)、改水降氟合格率、改良炉灶合格率及正确使用率的调查,尽早发现、诊断和治疗地氟病。③第三级预防。目前尚无特效治疗方法,治疗原则主要是减少氟的摄入和吸收,促进氟的排泄,拮抗氟的毒性,增强机体的抵抗力及适当的对症处理。

3. 地方性砷中毒　居住在特定地理环境下的居民长期通过饮水、空气和食物摄入过多的砷而引起的以皮肤色素脱失、着色、角化及癌变等为主要特征的慢性全身性疾病称为地方性砷中毒(endemic arsenicosis)。

(1) 流行病学特征:①地区分布。全世界有 20 多个国家发现有地方性砷中毒病区或高砷区存在,我国饮水型地方性砷中毒病区分布于新疆、内蒙古、青海、甘肃、宁夏、山西等 9 个省、自治区的 45 个县。燃煤污染型地方性砷中毒为我国特有,病区主要分布在贵州、四川、陕西等省、自治区。②人群分布。暴露于高砷水或燃用高砷煤者才会发病,多发于农业人口,且有一定的家族聚集性。从幼儿到高龄老年人均可患病,患病率随年龄增长而出现升高趋势,40~50 岁年龄段是患病的高峰期,但在砷外暴露水平较高的地区,可出现相当数量的儿童砷中毒病人。成年男性患病率略高于女性,以重体力劳动者居多,且病情严重。

(2) 病区分型:①饮水型病区。在居民生活环境中,因非工业污染所致饮用水砷含量较高,造成人群发病,可定为饮水型砷中毒病区。凡饮水砷含量>0.05mg/L,即可确定为高砷地区。②燃煤污染型病区。以砷含量>100mg/kg 的高砷煤为燃料,烘烤粮食和辣椒等致使室内空气、食物和饮用水受到污染。

(3) 临床表现:以慢性中毒较多见,主要表现为皮肤色素异常,手掌和脚跖皮肤不同程度角化,躯干部位形成多种角化斑。临床早期表现为蚁走感,进而发生四肢对称性、向心性感觉障碍和四肢血管神经功能紊乱,甚至肢体末端皮肤变黑和坏死,俗称为黑脚病。严重时可发展为皮肤癌。

(4) 预防措施:①饮水型病区因地制宜改水降砷,燃煤污染型病区主要采取改炉、改灶及燃用低砷煤等措施。②定期对高砷地区居民进行体检筛查。③对重度砷中毒病人进行药物治疗和康复治疗。

二、土壤的特征与卫生学意义

(一)土壤的组成与特征

土壤由固体、液体和气体三类物质组成,是土壤肥力的物质基础。固体物质包括土壤无机盐、有机质和微生物等。液体物质主要指土壤水分及其水溶物质。气体指存在于土壤孔隙中的空气。土壤中无机盐种类很多,化学组成复杂,直接影响土壤的理化性质,是作物养分的重要来源。土壤腐殖质可改良土壤理化性质,提供作物的养分,对作物生长有良好的促进作用。土壤中的细菌、真菌、放线菌、藻类和原生动物等多种生物可以分解有机质和无机盐。土壤孔隙中的水分能被作物直接吸收利用,溶解和输送土壤养分。土壤空气对农作物的生长和发育有极大的影响。深耕、松土、排水、晒田(指稻田)等措施可改善土壤通气状况,促进作物生长发育。

(二)土壤的卫生学意义

土壤是人类生活环境的基本要素之一。它由地壳表面的岩石经过长期风化和生物作用而形成。土壤的组成和理化性状可影响微小气候,对人类的居住和生活条件产生深远的影响。工业废气、烟尘降落、工农业废水和生活污水的径流,以及工农业和生活废弃物的堆积均可污染土壤,并通过食物链危及人体健康。土壤也是各种废弃物的天然容纳和净化场所。

三、土壤污染与健康

土壤污染(soil pollution)指在人类生产和生活活动中排出的有害物质进入土壤中并超过一定限量,直接或间接危害人兽健康的现象。

(一)土壤污染的来源

土壤污染的形式:①气型污染。大气污染物沉降至地面所致。②水型污染。工业废水和生活污水灌溉农田所致。③固体废弃物型污染。工业废渣、生活和医疗垃圾、粪便、农药和化肥等使用或露天堆积所致。土壤污染物可来自人为活动排放的生产废水、生活污水、垃圾和粪便中的化学污染物、细菌、病毒和寄生虫等生物污染物,以及核试验、核电站和科研机构排出的废水、废气和废渣中的放射性污染物。

(二)土壤主要污染物的来源及危害

1. 无机污染物 包括汞、镉、铬、砷、铅等重金属,放射性元素,盐、酸、碱等。污水灌溉、污泥肥料、废渣堆放、大气降尘等是重金属的主要污染途径。残留于土壤耕作层的重金属移动性差、难降解、毒性大,可引起植物生理功能紊乱、营养失调和生长发育异常。人长期食用镉污染的农作物可引起慢性镉中毒。食用农药残留量超标的蔬菜等食物可危及人体的多个器官和系统,如肝、肾和神经系统。地壳是天然放射性核素的重要储存库,但人为活动产生的核爆炸降落物、核电站废弃物能通过降雨淋滤进入土壤。地基土壤的氡及其子体可通过地表和墙体裂缝扩散进入室内,引起肺癌并危及人体的造血和神经等系统。

> **历史长廊**
>
> ### 痛痛病事件
>
> 痛痛病(itai-itai disease)事件指1955—1972年发生在日本富山县神通川流域的公害事件。神通川流域上游的某金属矿业公司某炼锌厂从1913年开始排放未经处理的高浓度含镉废水,污染周围的耕地和水源,致当地在1931年出现了一种怪病,临床表现为腰、手、脚等关节持续疼痛,全身各部位发生神经痛、骨痛现象。病人行动困难,骨骼软化、萎缩,四肢弯曲,脊柱变形,骨质松脆,甚至咳嗽都能引起骨折。由于病人不能进食,疼痛无比,因此得名痛痛病。该病源于当地居民长期饮用受镉污染的河水,并食用含镉稻米和水生生物,致使镉在体内蓄积,发生慢性镉中毒。

2. 有机污染物　包括含氯化学农药[双对氯苯基三氯乙烷(DDT)、六氯环己烷(六六六)、狄氏剂、艾氏剂和氯丹等)]、石油烃及其裂解产物,以及其他有机合成产物,如合成橡胶、塑料、多氯联苯等,其中农药是最主要的有机污染物。

化学农药包括杀虫剂、杀菌剂、除草剂和植物生长剂等。农药污染(pesticide pollution)指人类向土壤环境中投入或排入超过其自净能力的农药而导致土壤环境质量降低,影响土壤生产力和危害环境生物安全的现象。土壤中残留量很低的农药可通过生物富集和食物链的生物放大作用对机体产生各种危害,包括:①急性中毒,农药滥用污染环境,并经可食用植物和动物吸收、富集所致;②慢性中毒,长期暴露影响人体谷丙转氨酶、碱性磷酸酶等多种酶的活性,导致人体生理功能发生紊乱;③远期危害,引起致癌、致畸和致突变作用等。

二噁英(dioxin)是一类能与芳香烃受体结合并能导致各种生物化学变化的物质的总称。它既非人为生产,又无任何用途,并且在环境中难以生物降解。二噁英可在食物链中富集,对环境和健康构成严重威胁。二噁英的污染来源:①城市和工业垃圾焚烧、含铅汽油、煤、防腐处理过的木材和石油产品、各种废弃物特别是医用废弃物在燃烧温度低于 $300\sim400℃$ 时容易产生二噁英。②某些农药的合成、聚氯乙烯塑料的生产、造纸厂漂白过程、氯气生产、钢铁冶炼,催化剂高温氯气活化都可向环境中释放二噁英。大气中二噁英可以吸附在颗粒物上,沉降到水体和土壤。人体可通过皮肤、呼吸道、消化道等途径暴露二噁英。食物是人体内二噁英的主要来源,特殊人群(如垃圾焚烧从业者)经呼吸道可暴露较高浓度的二噁英。二噁英污染可降低人体免疫功能,损害肝功能和皮肤黏膜,影响胚胎和婴幼儿发育。

电子废弃物拆解过程中产生的多氯联苯、多溴联苯醚、氯代多环芳烃等有机污染物也能污染土壤。石灰、水泥、涂料、油漆、塑料、砖、石料等建筑废弃物和农业垃圾作为填土或堆放可污染农田,对生态环境和人体健康构成潜在威胁。

3. 生物性污染　指有害生物种群从外界侵入土壤,破坏土壤生态系统的平衡,对土壤环境质量和人体健康产生不良影响的现象。土壤的生物性污染源:①用未经无害化处理的人兽粪便施肥;②违规排放未经无害化处理的生产废水、医院污水、屠宰场污水和生活污水;③不当处理病畜尸体。

土壤生物性污染的影响面广,可致多种疾病。如通过人—土壤—人的传播方式引起肠道传染病和寄生虫病,通过动物—土壤—人的传播方式引起钩端螺旋体病和炭疽病,通过土壤—人的传播方式引起破伤风和肉毒杆菌食物中毒。

四、土壤污染的卫生防护

1. 完善土壤相关卫生标准　健全有害固体废弃物管理法规、条例和标准。

2. 垃圾和粪便无害化处理和利用　用高温堆肥、卫生填埋和焚烧等方法处理垃圾,发展垃圾资源化技术和垃圾合理利用的新技术,如橡胶和塑料再生和热分解技术、垃圾固体燃料和垃圾填埋场沼气回收技术等。

3. 有害工业废渣的处理　凡具有易燃性、腐蚀性、反应性和浸出毒性之一的均视为有害固体废物。加强有害固体废弃物的鉴别、标记、分类、储存、收集、运输和处理处置,妥善处理有机性工业废渣和放射性废物等。

4. 生活垃圾和医疗废物的处理　生活垃圾指在日常生活中或为日常生活提供服务的活动中产生的固体废物,以及法律、行政法规规定视为生活垃圾的固体废物,一般分为可回收垃圾(如废弃纸张、塑料、玻璃、金属、织物、家电家具)、餐厨垃圾(如果皮、菜皮、剩饭菜食物)、有害垃圾(如废旧电池、荧光灯管、水银温度计、废油漆桶、腐蚀性洗涤剂、过期药品)和其他垃圾(如报废汽车)四大类。医疗废物(medical waste)指医疗卫生机构在医疗、预防、保健和其他相关活动中产生的具有直接或者间接感染性、毒性,以及其他危害性的废物。

垃圾处理应遵循减量化、无害化、资源化、节约资金、节约土地和居民满意等准则。常用的垃圾处

Note:

理方法主要有综合利用、卫生填埋、焚烧和堆肥,目前国内城市生活垃圾处理方法多用内核烧结法。医疗废物应按感染性废物、病理性废物、损伤性废物、药物性废物和化学性废物分类收集在专用包装物容器,并及时注明警示标识和标签等,有关部门按相关法律和行政法规对其进行管理、运输和处理。

　　5. **污水灌田的卫生防护措施**　　研发高效、低毒和低残留的新农药。科学使用农药和化肥,严格管理违禁农药。禁用污水灌溉农田。

（张　舜）

思 考 题

　　1. 雾霾的成因和防制对策有哪些?

　　2. 门诊部和住院部空气污染的来源有哪些?

　　3. 医院污水的来源,以及主要污染物有哪些?

职业环境与健康

05章 数字内容

学习目标

知识目标:

1. 掌握职业性有害因素的概念,职业性损害的概念及种类,职业病的概念、特点及诊断依据,职业人群健康监护的内容和目的,护理职业环境的概念及其职业危害因素。

2. 熟悉常见职业病临床表现,职业病的三级预防原则及措施,护理人员职业损害的防护。

3. 了解职业性有害因素的种类,法定职业病的种类,职业卫生服务。

能力目标:

具备识别护理职业环境常见职业性有害因素的能力,增强自我防护的意识。

素质目标:

树立正确的职业卫生与职业病防治理念,具有创新能力和协作精神。

职业是人类利用专门的知识和技能创造财富,获得合理报酬,满足物质生活来源和精神需求的社会分工。由于社会分工不同,人们从事不同职业活动的劳动条件各具特殊性。劳动条件包括生产工艺过程、劳动过程和生产环境三个方面。在工作环境中,良好的劳动条件可以促进健康,而不良的劳动条件则导致健康损害,甚至疾病和死亡。中华人民共和国成立以来,我国在预防为主的卫生工作方针的指导下,颁布了一系列职业卫生与职业安全相关法律、法规、规章和标准,成立了各级职业病防治和职业安全机构,开展了卓有成效的工作,为保障职业人群的安全和健康发挥非常积极的作用。我国是世界上劳动人口最多的国家,多数劳动者职业生涯超过其生命周期的二分之一,工作场所接触各类有害因素引发的职业健康问题依然严重,新的职业健康危害因素不断出现,社会-心理因素和不良工效学因素导致的工作相关疾病已成为亟待应对的职业健康新挑战。实施职业健康保护行动,切实保障劳动者职业健康权益,在健康中国中具有重要战略地位。

第一节　概　　述

一、职业性有害因素

职业性有害因素(occupational hazard factor)指生产环境中存在的各种可能危害职业人群健康和影响劳动能力的不良因素的总称,又称为职业病危害因素,按其来源可分为三大类。

（一）生产过程中产生的有害因素

1. 化学因素

（1）生产性毒物(productive toxicant):在生产过程中存在的、接触较小量即能使人体组织器官功能或形态发生异常改变而引起暂时性或永久性病理变化的物质。

生产环境中常见的生产性毒物:①金属与类金属,如铅、汞等。②有机溶剂,如苯及其同系物、三氯乙烯等。③有害气体,包括刺激性气体和窒息性气体,如氯气、硫化氢等。④苯的氨基和硝基化合物,如三硝基甲苯、苯胺等。⑤高分子化合物生产过程中产生的毒物:如氯乙烯、丙烯腈等。⑥农药,如有机磷酸酯类和氨基甲酸酯类农药等。

（2）生产性粉尘:在生产过程中产生的,能够较长时间漂浮在空气中的固体微粒。其按粉尘性质可分为无机粉尘、有机粉尘和混合性粉尘,常见的有硅尘、石棉尘、煤尘、水泥、金属粉尘、棉尘等。

2. 物理因素

（1）不良气象条件：高温、高湿、强热辐射、低温、高气压和低气压等。

（2）噪声和振动。

（3）电磁辐射：非电离辐射和电离辐射。

3. 生物因素

（1）细菌：如炭疽杆菌、布鲁氏菌等。

（2）病毒：如森林脑炎病毒、人类免疫缺陷病毒等。

（3）寄生虫：如钩虫、绦虫等。

（4）真菌：如霉变谷物和甘蔗上的曲霉菌、青霉菌等，霉变草粉尘上的真菌孢子。

（二）劳动过程中的有害因素

1. **职业性紧张（occupational stress）**　指在某种职业条件下，工作需求超过个体应对能力而产生的生理和心理压力。常见的职业紧张因素包括劳动组织和作息制度不合理、人际关系和组织关系不协调、不良的工作条件等。

2. **工效学因素**　工效学（ergonomics）涉及劳动者、机器设备和工作环境三者之间彼此协调配合的关系。劳动工具与机器设备的设计和选用，劳动组织与布局、仪器操作等均应符合工效学中以人为中心的原则；尽可能适合人体解剖和生理特点。否则可导致个别器官或系统过度紧张，对机体造成损伤。

（三）生产环境中的有害因素

1. 自然环境中的有害因素，如炎热季节的太阳辐射等。

2. 厂房建筑布局不合理，如有害工段与无害工段安排在同一个车间内。

3. 来自其他生产过程散发的有害因素的生产环境污染。

4. 缺乏必要的卫生技术设施，如缺少通风换气设施、采暖设施、防尘防毒设施、防暑降温设施、防噪防振设施、防射线设施等。

5. 安全防护设施不完善，使用个人防护用具方法不当或防护用具有缺陷等。

在实际生产过程和职业环境中，往往多种有害因素同时存在，对职业人群的健康产生联合作用，加剧对职业从事者的健康损害。

二、职业性损害

职业性有害因素在一定条件下对劳动者健康和劳动能力产生不同程度的损害，称为职业性损害（occupational injury）。劳动者接触职业性有害因素不一定发生职业性损害，这主要与职业性有害因素的性质、作用条件和机体状况有关。

职业性有害因素的作用条件：①接触机会。生产过程中，劳动者接触职业性有害因素，是发生职业病的前提。②接触强度（浓度）和接触时间。两者决定机体接触有害因素的剂量。③接触方式。职业性有害因素可经呼吸道、皮肤、消化道等途径进入机体，进入机体的途径可对毒性效应的发生产生影响。

同一职业环境下从事同一作业的工人中，个体发生职业性损害的机会和程度存在很大差别，主要与个体危险因素有关。个体危险因素（host risk factor）包括个体易感性和行为及生活方式。个体易感性包括劳动者的遗传因素、年龄、性别、健康状态和营养状况等。行为及生活方式包括吸烟、酗酒、缺乏锻炼、过度紧张、不合理饮食及不注意个人防护等。

Note：

知 识 链 接

职业健康保护行动

职业健康保护行动是健康中国行动中保护广大劳动者健康专题行动,是我国加强职业病防治工作,切实保障劳动者健康权益的重大战略决策,主要包括劳动者个人、用人单位和政府三方面内容。

实施职业健康保护行动,强化政府监管职责,督促用人单位落实主体责任,提升职业健康工作水平,有效预防控制职业病危害,切实保障劳动者职业健康权益,对维护全体劳动者身体健康、促进经济社会持续健康发展至关重要。职业健康保护已经成为提升人民群众健康获得感、幸福感和生活质量的重要基础。

职业性损害包括职业病、工作有关疾病、职业性外伤和早期健康损害。

（一）职业病

广义上的职业病（occupational disease）指职业性有害因素作用于人体的强度与时间超过一定限度时,人体不能代偿其所造成的功能性或器质性病理改变,从而出现相应的临床症状和体征,影响劳动能力。立法意义上,各国政府根据自身的社会制度、经济条件、科学技术水平、医疗技术水平等实际情况,规定职业病名单,并以法律的形式所确定的职业病即为法定职业病。法定职业病病人依法享有国家规定的职业病待遇,或者被给予经济补偿,故法定职业病又称为需补偿的疾病。

1. **职业病范围及种类**　职业病的范围随着国家的科学技术水平和社会发展的需求而不断变化。一个国家不同的历史时期,法定职业病范围不同。卫生部等在 1957 年首次发布《关于试行"职业病范围和职业病患者处理办法"的规定》,将职业病确定为 14 种;1987 年修订为 9 类 99 种;2002 年为配合《中华人民共和国职业病防治法》的实施,发布了《职业病目录》,将职业病增加到 10 类 115 种。2013 年,国家卫生和计划生育委员会等联合颁布了新的《职业病分类和目录》,将职业病分为 10 类 132 种。

2. **职业病特点**

（1）病因特异性:只有在接触职业性有害因素后才可能患职业病。控制这些有害因素后,可降低职业病的发生和发展。

（2）病因大多可以检测:由于职业因素明确,通过对职业性有害因素的接触评估,可评价工人的接触水平,而发生的健康损害一般与接触水平有关,并且在一定范围内能判定剂量-反应关系。

（3）不同接触人群的发病特征不同:在不同职业性有害因素的接触人群中,常有不同的发病特征。由于接触情况和个体差异的不同,可造成不同接触人群的发病特征不同。

（4）早期诊断,合理处理,预后较好;但仅限于治疗病人,无助于保护仍在接触人群的健康。

（5）大多数职业病目前尚无特效疗法,应加强保护人群健康的预防措施。早发现、早诊断并及时处理十分重要,发现愈晚,疗效愈差。

3. **职业病的诊断**　具有很强的政策性和科学性,直接关系到职工的健康和国家劳动保护政策的贯彻执行。职业病的诊断必须遵循科学、公正、及时和便民的原则。收集准确可靠的资料,综合分析,根据职业病诊断标准和程序进行诊断。职业病的诊断由省级卫生行政部门批准的、具备职业病诊断条件的医疗卫生机构承担。职业病诊断证明书由参与诊断的取得职业病诊断资格的职业病诊断医师签署,并经承担职业病诊断的医疗卫生机构审核盖章。职业病诊断应具备充分的资料,包括职业史、职业卫生现场调查、临床表现和实验室检查等。对职业病病人的处理主要包括进行及时有效的治疗和落实应享有的各种待遇。

（二）工作有关疾病

工作有关疾病（work-related disease）指与多因素相关的疾病,与工作有联系,但也见于非职业人群中,因而不是每一病种和每一病例都必须具备该项职业史或接触史。当这一类疾病发生于劳动者时,由于接触职业性有害因素,会使原有的疾病加剧、加速或复发,或者劳动能力明显减退。工作有关疾病的范围比职业病更为广泛,其导致的疾病经济负担更大。世界劳工组织强调高度重视工作有关疾病,将该类疾病列为控制和防范的重要内容,以保护及促进工人健康,促进国民经济健康、可持续发展。常见的工作有关疾病有慢性支气管炎、肺气肿、腰背疼痛、消化道溃疡病、高血压和冠心病等。

(三)职业性外伤

职业性外伤(occupational trauma)又称为工伤,属于工作中的意外事故引起的伤害,主要指在工作时间和工作场所内,因工作原因由意外事故造成的职业从事者的健康损害。其主要原因包括生产设备本身有缺陷、防护设备缺乏或不全、劳动组织不合理或生产管理不善;此外,也与生产环境布局不合理、照明不良或不合理、企业领导不重视安全生产、劳动者缺乏必要的安全生产知识等因素有关。

(四)早期健康损害

职业性有害因素与机体内 DNA、蛋白质等分子的交互作用导致了健康损害的早期效应。职业性有害因素进入人体后,可引起机体包括氧化应激、炎性反应和免疫应答反应等重要的防御反应。如果有害因素过强或机体反应异常,就会出现各种早期健康损害。如血压、血脂和血糖的不良改变,遗传损伤增加,肺功能下降,动脉粥样硬化加剧,心率变异性下降等。如果采取积极的、正确的职业健康监护和干预治疗等二级预防措施,早期健康损害则多恢复为健康;反之,则发展为疾病。对职业性有害因素所致早期健康损害的定期检测和制订科学预防策略,对构建和谐社会和促进经济快速可持续性发展具有战略意义和前瞻性。

第二节　常见职业性有害因素及职业性损害

一、生产性毒物和职业中毒

生产性毒物主要来源于生产原料、中间产品、辅料、成品、副产品或废弃物等,在生产环境中以固态、液态、气态和气溶胶的形式存在,可通过呼吸道、消化道和皮肤吸收进入人体,是一类重要的职业性有害因素。其引起的职业中毒是我国常见的法定职业病种类。职业中毒的临床表现可分为急性中毒、慢性中毒和亚急性中毒三种类型。职业中毒的治疗可分为病因治疗、对症治疗和支持疗法三类。

知 识 链 接

常用的特效解毒剂

职业中毒的治疗应尽早使用解毒排毒药物,解除或减轻毒物对机体的损害。常用特效解毒剂:①金属络合剂,主要有依地酸二钠钙、二乙基三胺五乙酸三钠钙、二巯基丙醇、二巯基丁二酸钠等,可用于治疗铅、汞、砷、锰等金属和类金属中毒。②高铁血红蛋白还原剂,常用亚甲蓝,用于治疗苯胺、硝基苯类等高铁血红蛋白形成剂所致的急性中毒。③氰化物中毒解毒剂,如亚硝酸钠-硫代硫酸钠疗法,主要用于救治氰化物、丙烯腈等含 CN^- 化学物所致的急性中毒。④有机磷农药中毒解毒剂,主要有氯磷定、解磷定、阿托品等。⑤氟乙酰胺中毒解毒剂,常用乙酰胺(解氟灵)等。

(一)金属和类金属中毒

金属和类金属及其合金、化合物种类众多,应用广泛。在矿山开采、冶炼、加工和应用时,金属会污染车间和工作场所,给工人健康造成潜在危害。长时间低剂量接触金属和类金属引起的慢性毒性作用是目前金属中毒防治的重点。

1. 铅中毒　铅(lead,Pb)为银灰色的重金属,质柔软,比重11.3,熔点327.5℃,沸点1 740℃,加热到400~500℃时产生大量铅蒸气,可被迅速氧化、冷凝为铅烟。

(1) 接触机会:主要发生在铅矿的开采与冶炼,熔铅作业,造蓄电池、玻璃、陶瓷、油漆及颜料等工业中。

(2) 毒理:生产环境中,铅及其化合物主要以粉(烟)尘经呼吸道进入人体,少量经消化道摄入。血液中的铅90%与红细胞结合,并随血液分布于肝、肾和骨骼肌等软组织中,数周后,90%~95%的铅以难溶的磷酸铅形式蓄积在骨组织。骨铅与血液和软组织中的铅保持动态平衡。体内铅的代谢与钙相似,主要经肾随尿排出,少量也随唾液、汗液、乳汁等排出。母体内的铅可通过胎盘屏障进入胎儿体内。铅可损害多个系统和器官,主要累及神经系统、血液系统、消化系统等,但其中毒机制尚未被完全阐明。卟啉代谢紊乱是慢性铅中毒较为重要和早期的变化之一。

(3) 临床表现:铅中毒有急性和慢性中毒。职业性铅中毒多为慢性中毒,主要表现为对神经系统、消化系统和血液系统的损害。

1) 神经系统:类神经症是慢性铅中毒早期的常见症状,随着病情的进展,可出现感觉型、运动型和混合型周围神经损伤,如腕下垂。严重的铅中毒可出现中毒性脑病,表现为癫痫样发作、精神障碍等症状。

2) 消化系统:轻者表现为食欲缺乏、恶心、腹痛、腹泻或便秘等症状。口腔卫生差者牙龈边缘可见暗蓝色铅线,重者可出现腹绞痛。

3) 血液系统:可引起轻度小细胞低色素性贫血,血液中可见点彩红细胞、网织红细胞及碱粒红细胞增多。

4) 其他:部分病人可有肾损害,引起范科尼综合征(Fanconi syndrome);亦可引起女工月经失调、流产及胎儿发育不良等。哺乳期妇女接触铅可通过乳汁进入婴儿体内引起母源性铅中毒。

(4) 诊断:依据《职业性慢性铅中毒的诊断》(GBZ 37—2015)进行诊断。

(5) 治疗:可用驱铅治疗,并辅以对症治疗。首选依地酸二钠钙,0.5~1g/d静脉注射或加入葡萄糖溶液静脉滴注,3~4d/疗程,间隔3~4d,使用3~5个疗程。依地酸二钠钙属可溶性络合剂,驱铅的同时可增加体内钙、铜和锌等必需微量元素的排出,不合理用药可出现过络合综合征。另外,二巯基丁二酸钠和二巯基丁二酸也是常用驱铅络合剂。铅绞痛发作时,可静脉注射葡萄糖酸钙或皮下注射阿托品,以缓解腹部绞痛。

2. 汞中毒　汞(mercury,Hg)俗称水银,为银白色液态金属。液态比重13.59,蒸气比重6.9,易沉积在空气的下方,熔点-38.9℃,易蒸发。表面张力大,溅落地面后可形成无数小汞珠,增加蒸发的表面积。吸附能力强,易被桌面、墙壁、衣服等吸附,成为持续污染空气的二次毒源。

(1) 接触机会:汞矿的开采与冶炼;电工器材、仪器和仪表的制造与维修;汞齐的生产及应用,如口腔科用汞齐补牙;含汞药方治皮肤病等使用不当、误服汞的无机化合物和接触含汞的美白化妆品等。

(2) 毒理:金属汞主要以汞蒸气经呼吸道进入人体,经消化道吸收量少,不易经皮肤吸收,但汞盐和有机汞易经消化道吸收,含汞的中药制剂治疗皮肤病时极易通过破损皮肤进入人体;吸收入血后,被氧化成汞离子,最初分布于红细胞及血浆中,然后迅速分布于全身;初期在肝,随后渐向肾集中。在体内汞可诱导生成富含巯基的金属硫蛋白;汞蒸气易通过血脑屏障,并在脑中长期蓄积。汞也易通过胎盘进入胎儿体内。汞主要经肾随尿排出。汞中毒的确切机制尚不清楚。目前认为与汞与巯基(—SH)结合,改变蛋白质的结构和功能有关,但汞与—SH的结合并不能完全解释汞中毒作用的特点。

(3) 临床表现

1) 急性中毒:起病较急,出现发热、头晕、头痛及震颤等症状,主要引起化学性肺炎、中毒性肾损伤和口腔-牙龈炎。轻度中毒可出现口腔-牙龈炎或急性支气管炎。中度中毒可出现间质性肺炎或明显的蛋白尿。重度中毒可出现肾衰竭或中、重度中毒性脑病。

2）慢性中毒：早期表现为精神-神经症状，随着病情的发展可出现易兴奋征、口腔-牙龈炎和震颤三联征。

（4）诊断：根据我国《职业性汞中毒诊断标准》（GBZ 89—2007）进行诊断。

（5）处理原则

1）急性中毒：迅速脱离现场，更换污染衣服，静卧，保暖。驱汞治疗，常用二巯基丙磺酸钠和二巯基丁二酸钠。采用对症及支持治疗。口服汞盐者不应洗胃，需尽快口服蛋清、牛奶或豆浆，以使汞离子与蛋白质结合，保护被腐蚀的胃壁。

2）慢性中毒：驱汞治疗，药物主要为巯基络合剂。采用对症及支持治疗。

（二）有机溶剂中毒

1. **概述**　有机溶剂已有 3 万余种，用途广泛。近年来我国有机溶剂中毒事件占职业中毒的比例明显增长，已成为引发职业中毒的重要因素。

有机溶剂常温下呈液态，易挥发，主要以吸入方式进入人体，也易经皮肤吸收。吸收后主要分布于富含脂质与类脂质的组织器官中，易透过血脑屏障，故急性中毒时均有明显的中枢神经系统的麻醉作用。有机溶剂在体内的代谢程度各异，代谢对有机溶剂的毒性有重要影响，部分有机溶剂的毒性作用是由其代谢产物所致。多数有机溶剂的生物半衰期较短，一般从数分钟至数日。

有机溶剂的毒性作用共同特点是对皮肤、呼吸道黏膜、眼结膜等有一定的刺激作用，吸入高浓度有机溶剂可出现中枢神经系统的抑制作用，严重者可致中毒性脑病。有机溶剂往往存在特殊的健康损害效应，如正己烷引起周围神经损伤、醛类引起呼吸系统损伤、四氯化碳引起肝肾损伤、三氯乙烯引起药疹样皮炎和多脏器损伤、苯引起造血系统损伤甚至白血病等。

2. **苯中毒**　苯（benzene，C_6H_6）常温下为芳香气味的无色油状液体，沸点 80.1℃，易挥发，蒸气比重 2.77，微溶于水，易溶于有机溶剂。

（1）接触机会：苯的生产过程。苯用途十分广泛，可作为原料合成有机化合物，作为溶剂、萃取剂和稀释剂，用作燃料等。

（2）毒理：主要以苯蒸气形式经呼吸道进入人体，经皮肤吸收少。进入体内的苯，50% 左右以原形随呼气排出，10% 储存于富含脂质和类脂质的组织中，40% 在肝微粒体细胞色素 P450 酶作用下氧化为环氧化苯，并进一步羟化形成氢醌或邻苯二酚。苯的酚类代谢产物可与硫酸根或葡糖醛酸结合随尿排出。苯属中等毒性，急性毒性主要表现为中枢神经系统的麻醉作用，慢性毒性作用则主要损害造血系统，但其发病机制尚未清楚。

（3）临床表现

1）急性中毒：主要表现为中枢神经系统的麻醉症状。呼气苯、血苯、尿酚含量增高。

2）慢性中毒：主要损伤造血系统，最早和最常见的血常规异常表现是外周血中白细胞计数的持续减少，随后可发生血小板减少。轻度中毒可有精神-神经症状、易感染而发热和/或有出血倾向等。重度中毒可出现全血细胞减少征、再生障碍性贫血、骨髓增生异常综合征或白血病。苯所致白血病有多种类型，以急性粒细胞性白血病较多见。

（4）诊断：根据我国《职业性苯中毒诊断标准》（GBZ 68—2022）进行诊断。

（5）治疗：急性中毒时，应迅速将病人移至空气新鲜处，立即更换被污染的衣服，用肥皂水清洗被污染的皮肤，并注意保暖。可静脉注射葡糖醛酸和维生素 C，忌用肾上腺素。病情恢复后，轻度中毒恢复原工作，重度中毒原则上调离原工作。慢性中毒时，无特殊解毒药，治疗重点是恢复受损的造血功能，并给予对症治疗。一经诊断，即应调离接触苯及其他有毒物质的工作。

（三）苯的氨基和硝基化合物中毒

苯或其同系物苯环上的氢原子被一个或几个氨基（—NH_2）或硝基（—NO_2）取代生成的芳香族氨

基或硝基化合物,称为苯的氨基和硝基化合物。常见的有苯胺、联苯胺,以及硝基苯、三硝基甲苯(TNT)等。

1. **理化特性** 苯的氨基和硝基化合物多为液体或固体,沸点高,挥发性低,难溶或不溶于水,易溶于脂肪和有机溶剂。

2. **接触机会** 在油漆、印刷、制药、香料、染料、农药、炸药、橡胶、塑料、合成树脂、合成纤维、油墨等工业中均可接触到此类化合物。

3. **毒理** 苯的氨基和硝基化合物易经完整皮肤吸收,气温较高及皮肤出汗时吸收更迅速,生产过程中皮肤污染是引起中毒的主要原因。生产环境中,部分化合物以粉尘或蒸气形态存在,可经呼吸道吸收,经消化道吸收的职业卫生意义不大。其进入体内后主要在肝代谢,经氧化还原代谢后,转化为水溶性代谢产物,随尿排出,毒性作用有以下共同特点:

(1) 血液损害:形成高铁血红蛋白,使血红蛋白失去携氧能力,表现出化学性发绀,严重者可窒息死亡;消耗大量还原性物质,使红细胞膜失去保护,容易发生破裂而产生溶血;使珠蛋白巯基变性形成变性珠蛋白小体,即海因茨小体(Heinz body)。

(2) 肝毒性:可直接损伤肝细胞,引起中毒性肝病。严重溶血时,大量红细胞分解产物沉积于肝也可引起继发性肝损害。

(3) 泌尿系统损害:某些苯的氨基和硝基化合物可直接或者间接作用于肾,引起肾实质性的损害,出现蛋白尿、血尿、少尿,甚至尿闭等,如邻硝基乙苯;也可继发于大量溶血后,5-氯-邻甲苯胺可引起出血性膀胱炎。

(4) 皮肤黏膜损害及致敏作用:有些化合物对皮肤有刺激和致敏作用,引起接触性皮炎和过敏性皮炎。过敏体质者接触对苯二胺、二硝基氯苯可出现支气管哮喘。

(5) 晶体损害:TNT、二硝基酚等,可使晶状体发生混浊,甚至发展为中毒性白内障。中毒性白内障是 TNT 中毒早期、特征性的体征。

(6) 致癌作用:目前公认能引起职业性膀胱癌的主要毒物为联苯胺、β-萘胺等。联苯胺所致膀胱癌是我国法定的职业肿瘤。

4. **诊断及处理原则** 急性中毒的诊断及分级参见《职业性急性苯的氨基、硝基化合物中毒的诊断》(GBZ 30—2015)。处理原则如下:

(1) 迅速脱离现场,立即脱去污染的衣物,用大量肥皂水或清水彻底清洗污染皮肤。吸氧,镇静,休息。

(2) 高铁血红蛋白血症处理:给予小剂量(1~2mg/kg)亚甲蓝,并辅以维生素 C 等治疗。轻度中毒可仅用葡萄糖、维生素 C 及对症治疗。

(3) 溶血性贫血治疗:采取碱化尿液的方法,早期应用糖皮质激素,注意保护肾功能。严重者可采用置换血浆疗法和血液净化疗法。

(4) 中毒性肝损害的处理:除给予高糖、高蛋白、低脂肪、富维生素饮食外,应积极采取护肝治疗。

(5) 化学性膀胱炎处理:应多饮水,碱化尿液,给予糖皮质激素,防治继发感染。

(四)刺激性气体中毒

刺激性气体(irritant gases)指对眼、呼吸道黏膜及皮肤具有刺激作用,引起机体以急性炎症、肺水肿为主要病理改变的一类气态物质,包括常态下的气体,以及通过蒸发、升华或挥发而形成蒸气或气体的液体和固体物质。其多具有腐蚀性,常因不遵守操作规程或设备、管道被腐蚀而发生跑、冒、滴、漏而污染作业环境,造成急性中毒。刺激性气体种类较多,常见的有氯气、氨气、光气、氮氧化物、氟化氢、二氧化硫及三氧化硫等。

1. **毒理** 刺激性气体损害作用以局部为主,共同特点是引起眼、呼吸道黏膜及皮肤不同程度的炎性反应,刺激作用过强时可引起喉头水肿、肺水肿、全身反应。病变程度取决于吸入气体的浓度和持续接触时间。病变部位和临床表现与其水溶性有关。水溶性小的易进入呼吸道深部对肺组织产生刺激和腐蚀,常引起化学性肺炎或肺水肿。化学性肺水肿是刺激性气体所致最严重的危害和常见职业病急症之一,是肺微血管通透性增加和肺部水运行失衡导致的肺间质和肺泡过量水分淤滞。

2. 临床表现

(1)急性刺激作用:眼和上呼吸道刺激性炎症,如流泪、畏光、结膜充血、流涕、喷嚏、咽疼、咽部充血、呛咳、胸闷等。吸入较高浓度的刺激性气体可引起中毒性咽喉炎、气管炎、支气管炎和肺炎。吸入高浓度的刺激性气体可引起喉头痉挛或水肿,严重者可窒息死亡。

(2)中毒性肺水肿(toxic pulmonary edema):临床过程可分为四期。

1)刺激期:吸入刺激性气体后短时间内出现呛咳、胸闷、胸痛及全身症状。如果吸入的刺激性气体水溶性低,该期症状并不突出。

2)潜伏期:刺激期后,病人自觉症状减轻或消失,但潜在病变仍在继续发展,实属假象期。潜伏期的长短主要取决于毒物的溶解度和浓度,一般为2~12h,少数可达24~48h。此期虽然症状不多,但在防止或减轻肺水肿发生,以及病情的特归上是非常重要的窗口期。

3)肺水肿期:潜伏期后症状突然加重,表现为剧咳、吐粉红色泡沫痰、气促、呼吸困难、烦躁不安。查体可见明显发绀,两肺湿啰音。病情在24h内变化最剧烈,若控制不及时,可发展成急性呼吸窘迫综合征和低氧血症。

4)恢复期:经正确治疗后3~5d症状即减轻,体征逐步消失,7~15d可基本恢复,多无后遗症。

(3)急性呼吸窘迫综合征(acute respiratory distress syndrome,ARDS):是以进行性呼吸困难和顽固性低氧血症为临床特征的急性呼吸衰竭综合征,是急性肺损伤发展到后期的典型表现,起病急骤,发展迅猛,预后差,死亡率可高达50%。

(4)慢性影响:长期接触低浓度刺激性气体,可引起慢性结膜炎、鼻炎、咽炎、慢性支气管炎、牙齿酸蚀症、支气管哮喘、肺气肿等。急性氯气中毒后可遗留慢性喘息性支气管炎。氯气、甲苯二异氰酸酯等还具有致敏作用。

3. 诊断 参见《职业性急性化学物中毒性呼吸系统疾病诊断标准》(GBZ 73—2009)。

4. 急救与治疗 刺激性气体急性中毒最严重的危害是肺水肿和ARDS,其病情急、变化快,因此积极防治肺水肿和ARDS是抢救刺激性气体中毒的关键。

(1)现场急救:迅速脱离有毒作业场所,并对病情作出初步估计和诊断。病人应迅速移至通风良好的地方,脱去被污染的衣物,注意保暖。处理灼伤及预防肺水肿:用水彻底冲洗污染处及双眼,吸氧、静卧、保持安静。对出现肺水肿、呼吸困难或呼吸停止的病人,应尽快给氧,进行人工呼吸,心脏停搏者可给予心脏按压,有条件的可给予支气管扩张剂与激素。凡中毒严重者采取了上述抢救措施后,应及时送往医院抢救。

(2)治疗原则

1)刺激性呼吸道或肺部炎症:给予止咳、化痰、解痉剂,恰当地予抗菌能力。急性吸入或碱性气体吸入后,应及时吸入不同的中和剂。

2)中毒性肺水肿与ARDS:①迅速纠正缺氧,合理氧疗。②应尽早、足量、短期应用肾上腺皮质激素。③合理限制静脉补液量,保持体液负平衡。④保持呼吸道通畅,改善和维持通气功能。适当加入支气管解痉药,改善微循环。必要时行气管切开、吸痰。

3)积极预防与治疗并发症。

(五)窒息性气体中毒

窒息性气体(asphyxiating gas)指被机体吸入后引起氧的供给、摄取、运输和利用发生障碍,使全身组织细胞得不到或不能利用氧,而导致组织细胞缺氧窒息的一类有害气体的总称。根据作用机制可分为单纯窒息性气体和化学窒息性气体。

单纯窒息性气体指一类本身毒性很低或属惰性的气体,它们的存在导致空气中氧含量降低,引起肺内氧分压下降和动脉血氧分压降低,导致机体缺氧和窒息,如氮气、甲烷和二氧化碳等。

Note:

化学窒息性气体指可与血液或组织中某些分子发生化学作用,使血液携氧功能和/或组织利用氧能力发生障碍,导致组织缺氧,和/或引起细胞内窒息的气体,如一氧化碳、氰化物和硫化氢等。

窒息性气体中毒常发生于局限空间作业场所。中毒后机体可表现为多个系统受损,但由于脑组织对缺氧非常敏感,因此中枢神经系统受损最为突出。

1. 一氧化碳中毒　一氧化碳(carbon monoxide,CO)为无色、无味、无刺激性的气体,比重 0.967,微溶于水,易溶于氨水。

(1) 接触机会:含碳物质的不完全燃烧均可产生 CO,如冶金工业中的炼焦、炼钢和炼铁、各种锅炉等。

(2) 毒理:CO 主要经呼吸道进入体内,血液中 CO 与血红蛋白(Hb)结合,形成碳氧血红蛋白(HbCO),失去携氧能力。HbCO 还影响 HbO_2 的解离,导致低氧血症,引起组织缺氧。

(3) 临床表现

1) 急性中毒:轻度中毒可出现剧烈头痛、头昏、四肢无力、恶心、呕吐,或者轻、中度意识障碍,但无昏迷,HbCO 浓度>10%。中度中毒可有意识障碍,并出现浅至中度昏迷,HbCO 浓度>30%。重度中毒可出现严重的意识障碍,伴脑水肿、休克或严重的心肌损害、肺水肿、呼吸衰竭等,HbCO 浓度>50%。

2) 迟发性脑病:部分病人在急性中毒意识障碍恢复后,经 2~60d 的假愈期,突然出现精神障碍、意识障碍、锥体外系神经障碍、锥体系神经损害、大脑皮层局灶性功能障碍。

(4) 诊断:依《职业性急性一氧化碳中毒诊断标准》(GBZ 23—2002)诊断。

(5) 治疗:迅速将病人移至空气新鲜处,松开衣领,注意保暖,密切观察病人的意识状态。轻度中毒者,可不必给予特殊治疗。中度中毒者可给予对症治疗或吸氧。重度中毒者,如呼吸停止,立即施行人工呼吸。有自主呼吸者应给予常压口罩吸氧,有条件时行高压氧治疗。重度中毒者还应积极防治脑水肿,预防迟发脑病。出现迟发脑病时,可给予高压氧、糖皮质激素、血管扩张剂或抗震颤麻痹药物,以及其他对症与支持治疗。

2. 氰化氢中毒　氰化氢(hydrogen cyanide,HCN)为无色、有苦杏仁味的气体,比重 0.94,易溶于水及有机溶剂,其水溶液为氢氰酸。

(1) 接触机会:电镀业,如镀铜、镀铬、镀镍等;冶金工业,用氰化法从矿石中提炼金、银等;化学工业,作为合成乙腈、丙烯腈、正丁腈的原料。

(2) 毒理:主要经呼吸道进入人体,高浓度氢氰酸液体可经皮肤吸收,在体内迅速解离出氰离子(CN^-),在硫氰酸酶作用下 CN^- 与硫结合形成硫氰酸盐随尿排出。CN^- 可迅速与线粒体内氧化型细胞色素氧化酶的 Fe^{3+} 结合导致呼吸链中断,细胞不能利用氧,引起细胞内窒息。

(3) 临床表现

1) 急性中毒:吸入高浓度 HCN 可突然昏倒,呼吸停止,发生电击样死亡。吸入较低浓度 HCN 致中毒的临床过程分成四期:①前驱期,表现为眼及上呼吸道黏膜的刺激症状,继而可有恶心、呕吐及震颤等,皮肤和黏膜红润。②呼吸困难期,出现呼吸困难、脉快,病人两侧瞳孔先缩小后扩大,神志迅速模糊、昏迷。此时,血液为氧所饱和,但不能被细胞利用,故皮肤和黏膜呈鲜红色,逐渐转为发绀。③痉挛期,出现强直性、阵发性惊厥,甚至角弓反张、大小便失禁、意识丧失。④麻痹期,全身肌肉松弛,反射消失,呼吸浅慢,最后因呼吸、心跳停止而死亡。

2) 慢性影响:长期接触低浓度 HCN 可引起眼及上呼吸道的慢性炎症,以及类神经征。

(4) 诊断:依《职业性急性氰化物中毒诊断标准》(GBZ 209—2008)诊断。

(5) 治疗:HCN 中毒的病情发展迅速,抢救应分秒必争,迅速应用解毒剂。

1) 现场处理:迅速将病人从中毒现场移至空气新鲜处。彻底清洗被污染的皮肤,更换被污染的衣服,同时尽快给予解毒剂。

2) 解毒治疗:①亚硝酸钠-硫代硫酸钠疗法。立即让病人吸入亚硝酸异戊酯或静脉缓慢注射3%

Note:

亚硝酸钠,随即用同一针头缓慢静脉注射 25%~50% 硫代硫酸钠。治疗时应密切观察血压。②4-二甲基氨基苯酚(4-DMAP)的应用。4-DMAP 为新型高铁血红蛋白形成剂,用于替代亚硝酸钠。4-DMAP 生成高铁血红蛋白的速度比亚硝酸钠快,但其对平滑肌无扩张作用,不引起血压下降。

3. 硫化氢中毒 硫化氢(hydrogen sulfide,H_2S)是一种有臭鸡蛋味、可燃性的无色气体。相对密度 1.19,易溶于水生成氢硫酸,亦溶于乙醇、汽油等。

(1) 接触机会:含硫矿石冶炼和石油开采、提炼及使用;生产和使用硫化染料;生产人造纤维、合成橡胶;造纸、制糖、皮革加工等原料腐败产生;下水道疏通、垃圾清理、污水处理、酱菜生产等有机质腐败产生。

(2) 毒理:主要经呼吸道吸收,皮肤也可吸收小部分。进入体内的 H_2S 一部分以原形由呼气排出;一部分迅速氧化成硫化物、硫代硫酸盐或硫酸盐,由尿排出,在体内无蓄积。H_2S 为剧毒气体,所致全身毒性作用表现为以中枢神经为主的多脏器损伤,主要因其与细胞色素氧化酶中 Fe^{3+} 结合,导致细胞内窒息。H_2S 引起局部刺激主要因其与黏膜表面钠作用生成 Na_2S。

(3) 临床表现及诊断

1) 急性中毒:H_2S 有刺激作用、窒息作用和神经毒作用,按病情发展程度分为轻度中毒、中度中毒和重度中毒。接触极高浓度 H_2S,可发生电击样死亡。

H_2S 急性中毒的诊断见《职业性急性硫化氢中毒诊断标准》(GBZ 31—2002)。

2) 慢性危害:长期接触低浓度 H_2S 可引起眼及呼吸道慢性炎症。全身症状可有类神经征、自主神经功能紊乱,也可损害周围神经。

(4) 急救与治疗:①现场急救。迅速脱离现场、移至空气新鲜处,保持呼吸道通畅。②氧疗。及时吸氧,昏迷者宜立即高压氧治疗,纠正脑及重要器官缺氧。③防治肺水肿和脑水肿。早期、足量、短时间应用肾上腺糖皮质激素。④复苏治疗。对呼吸、心脏停搏者,立即进行心肺复苏,做人工呼吸,吸氧,注射强心剂和兴奋剂,待呼吸、心跳恢复后,尽快高压氧疗。⑤对症及支持疗法。预防感染,维持水电解质平衡,给予营养支持药物,防治休克,防治多器官衰竭。

(六) 农药中毒

农药(pesticides)是一类特别的化学品,既能防治农林病虫害,也会对人兽产生危害。农药品种繁多,目前全球已登记的农药有效成分有千余种,其分类方法也有多种。农药对健康的影响,包括急性中毒和慢性危害。职业性农药中毒多发生于农药生产和施用的人群。生活性农药中毒也常见。长期低水平接触农药,可造成机体慢性危害,产生生殖发育毒性、遗传毒性、致癌、免疫功能损伤等远期效应。

有机磷酸酯类农药(organophosphate pesticides,OP)是我国目前生产和使用量最大的一类农药,也是混合制剂农药的主要有效成分。品种较多,多数为广谱、高效、低残留的杀虫剂。除敌百虫外,有机磷农药工业品多为淡黄色或棕色油状液体,有大蒜样臭味,微溶于水,易溶于有机溶剂,遇碱易分解。敌百虫为白色粉末状结晶,易溶于水,碱性条件下可生成毒性较大的敌敌畏。常温下,有机磷农药的蒸气压都较低,可以蒸气形式逸出。

1. 毒理 有机磷农药可经消化道、呼吸道,以及完整的皮肤和黏膜吸收,经皮吸收是职业中毒的主要途径。吸收后的有机磷农药迅速分布全身,以肝含量最高。可通过血-脑屏障,部分品种还能通过胎盘屏障,脂溶性高的能储存于脂肪组织。在体内有氧化和水解两种代谢方式,通常氧化产物毒性增强,而水解产物毒性降低。在体内一般能被迅速代谢转化,无明显蓄积,产物主要随尿排出。毒性作用机制主要是抑制胆碱酯酶活性,使其失去水解乙酰胆碱能力,导致神经突触乙酰胆碱的聚集。

2. 临床表现

(1) 急性中毒:①毒蕈碱样症状,恶心、呕吐、腹痛、腹泻、流涎、多汗、视物模糊、瞳孔缩小、呼吸道分泌物增多、支气管痉挛等,严重者出现肺水肿、大小便失禁等,通常为首发症状。②烟碱样症状,全身紧束感、动作不灵活、胸部压迫感、肌束震颤、语言不清、心跳和血压升高,严重者可出现呼吸肌麻痹。③中枢神经系统症状,头昏、头痛、乏力、烦躁不安、共济失调、语言障碍。重度中毒可出现昏迷、抽搐及脑水肿,甚至因呼吸中枢或呼吸肌麻痹而危及生命。少数中毒者在急性中毒恢复后,经4~45d潜伏期,可出现迟发性神经病变症状。也有少数重症病人在急性中毒症状消失后,出现中间肌无力综合征,其症状可持续4~18d。

(2)慢性中毒:见于长期低水平接触有机磷农药的职业人群,主要临床表现为胆碱酯酶活力明显降低,但症状较轻,以中毒性类神经征为主,部分病人有毒蕈碱样症状,少数病人可出现视觉、神经-肌电图等改变。

3. 诊断　急性中毒诊断见《职业性急性有机磷杀虫剂中毒诊断标准》(GBZ 8—2002)。

4. 急救与治疗　有机磷农药中毒病死率高,重度中毒者在抢救早期可因肺水肿、脑水肿及呼吸循环衰竭而死亡。

(1)清除毒物:立即将病人脱离现场,脱去污染衣服,用肥皂水或5% $NaHCO_3$溶液(敌百虫除外)、清水(忌用热水)彻底清洗。口服中毒者,用温水或2% $NaHCO_3$溶液(敌百虫忌用)彻底洗胃。

(2)解毒治疗:在清除毒物的同时,迅速给予解毒药物。①乙酰胆碱拮抗剂:早期、足量、反复给予阿托品治疗。②胆碱酯酶复能剂:中、重度有机磷农药中毒者,需联合使用阿托品和胆碱酯酶复能剂,常用的有解磷定和氯磷定。

(3)对症治疗处理原则:注意保持呼吸道畅通。出现呼吸衰竭时,应立即施用机械通气。积极防治并发症。

二、生产性粉尘与职业性肺部疾病

(一)生产性粉尘

生产性粉尘(productive dust)指在生产活动中产生的、能够较长时间飘浮于生产环境中的固体颗粒物,是污染作业环境、损害劳动者健康的重要职业性有害因素,可引起尘肺等多种职业性肺部疾病。

1. 来源　工农业生产过程都可产生粉尘,如矿山开采、隧道开凿、筑路及固体物质的破碎和机械加工等,水泥、玻璃、陶瓷、机械制造、化学工业等生产中的粉状物的配料、混合、过筛、包装、运转等,纳米材料的制备与生产,皮毛及纺织业的原料处理,金属熔炼、焊接、切割、可燃物的不完全燃烧等。

2. 分类

(1)无机粉尘(inorganic dust):矿物性粉尘,如石英、石棉、滑石、煤等;金属性粉尘,如铅、锰等及其化合物;人工无机粉尘,如水泥、玻璃纤维等。

(2)有机粉尘(organic dust):动物性粉尘,如皮毛、羽绒、丝等;植物性粉尘,如棉、麻、谷物等;人工有机粉尘,如合成染料、合成树脂等。

(3)混合性粉尘(mixed dust):生产环境中粉尘常以两种以上的混合形式存在。

3. 生产性粉尘的特性与卫生学意义　理化性质决定粉尘的危害性质,而浓度和接触时间决定粉尘的危害程度。

(1)化学组成:不同化学成分的粉尘对机体的损伤作用各异,可致纤维化、中毒、过敏或刺激等不同损伤。

(2)分散度:粉尘颗粒大小的组成,以粉尘粒径大小的数量或质量组成百分比来表示,前者称为粒子分散度,后者称为质量分散度。粉尘颗粒越小,分散度越大。分散度影响粉尘在空气中的悬浮时间、生物活性及在呼吸道中的阻留部位和阻留率。分散度越高,粉尘在空气中的稳定性越好,悬浮时间越长,被吸入的机会就越大。粒径小于5μm的粉尘可达到呼吸道深部和肺泡,称为呼吸性粉尘(respirable dust)。

(3)浓度与接尘时间:作业场所粉尘浓度、接尘时间决定肺内粉尘蓄积量。

(4)其他:粉尘的密度、形状、硬度、溶解度、荷电性及爆炸性等有一定的卫生学意义。

4. 生产性粉尘在体内的转归　粉尘粒子随气流进入呼吸道后,通过撞击、截留、重力沉积或静电

Note:

沉积、布朗运动而沉降。人体呼吸系统通过鼻腔、喉、气管支气管树的阻留作用,呼吸道黏液-纤毛系统的排出作用,肺泡巨噬细胞的吞噬作用使进入呼吸道的粉尘绝大部分在24h内被排出。通常情况下,进入呼吸道粉尘的97%~99%最终被清除,只有1%~3%会沉积在体内。若长期吸入粉尘,则削弱各种清除功能,肺内粉尘过量沉积而致肺组织发生病理性改变。

5. 生产性粉尘对健康的影响 所有粉尘对身体都是有害的,不同特性的粉尘可引起机体不同部位和程度的损害。

(1) 对呼吸系统的影响:可引发尘肺、粉尘沉着症、呼吸道炎症和呼吸系统肿瘤等疾病。①尘肺(pneumoconiosis),是长期吸入生产性粉尘引起的以肺组织弥漫性纤维化为主的全身性疾病。尘肺是职业性疾病中影响最广、危害最严重的一类疾病。病理特征是肺内有粉尘阻留并伴胶原纤维增生,肺泡结构永久性破坏。我国2013年公布的《职业病分类和目录》中共列入13种尘肺,即硅沉着病(曾称为矽肺)、煤工尘肺、石墨尘肺、炭黑尘肺、石棉肺、滑石尘肺、水泥尘肺、云母尘肺、陶工尘肺、铝尘肺、电焊工尘肺和铸工尘肺。②粉尘沉着症,吸入某些金属,如锡、铁、锑、钡等粉尘,沉积于肺部可引起一般性异物反应,并继发轻微肺间质非胶原型纤维增生,但肺泡结构保留,脱离接尘作业后,病变并不进展甚至会逐渐减轻,X线阴影可逐渐消失。③有机粉尘所致肺部病变,吸入棉、亚麻等粉尘可引起棉尘病。吸入带有霉菌孢子的植物性粉尘,或者被细菌或血清蛋白污染的有机粉尘可引起过敏性肺炎。④其他呼吸系统疾病,如粉尘性支气管炎、肺炎、支气管哮喘等。

(2) 局部作用:尘粒可对呼吸道黏膜和皮肤产生局部刺激作用,引起鼻炎、咽炎、气管炎、光感性皮炎等。

(3) 急、慢性中毒:吸入铅、锰、砷等粉尘,可致中毒。

(4) 致癌作用:吸入游离二氧化硅、石棉、放射性无机盐、镍、铬酸盐尘等可致呼吸和其他系统肿瘤。

知 识 链 接

我国尘肺综合性预防的八字方针

尘肺病作为我国职业病之首,防控形势严峻。控制尘肺的关键在于预防,中华人民共和国成立以来,我国在尘肺防控中做了大量工作,并总结出"革、水、密、风、护、管、教、查"尘肺综合性预防的八字方针。其具体指:①革,指改革生产工艺和革新生产设备,是消除粉尘危害的根本途径。②水,即湿式作业,可降低环境粉尘浓度。③密,密闭尘源。④风,加强通风及抽风除尘。⑤护,即个人防护。⑥管,经常性地维修防尘设备和落实防尘管理制度。⑦教,加强宣传教育。⑧查,包括粉尘作业环境空气中粉尘浓度监测和职业人群的定期健康检查。

(二) 硅沉着病

硅沉着病(silicosis)是因长期吸入游离二氧化硅含量较高的粉尘而引起的以肺组织弥漫性纤维化为主的全身性疾病。硅沉着病是尘肺中危害最严重的一种,在我国硅沉着病病例占尘肺总病例的40%左右。

1. 硅尘作业 游离二氧化硅在自然界中分布很广,约95%的矿石中含有游离二氧化硅。常将接触含10%以上游离二氧化硅粉尘的作业称为硅尘作业。常见硅尘作业有各种矿山开采、筑路、水利工程等爆破,玻璃、陶瓷、耐火材料等原料破碎、研磨、筛分等,铸造工序的砂型调制、清砂和喷砂等作业。

2. 影响硅沉着病发病的因素 硅沉着病的发病与粉尘中游离二氧化硅含量、类型、粉尘浓度、分散度、接尘工龄、防护措施及接尘者个体因素等有关。粉尘中游离二氧化硅含量越高,硅沉着病的发病时间就越短,病情也越严重。不同类型二氧化硅的致纤维化能力各异。空气中粉尘浓度越高,分散度越大,接尘工龄越长,防护措施越差,吸入并蓄积在肺内的粉尘量就越大,越易发生硅沉着病。

Note:

硅沉着病发病一般比较缓慢,接触低浓度游离二氧化硅粉尘多在 15~20 年后发病。少数由于持续吸入高浓度、高游离二氧化硅含量粉尘,经 1~2 年即发病者,称为速发型硅沉着病(acute silicosis)。有些接尘者,虽然接触较高浓度硅尘,但脱离硅尘作业时 X 线胸片未发现明显异常,或者发现异常但尚不能诊断为硅沉着病,在脱离接尘作业若干年后被诊断为硅沉着病,称为晚发型硅沉着病(delayed silicosis)。

3. 发病机制　硅沉着病的发病机制十分复杂,尚未完全阐明。迄今,提出了多种假说,如机械刺激学说、化学中毒学说、硅酸聚合学说、表面活性学说及免疫学说等,但均不能完全解释硅沉着病的发病过程。

4. 病理改变　硅沉着病的基本病理改变是弥漫性肺间质纤维化和硅结节形成。硅结节是硅沉着病的特征性病理改变。硅沉着病病理形态分为结节型、弥漫性间质纤维化型、硅性蛋白沉积型和团块型四种类型,以结节型和弥漫性间质纤维化型常见,晚期可发展为进行性大块纤维化型(团块型),短期内接触高浓度、高分散度的游离二氧化硅粉尘的年轻工人可表现为硅性蛋白沉积型。

5. 临床表现与诊断

(1)症状和体征:肺的代偿功能较强,即使 X 线胸片已呈现显著的硅沉着病影像改变,病人也可在相当长的时间内无明显自觉症状。随着病情进展,特别是有合并症时,可出现胸痛、胸闷、气短、咳嗽、咳痰和心悸等症状和体征,无特异性。

(2)X 线胸片表现:硅沉着病 X 线影像是硅沉着病病理改变在 X 线胸片上的反映,可表现为圆形小阴影、不规则形小阴影和大阴影。X 线胸片不仅是硅沉着病诊断依据,也是判断硅沉着病病情进展和评价硅沉着病治疗效果的依据。此外,肺门变化、肺气肿、肺纹理和胸膜变化等对硅沉着病诊断也有参考价值。

(3)肺功能改变:硅沉着病早期即有肺功能损害,但由于肺代偿能力强,临床肺功能检测多正常。但随着肺组织纤维化加重,可出现肺活量及肺总量降低,以混合性通气功能障碍多见。

(4)并发症:硅沉着病常见的并发症有肺结核、肺部感染、肺心病及自发性气胸等,其中最为常见和危害最大的是肺结核。

(5)诊断:依据《职业性尘肺病的诊断》(GBZ 70—2015)进行。

(6)治疗与处理:确诊后应及时调离接尘岗位。根据病情进行综合治疗,积极预防和治疗肺结核及其他并发症,减轻临床症状、延缓病情进展、延长病人寿命、提高生活质量。目前尚无有效根治办法,临床上使用的药物有柠檬酸铝、汉防己碱、哌喹等,但疗效有待进一步观察和评估。大容量肺泡灌洗术是目前治疗尘肺的一种探索性方法,肺泡灌洗可排出一定数量的沉积于呼吸道和肺泡中的粉尘,缓解病人的临床症状,一定程度上延缓尘肺的进展,但存在术中及术后并发症,有一定治疗风险,远期疗效也有待研究。

(三)煤工尘肺

煤工尘肺是煤矿粉尘作业工人所患尘肺的总称,占我国尘肺总例数的 40% 左右,仅次于硅沉着病。按接触煤尘、煤硅尘和硅尘可分为煤肺、煤硅沉着病和硅沉着病三种类型。发病情况因开采方式和煤种的不同有很大差异。

1. 病理改变　因吸入的硅尘与煤尘的比例不同而不同,有煤斑、灶周肺气肿、煤硅结节、弥漫性纤维化和大块纤维化等。煤斑又称为煤尘灶,是煤工尘肺最常见的原发性特征性病变,也是病理诊断的基础指标。灶周肺气肿有局限性肺气肿和小叶中心性肺气肿两种。大块纤维化是晚期煤工尘肺表现之一。

2. 临床表现　病人早期一般无症状,当病变进展特别是发展为大块纤维化或合并感染时,才会出现呼吸系统症状和体征。X 线胸片上主要表现为圆形小阴影、不规则形阴影和大阴影。煤工尘肺的肺气肿明显,多为弥漫性、局限性和泡性肺气肿。泡性肺气肿表现为所谓白圈黑点影像,晚期可见到肺大疱。

Note:

煤工尘肺的诊断、治疗同硅沉着病。

（四）石棉肺

石棉肺是生产过程中长期吸入石棉粉尘而引起的以肺部弥漫性纤维化改变为主的全身性疾病。石棉肺是硅酸盐尘肺中最常见且危害最严重的一种。

1. 病理改变　主要是肺间质弥漫性纤维化。胸膜增厚和胸膜斑是石棉肺主要病理特征之一。石棉肺组织切片中可见长 $10\sim300\mu m$，粗 $1\sim5\mu m$ 的石棉小体。

2. 临床表现　自觉症状出现较硅沉着病早，主要表现为咳嗽和呼吸困难。并发肺癌或恶性胸膜间皮瘤者，可出现持续性胸痛。石棉肺特征性体征是双侧下肺区在吸气期间可闻及捻发音。石棉肺病人肺功能改变出现较早，在 X 线胸片尚未显示石棉肺影像之前，肺活量即开始降低。X 线胸片表现主要为不规则小阴影和胸膜改变。不规则小阴影也是石棉肺诊断主要依据。晚期石棉肺可形成蓬发状心影，是三期石棉肺主要诊断依据之一。

石棉肺的诊断、治疗与处理同硅沉着病。

三、物理因素及其对健康的影响

（一）高温作业与中暑

1. 高温作业　指有高气温，或者强烈的热辐射，或者伴有高气湿相结合的异常气象条件，湿球黑球温度（wet-bulb globe temperature，WBGT）指数超过规定限值的作业。高温作业分为三类。①干热作业：特点是气温高、热辐射强度大，但相对湿度较低，如炼钢、炼焦等冶金行业，机械制造业的铸造、锻造和热处理，玻璃和陶瓷工业的炉窑等。②湿热作业：特点是高温、高湿，但热辐射强度不大，如印染、缫丝、造纸等工业。③夏季露天作业：气温高、太阳辐射强度大，可能存在被加热地面和物体所致的二次热辐射，如夏季的室外农业劳动、建筑和搬运等。

2. 中暑　指高温环境下，机体因热平衡和/或水盐代谢紊乱等引起的一种以中枢神经系统和/或心血管系统障碍为主要表现的急性热致疾病。

（1）发病机制与临床表现：分为热射病、热痉挛和热衰竭三种临床类型。

1）热射病（heat stroke）：含日射病，是人体在高温环境下散热途径受阻，体温调节机制紊乱，体内蓄热所致的疾病。发病突然，体温急剧升高，可达 40℃ 以上。早期大量出汗，继之无汗，可有不同程度意识障碍、脉搏快而无力、呼吸表浅等症状。如抢救不及时，可因循环、呼吸衰竭而死亡，病死率可达 20%。

2）热痉挛（heat cramp）：人体大量出汗造成钠、氯、钾等离子的严重丢失，导致体内水和电解质平衡的紊乱，引起神经肌肉产生自发性冲动，出现肌肉痉挛。临床表现为四肢和腹部肌肉的痉挛，好发于活动较多的部位，尤以腓肠肌多见，病人意识清楚，体温多正常。

3）热衰竭（heat exhaustion）：又称为中暑虚脱，是一种较轻的热致疾病，是机体因过度脱水及电解质丢失的一种反应。其发病也与心血管功能失代偿，导致脑部暂时血供减少等有关。临床表现为疲倦、极度虚弱、恶心、头疼、眩晕、皮肤湿冷、面色苍白、血压下降及脉搏细弱，一般体温正常或稍高，不出现循环衰竭。

（2）诊断：按《职业性中暑诊断标准》（GBZ 41—2019）进行诊断。

（3）治疗：立即脱离高温作业环境，到阴凉通风的地方休息，密切观察病情，给予含盐饮料及对症处理。入院后治疗原则为迅速降低过高的体温，纠正水电解质平衡紊乱及酸碱平衡失调，积极防治休克和脑水肿，包括物理降温、药物降温、纠正水和电解质平衡紊乱、适量补充维生素。

（二）噪声与听力损伤

1. 生产性噪声　噪声（noise）指无规则、非周期性振动所产生的声音。从卫生学角度讲，凡是使人感到厌烦或不需要的声音都为噪声。生产过程中产生的噪声称为生产性噪声，多与振动同时产生。生产性噪声按来源可分为机械性噪声、流体动力性噪声和电磁性噪声，根据噪声强度随时间而出现的变化可分为连续声和间断声。连续声又分为稳态声和非稳态声。间断声中,声音持续时间小于0.5s,间隔时间大于1s,声压级变化大于40dB者称为脉冲噪声。生产性噪声常由多种频率且声波强度各不相同的声音混合。

2. **噪声对人体危害**   噪声可引起人体全身性的危害,不仅致听觉系统损伤,也可对心血管系统、神经系统等产生不良影响。噪声对听觉系统的损伤一般都经历由生理变化到病理变化的过程。短时间暴露强噪声后听阈上升10~15dB,脱离噪声环境数分钟内即恢复正常,称为听觉适应(auditory adaptation)。较长时间暴露于强噪声后听阈上升超过15~30dB,脱离噪声环境后数小时甚至数十小时听力才恢复正常,称为听觉疲劳(auditory fatigue)。听觉适应和听觉疲劳属暂时性听阈位移(temporary threshold shift, TTS)。如继续接触强噪声可导致听阈上升不能完全恢复正常,属不可逆病理性改变,称为永久性听阈位移(permanent threshold shift, PTS)。噪声所致PTS早期常表现为高频听力下降,听力曲线在3 000~6 000Hz,尤其常在4 000Hz处出现V形凹陷(图5-1),低频似正常。主观上无耳聋的感觉,交谈和社交活动仍能进行,属听力损失(hearing loss)。随着接触噪声时间延长,高频段听力下降明显,语言频段(500~2 000Hz)听力也受到影响,病人表现出生活谈话困难,甚至出现噪声聋。噪声聋(noise-induced deafness)指在工作过程中,由于长期接触噪声而发生的一种进行性的感音性听觉损伤,属于我国法定职业病。

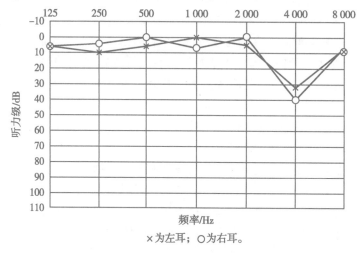

×为左耳;○为右耳。

图5-1   噪声性听力损伤的听力曲线

3. **噪声聋的诊断与处理**   依据《职业性噪声聋的诊断》(GBZ 49—2014)进行诊断。目前尚无有效治疗方法,病人均应调离噪声作业场所。

4. **控制噪声危害措施**   控制噪声源和噪声传播,加强个体防护和落实预防保健措施。控制和消除噪声源是防制噪声危害的根本措施。通过隔声、消声、吸声等措施可控制噪声传播。合理使用防噪声耳塞、耳罩等个人防护用品是保护听觉器官的一项有效措施。

(三) 振动与振动病

振动(vibration)指一个质点或物体在外力作用下沿直线或弧线围绕一平衡位置来回重复运动。振动的物理参数有频率、振幅和加速度。除以上参数外,环境温度、接振时间、体位姿势及个体差异也是影响振动对人体危害的重要因素。

1. **生产性振动与接触机会**   按作用于人体的部位和传导方式,振动分为局部振动和全身振动。

(1) 局部振动(segmental vibration):又称为手传振动,是手部接触振动源,振动通过手臂传导至全身。常见接触机会有使用风动工具、电动工具和其他高速转动工具的作业。

(2) 全身振动(whole body vibration):人体足部或臀部接触工作地点或座椅的振动,通过下肢或躯干传导至全身。常见接触机会有驾驶交通工具(汽车、火车、拖拉机、收割机、船舶等)及钻井平台、混凝土搅拌台、振动筛操作台等。

2. 振动对健康的损害

（1）局部振动：可对人体神经系统、心血管系统、骨骼肌肉系统、免疫系统和内分泌系统等产生不良影响。长期从事手传振动作业引起的以手部末梢循环障碍和/或手臂神经功能障碍为主的疾病称为局部振动病（segmental vibration disease），又称为手臂振动病。该病引起手、臂骨关节-肌肉的损伤，典型临床表现为振动性白指，这也是局部振动病诊断的重要依据。局部振动病属我国法定职业病，依据《职业性手臂振动病的诊断》（GBZ 7—2014）进行诊断。目前尚无特效疗法；可采用扩张血管，给营养神经药物、活血通络中药，物理疗法，运动治疗等综合治疗。确诊为局部振动者，应调离手传振动作业。

（2）全身振动：大强度剧烈全身振动可引起内脏位移，甚至造成机械性损伤。低频率、大振幅全身振动，如车、船、飞机等交通工具的振动，可引起运动病（motion sickness），又称为晕动病，指不同方向的振动加速度反复过度刺激前庭器官引起的一系列急性反应症状。

3. 控制振动危害措施　改革生产工艺，消除或减轻振动源的振动是控制振动危害的最根本措施。加强个体防护，佩戴防振保暖手套对振动危害预防也有一定的作用。

（四）非电离辐射

电磁场能量以波的形式向四周空间发射过程称为电磁辐射。其波谱很宽，包括电离辐射和非电离辐射。量子能量小于12电子伏特（eV），不足以引起物质电离的电磁辐射称为非电离辐射（non-ionizing radiation），包括紫外辐射、可见光辐射、红外辐射、射频辐射、低频/工频电磁场等。

（1）射频辐射（radiofrequency radiation）：频率在100kHz~300GHz的电磁辐射，是能量最小、波长最长的电磁辐射，包括高频电磁场和微波。主要接触机会有高频感应加热，高频介质加热，利用微波进行导航、探测、通信和科学研究，医学微波理疗和微波加热等。射频辐射对机体的影响有致热效应和非致热效应。职业性射频辐射健康损害多属长时间接触较强强度的辐射造成的神经、眼和生殖功能等不良影响。

（2）红外辐射（infrared radiation）：凡绝对温度大于-273℃的物体，都能发射红外线。物体温度越高，辐射强度越大。自然界的红外辐射源以太阳为最强。工作场所主要的红外辐射源包括熔炉、熔融态金属和玻璃、强红外线光源、烘烤和加热设备等。红外辐射对机体的影响主要是皮肤和眼。

（3）紫外辐射（ultraviolet radiation）：物体温度超过1 200℃，辐射光谱中可出现紫外线，且随着温度的升高，波长变短，强度增大。太阳辐射是紫外线最大天然源，根据生物学效应分为短波（波长200~290nm，具有杀菌作用）、中波（波长290~320nm，具有明显致红斑和抗佝偻病作用）和长波（波长320~400nm，有色素沉着和免疫增强作用）。接触作业主要有冶炼、电焊、气焊，以及紫外线消毒等。紫外辐射对机体的影响主要是皮肤和眼。250~320nm的紫外线，可被角膜和结膜上皮大量吸收，引起急性角膜结膜炎，称为电光性眼炎，多见于电焊辅助工。在明亮阳光的冰雪环境下工作时，直接或大量反射的紫外线辐射，引起急性角膜、结膜损伤，称为雪盲症。

（4）激光（light amplification by stimulated emission of radiation，LASER）：物质受激发而辐射所发出的光放大。它是一种人工的、特殊类型的非电离辐射。主要接触作业有激光打印、切割、焊接等，军事和航天上激光雷达、通信、测距、瞄准等，医学上治疗眼科、皮肤科等多种疾病。激光对人体的损害主要为皮肤和眼，激光所致眼损伤为法定职业病。

（五）电离辐射

凡能引起物质电离的辐射称为电离辐射（ionizing radiation），包括属于电磁波谱的X射线和γ射线，属粒子型辐射的α粒子、β粒子、中子等。电离辐射可由人工辐射源产生，也可来自自然环境的宇宙射线及地壳中铀、氡等放射性物质。

1. 接触机会　人体接触电离辐射分为外照射和内照射两种方式。前者的特点是人体离开辐射源，辐射作用随即停止。后者是放射性物质进入到机体，在体内产生辐射作用，其作用直至放射性核

Note:

素排出体外,或者经 10 个半衰期以上的衰变,才可忽略不计。

（1）医用射线装置的使用:X 射线诊断(包括 CT、ECT、PET)、临床核医学、放射肿瘤学、放射治疗及介入放射学对医用射线装置的使用,使病人及医护人员的射线暴露大幅度增加。

（2）核工业系统:放射性矿物开采、冶炼和加工,核电站、核反应堆的建设与运行。

（3）射线发生器的生产和使用:如加速器和工农业生产使用的 X 射线。

（4）放射性核素的生产、加工和使用:如放射性诊断试剂等的生产与使用。

（5）天然放射性核素伴生或共生矿开采:稀土矿、磷肥、钨矿等的开采与加工。

2. 对机体的危害　电离辐射所致的放射性损伤效应分为随机效应和肯定效应。随机效应指放射损伤的发生概率与辐射剂量大小有关,而损伤强度与剂量无关,且损伤效应无剂量阈值,如致癌、致畸和致突变效应等。肯定效应指当辐射剂量超过一定阈值时损伤效应发生概率急剧升高,且损伤强度也随剂量的加大而加重,如急性放射病等。

电离辐射的过量照射可致人体发生放射性疾病:①全身性放射性疾病,如急、慢性放射病;②局部放射病,如急、慢性放射性皮炎等;③电离辐射所致的远期损伤,如放射线所致的白血病等。

3. 电离辐射防护　目的是防止辐射对机体危害的肯定效应,尽可能降低随机性效应的发生率,将照射量控制在可接受的安全水平。辐射防护三原则:①任何照射必须有正当理由;②辐射防护的最优化配置;③遵守个人剂量当量限值规定。

（1）外照射防护:主要为屏蔽防护、距离防护和时间防护。

（2）内照射防护:防护的关键是防止放射性物质进入机体,尽量减少核医学和介入放射学检查。防止放射性核素向空气、水和土壤逸散。在放射性工作场所禁止一切可能使放射性核素进入机体的行为,如吸烟、饮水等。

四、其他职业病

（一）职业性传染病

职业性传染病指作业人员在职业活动中接触传染病的病原生物(病原体)所引起的疾病。根据病原体的不同,职业性传染病可分为:

1. 职业性细菌传染病　包括炭疽、布鲁氏菌病等。

2. 职业性病毒传染病　包括森林脑炎、艾滋病(限于医疗卫生人员及人民警察)等。

3. 职业性寄生虫病　包括莱姆病、钩虫病、绦虫病等。

4. 职业性真菌病　包括放线菌病等。

职业性传染病要依据《职业性传染病的诊断》(GBZ 227—2017)诊断。

（二）职业性皮肤病

职业性皮肤病指劳动中以化学、物理、生物等职业性有害因素为主要原因引起的皮肤及其附属器的疾病。皮肤是人体的最大器官和人体同外界环境接触的第一道防线,也是职业性有害因素最先接触的器官,因而职业性皮肤病在职业病中占有较大比例。职业性皮肤病的致病原因复杂,常常是多种因素综合作用的结果。其中化学性有害因素引起的职业性皮肤病约占 90% 以上,其次为物理性有害因素和生物性有害因素。职业性皮肤病包括职业性皮炎(接触性皮炎、光接触性皮炎、电光性皮炎等)、皮肤色素变化(黑变病)、痤疮、溃疡、感染、角化过度、破裂、毛发和指甲改变等。

（三）职业性眼病

职业性眼病指在工农业生产中,常因接触化学物质和辐射引起化学性和辐射性眼损伤。我国目前《职业病分类和目录》中职业性眼病包括化学性眼部灼伤、电光性眼炎、白内障(含放射性白内障、三硝基甲苯白内障)。

化学性眼部灼伤指工作中眼部直接接触碱性、酸性或其他含有化学物质的气体、液体或固体所致眼组织的腐蚀破坏性损害。电光性眼炎是眼部受紫外线照射所致的急性角膜结膜炎,以电焊工最为多见。白内障常见临床类型包括中毒性白内障（长期接触三硝基甲苯、二硝基酚等引起）、非电离辐射性白内障（含微波、红外线和紫外线白内障）、电离辐射性白内障（包括放射性白内障和电击性白内障）。

（四）职业性肿瘤

职业性肿瘤又称为职业癌，是在工作环境中接触致癌因素，经过较长的潜隐期而罹患的某种特定肿瘤。在一定条件下能使正常细胞转化为肿瘤细胞，且能发展为可检出肿瘤的与职业有关的致病因素，称为职业性致癌因素。我国法定职业性肿瘤包括石棉所致肺癌、间皮瘤，联苯胺所致膀胱癌，苯所致白血病，氯甲醚、双氯甲醚所致肺癌，砷及其化合物所致肺癌、皮肤癌，氯乙烯所致肝血管肉瘤，焦炉逸散物所致肺癌，六价铬化合物所致肺癌，毛沸石所致肺癌、胸膜间皮瘤，煤焦油、煤焦油沥青、石油沥青所致皮肤癌，β-萘胺所致膀胱癌等；另外，还包括职业性放射性疾病中的放射性肿瘤（含矿工高氡暴露所致肺癌）。《职业性肿瘤的诊断》（GBZ 94—2017）规定了职业性肿瘤的诊断原则及特定职业肿瘤的诊断细则。

第三节　护理职业环境与健康

一、护理职业环境

（一）概念

护理职业环境指护理人员在为病人及其家属或其他人群提供健康服务时所处的空间、时间、位置，所接触到的人物、事物、物体等信息构成的环境，包括护理人员接触到的人文环境和客观实体环境。护理职业环境是护理人员与服务对象、护理人员与其他医务人员交流与合作的重要场所，此职业环境中的各种化学、物理、生物、社会-心理和功效学等有害因素均可对护理人员的身心健康构成威胁，故应重视和加强对护理职业环境中有害因素的防护，减少或杜绝职业损害的发生。

国际劳工组织职业安全与卫生信息中心将护理环境中的职业危害分为事故性危害、物理性危害、化学性危害、生物性危害，以及工作环境、社会-心理和组织因素危害。

（二）护理职业环境主要有害因素与损伤

1. 事故性危害（accidental hazards）　主要包括护理人员在紧急情况下（如抢救病人、火灾、化学性事故）发生的滑倒、跌倒和绊倒。国内外研究发现，护理人员摔倒最常发生在从淋浴椅中转移病人的过程中。除此之外，医院内发生的针刺伤和锐器伤，因接触热的消毒器械或热水、蒸汽管道被烫伤或灼伤，被落下的重物或医疗器械砸伤，玻璃破碎、墙壁坍塌、火灾、爆炸、化学制品或有毒气体蒸发泄漏等引起的损伤，因院内超负荷运作、未严格按照操作规程使用各种仪器、电器设备老化等引起的电击伤，医院用氧包括高压氧治疗安全如没有得到必要的养护和重视也可能给医护人员带来严重的伤害。

2. 物理性危害　①电离辐射：如在进行放射性检查（透视、拍X线片、CT检查）和放射介入治疗时医护人员接触X射线和γ射线等。长期接触低剂量的电离辐射，可导致机体免疫系统及血液系统的功能障碍，甚至致癌。②非电离性辐射：医院中常见的非电离辐射有微波、激光、超声、紫外线和红外线等。微波可致神经衰弱综合征、内分泌失调及心血管疾病发生。激光可引起皮肤灼伤、损伤视网膜等。紫外线可致皮肤损伤和电光性眼炎。红外线可引起皮肤色素沉着及眼部损伤。③噪声：医院属于相对开放和嘈杂的环境，特别是门诊、急诊、手术室和重症监护室又因人员流动大、医疗器械多而引起噪声污染。医护人员长期处于较高噪声水平的环境中，不仅引起疲劳、烦躁、头痛、失眠等心理反应，还可出现心跳加快、听力下降和血压升高等生理改变。医院的国际噪声标准容许声压级为38dB。

3. 化学性危害　①消毒剂：医护人员在消毒、处置、换药等过程中可接触各种消毒剂，常用的消毒剂如过氧化氢、过氧乙酸、戊二醛、甲醛、含氯消毒剂和臭氧等对人体皮肤、眼睛和呼吸道黏膜及神

Note:

经系统都有一定程度损伤。长期接触含较高浓度消毒剂的空气,可引起眼结膜刺激、胸闷、气喘和皮肤过敏等症状。②药物:抗肿瘤药(环磷酰胺、顺铂)、抗病毒气雾剂、治疗艾滋病卡氏肺囊虫性肺炎的戊双脒气雾剂、抗生素等药物可经多途径进入护理人员体内而产生健康危害。在诊疗中护理人员可能接触肿瘤药物和化疗病人的分泌物和排泄物,尽管接触剂量低,但由于接触频繁,可通过蓄积作用产生毒性效应(如白细胞减少、自然流产率增高)和远期危害(致癌、致畸、致突变)。③废气、污染气体:手术室护理人员因长期接触工作环境残留的挥发性麻醉药物废气(如安氟醚和异氟醚等)可能对生理、生育、心理行为产生不良影响。使用紫外线灯和三氧消毒杀菌机时产生的臭氧常对眼黏膜和肺组织产生很强的刺激作用,并破坏肺表面的活性物质,引起肺水肿和哮喘。④金属:汞是医院常见且易被忽视的毒性垃圾,体温计、血压计、荧光灯管、电池等外漏的汞在室温下形成汞蒸气,经呼吸道和皮肤吸收进入人体可致慢性汞中毒等。⑤乳胶:佩戴乳胶手套可发生过敏性皮肤炎,少数可发生过敏性鼻炎、荨麻疹、过敏性哮喘及过敏性休克等。根据美国职业安全与健康协会的报告,普通人中乳胶过敏比率为1%~6%,而医护人员中则有8%~12%。

4. 生物性危害　由于工作性质与职业环境的特殊性,护理人员极易遭受生物性因素的侵害。常见生物性危害为细菌、病毒、真菌或寄生虫等引起的感染,可因直接或间接接触传染病人的分泌物、组织和体液等而感染。门诊、急诊护理人员获得性呼吸道感染的发生率较其他人群明显偏高。2003年春季暴发的严重急性呼吸综合征疫情中,医务人员感染占累计感染病例比例超过20%,而感染的医务人员中护理人员接近一半。护理人员可通过一次针刺或其他经皮途径暴露于乙型肝炎病毒(HBV)、丙型肝炎病毒(HCV)、人类免疫缺陷病毒(HIV)等。WHO的报告显示,医院工作人员中乙型肝炎的感染率显著高于一般居民。医护人员结核病的患病率呈逐年升高趋势。风疹、疱疹、腮腺炎、水痘、甲型肝炎、流行性感冒、新型冠状病毒感染等传染病对医护人员的健康有一定的威胁性。

5. 工效学因素危害　护理人员在工作中需长时间站立、搬运病人、过多弯腰及负重等,易发生腰肌劳损与急性腰扭伤。美国劳动统计局的报告显示,护理职业位居最易发生肌肉骨骼疾病职业的首位。长时间站立还可引起下肢静脉曲张,而身体长时间处于相对固定位置或在传递器械时只转动颈部等,可引起颈椎病的发生。

6. 社会-心理因素危害　护理人员的心理性危害主要由精神压力、工作紧张、轮班、生活缺乏规律引起。临床护理人员职业主要压力源是专业及工作本身,如社会地位有限、晋升少、报酬低,以及工作疲劳感,在接触严重创伤病人、激烈施加暴力病人、重大灾害性事件发生后导致的创伤后压力综合征。护理人员人力缺乏所带来的工作负荷过重,护理工作的特殊作息如频繁的倒班、夜班、节假日加班等引起的压力和家庭关系紧张。许多组织管理方面的因素如角色模糊、管理能力低、资源不足可对护理人员的健康和表现产生负面的影响。

7. 工作场所暴力　WHO对医院工作场所暴力定义为卫生人员在其工作场所受到辱骂、威胁和攻击,从而造成对其安全、幸福和健康的明确的或含蓄的挑战。工作场所暴力分为心理暴力和身体暴力两种。心理暴力指故意用力反对他人或集体,导致对身体、脑力、精神和社会发展等的损害,包括口头辱骂、污辱、威胁、攻击、折磨和言语的骚扰。身体暴力指以体力攻击导致身体及心理的伤害,包括打、踢、拍、扎、推、射、咬等暴力行为,还包括躯体的性骚扰等。暴力事件会使护理人员工作情绪受挫,使其对自身安全健康产生忧虑。

二、护理人员职业损伤的防护

(一)法律保障

我国颁布了一系列法律法规和规章,如《中华人民共和国职业病防治法》《中华人民共和国传染病防治法》《医院感染管理办法》《消毒管理办法》《医疗废弃物管理条例》《艾滋病防治条例》等,为护理人员职业损伤的防护提供了法律保障。

Note:

（二）标准预防

标准预防是针对医院所有病人和医务人员采取的一组预防感染措施，由美国疾病预防控制中心于1995年提出，强调双向防护，既要防止疾病从病人传染至医护人员，又要防止疾病从医护人员传染至病人。根据疾病的主要传播途径，采取相应的隔离措施，包括接触隔离、空气隔离和微粒（空气飞沫）隔离等。针对接触病人的血液、体液、分泌物、非完整皮肤和黏膜等采取相应预防感染措施，根据预期可能的暴露选用手套、隔离衣、口罩、护目镜或防护面屏等，也包括穿戴合适的防护用品、处理病人环境中污染的物品与医疗器械。

（三）锐器伤的防护

医疗操作过程中严格执行操作规程，培养良好的操作素质。严格规范传递锐器动作，避免传递过程中误伤他人或自己。安全处理使用后的锐器，包括：①不要将针头套回针帽，如需套回时，必须单手操作；②不要徒手处理污染的针头和锐器；③用过的针头应及时浸泡消毒，统一销毁；④使用利器盒收集锐器，锐器收集箱不能装载过满，更不可用手去按压利器盒中锐器，使用中的利器盒要加盖；⑤严格垃圾分类收集，勿将锐利废弃物同其他废弃物混装。

发生锐器伤后，及时和正确的处理是减少职业伤害的有效方法，应及时上报医院感染管理科，必要时请专家进行评估及指导预防用药，并进行定期的随访和观察。锐器刺伤后，若正确处理伤口和采取补救措施可极大减少感染机会。其正确方法是立即从近心端向远心端挤出少量血液，切勿采取一松一紧的方法，以防止松开时，污染的血液因压力突然降低加速进入体内，应始终压迫伤口近心端，使伤口周围污染血液流出，然后用肥皂和流水冲洗伤口，并用2%的碘酒和75%的酒精消毒，包扎伤口。

（四）生物性危害的防护

在有可能接触到生物因素的护理活动中需使用防护设施，包括穿隔离衣，戴防护帽、口罩和手套，必要时戴防护眼罩。戴手套是医务人员最直接和有效的保护措施，可以减少50%的感染机会。特别强调的是戴手套不可替代洗手的作用。脱手套后应严格清洗和消毒双手。眼结膜被血液、痰液污染后应立即用大量生理盐水反复冲洗。在进行穿刺、介入性操作时，每操作完一个病人后应更换手套。被血液或体液污染的废料及一次性材料应放在无泄漏、无遗失的清洁袋内密闭，运送到指定地点处理。在暴露于病原体后，及时进行一定的暴露后预防（post-exposure prophylaxis，PEP）对防止感染有重要意义。如被HBV阳性病人的血液或体液污染，自身无HBV抗体的在24h内按0.06mg/kg体重接种高效价免疫球蛋白。被HCV污染的医护人员注射干扰素300U/d，共3d，观察6~9个月。接种乙肝疫苗是预防HBV感染的最有效措施。

（五）化学性危害的防护

除了尽量使用对环境污染小的化学消毒剂外，在消毒过程中护理人员要做好自我防护，了解消毒剂的理化性质，穿戴必要的防护用品，如口罩、帽子、手套，甚至防护眼镜等，并严格按照操作程序进行。盛放消毒剂的容器要配备容器盖，避免消毒剂的挥发。操作人员手部皮肤发生破损时，应戴双层手套。要保持室内空气流通，定期开窗通风换气或安装通风设施。

护理人员在加化疗药物时，应戴手套、口罩及围裙，皮肤有破损者应戴双层手套。使用空气净化装置，用流水和肥皂彻底清洗双手，减少对化学药物的吸收。

（六）辐射危害的防护

使用X线仪器时，应穿戴铅衣，并设置铅制屏风，尽量避免身体直接接触。合理安排工作人员，避免使其短期内大剂量集中接受X线照射。孕期、哺乳期护理人员应避免接触X线。接触紫外线时，佩戴防护面罩。

（七）职业安全教育与管理

职业安全教育是减少职业损伤的主要措施。加强职业安全教育，提高护理人员的个人防护意识和操作技能。培养和增强心理承受能力，充分理解自己从事职业的特点，发扬爱岗敬业精神。合理安排工作时间，减轻劳动强度，适当增加每日的班次，缩短夜班时间，减轻工作压力。同时应加强对护理人员心理学知识与人际沟通技巧的培训,教会护理人员自我减压,建立良好的人际关系,创造和谐的工作氛围。严禁护理人员带伤、带病工作,合理配备人力资源,尽量避免超负荷工作。

第四节　职业性有害因素的预防控制

一、全球策略

全球经济一体化和科技的快速发展给世界各国职业病危害防治带来了挑战。国际劳工组织与WHO一直致力于全球职业性有害因素的防制。1996年第49届世界卫生大会通过人人享有职业卫生的全球策略。2007年第60次世界卫生大会通过了《工人健康:全球行动计划》(Workers' health:global plan of action,GPA),对在全球范围内推行建立健康工作场所,实现人人享有职业卫生提供了路径与原则。

二、预防原则

职业病病因明确,是完全可以预防的疾病,应遵循三级预防的原则。

第一级预防是从根本上消除或控制职业性有害因素对人的作用和损害,即改进生产工艺和生产设备,合理利用防护设施及个人防护用品,以减少或消除工人接触的机会。

第二级预防是早期检测和诊断人体受到职业性有害因素所致的健康损害并予以早期治疗、干预。主要手段是定期进行职业性有害因素的监测和对接触者的定期体格检查,以早期发现病损和诊断疾病,特别是发现早期健康损害,及时预防和处理。

第三级预防是在患病后给予积极治疗和促进康复的措施,主要包括对已有健康损害的接触者应调离原有工作岗位,并进行合理的治疗。促进病人康复,预防并发症的发生和发展。根据接触者受到健康损害的原因,对生产环境和工艺过程进行改进,既能治疗病人,又能加强第一级预防。

三级预防相辅相成。第一级预防针对整个人群,是最重要的,第二级和第三级是第一级预防的延伸和补充。全面贯彻和落实三级预防措施,做到源头预防、早期检测、早期处理、促进康复、预防并发症、改善生活质量。

三、控制措施

职业病的预防控制应在三级预防原则指导下采取综合性的预防措施,以保护和促进职业人群的健康。

（一）组织措施

职业病防治建立用人单位负责、行政机关监管、行业自律、职工参与和社会监督的机制。

（二）消除和替代

消除指利用新技术、新工艺、新设备和新材料,从根本上消除职业病危害,是最有效的职业病危害控制技术。替代是用无毒或低毒物质代替有毒或高毒物质。

（三）工程措施

通过初期的工程学设计规范或通过使用隔离、通风、屏蔽等职业卫生工程技术控制职业人群与职业性有害因素的接触。

（四）管理措施

制订职业卫生法规、标准,加强监督执法管理。通过减少作业者在污染区的工作时间、安排良好的工作实习及员工培训等方式,包括对危害性认知及针对特定工种进行的有助于减少暴露的工作实践,最大限度地减少作业者暴露。

Note:

（五）个体防护

在工程和管理措施难以达到满意效果时，个体防护是保护劳动者的最后一道防线。正确配戴个人防护用品可以有效保护劳动者不受环境中有害因素的影响。

知 识 链 接

呼吸防护器

呼吸防护器指为了防止生产过程中的粉尘、毒物、有害气体和缺氧空气进入呼吸器官对人体造成伤害而制作的职业安全防护用品，包括防尘、防毒、供氧口罩和/或面具。按作用原理，可将机械过滤式（净化式）和隔离式（供气式）两大类。过滤式呼吸防护器是以佩戴者自身呼吸为动力，将空气中有害物质予以过滤净化，仅用于空气中有害物质浓度不高，且空气中含氧量不低于18%的场所，有机械过滤式和化学过滤式两种。隔离式呼吸防护器的氧气并非直接净化现场空气，而是另行供给，按供气方式又可分为自带式与外界输入式两类。选择呼吸防护器时应注意呼吸防护器的防护能力、有害环境及其危害程度，以及呼吸防护器与使用者个体的适配性。

（六）职业卫生服务

职业卫生服务（occupational health service，OHS）是以职业人群和工作环境为对象的针对性卫生服务，其中职业健康监护是职业卫生服务的重要内容。

职业健康监护是以预防为目的，对职业人群进行各种检查，连续性地监测职业从事者的健康状况，以便早期发现职业从事者健康损害征象的一种健康监控方法和过程。

1. **医学监护**　是对职业人群有目的地、系统地、连续性地开展职业健康检查，以便及时发现职业性有害因素对职业从事者的健康损害，及时处理。职业健康检查是通过医学手段和方法，针对职业从事者所接触的职业病危害因素可能产生的健康影响和健康损害进行临床医学检查，了解受检者健康状况，早期发现职业病、职业禁忌证和可能的其他疾病和健康损害的医疗行为。医学检查包括上岗前、在岗期间、离岗或转岗时、应急健康检查。

（1）上岗前健康检查：又称为就业前健康检查，指用人单位对准备从事某种作业人员在参加工作以前进行的健康检查。目的在于掌握其作业人员就业前的健康状况及有关健康的基础资料，发现职业禁忌证。

（2）在岗期间健康检查：又称为定期健康检查，指用人单位按一定时间间隔对已从事某种作业的职业从事者的健康状况进行检查。目的是及时发现职业性有害因素对职业从事者健康的早期损害或可疑征象，及时发现有职业禁忌的职业从事者，为识别职业性有害因素及防护措施效果评价提供依据。

（3）离岗或转岗时健康检查：指职业从事者调离当前工作岗位时或改换为当前工作岗位前所进行的检查。目的是掌握职业从事者在停止接触职业性有害因素时的健康状况，为离岗从事新工作职业从事者和接受新职业从事者的业主提供健康与否的基础资料。

（4）应急健康检查：发生急性职业病危害事故时，对遭受或可能遭受急性职业病危害的职业从事者，及时组织的健康检查。应在事故发生后立即开始。

从事可能产生职业性传染病的职业者，在疫情流行期或近期密切接触传染源者，应及时开展应急健康检查，随时监测疫情动态。

2. **职业健康监护信息管理**　职业健康监护工作有一定的系统性，要求从组织实施、体检报告的形成到筛检职业病病人等操作程序化、规范化和信息化，对所有资料均应进行信息化管理，包括健康监护档案和健康状况分析。

3. 职业从事者工伤与职业病致残程度鉴定 工伤与职业病致残程度鉴定指法定机构对职业从事者在职业活动中因公负伤或患职业病后,根据国家工伤保险法规规定,在评定伤残等级时通过医学检查对劳动功能障碍程度(伤残程度)和生活自理障碍程度作出的技术性鉴定结论。鉴定根据器官损伤、功能障碍、医疗依赖及生活自理者障碍的程度四个方面进行。

（七）工作场所健康促进

工作场所健康促进(workplace health promotion,WHP)指从企业管理的各项策略、支持性环境、职工群体参与、健康教育、卫生服务等方面,采取综合性干预措施,以改善作业条件、改变职工不健康生活方式、控制健康危险因素、降低病伤及缺勤率,达到促进职工健康、提高职业生命质量和推动经济可持续发展的目的。全面的工作场所健康促进内容包括职业危害与安全、行为与生活方式、政策与服务、健康管理四个方面。

（沈　彤）

思 考 题

1. 职业病有哪些特点?
2. 护理职业环境有哪些主要职业性有害因素?
3. 如何进行护理人员职业损伤的防护?

NURSING
第六章

食物与健康

06章 数字内容

知识目标.

1. 掌握膳食结构和合理营养的概念, 食品污染的介质及常见污染物, 食物中毒的分类及特点。

2. 熟悉各类食物的营养价值, 食品安全的概念及风险管理。

3. 了解营养调查与评价的内容及方法, 转基因食品和食品添加剂, 食物中毒调查与处理原则。

能力目标:

能够将临床营养知识应用到日常护理工作中, 并传播健康饮食知识和技能。

素质目标:

具备食品安全意识, 养成健康饮食行为, 树立大健康理念, 认识到自己在提高全民健康素养中的责任。

─────── 导入情境与思考 ───────

　　张女士,35 岁,到临床营养门诊进行营养咨询。张女士自述近期体检未发现异常指标,身高 160cm,体重 55kg,自身非常关注饮食,想了解自己目前的膳食摄入和营养状况。

　　请思考:

　　1. 可采用哪些方法对张女士的膳食进行调查?

　　2. 如何评价膳食调查结果?

　　3. 要评价其营养状况,除了膳食调查,还需要进行哪些方面的检查?

　　食物是人类赖以生存的物质基础。合理的营养对维持机体的正常生理功能、生长发育,以及预防疾病、促进健康至关重要。随着我国经济的持续快速发展,一些地区出现了膳食结构失衡及相关慢性疾病发病率升高的现象,同时也出现了一些食品安全问题,因此,需要研究合理营养及影响食品安全的因素和控制措施,以便为人民提供安全和健康的食物。

第一节　食物、营养与健康

　　每类食物具备不同的营养特点,应合理搭配。进行营养状况调查和评估,有助于判断人群营养和健康状况,分析食物、营养与健康之间的关系。

一、各类食物的营养

　　食物(food)指能够满足机体正常生理和生化能量需求,并能延续正常寿命的物质。

　　(一)食物分类

　　人类摄取的食物种类繁多,按其来源和性质一般分为五类。①谷薯类。②豆类和坚果类。③蔬菜水果类,包括鲜豆、根茎、叶菜、茄果等。④动物性食物,包括畜、禽、鱼、蛋、乳等。⑤纯能量食物,包括动植物油、食用糖、淀粉和酒类。

　　(二)各类食物的营养价值

　　食物的营养价值(nutritional value)指某种食物所含营养素和能量满足人体营养需要的程度。食物营养价值的高低不仅取决于其所含营养素的种类是否齐全、数量是否足够,也取决于各营养素间的相互比例是否适宜,以及是否易被人体消化吸收和利用。食物的产地、品种、气候、加工工艺和烹调方法等很多因素均影响食物的营养价值。

　　1. 谷类的营养价值　谷类主要包括大米、小米、小麦、玉米和高粱等。谷类作为主食,主要提供碳水化合物、蛋白质、一些无机盐及 B 族维生素。

　　谷类蛋白质的含量一般为 7.5%~15%,因气候条件、土壤环境、谷类品种及加工方法等不同而有所差异。谷类蛋白质属于不完全蛋白质,其第一限制氨基酸是赖氨酸,其次是蛋氨酸和苯丙氨酸,因此营养价值低于动物性蛋白质。谷类富含碳水化合物,含量为 70%~75%,主要为淀粉。通常稻米的碳水化合物的含量较高,小麦粉的含量次之,玉米中含量较低。

　　谷类是人体能量最理想、最经济的食物来源之一。谷皮含丰富的膳食纤维,但加工越精细膳食纤维丢失越多,因此全谷类食物是膳食纤维的重要来源。谷类的脂肪含量低,以不饱和脂肪酸为主。谷类无机盐含量因加工程度不同而有较大的差异,为 1%~4%,主要分布在谷皮和糊粉层。其所含无机盐主要为磷和钙,但多以植酸盐的形式存在,人体消化吸收差。谷类含有丰富的 B 族维生素,主要分布在胚芽和糊粉层,加工精度越高,其含量越少。其中以维生素 B_1 和烟酸含量较高,但玉米中的烟酸主要为结合型,必须经过加工处理后将其转变为游离型,才能被人体吸收利用。谷类含有多种植物化学物质,主要存在于谷皮,含量因品种不同而有较大差异。

2. 豆类的营养价值 豆类的品种很多,根据其营养特点可分为大豆类(黄豆、黑豆、青豆)和其他豆类(豌豆、蚕豆、绿豆等)。

大豆蛋白质含量高达 35%～40%,其氨基酸组成接近人体氨基酸模式,属优质蛋白质。大豆蛋白质富含赖氨酸,因此与谷类食物混合食用可发挥蛋白质互补作用。大豆中碳水化合物含量为 25%～30%,其中约 50% 可为人体所利用,其余部分为人体不能消化吸收的大豆低聚糖(棉子糖、水苏糖),后者在肠道细菌作用下可产酸产气,引起胀气,过去称为胀气因子。但近年发现其具有维持肠道生态平衡、提高免疫力、降血脂、降血压等作用,故被称为益生元。大豆含有 15%～20% 的脂肪,其中不饱和脂肪酸占 85%,且富含亚油酸和 α-亚麻酸两种必需脂肪酸,以亚油酸最多,高达 52%～57%。此外,大豆还含有磷脂及植物固醇。大豆含有丰富的 B 族维生素,其维生素 B_1、维生素 B_2 和叶酸的含量在植物性食物中相对较高,尤其中钙含量较高。所以,大豆营养价值很高,但也含有多种植物化学物质及抗营养因子。如大豆中的蛋白酶抑制剂能降低人豆的营养价值,植物红细胞凝集素能引起头晕、头疼、恶心、呕吐、腹痛、腹泻等症状,故食用大豆前需加热煮熟将其破坏。

其他豆类的碳水化合物占 50%～60%,主要是淀粉。蛋白质含量仅 20% 左右,脂肪含量为 1%～2%,其营养素含量与谷类更接近,但其蛋白质的氨基酸模式比谷类好。

3. 蔬菜和水果的营养价值 蔬菜和水果是膳食的重要组成部分,富含无机盐(钙、钾、钠、镁)、维生素(维生素 C、胡萝卜素),含有一定量的碳水化合物,膳食纤维丰富。

蔬菜中蛋白质含量一般都很少,仅占 1%～2%。蔬菜、水果中所含碳水化合物主要包括糖、淀粉和膳食纤维等,是膳食纤维的重要来源。蔬菜、水果中含有丰富的无机盐,如钾、钠、钙、镁和铁等,是人体无机盐的重要来源之一。蔬菜、水果中所含的维生素 C 和胡萝卜素十分丰富。蔬菜中维生素 C 的分布以代谢比较旺盛的组织如叶、菜、花内含量最为丰富。绿叶菜维生素 C 含量均在 30mg/100g 以上,一般叶菜类比瓜茄类、根茎类维生素 C 含量高。胡萝卜素的含量与蔬菜、水果的颜色密切相关,各种红、黄、绿色蔬菜中含胡萝卜素较多。

4. 动物性食物的营养价值 动物性食物包括畜禽肉类、鱼类、蛋类和乳类,是人类优质蛋白质、脂肪、脂溶性维生素和无机盐的重要来源。

畜肉和禽肉的营养成分比较接近,其蛋白质含量为 10%～20%,且肉类蛋白质为优质蛋白,生物学价值在 80% 以上。禽畜肉的碳水化合物含量较少,一般为 1%～3%。脂肪含量因动物种类、部位的不同而有较大差异。肥肉中脂肪可高达 90%,瘦肉中为 2%～6%。畜肉脂肪以饱和脂肪酸为主。禽肉的脂肪含量相对较少,并含有 20% 亚油酸,易于消化吸收。禽畜肉中无机盐的含量为 0.8%～1.2%,瘦肉中的含量高于肥肉,内脏高于瘦肉。动物肝、血含铁较多,主要以血红素铁的形式存在,消化吸收率高。禽畜肉可提供多种维生素,以 B 族维生素和维生素 A 为主。

鱼类可分为淡水鱼和海水鱼两大类,营养价值高。鱼肉中的蛋白质含量为 15%～25%,其氨基酸组成接近畜肉,且比畜肉更易消化。鱼类脂肪含量低,一般为 1%～10%,以不饱和脂肪酸为主。鱼类碳水化合物含量低,约为 1.5%。鱼类无机盐含量为 1%～2%,磷、硒、锌含量丰富,钙的含量也较畜禽肉高,海水鱼还含有丰富的碘。鱼类含有多种维生素,其中鱼类肝是维生素 A 和维生素 D 的重要来源。

蛋类的蛋白质含量一般大于 10%,其氨基酸模式与人体接近,是蛋白质生物学价值最高的食物,常被作为参考蛋白质。蛋类脂肪和无机盐主要存在于蛋黄中。鸡蛋脂肪含量为 10%～15%,以甘油三酯为主,还含有较多的磷脂和胆固醇。蛋类的无机盐以磷、钙、钾、钠含量较多。此外蛋黄中还含有较多的维生素 A、维生素 D、维生素 B_1 和维生素 B_2。

乳类营养素齐全。乳类蛋白质含量为 1.3%～3.5%,主要由酪蛋白和乳清蛋白组成。乳类脂肪含量为 3.0%～5.0%,脂肪颗粒很小,容易消化吸收。乳类中碳水化合物含量为 3.4%～7.4%,以乳糖为主。部分人群由于缺乏乳糖酶,容易发生乳糖不耐受。乳类中富含钙、磷、钾、镁等无机盐,其中钙的吸收率高,是钙的良好来源。乳类中的维生素种类比较齐全,其含量易受到饲养方式和季节影响。

二、膳食结构与合理营养

(一)膳食结构

膳食结构(dietary pattern)指膳食中各类食物的种类、数量及其所占的比重。按照膳食中动、植物性食物所占的比重,世界各国的膳食结构可分为四种类型。

1. **东方膳食结构**　以植物性食物为主,动物性食物为辅,大部分发展中国家属于此类。其特点是谷类食物消费量大,动物性食物消费量小。这种膳食结构容易引起营养不良,但心血管疾病等慢性病的发病率较低。

2. **经济发达国家膳食结构**　以动物性食物为主,多数欧美发达国家属于此类。其特点是谷类食物消费量小,动物性食物及食用糖消费量大。这种膳食结构由于高能量、高脂肪、高蛋白质、低膳食纤维,容易导致肥胖、高血压、冠心病、糖尿病等慢性病发病率增加。

3. **日本膳食结构**　膳食模式中动植物食物比例比较平衡,以日本为代表。其特点是谷类和动物性食物消费适量,其中海产品占动物性食物的50%。其融合了东西方膳食结构的优点,少油、少盐、多海产品。这种膳食结构有利于避免营养缺乏病和营养过剩性疾病的发生。

4. **地中海膳食结构**　为地中海地区居民所特有的,以意大利、希腊为代表。其特点是富含植物性食物,主要食用油为橄榄油,并且该地居民有饮葡萄酒的习惯。膳食结构中饱和脂肪摄入量低,蔬菜水果类摄入量高,且含有大量复合碳水化合物。因此该地区的心脑血管疾病发病率较低。

知 识 链 接

地中海膳食结构

1990年,WHO号召人们接受地中海式饮食。报告推荐的地中海式饮食是含高碳水化合物和低脂肪的食品,并有丰富的蔬菜和水果。另配有开胃食品,其中有味道浓厚的草药调料,如当地西红柿酱和鱼籽酱,但是肉类则很少。概言之,淀粉类食品、菜糊做的调料,加上大量绿叶蔬菜和新鲜水果是典型的地中海式饮食。

研究表明,地中海周围国家的饮食是有利于机体健康的,意大利人冠心病发病率明显较低,这可能与其喜食含高质量蛋白质的硬小麦制作的面包和通心粉,并总是与鸡蛋、干酪、火腿、水果、外加西红柿酱和绿叶蔬菜等同时进食有关。

随着我国经济的高速发展,食物供应充足,居民生活水平不断提高,我国城乡居民的膳食结构发生了显著变化。当前我国居民存在东方膳食结构、经济发达国家膳食结构,以及处于两种膳食结构的变迁过渡时期的膳食结构。目前我国居民营养不良和营养过剩并存,但营养过剩引起的慢性病迅速增加更应受关注。因此,改善和调整我国膳食结构已成为提高全民身体素质的当务之急。在改善和调整食物结构中,必须考虑我国的国情,遵循营养、卫生、科学、合理的原则,并与我国食物生产能力和人民的消费习惯相结合。

(二)中国居民膳食指南

中国居民膳食指南是根据营养学原则,借鉴国外经验并结合我国国情制订的,目的是帮助我国居民合理选择食物,并进行适量的身体活动,以改善人们的营养和健康状况,减少或预防慢性病的发生,提高国民的健康素质。我国于1989年首次发布了《我国的膳食指南》;1997年发布《中国居民膳食指南》,此后于2007年、2016年和2022年对《中国居民膳食指南》进行修订。

《中国居民膳食指南(2022)》由一般人群膳食指南、特定人群膳食指南、平衡膳食模式和膳食指南编写三部分组成。

Note:

一般人群膳食指南适合于 2 岁以上的健康人群,共有 8 条指导准则。①食物多样,合理搭配。②吃动平衡,健康体重。③多吃蔬果、乳类、全谷、大豆。④适量吃鱼、禽、蛋、瘦肉。⑤少盐少油,控糖限酒。⑥规律进餐,足量饮水。⑦会烹会选,会看标签。⑧公筷分餐,杜绝浪费。

特定人群膳食指南包括孕期妇女、哺乳期妇女、6 月龄内婴儿、7~24 月龄婴幼儿、学龄前儿童、学龄儿童、一般老年人、高龄老年人及素食人群等特定人群膳食指南。

为了方便记忆和理解,在以上研究的基础上,《中国居民膳食指南(2022)》制作了膳食指南的宣传图形,包括中国居民平衡膳食宝塔(彩图 6-1)、中国居民平衡膳食餐盘(彩图 6-2)和中国儿童平衡膳食算盘(彩图 6-3),以阐释平衡膳食的主旨思想和食物组成结构。

中国居民平衡膳食宝塔共分五层,各层面积大小不同,体现了在营养上比较理想的基本食物构成。谷类和薯类食物位于第一层,谷类和薯类每日分别应吃 200~300g(其中全谷物和杂豆 50~150g)和 50~100g。蔬菜类和水果类位于第二层,每日应吃 300~500g 和 200~350g。鱼、禽、肉、蛋等动物性食物位于第三层,每日应吃 120~200g,其中每周至少摄入 2 次水产品,每日 1 个鸡蛋。奶及奶制品、大豆及坚果类位于第四层,每日应吃乳及乳制品 300~500g,大豆及坚果类 25~35g。第五层塔尖是油和盐,油摄入每日 25~30g,盐摄入每日不超过 5g。

2022 年版膳食宝塔保留了水和身体活动的形象,强调增加身体活动和足够饮水的重要性。低身体活动水平的成年人每日至少饮水 1 500~1 700ml(7~8 杯)。在高温或高身体活动水平的条件下,应适当增加饮水量。鼓励养成每日运动的习惯,坚持每日多做一些消耗能量的活动,推荐成年人每日进行至少相当于快步走 6 000 步以上的身体活动。

三、营养调查与评价

营养调查(nutritional survey)是运用各种手段准确地了解某人群或特定个体的各种营养指标水平,以判断其营养和健康状况。营养状况评价(nutritional status assessment)是根据营养调查的结果,对被调查者的营养状况作出综合分析和评价。

(一)营养调查

营养调查包括四个部分,即膳食调查、人体测量、人体营养水平的生化检验和营养相关疾病的临床检查。

1. **膳食调查**　常用的膳食调查方法有称重法、记账法、回顾法、化学分析法、食物频数法。这些方法各有优缺点,在实际工作中应根据研究目的和调查对象选择适宜的调查方法(表 6-1)。

表 6-1　常用膳食调查方法对比

方法	他用对象	方法优缺点	调查时间	关键参数
称重法	个人、家庭、集体单位、小范围研究	细致准确,资料可靠,耗费人力、物力和时间,不适合大规模调查	连续几天	①称出主、副食的生重,熟重和剩余食物;②食物消耗量;③生熟比值;④用餐人数和标准人
记账法	有详细账目的集体单位、较大范围研究	过程简单,省人力、物力,资料粗略	1 个月,四季各一次	①查账得出食物消耗总量;②用餐人数登记;③用餐人数和标准人
回顾法	个人、特定人群、大范围研究	简单易行,资料比较粗略	连续 3d	①回顾得出食物摄入情况;②食物模具和图谱
化学分析法	个人、小样本研究	收集样品时间短、结果准确,分析过程复杂	1d	①全日膳食主副食品;②营养素含量分析;③双份饭菜法
食物频数法	个人、家庭较大规模调查	过程简单,省时省力,资料粗略	数周、数月或数年	①问卷得到食物消耗频率及消费量;②食物摄入的种类和数量;③膳食习惯;④营养相关慢性病

Note:

2. **人体测量**　指标可以较好地反映机体的营养状况与健康状况,是评价个体或群体营养状况的灵敏指标。常用的指标有身高(身长)、体重、上臂围、腰围、臀围和皮褶厚度,可根据调查对象的年龄、性别选用适当的指标。

(1) 身高和体重

1) 标准体重(理想体重):用于成人体格测量的指标。国内标准体重的计算主要有两种。

$$Broca 改良公式:标准体重(kg)= 身高(cm)-105$$
$$平田公式:标准体重(kg)= [身高(cm)-100]×0.9$$

评价标准:实际体重位于理想体重的±10%为正常范围,±10%~20%为超重/瘦弱,±20%以上为肥胖/极瘦弱,+20%~+30%为轻度肥胖,+30%~+50%为中度肥胖,+50%以上为重度肥胖。

2) 体质指数(body mass index,BMI):是目前评价18岁以上人群营养状况最常用的方法之一。它不仅较敏感地反映体型的胖瘦,而且与皮褶厚度、上臂围等营养状况指标的相关性也较高。

$$BMI=体重(kg)/[身高(m)]^2$$

WHO建议,BMI$<18.5kg/m^2$为消瘦,$18.5~24.9kg/m^2$为正常,$25~29.9kg/m^2$为超重,$\geq30kg/m^2$为肥胖。

亚洲标准,BMI $18.5~22.9kg/m^2$为正常,$23.0~24.9kg/m^2$为超重,$\geq25.0kg/m^2$为肥胖。

我国成人标准,BMI $<18.5kg/m^2$为消瘦,$18.5~23.9kg/m^2$为正常,$24.0~27.9kg/m^2$为超重,$\geq28.0kg/m^2$为肥胖。

(2) 皮褶厚度(skinfold thickness):通过测量皮下脂肪厚度来估计体脂含量的方法,常用测量点为上臂(肱三头肌)、背部(肩胛下角部)和腹部(脐旁)。WHO推荐脐旁、肩胛下角及肱三头肌三个测量点之和为评价指标,并根据相应的年龄、性别标准来判断。皮褶厚度一般不单独作为判断肥胖的标准,通常与身高标准体重结合起来判定。

(3) 年龄别体重、年龄别身高和身高别体重:这组指标主要适用于儿童的生长发育与营养状况评价。年龄别体重主要适用于婴幼儿,年龄别身高反映儿童的长期营养状况及其所致影响,身高别体重反映近期营养状况。常用的评价方法有中位数百分比评价法、标准差评价法及百分位法等。

3. **人体营养水平的生化检验**　检测项目包括血液、尿液、毛发和指甲等组织中的营养素及其代谢产物的含量、排出速率、某些营养素相关酶活力等。由于营养素在组织及体液中浓度的下降,组织功能的降低及营养素依赖酶活力的下降等变化的出现均早于临床或亚临床症状的出现,故生化检验对早期发现营养素缺乏或过剩有重要意义(表6-2)。

表6-2　人体营养水平的生化检验常用指标

营养素	检测指标
蛋白质	血清总蛋白、血清白蛋白(A)、血清球蛋白(G)、白蛋白/球蛋白(A/G)、空腹血中氨基酸总量/必需氨基酸、尿羟脯氨酸系数、游离氨基酸、必要氮损失等
血脂	总脂、甘油三酯、α-脂蛋白、β-脂蛋白、胆固醇(包括胆固醇酯)、游离脂肪酸、红细胞膜脂肪酸、血酮等
钙、磷及维生素D	血清钙、血清无机磷、血清钙磷乘积、血清碱性磷酸酶、血浆25-羟维生素D_3[25(OH)D_3]及1,25-二羟维生素D_3[1,25(OH)$_2D_3$]等
锌	发锌、血浆锌、红细胞锌、血清碱性磷酸酶活性等
铁	全血血红蛋白浓度、血清运铁蛋白饱和度、血清铁、血清铁蛋白、血细胞比容(HCT)、红细胞游离原卟啉、平均红细胞体积(MCV)、平均红细胞血红蛋白量(MCH)、平均红细胞血红蛋白浓度(MCHC)等
维生素A	血清视黄醇、血清胡萝卜素
维生素B_1	红细胞转酮醇酶活力系数、5mg负荷尿试验
维生素B_2	红细胞谷胱甘肽还原酶活性系数、5mg负荷尿试验
维生素B_3	50mg负荷尿试验
维生素C	血浆维生素C含量、500mg负荷尿试验
叶酸	血浆叶酸、红细胞叶酸等

4. 营养相关疾病的临床检查　目的是根据症状和体征判断营养不足或过剩所导致的营养相关疾病的发生和进展。常见临床体征与可能缺乏的营养素关系见表6-3。

表6-3　常见临床体征与可能缺乏的营养素

部位	体征	可能缺乏的营养素
全身	消瘦或浮肿,发育不良	能量、蛋白质、锌
	贫血	蛋白质、铁、叶酸、维生素 B_{12}、维生素 B_6、维生素 B_2 和维生素 C
皮肤	干燥,毛囊角化	维生素 A
	毛囊四周出血点	维生素 C
	癞皮病皮炎	烟酸、色氨酸
	阴囊炎、脂溢性皮炎	维生素 B_2
头发	稀少、失去光泽	蛋白质、维生素 A
眼睛	毕脱氏斑,角膜干燥,夜盲症	维生素 A
唇	口角炎、唇炎	维生素 B_2
口腔	齿龈炎、齿龈出血、齿龈松肿	维生素 C
	舌炎、舌猩红、舌肉红	维生素 B_2、烟酸
	地图舌	维生素 B_2、烟酸、锌
指甲	舟状甲	铁
骨骼	颅骨软化、方颅、鸡胸、串珠肋、O 形腿或 X 形腿	钙、维生素 D
	骨膜下出血	维生素 C
神经	肌肉无力、四肢末端蚁行感、下肢肌肉疼痛	维生素 B_1
	精神病	维生素 B_1、烟酸
	中枢神经系统失调	维生素 B_{12}、维生素 B_6
甲状腺	肿大	碘

（二）营养状况评价

营养状况评价主要从居民膳食结构、能量及营养素摄入量、食物来源及分类、三餐供能比,以及饮食行为、就餐方式及环境等方面进行。

1. **居民膳食结构**　膳食结构评价只适用于具有人群代表性和时间代表性的大样本或大规模的膳食调查。在实际应用中,常以中国居民平衡膳食宝塔为依据,评价膳食中包含的食物种类是否齐全和各类食物之间的比例是否合适。

2. **能量及营养素摄入量**　应用中国居民膳食营养素参考摄入量（DRIs）对个体和群体的能量和营养素摄入量进行评价。值得注意的是,对个体的营养状况评价,实际摄入量和参考摄入量只是一个估算值,全面评价个体的营养状况还需要结合人体测量、生化检测及临床检查的结果。

3. **食物来源及分类**　主要评价三大产能营养素的供能比,来源于动物性食物、豆类的优质蛋白质占总摄入蛋白质的比例、饱和脂肪酸与不饱和脂肪酸的比例、高生糖指数的碳水化合物食物来源的比例等。

4. **三餐供能比**　对一般人群而言,三餐适宜的供能比为早餐 25%~30%、午餐 35%~45%、晚餐 25%~35%。提倡每日早餐吃得好且保证营养充分,午餐要吃饱且注意荤素搭配,晚餐要适量且清淡少油。

5. **其他**　判断被调查者是否患有营养相关疾病,以及营养不良与营养相关疾病的因果关系,分析是否存在过多摄取方便食品、快餐食品等,评价食物来源、储藏条件、烹调加工方法、就餐方式等饮食习惯与营养状况的关系。

第二节　食品安全与风险管理

自然界中多种有毒有害物质会造成食品污染。各类食物的生产加工等环节不同,因此面临的卫生问题也各有不同。我国对食品安全问题的管理和规定非常严格,建立了食品安全风险监测和评估制度。

一、食品安全概述

食品从种植、养殖到生产、加工、储藏、运输、销售和消费的各环节都可能受到某些有毒有害物质污染,导致食品卫生质量下降,并对人体造成不同程度的危害。近年来,食品安全问题一直是人们所关注的重大公共卫生问题。为了保障人民群众的身体健康和生命安全,规范食品生产经营活动,我国于 2009 年发布了《中华人民共和国食品安全法》,并于 2015 年进行了修订、2018 年和 2021 年进行了修正。

《中华人民共和国食品安全法》指出,食品安全(food safety)指食品无毒、无害,符合应当有的营养要求,对人体健康不造成任何急性、亚急性或慢性危害。WHO 在《加强国家级食品安全性计划指南》中指出"食品安全是对食品按其原定用途进行制作和食用时不会使消费者健康受到损害的一种担保",即食品的种植、养殖、加工、包装、储藏、运输、销售、消费等活动不存在可能损害或威胁人体健康的有毒有害物质致消费者病亡或者危及消费者及其后代的隐患。食品安全包括食品卫生、食品质量、食品营养等相关内容。

二、食品污染及各类食品的卫生问题

(一) 食品污染的概念

食品污染(food contamination)指在各种条件下,导致外源性有毒有害物质进入食品,或者食物成分本身发生化学反应而产生有毒有害物质,从而造成食品安全性、营养性和/或感官性状发生改变的过程。按有害物质的性质,食品污染可分为生物性污染、化学性污染和物理性污染三大类。

食品污染的影响:①影响食品的感官性状和营养价值,影响食品质量。②对机体健康产生不良影响,如引起急性中毒、慢性危害,以及致癌、致畸和致突变等作用。

(二) 生物性污染

食品的生物性污染主要来自微生物、寄生虫和昆虫等的污染,其中细菌、真菌及其毒素对食品的污染最常见,近年来病毒污染食品事件也渐受关注。污染食品的微生物按照致病能力,分为致病性微生物、相对致病性微生物和非致病性微生物。

1. **细菌与细菌毒素污染**　食品中存在的细菌只是自然界细菌的一部分,在食品卫生学中被称为食品细菌。其中,绝大多数是非致病菌。非致病菌多数与食品腐败有密切关系,所以是评价食品卫生质量的重要指标,也是食品腐败原因、过程和控制方法的主要研究对象。

(1) 常见的食品细菌

1) 假单胞菌属(*Pseudomonas*):革兰氏阴性无芽孢杆菌,需氧、嗜冷,是主要的食品腐败性细菌,在食品(尤其是水产品、蔬菜、肉和家禽类)中广泛存在。

2) 微球菌属(*Micrococcus*)和葡萄球菌属(*Staphylococcus*):食品中极为常见的革兰氏阳性菌属,嗜中温,营养要求较低,常存在于肉、水产品、蛋类等食品中。

3) 芽孢杆菌属(*Bacillus*)和梭状芽孢梭菌属(*Clostridium*):革兰氏阳性嗜中温菌,兼或有嗜热菌。前者需氧或兼性厌氧,后者厌氧,是肉类及罐头食品中常见的腐败菌。

Note:

4）肠杆菌科（*Enterobacteriaceae*）：除志贺氏菌属及沙门氏菌属外，皆为常见的食品腐败菌。该菌属革兰氏阴性，需氧或兼性厌氧，多与水产品、肉及蛋类腐败有关。

5）弧菌属（*Vibrio*）和黄杆菌属（*Flavobacterium*）：革兰氏阴性菌，兼性厌氧，主要来自海水或淡水，在水产品中多见。

6）嗜盐杆菌属（*Halobacterium*）和嗜盐球菌属（*Halococcus*）：革兰氏阴性需氧菌，在高浓度食盐（食盐12%以上，甚至28%~32%）中仍能生长，可产生橙红色素，多见于咸鱼、咸肉等盐腌制食品中。

7）乳杆菌属（*Lactobacillus*）：革兰氏阳性杆菌，厌氧或微需氧，多见于乳品中，能使乳品产酸而发生腐败变质。

（2）反映食品卫生质量的细菌污染指标：菌落总数和大肠菌群。

1）菌落总数（aerobic plate count）：指一定条件下（如培养基、培养温度和培养时间等）培养后，所得每克（毫升）检样中形成的微生物菌落总数，以菌落形成单位（colony forming unit，CFU）来表示。其卫生学意义有两方面：①可作为食品被细菌污染程度即清洁状态的标志；②可用来预测食品的耐保藏性。食品细菌在繁殖过程中可以分解食品成分，一般来说，食品中的细菌数量越多，食品腐败的速度越快。

2）大肠菌群（coliform）：在一定培养条件下能发酵乳糖、产酸产气的需氧和兼性厌氧革兰氏阴性无芽孢杆菌。这些菌属的细菌均来自人和温血动物的肠道。食品中的大肠菌群数量可用两种方式表示：当食品中大肠菌群含量较低时，采用相当于每克（毫升）［/g（/ml）］食品中大肠菌群的最可能数（most probable number，MPN）来表示；当食品中大肠菌群含量较高时，采用平板计数培养后大肠菌群的菌落数，结果表示为每克（毫升）样品中大肠菌群的菌落数，即CFU/g（CFU/ml）。

大肠菌群的卫生学意义：①作为食品受到人与温血动物粪便污染的指示菌，因为大肠菌群都直接来自人与温血动物粪便；②作为肠道致病菌污染食品的指示菌，因为大肠菌群与肠道致病菌来源相同，且在一般条件下大肠菌群在外界生存时间与主要肠道致病菌是一致的。

菌落总数和大肠菌群均为评价食品的卫生程度和安全性卫生指标菌，因其本身不具致病作用，在不超过国标规定的限量情况下，允许在食品中存在。而致病菌与疾病有直接关系，因此食品安全国家标准规定在任何食品中均不得检出。

2. 真菌与真菌毒素的污染　真菌（fungi）广泛分布于自然界中。真菌毒素（mycotoxin）是真菌在其所污染的食品中产生的有毒代谢产物。真菌产生毒素的特点：①真菌产毒只限于少数的产毒真菌，而产毒菌种中也只有一部分菌株产毒。②同一产毒菌株的产毒能力有可变性和易变性。③产毒菌种产生真菌毒素不具有严格的专一性，即其产生毒素的特征是一种菌种或菌株可以产生多种不同的毒素，而同一真菌毒素可由多种真菌产生。④产毒真菌产生毒素需要一定的条件。真菌毒素通常具有耐高温、无抗原性和主要侵害实质器官的特性。真菌及其毒素的食品卫生学意义：①引起食品变质，使食品的食用价值降低或完全不能食用。②引起人兽中毒，表现为急、慢性中毒及三致作用（包括致癌、致畸和致突变）。几种重要的真菌毒素的主要毒性见表6-4。

3. 病毒污染　长期以来，由于食品中的病毒数量少，检测方法复杂，生长繁殖要求严格，人们对食品中的病毒污染不甚重视。污染食品的常见病毒类型有肝炎病毒、朊病毒、禽流感病毒和轮状病毒等。

牛海绵状脑病是由朊粒（prion）引起的一种对人和动物感染性强、诊断困难、危害极大的传染病。朊粒又称为朊病毒，不含有一般病毒所含有的核酸，也没有病毒形态，主要成分是一种蛋白酶抗性蛋白，因此对杀灭病毒的一般物理化学方法均有抵抗力。该病毒已波及世界多个国家。食用被朊病毒污染的牛肉和牛脑髓的人，可能患克-雅病（Creutzfeldt-Jakob disease，CJD）和人类的库鲁病（Kuru disease）。

表6-4　几种重要的真菌毒素

真菌毒素	产毒真菌	主要理化特性	主要毒性	易污染食品
黄曲霉毒素,黄曲霉毒素 B_1	黄曲霉和寄生曲霉	耐热,对酸稳定,易被碱破坏,紫外线下产生荧光	对灵长类、家畜禽等动物产生急慢性毒性并有致癌作用	粮油及其制品,如花生、玉米、棉籽油
杂色曲霉毒素	杂色曲霉、构巢曲霉等	不溶于水,微溶于多数有机溶剂,易溶于氯仿等	动物的急性毒性作用主要为肝、肾的坏死,致癌性	杂粮及饲料、小麦、稻谷、玉米、面粉和大米
赭曲霉毒素	赭曲霉、洋葱曲霉、鲜绿青霉等	耐热,性质稳定,紫外线下产生微绿色荧光	对动物有强的肝、肾急性毒性,胚胎毒性,致畸、致突变和致癌性	玉米、大豆、大麦、花生、火腿等
展青霉素	扩展青霉、荨麻青霉等	溶于水和乙醇,对酸稳定,对碱不稳定	中毒动物的主要病变为肺水肿,肝、肾和脾淤血,中枢神经系统水肿,并有致畸作用等	面包、香肠、水果等
T-2毒素	三线镰刀孢菌、拟枝头镰刀孢菌	耐热,难溶于水,紫外线下不产生荧光	中毒性白细胞缺乏症,免疫损伤,动物胚胎毒和致癌性	各种谷类如玉米、小麦或作物,饲料等
玉米赤霉烯酮	禾谷镰刀菌、黄色镰刀菌、木贼镰刀菌等	不溶于水,其甲醇溶液在紫外线下呈明亮的绿-蓝色荧光	类雌激素样作用,呈现生殖系统毒性作用,猪尤为敏感	玉米、小麦、大麦、大米等粮食作物

禽流感(avian influenza)是禽流行性感冒的简称,是一种由禽流感病毒引起的传染性疾病。按病原体类型不同,禽流感可分为高致病性、低致病性和非致病性禽流感三大类。非致病性禽流感不会引起明显症状,仅使染病的禽类体内产生病毒抗体。低致病性禽流感可使禽类出现轻度呼吸道症状,食量减少,产蛋量下降,出现零星死亡。高致病性禽流感最为严重,发病率和死亡率均较高。其中高致病性 H5N1 病毒和低致病性 H7N9 病毒所致病的病情较重,病死率高。禽流感病毒可经呼吸道飞沫与空气传播;另外人也可经过消化道感染。方式主要是由于进食病禽的肉及其制品、禽蛋,病禽污染的水、食物,使用病禽污染的食具、饮具,或者用被污染的手进食而受到传染而发病。

4. 食品腐败(food spoilage) 　指食品在以微生物为主的各种因素作用下,其原有化学性质或物理性质发生变化,降低或失去其营养价值的过程。

食品发生腐败的过程中,蛋白质分解成胨、肽,经断链形成氨基酸,最后被相应酶分解成更小的分子。脂肪经过水解与氧化发生酸败,最后被分解为醛、醇、酮、酸等小分子化合物。碳水化合物最终被分解成二氧化碳和水。

（1）食品腐败的原因和条件

1）微生物的作用:引起食品腐败的重要原因。微生物包括细菌、酵母菌和真菌。

2）食品本身的组成和性质:食品中的酶、食品的营养成分和水分、食品的物理性质、食物的状态。

3）环境因素:食品所处环境的温度、湿度、氧气和阳光(紫外线)照射等。

（2）防止食品腐败的措施:食品保藏的基本原理是改变食品的温度、水分、氢离子浓度、渗透压,以及采用其他抑菌杀菌的措施,杀灭食品中的微生物或减弱其生长繁殖的能力,以达到防止食品腐败变质的目的。常用的方法有化学保藏(如盐腌法、糖渍法、酸渍法和防腐剂保藏)、低温保藏(包括冷藏和冷冻)、加热杀菌保藏(如常压杀菌、加压杀菌、超高温瞬时杀菌和微波杀菌)、干燥脱水保藏(如冷冻干燥等)和辐照保藏。

（三）化学性污染

食品的化学性污染指由各种有毒有害的有机和无机化学物质对食品造成的污染。化学性污染物种类繁多,来源广泛,主要包括:①农药、兽药不合理使用;②工业三废排放,造成有毒金属和有机物污染环境后进入食品;③食品接触材料、运输工具等接触食品时溶入食品中的有害物质;④滥用食品添加剂;⑤食品加工、储藏过程中产生的物质;⑥掺假、制假时加入的物质。

1. **农药（pesticide）**　指用于预防、消灭或者控制危害农业、林业的病、虫、草、鼠和其他有害生物,以及有目的地调节植物、昆虫生长的化学合成或来源于生物、其他天然物质的一种物质或者几种物质的混合物及其制剂。由于使用农药而对食品造成的污染(包括农药本身及其有毒衍生物的污染)称为食品农药残留(pesticide residue)。农药可通过食物和水的摄入、空气吸入和皮肤接触等途径对生活环境和人体造成危害,如农药可引起生态环境失衡、机体的急慢性中毒,以及远期危害(包括致癌、致畸和致突变作用等)。食品中常见的农药残留与毒性见表6-5。

表6-5　食品中常见的农药残留与毒性

名称	常见的品种	特性	残留特性	毒性
有机氯农药	DDT、六六六和林丹	脂溶性,稳定不易降解	高残留农药,半衰期较长;如DDT在土壤中的半衰期长达3~10年,降解95%需16~33年	神经系统、肝和肾的急性损害,慢性中毒表现为肝、血液和神经系统损害,部分品种有一定的致畸性和致癌性
有机磷农药	敌百虫、敌敌畏、乐果等	较不稳定,易降解而失去毒性	生物半衰期短,在土壤中仅存数日,且蓄积性较低	主要引起神经、血液系统,以及视觉的急、慢性中毒
氨基甲酸酯类农药	杀虫剂,除草剂	溶于水,对光、氧较稳定,遇碱易分解	较低	对温血动物、鱼类和人的毒性较低
拟除虫菊酯类农药	溴氰菊酯、氯氰菊酯、联苯菊酯等	蓄积性、残留量低	半衰期短、低残留	神经系统的急性中毒导致肌肉痉挛等。个别品种(如氰戊菊酯)大剂量使用有致突变和胚胎毒性
有机汞	氯化乙基汞、醋酸苯汞	强蓄积、亲脂性	人体内生物半衰期平均为70d,脑内可达180~250d	蓄积性强,急性中毒与慢性中毒主要表现为神经系统损害的症状,有三致作用
有机砷	甲基胂酸锌、含砷制剂、胂铁胺	排泄慢,易蓄积	稻谷和土壤残留	急性中毒与慢性中毒和肿瘤,有三致的报道
除草剂	2,4-D、除草醚、氟乐灵	易被微生物分解	生长早期使用,残留量较低	部分品种(如二噁英)急性毒性较强,有不同程度的三致性用

2. **N-亚硝基化合物（N-nitroso compound,NOC）**　是一类具有>N—N ═O结构的有机化合物。按其分子结构,N-亚硝基化合物可分成N-亚硝胺(N-nitrosamine)和N-亚硝酰胺(N-nitrosamide)两大类。在已报道的300多种亚硝基化合物中,90%以上化合物对动物有不同程度的致癌性。食物中的N-亚硝基化合物主要来源于鱼、肉制品、不新鲜的蔬菜和水果等。N-亚硝基化合物的前体物硝酸盐、亚硝酸盐和胺类物质广泛存在于环境和食物中,在适宜的条件下,它们可通过化学或生物学途径合成各种形式的N-亚硝基化合物。

N-亚硝基化合物可产生急性毒性,肝是主要靶器官。N-亚硝基化合物可通过多种途径对多种实验动物的多种组织器官致癌,也是引起人类某些肿瘤(如胃癌、食管癌与肝癌等)的重要致病因素之一。同时,N-亚硝基化合物还对动物有一定的致畸、致突变作用,其致畸作用存在一定的剂量-反应关系。

3. **多环芳烃化合物**（polycyclic aromatic hydrocarbons，PAH）　是一类具有较强致癌作用的化合物，主要来源于有机物不完全燃烧时产生的挥发性碳氢化合物。

苯并（a）芘是由5个苯环构成的多环芳烃，广泛存在于烘烤和熏制食品中。研究表明，苯并（a）芘急性毒性为中等或低毒性。对多种动物有致癌性，可引起多种肿瘤如胃肿瘤、肺肿瘤和白血病，并可经胎盘使子代发生肿瘤，可致胚胎死亡或仔鼠免疫功能下降。另外，苯并（a）芘为间接致突变物。人组织培养试验研究发现，苯并（a）芘有组织和细胞毒性作用，可导致上皮分化不良、细胞损伤、柱状上皮细胞变形等。人群流行病学研究也显示，食品中苯并（a）芘含量与胃癌等多种肿瘤的发生有一定的相关性。

4. **有毒重金属**　主要包括汞、镉、铅、砷、铬等。农药使用和工业三废的排放，食品的加工、储藏、运输和销售过程中污染，以及自然环境的高本底值含量，均会造成有毒重金属污染食品。一次性摄入大剂量被有毒重金属污染的食品可能会产生急性毒性，但大多数表现为低剂量长期摄入引起的慢性危害和远期效应（如三致作用）。

铅主要损害造血系统、神经系统和肝，食品中铅污染导致的中毒主要是慢性铅中毒，临床表现为贫血、神经衰弱、肌肉关节疼痛和消化系统症状。儿童对铅比成人更敏感，过量的铅摄入会影响其生长发育，导致智力低下。汞有单质汞、无机汞和有机汞三种存在形式，单质汞和无机汞的吸收率低、毒性小，而有机汞的吸收率高、毒性大。无机汞在环境中微生物的作用下可转化为甲基汞等有机汞。甲基汞中毒的主要表现是神经系统损害的症状，此外还有致畸和胚胎毒性作用。镉是一种半衰期很长的重金属，除了能引起人和动物急、慢性中毒以外，还具有致畸、致突变和致癌作用。镉中毒主要损害肾、骨骼和消化系统。

（四）物理性污染

食品的物理性污染指由于食品受到外来杂物或放射性污染物的污染，影响了食品应有的感观性状与营养价值，导致食品质量下降的过程。按照污染物的性质可将其分为杂物和放射性污染物，其中最受人们关注的是放射性污染物对食品的污染。食品中的放射性污染物可能是天然存在的，也可能是因环境污染所致。

食品中的杂物污染物可能并不直接威胁人体健康，却严重影响食品的感官性状和营养价值。食品放射性污染对人体的危害主要表现为对血液系统、生殖系统等的损伤和致癌、致畸、致突变作用。食品中的天然放射性核素主要是 ^{40}K（钾）和少量的 ^{226}Ra（镭）、^{228}Ra、^{210}Po（钋），以及 ^{232}Th（钍）和 ^{238}U（铀）等。核爆炸、核废物的排放和意外事故泄漏造成的放射性核素的污染主要为 ^{131}I（碘）、^{129}I、^{90}Sr（锶）、^{89}Sr 和 ^{137}Cs（铯）等。

（五）各类食品的卫生问题

1. **粮豆类食品的主要卫生问题**

（1）真菌及其毒素的污染：粮豆类食品中常见的污染菌有曲霉、青霉、毛霉、根霉和镰刀菌等。当储存的环境温度增高，湿度较大时，真菌易在粮豆中生长繁殖，并可能产生真菌毒素，降低粮豆的营养和食用价值，甚至造成人体毒性损伤。

（2）农药残留：粮豆中的农药残留来自防治病虫害和除草时使用的农药，或者通过水、空气及土壤等途径从环境中吸收，也可能在储藏、运输及销售过程中受到污染。

（3）其他有毒有害物质的污染：用未经处理的工业废水和生活污水灌溉农作物，自然环境中有害物质本底含量过高，或者加工过程中食品接触材料污染，均可造成农作物的污染。有害重金属等不易降解，生物半衰期长，因此可通过富集作用污染农作物。

（4）仓储害虫：常见的仓储害虫有甲虫、螨虫及蛾类等五十余种，当仓库内温度、湿度较高时可在粮豆上孵化虫卵、生长繁殖，使粮豆发生变质或降低食用价值。

（5）其他污染：主要包括无机夹杂物（砂石、泥土和金属等）和有毒植物种子的污染。此外粮豆的自然陈化和人为掺假亦可导致其品质下降，甚至对人体健康造成危害。

2. 蔬菜、水果的主要卫生问题

（1）农药污染：农药残留是蔬菜和水果最严重的污染问题。残留量超过标准会对人体产生危害，甚至造成中毒。

（2）细菌及寄生虫污染：蔬菜、水果在运输、储藏或销售过程中若出现表皮破损或卫生管理不当，可能被肠道致病菌污染。在栽培过程中，若使用人兽粪便或生活污水灌溉，则会造成较为严重的肠道致病菌和寄生虫卵污染。

（3）工业废水污染：工业废水中常含有镉、铅、汞、酚等多种有害物质，如用其灌溉作物，会影响蔬菜的生长，并造成蔬菜水果铅、镉等有害物质含量超标。

（4）其他污染：蔬菜水果存放、储藏或腌制不恰当，种植土壤长期过量施用氮肥，会致其中的硝酸盐和亚硝酸盐含量升高。蔬菜和水果含有大量的水分，组织较脆弱，当储藏条件不恰当时，极易腐败变质，造成大量硝酸盐转变为亚硝酸盐，人食用后可引起中毒。

3. 禽畜肉的主要卫生问题

（1）腐败变质：禽畜肉在加工和保藏过程中，如卫生管理不当（如温度过高或时间过长），肉质会发生腐败变质，主要表现是肉质发黏、发绿和发臭，若食用可引起中毒。

（2）人兽共患寄生虫病：常见可致人兽共患寄生虫病的寄生虫有囊虫、旋毛虫、蛔虫、姜片虫和猪弓形虫等。牛的囊虫病病原体为无钩绦虫，猪为有钩绦虫，家禽是绦虫中间宿主。

（3）人兽共患传染病：常见的人兽共患传染病主要有炭疽、鼻疽、口蹄疫、猪水疱病、猪瘟、结核病和布鲁氏菌病等。

（4）原因不明死畜肉：死畜肉可来自病死、中毒或外伤死亡牲畜。死畜肉因未经放血或放血不全，外观呈暗红色，肌肉间毛细血管淤血，切开后按压可见暗紫色淤血溢出，切面呈豆腐状，含水分较多。死因不明的畜肉一律禁止食用。

（5）兽药残留：为防治牲畜疫病及提高畜产品的生产效率，时常使用各种药物，如抗生素、抗寄生虫药等。这些药物不论是大剂量短时间治疗还是小剂量在饲料中长期添加，都可能在禽畜肉中残留，残留过量会危害人体健康。

4. 鱼类的主要卫生问题

（1）重金属污染：鱼类对重金属（如汞、镉、铅等）有较强的耐受性且可在体内蓄积。

（2）农药污染：农田施用农药和农药厂排放的废水污染水体，使生活在污染水域的鱼类不可避免地摄入农药并在体内蓄积。相对而言，淡水鱼受污染的程度高于海水鱼。

（3）病原微生物的污染：该污染通常来自污染水域或在运输、销售、加工等生产过程接触病原微生物污染的容器工具。常见污染鱼类的致病菌有副溶血性弧菌、沙门氏菌、志贺氏菌、大肠埃希氏菌、霍乱弧菌，以及肠道病毒等。

（4）寄生虫感染：自然环境中，许多寄生虫是以淡水鱼、螺、虾、蟹等作为中间宿主，以人作为终宿主或另一中间宿主。华支睾吸虫、肺吸虫等是我国常见的鱼类寄生虫，当生食或烹调加工温度和时间不足时，食用后极易感染这类寄生虫病。

（5）腐败变质：鱼类营养丰富，水分含量高，污染的微生物多，且酶的活性高，因此比肉类更易发生腐败变质。一般能引起鱼体腐败变质的细菌有假单胞菌属、无色杆菌属、黄杆菌属和摩根氏菌属等。

5. 蛋类的主要卫生问题

（1）产蛋前污染：禽类感染传染病后，病原微生物通过血液进入卵巢卵黄部，使蛋黄带有致病菌，如鸡伤寒沙门氏菌等。

（2）产蛋后污染：蛋壳在泄殖腔、不洁的产蛋场所及运输、储藏过程中受到细菌的污染。在适宜条件下，微生物通过蛋壳气孔进入蛋内并迅速生长繁殖，使其腐败变质。

6. 乳类的主要卫生问题

（1）微生物污染：按污染途径可分为一次污染和二次污染。一次污染指鲜奶在挤出之前受到了微生物污染。一般健康奶畜的乳房中常有细菌存在，当奶牛患乳腺炎和传染病时，导致病原菌污染。二次污染指在挤奶过程中或挤出后发生的污染，微生物主要来源于奶畜体表、环境、容器、加工设备等。污染乳类的微生物：①腐败菌，导致乳类的腐败变质。②致病菌，食用后引起食物中毒、消化道传染病和人兽共患病。③真菌，可引起干酪、奶油等乳制品的霉变和真菌毒素残留。

（2）化学性污染：奶类中残留的有毒有害化学物质主要包括来自工农业生产中的有害金属、农药、放射性物质及其他有害物质，此外，还有抗生素、驱虫药和激素等兽药。

（3）掺伪：在奶类中除掺水外，还可能掺入三聚氰胺、防腐剂等其他化合物，以提升其蛋白质检测含量，或者延长其保质期等。

7. 食用油脂的主要卫生问题

（1）油脂酸败（rancidity）：油脂和含油脂高的食品在不当条件下存放过久会呈现出变色、变味等不良感官性状，这种现象称为油脂酸败。油脂酸败的原因包括生物学和化学两个方面的因素。由微生物引起的酸败是一种酶解过程，与微生物的酯解酶有关。油脂酸败的化学过程主要是水解和自动氧化，其中自动氧化是主要原因。

（2）油脂污染：油脂的原料受到污染，或者在生产、加工和运输过程中，常受到真菌和真菌毒素、多环芳烃类化合物，以及有毒重金属等的污染。

（3）天然有害物质：棉酚、芥子油苷、芥酸、反式脂肪酸等。棉酚存在于棉籽的色素腺体中，游离棉酚是一种细胞原浆毒素和血液毒素，对机体的神经、血管、生殖系统、消化系统等多个系统均有毒害作用。芥子油苷普遍存在于十字花科植物，油菜籽中含量较多，它的分解产物腈和硫氰化物具有抑制动物生长、致甲状腺肿的作用。反式脂肪酸主要来源于氢化植物油，可能会增加患冠心病、糖尿病等的风险。

三、食品添加剂

（一）食品添加剂的定义与功能

1. 食品添加剂的定义　世界各国对食品添加剂的定义不尽相同。《食品安全国家标准　食品添加剂使用标准》（GB 2760—2014）对食品添加剂（food additive）的定义：为改善食品品质和色、香、味，以及为防腐、保鲜和加工工艺的需要而加入食品中的人工合成或者天然物质。

2. 食品添加剂的功能　食品添加剂促进了食品工业的发展，这主要是由于它给食品工业带来诸多好处，包括：①改善食品的品质，提高食品的质量和保藏性，满足人们对食品风味、色泽、口感的要求；②使食品加工和制造工艺更合理、更卫生、更便捷，有利于食品工业的机械化、自动化和规范化；③使食品工业节约资源，降低成本，在极大地提升食品品质和档次的同时增加其附加值，产生明显的社会效益和经济效益。

（二）食品添加剂的分类及安全性评价

1. 分类　食品添加剂可按其生产方式、来源、功能和安全性评价的不同来划分。

食品添加剂按生产方法可分为三类。第一类是应用生物技术获得的产品，如柠檬酸等。第二类是利用物理方法从天然动植物中提取的物质，如甜菜红等。第三类是用化学合成方法得到的纯化学合成物，如苯甲酸钠。其按照来源可分为天然食品添加剂和人工合成食品添加剂两类。天然食品添加剂品种较少，价格偏高，许多价格低廉的合成食品添加剂，仍占据着食品添加应用的主流。按功能用途食品添加剂可分为许多类别，目前，GB 2760—2014 将其分为 22 个功能类别（表 6-6）。

2. 食品添加剂的安全性评价　只有经过联合国粮食及农业组织（FAO）/WHO 设立的食品添加剂联合专家委员会（JECFA）的安全性评估，并赋予其每日允许摄入量值或给予其他标准认为安全的，而且具有法典制订国际标码系统编码的食品添加剂方可列入允许使用的名单。每日允许摄入量（acceptable daily intake，ADI）指人类终生每日摄入正常使用的某化学物质（如食品添加剂），不产生可检测到的对健康产生危害的量。

表6-6　《食品添加剂功能类别与代码》（GB 2760—2014）

名称	代码	名称	代码
酸度调节剂	01	增味剂	12
抗结剂	02	面粉处理剂	13
消泡剂	03	被膜剂	14
抗氧化剂	04	水分保持剂	15
漂白剂	05	防腐剂	16
膨松剂	06	稳定和凝固剂	17
胶基糖果中基础剂物质	07	甜味剂	18
着色剂	08	增稠剂	19
护色剂	09	食品用香料	20
乳化剂	10	食品工业用加工助剂	21
酶制剂	11	其他	22

JECFA建议将食品添加剂分为四类：第一类为GRAS（general recognized as safe）物质，即一般认为是安全的物质，可以按照正常需要使用，不需建立ADI。第二类为A类，包括已经制订出正式ADI值者和制订暂时ADI值者。第三类为B类，即毒理学资料不足未建立ADI值者或尚未进行过安全性评价者。第四类为C类，即原则上禁止使用的食品添加剂。

（三）食品添加剂的使用原则与卫生管理

1. 使用原则

（1）食品添加剂使用时应符合基本要求

1）不应对人体产生任何健康危害。

2）不应掩盖食品腐败。

3）不应掩盖食品本身或加工过程中的质量缺陷，或者以掺杂、掺假、伪造为目的而使用食品添加剂。

4）不应降低食品本身的营养价值。

5）在达到预期效果的前提下尽可能降低在食品中的使用量。

（2）在下列情况下可使用食品添加剂

1）保持或提高食品本身的营养价值。

2）作为某些特殊膳食用食品的必要配料或成分。

3）提高食品的质量和稳定性，改进其感官性状。

4）便于食品的生产、加工、包装、运输或者储藏。

（3）食品添加剂质量标准：按照GB 2760—2014的规定，允许使用的食品添加剂应当符合相应的质量规格要求。

（4）食品添加剂带入原则：在下列情况下食品添加剂可以通过食品配料（含食品添加剂）带入食品中。

1）根据GB 2760—2014，食品配料中允许使用该食品添加剂。

2）食品配料中该添加剂的用量不应超过允许的最大使用量。

3）应在正常生产工艺条件下使用这些配料，并且食品中该添加剂的含量不应超过由配料带入的水平。

4）由配料带入食品中的该添加剂的含量应明显低于直接将其添加到该食品中通常所需要的水平。

当某食品配料作为特定终产品的原料时，批准用于上述特定终产品的添加剂允许添加到这些食品配料中，同时该添加剂在终产品中的量应符合 GB 2760—2014 的要求。在所述特定食品配料的标签上应明确标示该食品配料用于上述特定食品的生产。

2. **卫生管理**   我国对食品添加剂的使用和生产进行严格的管理，在安全性评价和标准方面、生产环节、流通环节，以及餐饮服务环节又先后制定和颁布一系列法律法规。1981 年我国正式颁布 GB 2760—81，对食品添加剂的种类、名称、使用范围、最大使用量等进行了规定，此后该标准先后经过多次修订。现行的《中华人民共和国食品安全法》和《食品生产许可管理办法》对食品添加剂的生产经营和使用进行了严格的规定。为了加强食品添加剂新品种的管理，我国制定了《食品添加剂新品种管理办法》和《食品添加剂新品种申报与受理规定》，对食品添加剂新品种规定了严格的审批程序。

四、转基因食品

近年，随着现代生物技术的发展，转基因食品作为现代生物技术的必然产物已走进了国民的生活。随着转基因食品消费的日益增多，在赋予传统食品以新特性的同时，转基因食品的安全性及其对生态环境的影响也逐渐引起了各国政府和国际组织的广泛关注。

（一）定义

转基因食品（genetically modified food，GMF）指以利用转基因技术使基因组构成发生改变的生物直接生产的食品或以其为原料加工制成的食品。

转基因食品分类：①转基因动植物、微生物产品。②转基因动植物、微生物直接加工品。③以转基因动植物、微生物或以其直接加工品为原料生产的食品和食品添加剂。

（二）安全性评价

对转基因食品的安全性进行正确的评估和科学的管理，是生物技术发展的必然趋势。任何一种转基因食品在上市之前，都由研究人员进行包括实质等同对比在内的大量科学试验。依据《农业转基因生物安全管理条例》和《农业转基因生物安全评价管理办法》，我国对农业转基因生物安全评价以科学为依据，以个案审查为原则，实行分级分阶段管理，按照其对人类、动植物、微生物和生态环境的危险程度，分为Ⅰ（尚不存在危险）、Ⅱ（具有低度危险）、Ⅲ（具有中度危险）、Ⅳ（具有高度危险）四个等级。转基因生物在实验研究的基础上需要完成中间试验、环境释放、生产性试验三个阶段的试验，才可以申请农业转基因生物安全证书。除此之外，《农业转基因生物安全评价指南》也规定了对转基因植物、转基因动物和动物用转基因微生物进行安全性评价的内容。

（三）转基因食品的安全管理

目前有关转基因食品安全的管理，欧盟国家、美国、日本与加拿大等先后出台了相应的法律和管理办法，主要包括食用安全性评价和实行强制标识或自愿标识，让消费者自己选择是否使用转基因食品。

我国在开始转基因技术研究的同时，就非常重视转基因技术的安全问题。1993 年 12 月，《基因工程安全管理办法》发布，提出了转基因技术的申报、审批和安全控制。1996 年 7 月，《农业生物基因工程安全管理实施办法》发布，强调登记审查制度。2001 年 5 月，国务院公布了《农业转基因生物安全管理条例》，规定了转基因生物的研究、试验和生产，要有转基因生物安全证书、生产许可证和经营许可证等。2002 年 3 月《农业转基因生物标识管理办法》《农业转基因生物安全评价管理办法》《农业转基因生物进口安全管理办法》发布，并且此后又进行了修订。2007 年 12 月 1 日《新资源食品管理办法》正式实施。2022年《农业转基因生物安全评价管理办法》修订，要求对用于农业生产或农产品加工的植物、动物、微生物三大类农业转基因生物及其产品，要以科学为依据，以个案审查为原则，开展其对人类、动植物、微生物和生态环境构成的危险或者潜在风险的安全评价工作。

2016年施行的《农业转基因生物安全管理通用要求　实验室》，规定了农业转基因生物的实验室条件和检验方法等内容。

关于转基因食品的标识管理，我国也有一系列的规定。《中华人民共和国食品安全法》提到，生产经营转基因食品要按规定显著标示。此外，《农业转基因生物安全标识管理办法》明确规定，国家对农业转基因生物实行标识制度，必须进行标示。

五、食品安全风险管理

按照《中华人民共和国食品安全法》的规定，国务院食品安全监督管理部门对食品生产经营活动实施监督管理。国务院卫生行政部门组织开展食品安全风险监测和风险评估。

（一）食品安全风险评估

食品安全风险评估（risk assessment）是对有害事件发生的可能性和不确定性进行评估，由危害识别、危害特征描述、暴露评估、风险特征描述四个步骤组成。

《中华人民共和国食品安全法》规定，国家建立食品安全风险评估制度，运用科学方法，根据食品安全风险监测信息、科学数据，以及有关信息，对食品、食品添加剂、食品相关产品中生物性、化学性和物理性危害因素进行风险评估。国务院卫生行政部门负责组织食品安全风险评估工作，成立由医学、农业、食品、营养、生物、环境等方面的专家组成的食品安全风险评估专家委员会进行食品安全风险评估。食品安全风险评估结果由国务院卫生行政部门公布。我国成立了国家食品安全风险评估中心（China National Center for Food Safety Risk Assessment, CFSA），作为负责食品安全风险评估的国家级技术机构，承担从农田到餐桌全过程食品安全风险管理的技术支撑工作。

1. **危害识别（hazard identification）**　是对某种食品中可能产生不良健康影响的生物、化学和物理因素的确定，根据流行病学、动物试验、体外试验、结构-活性关系等科学数据和文献信息，确定人体暴露于某种危害后是否会对其健康造成不良影响、造成不良影响的可能性，以及可能处于风险中的人群和范围。

危害识别是根据现有数据进行定性描述的过程。对大多数有权威数据的危害因素，可以直接在综合分析 WHO、FAO/WHO、JECFA、美国食品药品管理局、美国环保署、欧洲食品安全局等国际权威机构最新的技术报告或述评的基础上进行描述。对缺乏上述权威技术资料的危害因素，可根据在严格实验条件下所获得的科学数据进行描述。对资料严重缺乏的少数危害因素，可以视需要根据国际组织推荐的指南或我国相应标准开展毒理学研究工作。

2. **危害特征描述（hazard characterization）**　指对食品中生物、化学和物理因素所产生的不良健康影响进行定性和/或定量分析。可以利用动物试验、临床研究、流行病学研究确定危害与各种不良健康作用之间的剂量-反应关系、作用机制等。如果可能，对毒性作用有阈值的危害应建立人体安全摄入量水平。对大多数危害因素，通过直接采用国内外权威评估报告及数据，可以确定化学物的膳食健康指导值或微生物的剂量-反应关系。

3. **暴露评估（exposure assessment）**　指对食用时可能摄入生物、化学、物理因素和其他来源的暴露所作的定性和/或定量评估。根据危害在膳食中的水平和人群膳食消费量，初步估算危害的膳食总摄入量，同时考虑其他非膳食进入人体的途径，估算人体总摄入量并与安全摄入量，进行比较。

膳食暴露评估以食物消费量和/或频率与食物中危害因素含量（或污染率）等有效数据为基础，根据所关注的目标人群，选择能满足评估目的的最佳统计值计算膳食暴露量，同时可根据需要对不同暴露情境进行合理的假设。由于各国食品生产、消费习惯，以及有害因素污染水平不同，因此膳食暴

Note:

露评估原则上应当使用本国的膳食消费和有害因素污染水平数据。

4. **风险特征描述**（risk characterization） 指根据危害识别、危害特征描述和暴露评估，对产生健康影响的可能性与特定人群中已发生或可能发生不良健康影响的严重性进行定性和/或定量评估，以及不确定性等综合性描述。

风险特征描述有定性和（半）定量两种。定性描述通常将风险表示为高、中、低等不同程度。（半）定量描述以数值形式表示风险和不确定性的大小。化学物的风险特征描述通常是将膳食暴露水平与健康指导值［如每日容许摄入量（ADI）、每日耐受摄入量（TDI）、急性参考剂量（ARfD）等］相比较，并对结果进行解释。微生物的风险特征描述通常是根据膳食暴露水平估计风险发生的人群概率，并根据剂量-反应关系估计危害对健康的影响程度。风险特征描述的对象一般包括个体和人群。对个体的风险描述，可分别根据高端（或低端）估计和集中趋势估计结果，描述处于高风险的个体，以及大部分个体的平均风险。人群的风险特征描述依评估目的和现有数据不同而异，可描述危害对总人群、亚人群（如将人群按地区、性别或年龄别分层）、特殊人群（如高暴露人群和潜在易感人群）或风险管理所针对的特定目标人群可能造成某种健康损害的人数或处于风险的人群比例。

（二）食品安全风险监测

食品安全风险监测是食品安全监督管理的基础工作。食品安全风险监测是通过系统和持续地收集食源性疾病、食品污染，以及食品中有害因素的监测数据及相关信息，并进行综合分析和及时通报的活动。《中华人民共和国食品安全法》规定，国家建立食品安全风险监测制度，对食源性疾病、食品污染，以及食品中的有害因素进行监测。

为做好食品安全风险监测工作，2010 年卫生部印发了《食品安全风险监测管理规定（试行）》。规定中指出，国家食品安全风险监测应遵循优先选择原则，兼顾常规监测范围和年度重点，将以下情况作为优先监测的内容：

1. 健康危害较大、风险程度较高，以及污染水平、问题检出率呈上升趋势的。
2. 易对婴幼儿等特殊人群造成健康影响的。
3. 流通范围广、消费量大的。
4. 在国内发生过食品安全事故或社会关注度较高的。
5. 已列入《食品中可能违法添加的非食用物质和易滥用的食品添加剂品种名单》的。
6. 已在国外发生的食品安全问题并有证据表明可能在国内存在的。

第三节 食源性疾病

食源性疾病是当今世界上分布最广泛、最常见的疾病之一。实际工作中，要通过相应措施预防食源性疾病的发生。一旦发现有食源性疾病，要按规定及时报告并作出相应的处理。

一、食源性疾病与食物中毒

（一）食源性疾病与食物中毒

WHO 对食源性疾病（food origin disease）的定义：通过摄食进入人体内的各种致病因子引起的、通常具有感染或中毒性质的一类疾病。《中华人民共和国食品安全法》对食源性疾病的定义为"食品中致病因素进入人体引起的感染性、中毒性等疾病，包括食物中毒"。食源性疾病的三个基本要素：①食物是携带和传播病原物质的媒介。②导致人体罹患疾病的病原物质是食物中所含有的各种致病因子。③临床特征为急性、亚急性中毒或感染。食源性疾病是随着人们对疾病认识的不断深入，在食物中毒的基础上逐渐发展而来的。因此，食源性疾病除包括食物中毒外，还包括食源性肠道传染病、食源性寄生虫病、人兽共患传染病、食物过敏，以及由食物中有毒、有害污染物所引起的慢性中毒性疾病。

食物中毒（food poisoning）指摄入含有生物性、化学性有毒有害物质的食品或把有毒有害物质当作食品摄入后所出现的非传染性的急性、亚急性疾病。食物中毒是最常见的食源性疾病。

（二）食物中毒的特点

食物中毒发生的原因各不相同，但发病具有以下共同特点：

1. 发病潜伏期短，来势急剧，呈暴发性，短期内可能有多数人发病。

2. 发病与特定的食物有关，病人有食用同一食物史，流行波及范围与有毒食物供应范围相一致，停止该食物供应后，流行即终止。

3. 中毒病人临床表现基本相似，以恶心、呕吐、腹痛、腹泻等胃肠道症状为主。

4. 一般情况下，人与人之间无直接传染。发病曲线呈突然上升之后又迅速下降的趋势，无传染病流行时的余波。

（三）食物中毒的分类

其根据致病因子一般分为以下四类：

1. **细菌性食物中毒** 指因摄入被致病性细菌或其毒素污染的食物而引起的中毒。其发病率高，病死率一般较低，常发生于夏秋季。

2. **真菌及其毒素食物中毒** 指食用被真菌及其毒素污染的食物而引起的食物中毒。其发病率较高，死亡率也较高，有明显的地区性和季节性的特点。

3. **有毒动植物中毒** 指一些动植物本身含有某种天然有毒成分或由于储藏条件不当形成某种有毒物质，被人食用后所引起的中毒。其发病率较高，病死率因动植物种类而异。

4. **化学性食物中毒** 指由于食用了含有化学性有毒有害物质的食品或化学物质引起的食物中毒。其发病的季节性和地区性不明显，发病率和死亡率均较高，包括农药、有毒金属化合物、亚硝酸盐等。

二、细菌性食物中毒

细菌性食物中毒是最常见的食物中毒，按照病原和发病机制不同，可分为感染型、毒素型和混合型。

感染型食物中毒指病原菌随食物进入肠道，在肠道内繁殖、附于肠黏膜或侵入黏膜及黏膜下层，引起肠黏膜的充血、白细胞浸润、水肿、渗出等炎性病理变化。某些病原菌进入黏膜固有层后可被吞噬细胞吞噬或杀灭，死亡的病原菌可释放内毒素。内毒素作为致热源可刺激体温调节中枢引起体温升高。典型的感染型食物中毒有沙门氏菌食物中毒、变形杆菌食物中毒等。

毒素型食物中毒则是食品中的病原菌大量生长繁殖并产生肠毒素（外毒素），这些外毒素激活肠壁上皮细胞的腺苷酸环化酶或鸟苷酸环化酶。该酶催化细胞内 ATP 和 GTP 转变成 cAMP 和 cGMP，使小肠细胞的分泌功能亢进和吸收能力的降低而致腹泻。常见的毒素型食物中毒有金黄色葡萄球菌食物中毒等。

某些病原菌（如副溶血性弧菌）进入肠道后，除可侵入黏膜引起肠黏膜的炎性反应外，还产生引起急性胃肠道症状的肠毒素。这类病原菌引起的食物中毒是致病菌对肠道的侵袭力及其产生的肠毒素的协同作用，因此，其发病机制为混合型。

（一）沙门氏菌食物中毒

1. **病原** 沙门氏菌（*Salmonella*）为肠杆菌科，菌种繁多、分布广泛，已发现约 2 500 个血清型。据统计，我国发现有 200 余种，主要是 A～F 群的各菌型。常引起食物中毒的有猪霍乱沙门氏菌（*Salmonella choleraesuis*）、鼠伤寒沙门氏菌（*Salmonella typhimurium*）和肠炎沙门氏菌（*Salmonella enteritidis*）等。沙门氏菌为需氧或兼性厌氧的革兰氏阴性杆菌，不耐热。该菌不分解蛋白质、不产生靛基质，食

Note:

物被污染后无感官性状变化,常常没有可察觉的腐败现象,易被忽视。

2. 流行病学

(1) 发病率高,占食物中毒的 40%~60%。

(2) 季节性明显,多发于夏秋季,以 5~10 月份发生最多。

(3) 引起沙门氏菌食物中毒的食品主要是动物性食品,特别是畜肉类及其制品,其次为禽肉、蛋类、乳类及其制品。

3. 发病机制　沙门氏菌食物中毒属于感染型,其发病主要是由大量细菌侵袭肠道及释放内毒素引起的。此外,肠炎沙门氏菌、鼠伤寒沙门氏菌可产生肠毒素,后者激活小肠黏膜细胞膜上腺苷酸环化酶,改变小肠黏膜细胞对水及电解质的吸收,使 Na^+、Cl^- 和水在肠腔潴留而致腹泻。

4. 临床表现　潜伏期短,一般为 4~48h,最长 72h。潜伏期越短,病情越重。中毒开始为头痛、恶心、倦怠、全身酸疼和面色苍白。之后出现腹泻、腹痛和呕吐,严重者可产生脱水症状。腹泻主要为水样便,少数带有黏液或血。腹痛多在上腹部,伴有压疼。体温升高,一般在 38~40℃。重症者可出现烦躁不安,昏迷谵妄、抽搐等中枢神经症状,也有出现尿少、尿闭、呼吸困难、发绀、血压下降等循环衰竭症状,甚至休克,如不及时救治可致死亡。

沙门氏菌食物中毒按其临床特点分为胃肠炎型、类伤寒型、类霍乱型、类感冒型和败血症型。一般仍以胃肠炎型为主并伴随程度不同的各类型掺杂发病为最常见。

5. 诊断与治疗　沙门氏菌食物中毒一般根据流行病学特点、临床表现和实验室检验结果进行诊断。其中,实验室细菌学检验结果阳性是确诊最有利的依据。轻症者以补充水分和电解质等对症处理为主,对重症、患菌血症和有并发症的病人,需用抗生素治疗。

6. 预防措施　①防止污染。加强对肉类食品生产企业的卫生监督及家畜、家禽屠宰前的兽医卫生检验,防止肉尸和熟肉类制品被带菌生食物、带菌容器及食品从业人员带菌者的污染。②控制繁殖。低温储藏食品,加工后的熟肉制品应尽快出售。③彻底杀灭。加热杀死病原菌是防止食物中毒的关键措施。60℃加热 10min 可被杀死。加热肉块重量应不超过 1kg,并持续煮沸 2.5~3h,蛋类应煮沸 8~10min。

（二）副溶血性弧菌食物中毒

1. 病原　副溶血性弧菌（*Vibrio parahemolyticus*）为革兰氏阴性杆菌,需氧或兼性厌氧,为嗜盐菌,在 3%~4% NaCl 溶液培养基和食物中生长良好,最适生长温度 30~37℃,pH 7.4~8.2。本菌对酸及温热敏感,用 1% 醋酸处理 5min,或者 56℃加热 5min,或者 90℃加热 1min 均可将其杀死。在各种天然淡水中生存一般不超过 2d,在海水中则可存活 47d 以上。副溶血弧菌的致病力可用神奈川（Kanagawa）试验来区分,其产生的耐热性溶血素能使血琼脂培养基上出现 β 溶血带,即神奈川试验阳性。神奈川试验阳性菌的感染能力强。

2. 流行病学

(1) 地区性:多发于沿海地区。

(2) 季节性及易感性:大多发生于 5~11 月,高峰在 7~9 月。男女均可发病,以青壮年居多。

(3) 中毒食品:主要是海产食品,其中以各种海鱼和贝蛤类如黄花鱼、带鱼、墨鱼、海蟹、海蜇等最为多见,其次为盐渍食品,如咸菜等。

(4) 中毒的原因:海产品受到污染带菌,加工时受到从业人员或食品容器的污染,烹调时未烧熟煮透,烹调后又被污染且存放不当或食前加热不充分,均可引起副溶血性弧菌食物中毒。沿海地区饮食从业人员、健康人群及渔民带菌率为 11.7% 左右,有肠道病史者可达 31.6%~88.8%,构成了人群带菌者对食品的直接污染。

3. 发病机制　副溶血性弧菌食物中毒主要为大量活菌侵入肠道及其所产生的耐热性溶血毒素对肠道的共同作用。

4. 临床表现　潜伏期一般为 2~40h,与摄入食物的含菌量密切相关,含菌量多则潜伏期短。发病急骤,主要表现上腹部阵发性绞痛,继而恶心、呕吐、腹泻。发病 5~6h 后,腹痛加剧,以脐部阵发性绞痛为特点。粪便为水样或糊状,少数有黏液或黏血样便,约 15% 的病人出现洗肉水样血水便,里急后重不明显。体温一般 37.7~39.5℃。回盲部有明显压痛。病程一般 1~3d。

5. 诊断与治疗　符合本菌的流行病学特点与临床表现,经细菌学检验确定为副溶血性弧菌的即可作出诊断,有条件时进行血清学检验或动物试验。临床上以补充水分和纠正电解质紊乱等对症治疗为主。

6. 预防措施

(1) 防止污染:接触过海产食品的厨具、容器和手,以及水池等用后均应洗刷冲净及消毒,避免造成交叉污染。

(2) 控制繁殖:低温冷藏各种食品,尤其是海产食品和各种熟制品。

(3) 杀灭病原菌:对蟹贝等海产品要煮透,需加热至 100℃ 持续 30min。凉拌海产品应在沸水中烫浸后先加醋拌渍,放置 10~30min,然后再调拌。

（三）变形杆菌食物中毒

1. 病原　变形杆菌(*Proteus*)为革兰氏阴性、需氧或兼性厌氧腐败菌,对营养要求不高,普通培养基上生长良好,4~7℃ 即可繁殖,属低温菌。本菌广泛分布于自然界中,在土壤、污水和垃圾中均可检出。对热抵抗力较弱,55℃ 经 1h 或煮沸数分钟即死亡,在 1% 石炭酸中 30min 可被杀死。引起食物中毒的变形杆菌主要是普通变形杆菌和奇异变形杆菌,两者分别有 100 多个血清型。

2. 流行病学

(1) 季节性:多发生于夏秋季节,以 7~9 月最多见。

(2) 中毒食品:主要是动物性食品,特别是熟肉和内脏制品冷盘。此外,豆制品、凉拌菜和剩饭等亦间有发生。变形杆菌与其他腐败菌共同污染生食品,会使生食品发生感官上的改变,但熟制品被污染后通常无感官上的变化,易被食用者忽视。

(3) 食物被污染的原因:①人类带菌者对食品的污染。正常人带菌率为 1.3%~10.4%,以奇异变形杆菌最常见。腹泻病人带菌率较高,为 13%~52%。②生熟交叉污染。处理生熟食品的工具、容器未严格分开,使熟食品受到重复污染,在较高温度下长时间存放,食用前未回锅加热或加热不彻底。

3. 发病机制　主要是随食物食入大量活菌引起,属于感染型食物中毒。此外,摩氏摩根菌等组氨酸脱羧酶活跃,可引起组胺过敏样中毒。

4. 临床表现　潜伏期一般为 12~16h,最短为 1~3h。症状主要为恶心、呕吐、腹痛、腹泻、发热、头痛、头晕等。以上腹部(脐周围)阵发性刀绞样痛和急性腹泻为主,腹泻物常伴有黏液和恶臭,腹泻一般在数次至 10 余次,体温一般在 37.8~40℃。发病率较高,病程较短,为 1~3d,多数病人在 24h 内恢复,一般预后良好。

5. 诊断与治疗　依据流行病学特点与临床表现,以及实验室检验的各项指标进行诊断。变形杆菌食物中毒以对症治疗为主,轻症病人无须治疗,过敏型组胺中毒采用抗过敏治疗。

6. 预防措施　主要是从防止污染、控制繁殖和杀灭病原菌三个主要环节进行预防。

（四）金黄色葡萄球菌食物中毒

1. 病原学

(1) 病原菌:葡萄球菌为革兰氏阳性兼性厌氧菌,最适温度为 30~37℃,最适 pH 为 6.0~7.0,耐盐性强,在 7.5% 的 NaCl 溶液培养基上亦可生长。能产生肠毒素的葡萄球菌主要是金黄色葡萄球菌(*Staphylococcus aureus*)。

(2) 肠毒素:是一种可溶性蛋白质,耐热,经 100℃ 煮沸 30min 不破坏,也不受胰蛋白酶的影响,根据抗原性可分为 A、B、C_1、C_2、C_3、D、E、F 型共 8 个血清型,其中以 A、D 型引起的食物中毒较多见,

Note:

其次为 B、C 型,F 型为引起毒性休克综合征的毒素。食物中肠毒素需煮沸 120min 方能被完全破坏,故一般烹调方法不能将其破坏。

2. **流行病学**

(1) 季节性:全年均有发生,一般以夏秋季多见。

(2) 中毒食品:一般以剩饭、凉糕、奶油糕点、乳类及其制品、鱼虾与熟肉等较为常见,其他食品亦有发生。

(3) 食物中葡萄球菌的来源及肠毒素形成的条件:①人类带菌者对各种食物的污染。健康人带菌率为 20%～30%;上呼吸道金黄色葡萄球菌感染的病人,鼻咽带菌率可高达 83.3%;医院病人和医护人员带菌率可高达 60%～80%。②奶牛患化脓性乳腺炎时,其乳汁中可能带有葡萄球菌;畜、禽患其他化脓性感染时,感染部位的葡萄球菌对其肉尸污染。肠毒素的形成与温度、食品受污染的程度、食品的种类及形状有密切关系。食物受葡萄球菌污染的程度高,温度适宜,在含蛋白质丰富且含水分较多、同时含一定淀粉的食物(如奶油糕点、冰激凌、剩米饭、凉糕等)或含油脂较多的食物(如油炸鱼罐头、油煎荷包蛋)易形成毒素。

3. **发病机制**　中毒剂量的肠毒素作用于胃肠道黏膜引起充血、水肿与糜烂等炎症变化及水电解质代谢紊乱,引起腹泻。此外,其可以完整的分子经消化道吸收入血,刺激迷走神经和交感神经腹腔丛到达呕吐中枢从而引起反射性呕吐。

4. **临床表现**　发病急骤,潜伏期短,一般 2～5h,极少超过 6h。主要症状为恶心、剧烈而频繁地呕吐,并伴有上腹部剧烈地疼痛。约有 80% 病人发生腹泻,多为水样便或黏液便。体温正常或稍有微热。病程一般较短,多在 1～2d 内恢复正常,预后一般良好。儿童对肠毒素比成人敏感,故发病率高,病情重。

5. **诊断与治疗**　符合该菌的流行病学特点及临床表现。实验室从中毒食品、病人吐泻物中经培养检出金黄色葡萄球菌,菌株经肠毒素检测证实在不同样品中检出同一型别肠毒素,或者从不同病人吐泻物中检出金黄色葡萄球菌,其肠毒素为同一型别,即可诊断。轻者一般无须治疗,重症病人严重失水者可补充水和电解质,一般不需用抗生素。

6. **预防措施**

(1) 防止污染:禁止患有疮疖、化脓性创伤或皮肤病,以及上呼吸道炎症、口腔疾病等病人从事直接的食品加工和食品供应工作,患乳房炎奶牛的奶不得供饮用或制造乳制品。

(2) 防止肠毒素形成:剩余饭菜应及时低温(5℃ 以下)冷藏或放阴凉通风处,尽量缩短存放时间,不要超过 6h,食用前必须充分加热。

三、有毒动植物中毒

动物性中毒食品可分为两类:①天然含有有毒成分的动物或动物的某一部分当作食品(如河鲀鱼);②在一定条件下,产生了大量的有毒成分的动物性食品(如鲐鱼等)。

植物性中毒食品可分为三类:①将天然含有有毒成分的植物或其加工制品当作食品(如大麻油、桐油等);②将在加工过程中未能破坏或除去有毒成分的植物当作食品(如木薯、苦杏仁等);③在一定条件下,产生了大量的有毒成分的植物性食品(如发芽马铃薯等)。

自然界有毒的动植物种类很多,所含有毒成分也较复杂,现介绍一些常见的动植物食物中毒。

(一) 河鲀鱼中毒

河鲀鱼(globefish)是一种味道鲜美又含剧毒的鱼类。引起中毒的种类主要是东方鲀,我国中毒多发区为沿海各地及长江下游,均系误食引起。

1. **有毒成分**　河鲀鱼体内的有毒成分为河鲀毒素(tetrodotoxin,TTX),是一种毒性极强的非蛋白质神经毒素,对热稳定,煮沸、盐腌、日晒均不能将其破坏。

河鲀毒素主要存在于肝、脾、肾、卵巢、眼球等组织,其中以卵巢毒性最大,肝次之。新鲜洗净的鱼肉一般不含毒素,但如鱼刚死不久,毒素可从内脏渗入肌肉中。每年 2~5 月为生殖产卵期,毒素含量最多,毒性最强。

2. 中毒机制　河鲀毒素主要作用于神经系统,是一种钠通道的强阻滞剂,可抑制神经细胞膜对 Na^+ 的通透性,从而阻断神经肌肉间冲动的传导,使神经末梢和中枢神经麻痹。首先是感觉神经麻痹,继而运动神经麻痹,最后是呼吸中枢和血管运动中枢麻痹。

3. 中毒表现和治疗　河鲀鱼中毒的特点是发病急,潜伏期一般为 10min~3h,病人摄食初期,即感觉全身不适,出现恶心、呕吐、腹痛、腹泻等消化系统症状;同时伴有感觉神经麻痹症状,口唇、舌尖、指端麻木刺痛,感觉消失而麻痹;继而出现运动神经麻痹症状,手、臂肌肉麻痹,抬手困难,腿部肌肉无力软瘫运动失调,身体摇摆,行动失调,肌肉合并麻痹呈瘫痪状态;而后舌头发硬、言语不清、瞳孔散大、血压和体温下降、昏迷、呼吸先迫缓浅表,后渐困难,常因呼吸衰竭、循环衰竭而于 4~6h 内死亡。病程超过 8h 者多能恢复。病死率较高,可达 40%~60%。

河鲀毒素中毒尚无特效解毒剂。一旦发生河鲀鱼中毒必须迅速抢救,以催吐、洗胃和导泻为主,以排出尚未吸收的毒素,并辅以对症治疗。

4. 预防措施

(1) 加强宣教,说明河鲀鱼的毒性及其形态特点,严格禁止出售和食用野生河鲀鱼。

(2) 渔业水产部门对出售的海杂鱼,应严格仔细地检查,将挑出的河鲀鱼交有关部门集中处理,不可随便乱扔放,以防被人捡食后中毒。

(3) 某些新鲜的河鲀鱼去除头、内脏、剥去鱼皮,肌肉反复冲洗加工成罐头或盐腌晒干后方可食用,去掉的鱼头、内脏、鱼皮及漂洗的血水也要集中妥善处理。但这种加工方法应在专门单位集中加工,不可自行处理。

(4) 我国将会有条件放开养殖河鲀鱼生产经营,消费者购买河鲀鱼产品时应选择已备案、具有生产经营许可的企业,确保所购买的产品标识明确和可追溯。

历史长廊

日本食用河鲀鱼的传统

食用河鲀鱼易引起食物中毒,但日本却是河鲀鱼消费大国。历史上日本因误食河鲀鱼而致死的案例多发,因此日本江户幕府曾颁布了河鲀鱼禁食令。1988 年日本下令对河鲀鱼解禁。此后,日本学者认真研究了各种河鲀鱼,并将河鲀毒素的强度、属性、解毒方法等进行科学验证。为了确保河鲀鱼食用安全,日本颁布了一系列管理法规,包括《食品卫生法》《确保河鲀鱼卫生》《河鲀鱼销售营业管理条例》等,规定了可食用的河鲀鱼种类及部位、河鲀鱼处理师和河鲀鱼处理设施及场所的要求、有毒部位的销毁方法等,从事河鲀鱼餐饮业必须通过日本的国家考试,并持日本政府批准的营养执照方可上岗开业。

(二) 毒蕈中毒

蕈类又称为蘑菇,属真菌植物,种类繁多,资源丰富。蕈类又分为可食蕈、条件可食蕈和毒蕈三类。我国约有可食蕈 300 余种,毒蕈则有 80 余种,其中含有剧毒能使人致死的有 10 多种,常见的有黑伞蕈属、乳菇属、毒肽和毒伞肽、光盖伞属、橘黄裸伞与鹿花菌等。

1. 有毒成分　毒蕈所含毒素种类,可因地区、季节、品种、生长条件和形态大小不同而异。毒蕈的有毒成分十分复杂,一种毒蕈可含有几种毒素,一种毒素又可能存在于多种毒蕈中。引起胃肠炎型毒素主要为黑伞蕈属和乳菇属的某些蕈种,毒性成分可能为类树脂物质、苯酚、类甲酚等。神经、精神型毒素主要包括毒蝇碱、蜡子树酸及其衍生物、光盖伞素及脱磷酸光盖伞素和致幻剂。溶血型毒素主要为鹿花蕈素。脏器损害型毒素主要是毒伞肽类和毒肽类。

2. 中毒表现

（1）胃肠炎型：潜伏期较短，一般为 0.5~6h，主要为胃肠炎症状，恶心、呕吐、剧烈腹泻、每日可达 10 余次，多为水样便，上腹部或脐部阵发性疼痛，体温不高。病程较短，一般持续 2~3h，预后良好，死亡率低。

（2）神经、精神型：潜伏期为 1~6h，主要表现为副交感神经兴奋的症状，如流涎、大汗、流泪、瞳孔缩小、对光反射消失、脉缓、呼吸急促等，有部分病人出现胃肠道症状。重症病人表现出谵妄、幻视、幻听、狂笑、行动不稳、意识障碍、精神错乱，有些出现特有的小人国幻视症。病程一般 1~2d，死亡率低。

（3）溶血型：潜伏期一般为 6~12h。开始表现为胃肠道症状，恶心、呕吐、腹泻与腹痛。发病 3~4d 后出现溶血性黄疸、血红蛋白尿、急性贫血、肝大、脾大等。严重者可昏迷、肾衰竭。一般病程 2~6d，死亡率不高。

（4）脏器损害型：潜伏期多为 10~24h，短者 6~7h，进入恶心、呕吐、腹痛、水样便腹泻等胃肠炎症状期，继而转入无明显症状的假愈期，轻者由此进入恢复期，而重者则进入肝肾损害期，表现为肝、肾、心、脑等实质性器官的损害。以急性中毒性肝炎为主要症状，严重者出现肝坏死，肾受损时，肾水肿、变性、坏死。有的可因肝性脑病引起烦躁不安、抽搐、惊厥、昏迷、休克甚至死亡，死亡率高达 60%~80%。经过积极治疗的病人，一般在 2~3 周后进入恢复期，各项症状和体征逐渐消失并痊愈。

3. 急救与治疗原则

（1）应及时采用催吐、洗胃和灌肠等方法，迅速排除未吸收的毒素。

（2）及时应用特效解毒剂和对症治疗：胃肠炎型可按一般食物中毒对症处理。神经、精神型可用阿托品拮抗。溶血型可用肾上腺皮质激素，贫血严重者应及时输血，一般情况差或出现黄疸者应使用较大量的氢化可的松，同时注意保护肝、肾。肝、肾损害型用二巯基丙磺酸钠或二巯基丁二酸钠。

4. 预防措施　广泛宣传有关毒蕈知识，提高对毒蕈的鉴别能力，防止误食中毒。

四、化学性食物中毒

化学性食物中毒食品：①被有毒有害化学物质污染的食品。②误以为是食品、食品添加剂、营养强化剂的有毒有害的化学物质。③添加非食品级的或伪造的或禁止使用的食品添加剂和营养强化剂的食品。④超量使用食品添加剂的食品。⑤食物营养素发生化学变化的食品。常见的化学性食物中毒有亚硝酸盐中毒、毒鼠强中毒、砷中毒、农药中毒等，其具有潜伏期短、中毒症状严重、预后不良与病死率高的特点。

（一）亚硝酸盐中毒

1. 中毒的原因

（1）误将外观与食盐相似的亚硝酸钠和亚硝酸铵等用作调料。

（2）大量进食了保存不当，腐烂变质，煮后放置过久的蔬菜及腌制菜。

（3）食用加工肉制品时，过多添加亚硝酸盐。

（4）苦井水做饮用水。

2. 中毒机制　亚硝酸盐对血管运动中枢和血液呈现毒性作用。它使血液中正常的低铁（二价）血红蛋白氧化成高铁（三价）血红蛋白，因而失去携带氧的作用，致使组织缺氧，出现青紫症状而中毒。

3. 中毒表现　主要特点是组织缺氧所致的发绀现象，潜伏期短。如直接性亚硝酸盐引起的中毒为 10~30min。腐烂蔬菜性亚硝酸盐中毒，一般为 1~3h。主要中毒特征为口唇、指甲、全身皮肤出现青紫等组织缺氧表现，伴有头昏、头痛、乏力、呼吸困难、昏迷不醒，并出现痉挛、血压下降、心律不齐、大小便失禁等症状,亦可发生循环衰竭及肺水肿,最后因呼吸麻痹而死亡。

4. **诊断与急救**　有进食亚硝酸盐或含亚硝酸盐蔬菜史。流行病学特点及临床表现符合亚硝酸盐中毒,从中毒剩余食品或呕吐物中检出超过限量的亚硝酸盐。测定血液中高铁血红蛋白含量超过10%。临床治疗可采取及时洗胃、催吐和导泻,结合特效药亚甲蓝和维生素 C 等。

5. **预防措施**　①防止误食亚硝酸盐。②不吃腐烂蔬菜。③腌制要腌透,至少 15d 以上再食用。

（二）毒鼠强中毒

毒鼠强(tetramine)化学名为四亚甲基二砜四胺,化学性质稳定,可经口腔和咽部黏膜迅速吸收。毒鼠强对所有温血动物都有剧毒,没有选择性毒力,且可滞留体内,易造成二次药害。此外还有内吸作用,可长期滞留在植物体内。

1. **中毒机制及临床表现**　毒鼠强可阻断中枢神经系统的 γ-氨基丁酸受体,尤其是对脑干有强烈刺激作用,主要引起抽搐。

急性中毒潜伏期短,误食后数分钟即可发病。主要症状:进食后即感上腹不适;轻者头晕、恶心、呕吐,四肢无力;重者在数分钟内出现阵发性强直性抽搐,双目上吊,口吐白沫,颈项强直,四肢抽动,意识障碍,小便失禁(癫痫样大发作)。发作持续数分钟后自然缓解,意识可完全恢复,但反复发作。

2. **诊断及治疗**　对本症尚无特效解毒药,临床可作对症处理。

3. **预防措施**

（1）配制毒饵时要戴手套,遵守规程,工作完毕后要洗手洗脸,同时,工作时严禁吸烟及饮食。

（2）加强毒饵的管理,存放的容器不用时要用肥皂水清洗,洗后禁装食品。

（3）不能食用中毒死亡的畜禽。

五、食物中毒报告与处理

（一）食物中毒的报告

1. **目的和意义**　目的是掌握食物中毒发生的情况,及时控制食物中毒的蔓延和事态的扩大,尽快明确中毒的原因,分析发生的规律,为有效地减少和控制食物中毒的发生,采取预防措施。此外,为追究肇事者的法律责任、履行法律职责、保障人民群众身体健康,进行现场调查取证。

2. **报告流程**　依据《中华人民共和国食品安全法》,发生食品安全事故的单位应当立即采取措施,防止事故扩大。事故单位和接收病人进行治疗的单位应当及时向事故发生地县级人民政府食品安全监督管理、卫生行政部门报告。接到报告的县级人民政府食品安全监督管理部门应当按照应急预案的规定向本级人民政府和上级人民政府食品安全监督管理部门报告。县级人民政府和上级人民政府食品安全监督管理部门应当按照应急预案的规定上报。医疗机构发现其接收的病人属于食源性疾病病人或者疑似病人的,应当按照规定及时将相关信息向所在地县级人民政府卫生行政部门报告。县级人民政府卫生行政部门认为与食品安全有关的,应当及时通报同级食品安全监督管理部门。

3. **报告内容**　食品安全监督管理部门应当采用书面形式报告食品安全事件,情况紧急时可以先行口头报告。初次报告后,应根据调查处理情况及时续报。报告主要包括下列内容:

（1）事件发生单位、时间、地点,事件简要经过。

（2）事件造成的发病和死亡人数、主要症状、救治情况。

（3）可疑食品基本情况。

（4）已采取的措施。

（5）其他已经掌握的情况。

（二）食物中毒的诊断

食物中毒的诊断主要以流行病学调查资料、病人的潜伏期和中毒的特有表现为依据,中毒的病因诊断则应根据实验室检查结果进行确定。

食物中毒的确定应尽可能有实验室诊断资料,但由于采样不及时或已用药或其他技术、学术上的原因而未能取得实验室诊断资料时,可判定为原因不明食物中毒。但一般应由三名副主任医师以上的食品卫生专家进行评定。

(三)食物中毒的技术处理

对食物中毒事故的处理可分为技术处理和行政处理。前者如救治中毒病人,对中毒场所的清洁、消毒。后者如行政控制措施(强制措施)和行政处罚。处理对象可包括中毒病人、中毒食品和造成中毒的责任人等,关于食物中毒的技术处理和行政处理,按有关规定执行。

1. 对病人采取紧急处理并及时报告专门负责机构

(1)停止食用中毒食品。

(2)采集病人标本,以备送检。

(3)对病人进行急救治疗:①急救,催吐、洗胃、清肠。②对症治疗,如纠正水电解质紊乱,防止各脏器损伤等。③特殊治疗,如使用特效解毒剂等。

2. 对中毒食品控制处理

(1)保护现场,封存中毒食品和疑似中毒食品。

(2)追回售出的中毒食品或疑似中毒食品。

(3)对中毒食品进行无害化处理或销毁。

3. 对中毒场所消毒处理   根据不同的中毒食品,对中毒场所采取相应的消毒处理。

4. 做好信息发布工作   依法对食品中毒事故及其处理情况进行发布,并对可能产生的危害加以解释、说明。

(侯绍英)

思 考 题

1. 我国目前膳食营养状况与慢性病发病率上升之间有什么关系?

2. 食品污染的来源有哪些,如何进行防控?

3. 常见食物中毒的原因及预防措施有哪些?

NURSING

第七章

社会因素与健康

07章 数字内容

学 习 目 标

知识目标:

1. 掌握经济发展与人群健康的相互作用,不良行为生活方式对健康的影响,心身疾病的概念及诊断。

2. 熟悉社会制度、文化、社会支持、家庭、性格等因素对健康的影响,行为的分类,不良行为生活方式的特点,心身疾病的治疗原则及三级预防。

3. 了解社会人口、卫生系统、社会-心理应激等因素对健康的影响,心身疾病的流行病学分布。

能力目标:

能够正确理解健康观与现代医学模式,充分认识到社会因素在疾病发生发展中的重要作用。

素质目标:

树立大健康观和大卫生观,养成健康行为生活方式,增强自我保健意识。

—————————— 导入情境与思考 ——————————

　　原发性高血压是最常见的慢性病,是心脏病、脑血管病、肾脏疾病发生和死亡的最主要危险因素。原发性高血压是目前医学界公认的心身疾病。研究显示,长期、反复的精神刺激或强烈的负性情绪,会引起大脑皮质、下丘脑及交感肾上腺系统的激活,导致血管系统的神经调节功能紊乱,出现阵发性的血压暂时性升高,血压长期反复波动,最终引起血压持续性升高。原发性高血压病人又易产生不良情绪,导致原发性高血压和负性心理因素互相影响,形成恶性循环,加重病情。

　　请思考:

　　1. 社会-心理因素在原发性高血压发病中有何作用?

　　2. 作为一种心身疾病,原发性高血压的治疗和预防原则有哪些?

　　健康是人类的基本需求,拥有公平的卫生资源、享有公平的健康是人类的共同追求。随着社会经济的发展和医疗技术的进步,人类疾病谱和死因谱发生了显著改变,影响人们健康的主要疾病已由传染性疾病转变为慢性非传染性疾病,恶性肿瘤、心脑血管疾病、糖尿病和一些神经退行性疾病发病率逐渐增加,给家庭、社会带来沉重的经济负担。慢性非传染性疾病的病因复杂,与社会-心理行为因素关系密切。因此,慢性非传染病的防治应遵循生物-心理-社会医学模式,不仅要关注导致健康结局差异的生物学因素、环境因素,同时也要重视导致健康差异的社会-心理行为因素,并采取有效的综合措施改善健康公平。

第一节　社会因素概述

一、社会因素的内涵

　　社会因素(social factors)指社会的各项构成要素,包括一系列与社会生产力、生产关系有密切联系的因素,即以生产力发展水平为基础的经济状况、社会保障、人口、教育、科学技术等,和以生产关系为基础的政治、文化、社会关系、法律体系、卫生保健、社会文明等。

　　健康的社会决定因素(social determinations of health,SDH)指对健康产生影响的社会因素,包括人们生活和工作的全部社会条件,是人们生活的社会环境特征。WHO对健康的社会决定因素作了如下界定:除那些直接导致疾病的因素之外,还包括那些由人们居住和工作环境中社会分层的基本结构和社会条件产生的影响健康的因素。健康的社会决定因素反映了人们在出生、成长、学习、娱乐、工作和衰老过程中所处环境中的社会因素和自然条件,同时也反映了人们在社会结构中的阶层、权利和财富的不同。

　　健康不公平是影响一个社会健康状况的根本原因。因此,健康的社会决定因素被认为是决定人们健康和疾病的根本原因。研究健康的社会决定因素是针对影响健康的原因采取相应社会政策的基础。

　　将健康融入所有政策的提出,源于人们对健康的社会决定因素的认识不断深入,是国家卫生与健康工作方针的重要内容,成为推进健康中国建设,实现全民健康的重要手段之一。

二、社会因素影响健康的特点

(一)影响作用的广泛性和非特异性

　　疾病作为一种社会现象是由多种因素综合决定的,很难用某一特定的社会因素完全解释其病因。许多社会因素造成的影响具有明显的重叠性。在现实生活中,人们接触的社会因素多种多样,每种因素显示的作用是非特异性的。另外,由于遗传及后天发育的差异,每个人对同类型、同强度刺激的耐受性也不同,从而使社会因素的致病作用及健康效应的特异性不明显。

（二）持久性和累积性

社会因素广泛存在于人们的现实生活中,对人类产生的作用是持久性的。同时,社会因素以一定的时间顺序影响健康,形成反应的累加、功能损害的累加和健康效应的累加作用。

（三）交互作用

社会因素对人类健康的作用通常是以交互作用的方式产生效应的,主要是由其因果关系的多元性决定的。教育、经济、生育和营养可以分别直接影响人群健康,也可以作为其他社会因素的中介,或者以其他社会因素为中介作用于健康。

二、社会因素影响健康的理论机制

世界卫生组织社会因素决定委员会提出的健康社会决定因素概念性框架(图 7-1),分析和总结了社会决定因素的主要类别及其导致健康差异的过程和作用途径,同时这也是一个行动导向的框架,为采取针对特定社会因素的干预措施、寻找适当的政策行动切入点提供了理论基础。该框架对健康的社会决定因素进行了结构划分,主要包括三个重要的构成要素。

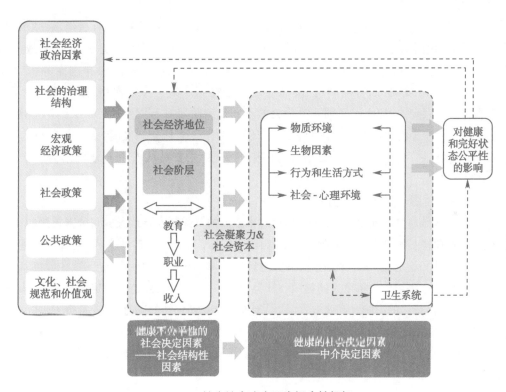

图 7-1　健康社会决定因素概念性框架

1. 社会经济政治因素　包括影响个体健康的一系列政策和制度层面的因素,即所有产生和维持社会层级结构的社会和政治机制。社会经济政治因素包括:①社会的治理结构;②宏观经济政策,如财政、货币政策;③社会政策,如社会福利分配;④公共政策,如教育、医疗卫生;⑤文化、社会规范和价值观。

2. 社会结构性因素　在任何一个社会,资源都不是完全公平分配的,这种不公平被描述为社会分层或社会层级。根据人们的职业状态、受教育的程度和收入水平,不同的人处于不同的社会层级,这种社会层级也被称为社会经济地位。社会结构性因素指那些决定社会经济地位的因素,主要包括

Note:

收入、教育、职业、社会阶层、性别和种族。

3. **中介决定因素**　社会结构性因素通过中介社会因素发挥对健康的影响。中介因素是一系列与个体健康水平有关联的因素,包括健康相关的行为和社会-心理因素等,这些因素由社会分层决定,它们决定了人们对健康危害条件的暴露和易感程度。影响健康的主要中介社会因素:①物质环境,如住房、工作场所和消费能力等;②社会-心理环境,如负性生活事件、工作和生活压力等;③行为和生活方式,如吸烟、不合理膳食、烟草消费和缺乏体育锻炼等;④生物因素,如遗传、性别、年龄等因素。

(蒋守芳)

第二节　社会环境因素与健康

社会环境因素涵盖的内容非常广泛,主要包括宏观社会环境因素和社会生活环境因素,前者如社会制度、经济、文化、人口等,后者如社会阶层、社会支持、家庭和卫生系统等,这些因素均能对健康造成影响。

一、社会制度因素与健康

(一)社会制度与健康

社会制度指在一定历史条件下形成的社会关系和社会活动的规范体系,是社会经济、政治、法律、文化制度的总和,包括观念、规范、组织等。社会制度的内涵有三个层次。一是社会形态,如资本主义制度、社会主义制度等;二是各种社会管理制度,如政治制度、经济制度、法律制度等;三是指导人们具体行动的行为规则,如考勤制度、奖惩制度等。在制度的三个层次中,第一个层次是广义的,以整个社会作为实体,常用于区别人类社会的不同发展阶段和不同性质;第二个层次指一个社会的具体制度,是社会制度最基本的内容;第三个层次是狭义的社会制度,代表着某种行为模式和办事程序,由各个部门制订。研究社会制度与健康的关系,主要是从宏观上分析社会制度对人群健康的影响。

(二)社会制度影响人群健康的特性

社会制度影响健康具有四个特性。①双向性:不平等的分配制度导致人群间贫富差距拉大,不利于人群的整体健康。公平性高的社会制度更能够体现人人享有卫生保健的宗旨,促进人群健康水平的提高。②普遍性和稳定性:在各个国家、民族、地区都普遍存在着各种社会制度,这些制度直接或间接影响生存在该社会环境中的每个人的健康。社会制度一经建立,就要持续一定的时间,对人群健康将产生缓慢、持久而稳定的影响。③变异性:社会制度在具有稳定性的同时,随着社会发展,又处在不断的动态变化之中,体现在不同时期卫生工作的重点、政策、投入等方面的不同。④强制性:社会制度建立后,不同程度地对社会成员具有一定的约束性,要求社会成员共同遵守,如国家计划免疫、计划生育政策和强制性戒毒等。

(三)社会制度影响健康的途径

社会制度对人群健康的影响十分明显。世界各国在政治制度、法律制度,以及相关的公共政策、社会政策的差异被认为是造成居民健康水平差别的重要原因之一。社会制度影响健康的途径主要有以下几个方面:

1. **社会分配制度对居民健康的影响**　经济发展创造的财富能否合理分配依赖于社会制度。社会财富如果掌握在少数人手中,贫富分化必然会影响到人群健康。卫生资源分配不合理已成为全球普遍存在的问题,这也是 WHO 发起人人享有卫生保健全球战略的重要原因之一。

2. **社会制度对卫生政策的决定作用**　人群健康水平的提高,经济是基础条件,而政策导向是决定因素。社会制度中对卫生政策及人群健康影响最广泛、最深远的是政治制度。政治制度的核心是社会各阶层在政治生活中的地位及其管理国家的原则,是经济、法律、卫生等一切制度和政策实施、发展和巩固的保证。卫生保健应该是面向大众的,卫生政策和方针必须坚持这个基本原则,才能有效地提高国民的健康水平。

3. **社会规范对健康行为的影响** 社会制度实质上是一种社会规范体系,对人的行为具有广泛的导向和调适作用。社会规范通过提倡或禁止某些行为,保持和促进社会的协调发展,对人群健康具有深远的意义,如禁止吸毒、禁烟、禁止酒后驾车等。

知 识 链 接

基 尼 系 数

基尼系数(Gini coefficient)指在全部居民收入中,用于进行不平均分配的那部分收入占总收入的百分比,其数值介于0~1。基尼系数是反映居民之间贫富差异程度的常用统计指标,通常判定标准如下:低于0.2表示收入绝对平均,0.2~0.3表示比较平均,0.3~0.4表示相对合理,0.4~0.5表示收入差距较大,0.5以上表示收入差距悬殊。常把0.4作为收入分配差距的警戒线。

二、社会经济因素与健康

（一）经济发展对健康的促进作用

经济发展是保障健康的物质基础,可通过多渠道综合作用影响着人群健康水平。首先,经济发展是提高居民物质生活水平的前提,经济发展可为人们提供充足的食物、良好的生活与劳动条件、安全的饮用水,从而有利于居民健康水平的提高。其次,经济发展有利于卫生投资,促进医疗卫生事业发展,卫生事业发展对居民健康状况产生重要影响。

（二）经济发展带来的健康问题

社会经济发展在促进人类健康水平提高的同时,也带来了新的健康问题。主要表现在如下几方面:

1. **环境污染和生态环境破坏** 随着工业化和现代化进程不断加快,自然生态环境遭到严重破坏,人类生存的环境受到严重污染,大量合成的化学物质排放到大气、水体和土壤中,直接或间接地危害人类健康。

2. **不良行为和心理压力突出** 随着经济和社会的发展,社会竞争越来越激烈,不良行为生活方式如吸烟、酗酒、不良饮食、熬夜,以及紧张、工作压力对身心健康产生的不良影响已成为现代社会突出的健康问题。

3. **社会负性事件增多** 交通事故、暴力犯罪事件、家庭关系紧张、教育功能失调引发的家庭暴力、青少年犯罪等社会负性事件增多,对健康造成直接或间接危害。

4. **现代病的产生** 近年来,高血压病、糖尿病、冠心病、肥胖等发病率增加。电子电器产品的广泛应用,产生了如空调综合征、电脑综合征、电子游戏机癫痫症等机体功能失调疾病。

5. **社会流动人口增加** 经济发展必然伴随流动人口的增加,导致城市生活设施、治安和卫生保健等负担加大,同时也加大计划免疫和传染病预防控制等工作的难度。

（三）健康水平的提高对经济的促进作用

在经济对健康产生巨大影响的同时,健康也促进经济发展。人的健康与智慧对生产力的发展起着决定性作用。人群健康水平的提高有利于保护社会劳动力,延长劳动力工作时间,创造更多的社会财富,促进社会经济的发展。分析人群健康水平提高对经济发展的促进作用,不仅可加深对经济发展与健康关系的认识,而且有利于全社会认识健康投资的重要性。

三、社会文化因素与健康

广义的文化指人类创造出来的物质财富和精神财富的总和。人类生产活动的一切产物,如新的发明、产品等都属于物质文化的范畴。语言、文字、观念、理论及艺术等是人类智慧的精神产品,称为精神文化。狭义的文化即指精神文化,包括思想意识、宗教信仰、文学艺术、道德规范、习俗、教育、科学技术和知识等。人们主要从狭义的文化概念出发,研究教育、风俗、宗教、道德等文化因素对健康的影响。

(一) 教育对健康的影响

教育是文化的一个方面,是传播文化的一种方式。教育是人的社会化的过程和手段,不仅包括学校教育,还包括社会、家庭和自我教育。教育具有两种职能,一是按社会需要传授知识,即对人的智能规范;二是传播社会准则,即对人的行为规范。成功的教育是使人能承担一定的社会角色并有能力执行角色功能。教育可以从多方面影响人们健康。

1. 教育影响着人们的生活方式　不同文化程度的人群生活方式不同,首先表现在消费结构对人群健康的影响。在收入一定的条件下,文化程度不同的人,生活资料的支配方式不同,从而产生不同的健康效果。教育能够引导人们进行有利于健康的合理消费,其次表现为闲暇时间安排对人群健康的影响,闲暇时间的度过方式与人群健康有密切的关系。从病因的时间分布看,人类的病因绝大多数暴露在闲暇时间,并且人的不良行为和意外损伤也常发生在闲暇时间。不同文化程度的人对闲暇时间的度过方式不同,因而接触致病因素的机会也不同,最终带来健康结果的差异。

2. 教育影响着人们的自我保健意识　教育程度较高的人群容易接受和正确掌握维护健康、防治疾病的知识,主动预防并合理利用卫生服务,而且文化知识水平的提高使人们更加关注自身的生活环境和生活质量,保持良好的家庭环境和心理状态,积极维护健康。此外,教育程度较高的人群更注重自我保健,选择有益于健康的行为生活方式。

(二) 风俗习惯对健康的影响

风俗也称为习俗,是逐渐形成的社会习惯。风俗习惯与人的日常生活联系极为密切,对人们健康的影响也非常广泛,且这种影响常表现为一定的地区性和民族性。

1. 民族习俗与健康　不同民族人群有着不同的身体素质和生活习惯。各民族之间疾病的分布差异除了与身体特质有关外,还与生活习惯(即民族习俗)密切相关。

2. 地区习俗与健康　地区习俗是人们自发的习惯性行为模式,涉及面广。各个国家和地区都有其本身固有的习惯,从而形成了人群特殊的健康状况。如围桌共餐方式可增加疾病在人群之间的传播风险,应大力提倡公筷公勺、分餐进食,降低病从口入的风险;饮用开水的习惯避免了由于饮水条件较差可能带来的危害等。

四、社会人口因素与健康

人口不仅是社会存在和发展最基本的要素,而且与人类健康息息相关。人口因素包括数量、质量、构成、分布、迁移和发展等方面。

(一) 人口规模与健康

人口问题已成为一个重大的全球性社会问题。人口增长过快、人口数量过多,或者人口增长率的逐渐下降对人类健康均会产生影响。

1. 人口增长过快、人口数量过多　①加重社会负担,影响人群生活质量。世界一些地区,由于人口增长速度超过了经济增长速度,致使大批居民营养不良,社会卫生状况恶化。人口数量过多,使

Note:

劳动力人口超出了现有经济发展的需要,从而造成大量人员失业,居民收入下降,最终对人们身心健康造成严重损害。②加重教育及卫生事业的负担,影响人口质量。人口增长过快,使社会财富主要用于维持人们的温饱需要,而对教育和医疗保健的投入减少,最终必然影响到人的身体健康及人口质量。研究表明,一个国家的人口增长1%,资产投资必须增加3%才能维持整个人群生活及卫生教育标准的原有水平。③加重环境污染和破坏。人口的快速增长已经导致生态环境破坏和环境污染,严重威胁着人类健康。

2. 人口增长率的逐渐下降 我国从2010—2020年,人口年平均增长率为0.53%,与2000—2010年0.57%的人口年平均增长率相比,增速有所放缓。人口增长率的逐渐下降将对经济社会产生全面和长远的影响。人口生育率降低影响人口年龄结构,将会加快老龄化进程,给经济发展、社会基础保障、公共养老制度、福利政策带来巨大压力,从而影响人群健康。

（二）人口结构与健康

人口结构主要指人口的性别、年龄、婚姻、职业、文化等构成,其中年龄及性别结构与人群健康密切相关。

1. 年龄结构与健康 年龄结构指群体中各年龄层人口所占比例,是反映人群健康的重要指标。目前,人类所面临的重大人口问题之一就是人口老龄化。联合国规定,60岁及以上人口超过10%或65岁及以上人口超过7%为老年型社会。我国已进入老年型社会,老龄化程度越来越高,老龄化速度越来越快。

老年人群患病率高,卫生资源消耗量大,做好老年保健工作不仅对提高整个人群的健康水平有重要意义,而且是合理使用卫生资源的主要方面。

2. 性别结构与健康 性别比指男性人口数量对女性人口数量的比率,常用来评价人口性别结构是否平衡的指标。正常情况下,出生性别比是由生物学规律决定的,一般在103~107。我国的人口性别比逐渐趋于合理,2021年公布的第七次全国人口普查结果显示性别比为105.07,与2010年的第六次全国人口普查结果105.20相比下降了0.13%,与2000年第五次全国人口普查结果106.74相比下降了1.67%。性别比例不平衡是滋生社会问题的根源之一。从人类生殖学及生物学特点分析,人口性别比例能保持自然平衡,但性别比例失调是社会因素作用的结果,如战争、社会生产及不适当医疗措施等。

（三）人口素质与健康

人口素质是身体素质、文化素质和思想道德素质的综合体现。

身体素质指人体的身体器官和生理系统的发育、成长、功能的状况。随着生活、卫生医疗条件的改善,人口身体素质逐渐提高。

文化素质指人们在生产实践和社会实践中积累的劳动生产经验,以及在教育培训中学到的文化科技知识。一个国家的人口文化素质的高低由社会经济发展状况决定,人口文化素质的提高又能促进社会经济的迅速发展。

思想道德素质包括世界观、社会观、道德观、法纪观等,具有明显的社会性。

人口综合素质的提高对健康促进的正效应是不容忽视的,公民素质已经日益成为综合国力和国际竞争力的核心组成部分。

（四）人口流动与健康

人口流动指人口在地理空间位置上的变动和阶层职业上的变动。人口流动对居民健康的影响程度及性质取决于社会环境、自然条件及人口特点。人口流动可促进经济繁荣及社会发展,并给居民健康带来有利影响。但是,人口流动也会导致一些特殊的卫生问题的出现,如流动人口的健康及医疗保障、传染病的控制、妇女的计划生育和儿童的计划免疫工作等。

Note:

知 识 链 接

我国流动人口现况

改革开放以来,我国流动人口规模持续增长,流动人口增速加快。根据历年人口普查数据,流动人口规模从 1982 年的 660 万增长到 2015 年的 2.47 亿人。第七次全国人口普查数据显示,2020 年流动人口规模近 3.8 亿人,比 2010 年大幅增加 1.5 亿人,与上一个 10 年流动人口增长 1 亿人相比,我国流动人口增长速度加快。经济和产业结构布局调整和户籍政策的改革影响了流动人口规模的变化。

随着区域经济一体化的推进,区域间经济联系的加强,城镇之间人口流动将日趋活跃。人口流动影响着千千万万流动家庭、流动儿童、留守儿童,影响着城乡统筹发展,对完善经济结构调整、完善公共政策提出了迫切的需求。

五、卫生系统与健康

WHO 将卫生系统定义为所有致力于产生卫生行动的组织、机构和资源的总和。WHO 在《人人有责:加强卫生系统,改善健康结果》报告中明确了卫生系统的 4 个总体目标:①改善健康水平和健康公平性;②卫生系统要响应人的期望与需要;③提供卫生支出的社会及资金保障;④提高效率,即从健康结果来看,资金投入要物有所值。

（一）卫生系统的功能

WHO 要求卫生系统应实现四个重要功能。①监督管理:政府在监控卫生体系的过程中如何行使它的权利,如政府如何实施政策任务、规划、管制和立法,其中监督管理是最重要的功能。②筹资:筹集经费、建立统筹及分配资金,为卫生系统提供重要的资金保障。③服务提供:提供什么样的服务、谁来提供服务。卫生系统的一个重要功能就是提供高质量的个人卫生服务及公共卫生服务。④资源筹措:卫生服务提供系统所需要的医务人员、设备、药品、医疗卫生技术和知识的生产和筹集。

（二）卫生系统与健康的关系

卫生系统对人群健康的作用主要表现为人们对卫生服务的可及性和公平性。在 WHO 提出的综合模型中,卫生系统被认为是社会决定因素中的中介因素,与卫生服务提供的组织密切相关。卫生系统可直接解决人们对卫生保健服务的公平性和可及性的需求,同时通过部门间共同行动,如通过卫生系统的食物补贴,以及交通政策和干预来克服人们对卫生服务地理可及性的障碍,由此来改善人群的健康状况。其更重要的作用是调节疾病结局对人们生活的影响。卫生系统应保证健康问题不会导致人们社会状况的进一步恶化,帮助人们重新融入社会。如许多慢性病项目帮助人们恢复劳动能力,通过适宜的筹资方式避免人们由于医疗费用而陷入贫困。另外,卫生系统还可通过社会参与和民众赋权,使人们更多地参与到公平导向的卫生政策制订和卫生系统优先领域确定、资源投入的监督、评价和决策中。

比利时学者 Jan De Maeseneer 指出卫生系统在改善健康不公平问题上有五种形式:①通过干预因贫致病的因素,如改善营养、卫生条件、住房和工作条件,降低贫困人口的不公平状况。②采用免疫、赋权和社会支持等手段来降低人群对疾病的易感性,减少不公平的接触机会。③通过解决某些可能导致社会经济状况差异的疾病和健康问题,进而减少人群的健康不公平状况。④加强政策背景因素,如社会资本等可改变贫困对健康的影响。⑤通过医疗保险受益包的设计和劳动力市场保护政策来防止人们受到疾病带来的社会和经济状况的影响。

六、社会支持与健康

社会支持(social support)是个人在其社会网络中获得的物质和情感帮助。一定的社会支持可减少个体的负面情绪并能提供应对压力的策略,降低压力事件对个体身心健康的危害。社会网络、社会关系或社会联系等属于社会支持的来源。社会支持的最主要来源是配偶和其他家庭成员,其次是邻里、朋友、同事、同学等;此外,还有各种社会组织和团体的支持,包括宗教团体、政治团体和职业团体等。

（一）社会支持的内容

目前一般认为社会支持有 4 个维度:①物质支持(material support)指个人从社会网络中获得的实际的、具体的帮助,既包括物质帮助,如金钱、食物,也包括其他的帮助形式,如帮助做家务和生病时获得的照顾等。②情感支持(emotional support)指从社会网络中获得友谊、爱、关心、温暖等非物质的支持和体验,主要来自社会网络中关系较为密切的成员,如家人和密友,但在某些特定情况下也可能来自其他社会关系,如恶性肿瘤病人相互情感支持。③信息支持(informational support)指从社会网络中获得知识和个人需要的信息。④评价性支持(appraisal support)指从社会网络中获得对自己的价值观、信念、选择、行为等肯定性的看法和反馈。

（二）社会支持与健康

人生活在由一定社会关系构成的社会群体之中,包括家庭、邻里、朋友群、工作团体等,这些群体组织成社会关系网络。人在社会网络中的相互关系是否协调,是否相互支持,不仅是健康的影响因素,也是健康的基础。大多数研究已证实社会支持有益于健康。社会支持对健康的保护作用方式有两种不同的理论假设模型,一个称为直接效应假设,另一个称为缓冲效应假设。前者认为不管是否存在较强的社会-心理应激,社会支持都对健康有益。后者则认为当存在较强社会-心理应激时,社会支持才表现出明显的保护作用,而没有应激的时候,作用可能不明显。社会支持影响健康的作用机制:①影响神经免疫内分泌系统。②满足情感上的需要。③影响自尊水平和应对方式。④影响健康相关行为。

七、家庭与健康

家庭是基于婚姻关系、血缘关系或收养关系而形成的社会生活单元。家庭的社会功能包括生育功能、生产和消费功能、赡养功能、休息和娱乐功能。家庭环境是个体所处社会生活环境中最为具体的综合体现,对个体的健康影响至关重要。家庭的结构、功能和家庭关系是影响健康的重要因素,完整的家庭结构、功能及和谐的家庭关系有利于增进家庭成员的健康。反之,则可能危害家庭成员的健康。

（一）家庭结构与健康

家庭结构主要指家庭的人口构成情况。家庭结构的建立以婚姻和血缘关系的确定为标志。最常见最基本的家庭类型是由父母和未成年子女所组成的核心家庭。由三代以上或两个以上的核心家庭构成的家庭称为扩大家庭。常见的家庭结构破坏及缺陷有离婚、丧偶、子女死亡等,这些因素可对家庭成员造成很大的心理压力和精神损害,使得他们感到孤独、焦虑,降低抵抗力而诱发各种健康问题。

（二）家庭功能与健康

家庭功能对健康的影响非常广泛。在生育方面,优生优育有利于提高人口质量;家庭经济状况良好、消费方式正确,可保障儿童健康生长发育,有利于防止营养不良、传染病及慢性病等。儿童及老年人在缺乏家庭支持的情况下,易出现诸多健康问题,关怀照料他们是其身心健康的保障。家庭成员往往具有相似的生活习惯和行为方式,一些不良的生活习惯和行为方式明显影响家庭成员的健康,如高脂饮食、缺乏运动等。

（三）家庭关系与健康

家庭中每个成员通常承担多种不同角色,形成错综复杂的家庭关系。在家庭发展周期的不同时期,具有不同的特点,需要不同的保健。协调家庭中各种关系,维持家庭的和谐气氛有利于家庭成员生理和心理调节控制处于稳定状态,促进身心健康。家庭关系失调主要表现为夫妻关系失调、父母与子女关系失调等。家庭关系失调可导致各类家庭暴力问题发生,直接或间接影响家庭成员的身心健康。

（四）家庭物质条件与健康

物质生活条件是影响健康最为重要的中介因素。家庭的物质生活条件包括住房、消费能力、所处社区环境等。住房条件是物质条件的重要指标,房屋的结构、内部条件(如潮湿、寒冷、室内污染)等,以及房屋所处的邻里环境等对健康的影响越来越被人们重视。房屋内设施,如冷热水供给、抽油烟机、空调、浴室和卫生间、照明等是重要的物质条件,直接影响着家庭成员的健康。邻里关系、社区的卫生环境和服务水平等都会影响家庭成员的身心健康。

(蒋守芳)

第三节　心理行为因素与健康

WHO 的概念性框架提出,影响健康的宏观社会因素和结构性变量是通过中介变量影响人群健康的,这些中介变量包括物质生活条件、生物学因素、心理和行为因素方式。心理和行为因素指社会环境中普遍存在的、能导致人的心理应激从而影响健康的各种因素。

一、心理因素与健康

心理因素又称为社会-心理因素,指一组与健康和疾病相关的心理现象,这些心理现象直接或间接地与个体所处的社会环境和社会生活联系在一起。随着医学模式的转变,心理因素对健康的影响越来越受到人们的重视。

1918 年德国的 Heinroth 首先提出心身疾病的概念,证实社会、心理因素在被称为心身疾病的慢性功能性障碍或慢性器质性疾病的发生、发展中起着重要作用。近代心身医学研究进一步发现中枢神经、内分泌和免疫三个系统相互影响,使心理因素转变为生理因素,在心理因素所致疾病的过程中起中介作用。任何心理因素的刺激都是一种信息,传递到大脑后被感知,会产生一定的情绪和生理、生化改变。不良心理因素所引起的消极情绪活动对机体会产生有害作用,如人们在具有威胁性或攻击性的暴力情境中会产生焦虑、恐惧和愤怒等不良情绪反应,此时肾上腺素和肾上腺皮质激素的分泌增加,引起心率加快、血管收缩、血压升高、呼吸加深、胃肠蠕动减慢、消化吸收功能减弱。若不良刺激的强度较低、持续时间较短、情绪反应短暂,消极的情绪状态可较快恢复正常,体内相应的生理、生化改变也随之复原,对健康不会造成太大影响。如果刺激强度过大、持续时间过长,不良情绪状态加剧或情绪反应受到压抑,若不能及时疏泄,超过负荷就会成为难以承受的心理压力,导致心理、生理和生化状态失衡和功能紊乱,产生一系列生理和病理变化,最终引起相关的疾病。

(一) 应激

应激(stress)是机体在任何刺激(应激源)所致紧急或危急状态下身体内部产生的非特异性反应,为紧张状态或心理压力的同义词。应激反应可以是生理的、心理的或行为的,通常是三者兼而有之。

1. 应激源分类

(1) 躯体性应激源:直接作用于人体而引起应激反应的应激源,包括化学因素、物理因素和生物因素。

(2) 心理性应激源:如生活事件、动机冲突、挫折情境、人际关系紧张及莫名的不祥预感等,可导致焦虑、恐惧、抑郁、悲伤等消极情绪状态。

(3) 社会性应激源:社会政治、经济的变革或动荡不安、自然灾害、交通事故、战乱等作为负性生活事件,可引起大范围人群的心理应激。

(4) 文化生活应激源:如在出差、出国深造、劳务输出等情况下,会面临人地生疏、远离亲人和熟悉生活环境的挑战,迫使人们作出适应和应对。

2. 心理应激对健康的影响　适度的心理应激对健康有利,如青少年时期适度的心理应激可提高成年后对生活和工作问题的适应与应付能力。但儿童期过度保护导致心理应激剥夺(mental stress deprivation)可导致青少年时期及成年后对社会生活与环境的适应障碍。幼年的母爱剥夺(maternal deprivation)使儿童在缺乏家庭成员间正常互动与激励的沉寂状态中成长,对人格的健全发展不利,容易形成孤僻、自卑、猜疑的性格。

Note:

超负荷心理应激对健康有极为不利的消极影响,可导致全身不适和心理障碍,如疲乏无力、头晕头痛、失眠、食欲缺乏和消瘦,逐步发展为不可逆的病症,如高血压、胸痛、心悸、腹泻或便秘等,还可导致神经、精神症状,甚至出现精神分裂症。强烈的突发性心理应激可导致已有病情加重或旧病复发,如促使高血压、心脏病病情恶化、甚至猝死。长期慢性心理应激还可引起机体免疫功能受损,抵抗力下降,从而增加对许多疾病的易感性。

（二）生活事件

生活事件(life event)指童年期家庭教养和境遇、青年期学校教育和社会活动、成年期社会环境和生活及工作中所面临的各种事件。生活事件包括家庭、个人、工作和经济等生活事件。家庭生活事件包括丧偶、离婚、家庭成员健康变化、家庭矛盾与和解、新的家庭成员的加入等。个人生活事件包括生活环境与习惯的改变、获得荣誉与晋升、违法或受到处罚等。工作生活事件包括失业、调动工作、退休等。经济生活事件包括经济状况的较大变化,大额奖励或债务、罚款等。还有家庭的主要生活方式、家庭健康信息、自我保健、卫生资源的利用方法与途径等。重大生活事件造成的心情紧张、精神压力是导致心理应激并进而损害心身健康的主要应激源。

1. 生活事件的分类

（1）正性生活事件(positive life event):使个人心情愉悦,对自身健康有利的事件。

（2）负性生活事件(negative life event):背离个人意愿,使个体感觉不愉快、悲伤、痛苦,有损个体健康的事件。

2. 生活事件的测量与评定　美国精神病学家 Holmes 和 Rahe 于 1967 年开创了对生活事件应激的定量研究。他们根据人群中常见生活事件编制了《社会再适应量表》(SRRS),其后各国学者相继进行了生活事件的性质、种类、发生频度、持续时间等因素与有关疾病如神经症、躯体疾病和心身疾病之间关系的调查。Sarason 等人在 SRRS 基础上编制了《生活经历调查表》(life experiences survey, LES)。我国学者结合我国文化背景编制了适合中国国情的《生活事件量表》(life events scale, LES),共 65 个项目,包括职业、学习、婚姻和恋爱、家庭和子女、经济、司法、人际关系等方面常见的生活事件,获得了各年龄组正常人群对常见生活事件的严重程度的估计值-生活事件单位(LEU),可作为医学及精神卫生研究和服务的工具。

3. 生活事件对健康的影响　日常生活中有许多生活事件会导致心理应激,从而引起心身疾病,常见的有以下几种:

（1）生活挫折:每个人都会遇到来自健康问题、学习问题、恋爱婚姻问题和家庭问题等方面的挫折,后果有利也有弊。挫折使人的认识能力产生创造性变化,提高解决问题的应急能力。如果挫折太大,超过人的耐受力,或者不能正确对待时,则可能引起紧张状态和情绪紊乱,致使行为偏差和发生躯体及精神疾病。

（2）工作和经济问题:工作不称心或专业不对口、工作不稳定或工资收入低、失业下岗等问题,都可引发躯体或精神方面疾病。随着科学技术的发展,工作压力对人体身心健康的影响日益突出。

（3）不良人际关系:人际间发生矛盾和冲突,心理距离加大,彼此产生不愉快的情绪体验、愤恨、抑郁、忧伤而影响身心健康,严重者将导致躯体疾病。研究表明不良人际关系引起的焦虑和愤怒与高血压的关系最为密切。

（4）城市环境问题:工业化和城市化进程加快带来诸多不利于健康的环境问题。如城市生活中,人口高度集中、生活忙碌紧张、社会关系复杂、居住拥挤、交通拥堵等都是心理健康的不利因素,而空气污染、噪声长期刺激易使神经系统处于持续的紧张状态,产生孤独、焦虑、恐惧的情绪,甚至忧郁患病。

二、行为因素与健康

行为是心理活动的表现形式,也是个体适应环境的一切活动。行为的基本构成要素和特点包括:①行为的主体是人。②行为具有一定的主观因素。③行为与一定的客体相联系,作用于一定的对象。④行为是与具体的时间、空间和活动方式相联系的。⑤行为总会产生一定的结果。人类的行为与健

Note:

康和疾病有着极为密切的关系,行为医学(behavioral medicine)主要研究行为因素与健康的关系。人类所表现出的与健康和疾病有关的行为被称为健康相关行为(health-related behavior)。根据行为对健康的影响,健康相关行为分为促进健康行为和危害健康行为。促进健康行为指客观上有利于自身和他人健康的行为,如健康生活方式中的平衡膳食、合理营养、适度运动、作息规律、劳逸结合、心情开朗、心态平和、正确对待生活中的不幸或意外、定期体检、不吸烟、不酗酒、不滥用药物等。危害健康行为指偏离自身、他人和社会期望的行为,这些不良行为对自己、对他人和社会有直接或间接的、明显或潜在的危害作用,是导致许多疾病的根源。常见的危害健康行为有吸烟、酗酒、膳食不平衡、缺乏运动、不遵医、不洁性行为等,改变危害健康的行为习惯是促进人类全面健康的重要措施。

（一）吸烟与健康

WHO 最新估计每年有 800 余万人死于烟草使用,其中 700 余万人因直接使用烟草而亡,其余约有 120 万非吸烟者因接触二手烟雾而死亡。大多数烟草相关死亡发生在低收入和中等收入国家。

1. **吸烟对健康的危害**　吸烟与肺癌、卵巢癌、膀胱癌、口腔癌、喉癌、食管癌、胃癌等恶性肿瘤的发病有关。吸烟还与慢性支气管炎、肺气肿、支气管扩张、心血管病等的发生和死亡有关。吸烟可通过污染环境造成不吸烟者的被动吸烟,危害不吸烟人群的健康。孕妇吸烟或被动吸烟会影响胎儿的发育,导致流产、早产或出生缺陷等。

2. **戒烟和控烟措施**　采取综合措施控烟,包括对群众的健康教育、立法和治疗性戒烟。2005 年WHO 主持达成的旨在限制全球烟草和烟草制品的公约《烟草控制框架公约》正式生效,中国是该公约的第 77 个签约国。应禁止在公共场所、工作场所室内环境及公共交通工具内吸烟,完善卷烟包装烟草危害警示内容和形式。

历 史 长 廊

世界无烟日

1987 年 11 月,WHO 在日本东京举行的第六届吸烟与健康国际会议上建议把每年的 4 月 7 日定为世界无烟日(World No Tobacco Day),从 1988 年开始执行,规定这一日世界各地既不吸烟也不售烟,并要求各国广泛宣传戒烟的意义。为了避免下一代受到烟草危害,从 1989 年开始,世界无烟日改为每年的 5 月 31 日,因为第二日是国际儿童节。每一年的世界无烟日都有不同的主题,2022 年世界无烟日的主题是烟草威胁环境。

（二）饮酒与健康

流行病学调查和实验研究证实,适量饮酒有益于健康,过量饮酒危害健康。根据饮酒行为对个体的影响程度可将饮酒方式分为安全饮酒、酒滥用和酒依赖三种,后两种方式属于危险饮酒。

1. **适量饮酒对健康有益**

（1）维护心血管健康:研究表明,适量饮啤酒的高血压男性病人中,致死性和非致死性心脏病发作的风险都有所减低。适量饮啤酒有助于防止血栓形成,预防缺血性脑卒中。

（2）降低糖尿病风险:少量饮酒可增加胰岛素敏感性,减少炎性反应,有助于预防 2 型糖尿病。糖尿病病人适量饮酒也能减少冠心病发作的风险。

2. **过量饮酒的健康危害**　长期、过量饮酒,即所谓酗酒,对身心健康都是有害的。在各种可致病的不良生活习惯中,酗酒是全球疾病负担的第三大风险因素。酗酒可引起急性和慢性健康危害。急性危害主要有急性酒精中毒、车祸、犯罪、打架、家庭不和等。慢性危害主要有酒瘾综合征、脂肪肝、肝硬化、肝癌、酒精性脑病、心血管疾病、神经精神疾病等。孕妇饮酒还会影响胎儿发育,甚至致畸,导致流产、死产、早产或胎儿性酒精综合征。饮酒能削弱机体免疫力,过度饮酒还与艾滋病、结核病和性传播感染等有关,对病人继续接受抗逆转录病毒治疗造成不利影响。

Note:

3. **限酒措施**　世界各国对酒的限制大都采取综合措施,包括对酒类征收附加消费税,通过立法禁止酒后驾车、禁止在工作场所饮酒、禁止向 18 岁以下未成年人出售含酒精饮料,以法律形式限定饮酒的最低年龄,严格管理酒精饮料广告以减少其对青少年的影响,并出台限制甚至禁止低价酒销售等法规。

由于存在个体差异,每个人应根据自己的具体情况决定饮酒的适宜量,没有饮酒习惯的人最好继续远离酒精。患有肝疾病、肾疾病、胃肠溃疡、精神疾病时,饮酒会加重病情,孕妇饮酒会影响胎儿的正常发育,这些人群均应禁酒。

（三）饮食行为与健康

饮食行为(eating behavior)是人的本能行为之一,受到内在和外界因素的多重调节。食物的色、香、味、形对感觉器官的刺激,胃肠道的功能状态,血液中营养物质如葡萄糖、氨基酸、脂肪酸浓度的降低,以及心理因素、应激反应等,都是刺激摄食的信息。各种相关信息通过一系列神经体液传递,引起饥饿和食欲,产生进食行为。食物进入消化道后,其理化性质对口腔、食管、胃肠的刺激,以及血糖、血脂、血氨基酸水平的升高,可通过神经和激素传入中枢,消除饥饿感,使食欲得到满足,产生饱感而终止进食。

1. **饮食行为异常对健康的作用**　饮食可提供人体需要的能量和营养素,同时带来心理上的满足和快感。合理饮食、均衡营养是机体维持健康、预防疾病的基础。不合理的饮食、营养过度或不足都会给健康带来不同程度的危害,饮食行为异常的健康危害主要有以下几个方面:

（1）饮食过多会因能量过剩导致肥胖、糖尿病、高脂血症、高血压和某些癌症。

（2）饮食中某种营养素长期不足可导致营养不良,各种维生素、无机盐缺乏会影响人体免疫功能,导致抵抗力下降,还会影响儿童的体格和智力发育。

（3）过度节食除了因摄入不足导致营养不良、骨质疏松、胃肠道疾病外,还会导致体内新陈代谢紊乱、抵抗力下降,严重者出现低血钾、低血糖。少数人盲目节食,甚至采取催吐、吃泻药等极端做法,久而久之形成条件反射,见到食物就恶心、呕吐,最终导致神经性厌食,因极度营养不良和衰竭而死亡。

（4）饮食的卫生状况与人体健康更是直接相关,如果食物被污染,可导致中毒或慢性疾病。

2. **饮食得当促进健康**　饮食得当是维持健康和延长寿命的基本保障,要求饮食必须从营养上全面满足机体的需要,从卫生上防止各种致病因子的危害。从营养的角度提倡平衡膳食,要求通过各种食物合理搭配,以获得全面均衡的营养。从饮食卫生的角度提倡吃新鲜、卫生的食物,合理储藏和加工食物,注意生熟分开,少吃烟熏、高温煎炸等加工食品,保证食品安全。提倡饮食要规律,每日三餐或四餐,在规定的时间内用餐,养成细嚼慢咽的习惯,依活动量的增减适当调整饮食量,忌狼吞虎咽和暴饮暴食。

（四）运动与健康

生命在于运动,运动可以锻炼肌肉、骨骼,提升循环系统和呼吸系统功能,还可以提高智力,陶冶心境。科学运动有利于健康,包括有量有度、有规有律、有节有禁、适合自己、量力而行、循序渐进、适应气候、适应环境、安全有序。运动后出现流汗、腰膝酸软、肌肉疼痛等疲劳现象,经过休息可以较快恢复,这样的运动属于适度运动。如果运动后出现的疲劳现象不能在下次运动前完全恢复,就是对身体有害无益的运动过度。

1. **适度运动的健康益处**　①增强肌肉和关节的功能,提高关节的柔韧性和灵活性。②增强心肌收缩力,增加心排血量,保持血管系统良好弹性,促进血液循环。③加强呼吸肌力量,增加肺活量,改善肺通气与换气功能。④对人体的消化功能、泌尿功能和新陈代谢都有良好的作用。⑤改善和增强中枢神经系统对全身的指挥和调节作用,增强全身的协调性。⑥对长时间固定体位的职业人群,运动可消除肌肉疲劳。⑦适度的运动是一种积极的休息方式,有利于控制体重、防止肥胖,同时愉悦心情。

2. **运动不足或运动过度的健康危害**　运动缺乏的人新陈代谢功能下降,患肥胖症、糖尿病、高血压、脑卒中、心脏病的风险要比坚持合理运动的人高出 5~8 倍,动脉硬化、肾病、胆石症、骨质疏松症、癌症、抑郁症的发病率也明显升高,容易出现颈椎病、肩周炎、腰椎间盘突出等骨关节疾病。运动不足还与机体免疫系统功能低下、应激能力差等相关。

Note：

　　运动过度引起的未能完全恢复的疲劳逐渐积累,会对人体健康造成各种危害,表现为肌肉及韧带损伤、腰背肌劳损、膝关节磨损、食欲和睡眠质量下降等。若不顾疲劳勉强运动,还可能因为体力不支、反应能力下降、平衡感和动作协调性降低而导致摔跤、骨折等运动伤害,甚至可能发生猝死等意外。

　　3. 适度运动的基本原则　体育锻炼要注意运动适度。为了增强健身的效果,应充分了解和评价每个人对某种运动方式、运动量和运动强度的安全界限和有效界限。在安全界限和有效界限内,运动强度、时间和频率等越高,效果就越显著。同时还应注意循序渐进,量力而行,正确判断机体是否出现了过度疲劳的信号,合理调整运动量和运动强度。对无活动禁忌者,建议每日运动 30~60min,根据自身特点选择慢跑、快走、游泳、体操或各项球类等不同强度级别的运动。

　　（五）不洁性行为与健康

　　正常的、适当的性行为是人的生活中必需的,并通过婚姻缔约得到保证和保护,能够维持人类的繁衍,并且有利于人的身心健康。不洁性行为是相对安全性行为而言的,性行为卫生应力求既能减少性活动传播疾病的危险又能满足个体性需求。

　　不洁性行为最主要的危害是引起性传播疾病(sexually transmitted diseases, STD)。不洁性行为是导致 STD 发生的主要途径,并且也是近年来严重危害人类健康的艾滋病的重要传播途径。性行为与婚姻、家庭、子女教育等问题有着直接的联系,不洁性行为有可能导致婚姻破裂、家庭解体,使夫妻中无错的一方身心受到伤害,并严重损害下一代的身心健康。

　　对不洁性行为的控制措施应该是综合性的,包括社会措施、道德教育、健康教育及必要的自我保护方法宣传。

　　（六）药物成瘾与健康

　　反复使用某种药物所引起的一种周期性或慢性中毒状态称药物成瘾。导致成瘾的药物包括阿片类药物、镇静催眠类药物、兴奋剂、致幻剂等。成瘾的药物会损害中枢神经,一次过量使用会导致中枢神经过度兴奋而衰竭,或者过度抑制而麻痹,最终可能导致死亡。长期使用则可能引起大脑器质性病变,形成器质性精神障碍,包括人格障碍、遗忘综合征和痴呆等。中枢神经系统的受损也会殃及机体的其他器官和系统,使病人极度衰弱,丧失工作能力和生活自理能力,增加家庭和社会的负担。

　　非法使用医疗目的无关的成瘾药物行为属于吸毒。持续吸毒使人上瘾,不但严重危害个体的身心健康,而且带来诸多严重的家庭和社会问题。吸毒还是感染艾滋病的高危因素。强制性的法律和行政手段,是控制吸毒的关键。对吸毒者进行治疗,包括药物治疗和心理治疗,使其从躯体到精神都解除对药物的依赖。

（沈　形）

第四节　心　身　疾　病

　　心身疾病(psychosomatic disease)也称为心理生理性障碍(psychophysiological disorder),是一组与心理和社会因素密切相关,但以躯体器质性病症和躯体功能性障碍表现为主的一类疾病。心身疾病的范围广泛,由于分类的方法不同,所包括的疾病种类也不一致。心身医学研究心理和社会因素与人体健康和疾病的关系,是一门跨学科的边缘学科。

一、心身疾病的特征

　　1. 以躯体症状为主,通常具有自主神经功能的不稳定性,如手指震颤、掌心出汗,有明确的器质性病理过程和已知的病理生理过程。

　　2. 疾病的发生、发展与情绪和人格因素有关,由相关生活事件引起或使之恶化,但病人本身并未意识到。

　　3. 躯体变化与正常伴发于情绪状态时的生理变化相同,但更为强烈和持久。

　　4. 区别于神经症和精神病。

心身疾病的发生流行特点:①城市高于农村,经济发达地区高于经济发展落后地区。②一般女性高于男性。③老年人和儿童患病率较低,青年人略高,更年期为患病高峰。④脑力劳动者高于体力劳动者。

二、心身疾病的危险因素

1. **社会-心理因素**　当社会环境变动、人为因素或自然灾害等生活事件的刺激超过个人的承受能力时,就容易产生应激,使人们在生理、心理方面发生重大变化,对健康产生影响。如愤怒、激动、焦虑、恐惧都能促使胃液分泌并使其酸度升高。长期焦虑还可使充血的胃黏膜糜烂。恐惧、愤怒、挫折均可使血压升高,愤怒似乎与收缩压增高有关,如果愤怒被阻抑,或者对自己的行为感到内疚,则可引起交感神经功能亢进,延续下去可发展为以血浆肾上腺素和去甲肾上腺素含量增高为特征的原发性高血压。

2. **性格类型**　A 型性格是促发冠心病的危险因素,C 型性格是易患癌症的危险因素。

3. **遗传**　患心身疾病如冠心病的家族中,患同类疾病的概率比一般人群高 10 倍,他们往往具有共同的性格和生理素质。此外,冠心病家庭成员多有高脂肪膳食、吸烟、饮酒、缺少体力活动等相似的生活方式。

三、常见的心身疾病

1. **原发性高血压**　凡以血压过高为主要临床表现、病因不明者称为原发性高血压,又称为高血压病,是最早被确定的心身疾病之一。发病原因中社会-心理因素占有重要地位。原发性高血压病人常具有 A 型行为特征,城市居民的发病率高于农村,发达国家发病率高于发展中国家,社会生活节奏加快、饮食不健康、缺少运动、长期处于紧张的工作或学习环境、情绪长期受到压抑、生活常常处于矛盾的心理状态等是促使血压升高的重要原因。

2. **支气管哮喘**　心理应激是加剧支气管哮喘症状的一个重要促发因素。在多种因素的影响下,病人气管表现为不稳定性和高反应性的特点,容易出现气管痉挛,并以条件反射式的形式固定下来,形成哮喘发作。诱发因素包括吸入致敏源、炎症感染、过度劳累及环境刺激所引起的愤怒、恐惧等。当病人遇到首次诱发其哮喘发作的场景时,即使没有相应的过敏源,也可能出现哮喘发作。病人的性格特点也是影响因素之一,多具有依赖性强、较被动、懦弱而敏感,容易受情绪的影响等心理特点。

3. **消化性溃疡**　消化性溃疡的发生与心理因素和躯体因素密切相关,是常见的心身疾病。胃肠道被认为是最受情绪影响的器官之一,情绪改变可引起胃肠道运动、血管充盈及胃液分泌的不同变化。溃疡病病人通常表现为自负、固执、情绪易波动但又惯于克制、有强迫倾向。调查发现,我国消化性溃疡发病率城市高于农村,发病人群以中青年为主,生活不规律、人际关系紧张、家庭不和睦,常伴有紧张、焦虑、忧伤、怨恨等不良情绪均可增加发病的风险。

4. **冠心病**　冠心病的发生、发展与许多生物行为和社会因素有关,包括遗传、高血压、高血脂、大量吸烟、肥胖、体力活动过少、A 型性格、人际关系紧张、焦虑、抑郁等,其中精神紧张刺激及个性特征在冠心病发病中占有重要地位。

四、心身疾病的诊断与治疗

(一)诊断原则

1. 疾病的发生与社会-心理因素有关。

2. 躯体症状有明确的器质性病理改变。

3. 排除神经症和精神病。

(二)诊断程序

心理疾病应由执业心理医师作出诊断,心身疾病诊断应采取以下程序:

1. **收集全面的病史信息**　除与临床各科病史采集相同外,还应注意收集病人社会-心理方面的有关信息,如心理发展史、个性或行为特点、生活事件、人际关系、社会支持程度等,从中初步寻找与心身疾病发生发展有关的应激源。

Note:

2. **体格检查**　注意观察病人与心身疾病相关联的心理行为反应方式、情绪反应等症状。

3. **心理行为检查**　对初步疑为心身疾病者,应结合病史材料,采用交谈、座谈、行为观察、心理测试直至使用必要的心理生物学检查,对其进行较系统的医学心理学检查。

4. **综合分析**　根据以上程序中收集的材料,结合心身疾病的基本理论,对是否患有心身疾病、患有何种心身疾病、哪些社会-心理因素在其中起主要作用和可能的作用机制等问题作出恰当的估计。

（三）心身疾病的治疗原则

对心身疾病应采取综合性治疗原则,在治疗躯体症状的同时兼顾心理、行为等方面因素的消除,主要包括以下几点:

1. **消除社会-心理刺激因素**　针对病人受到的不良社会-心理因素刺激使用干预手段,如调节家庭矛盾、协调邻里或工作单位的人际关系等以解除矛盾,必要时可请病人短期住院或更换环境。

2. **消除心理学病因**　在心理医师的指导下,采用适宜的心理干预手段和心理疏导措施。

3. **消除生物学症状**　通过心理学技术直接改变病人的生物学症状,提高身体素质,促进疾病的康复。自我训练控制自己的情绪。

4. **心身同治原则**　对急性发病而且躯体症状严重的病人,应以对症治疗为主,辅之以心理治疗。如急性心肌梗死病人,综合的生物性救助措施是治疗的关键,同时也应对那些有严重焦虑和恐惧反应的病人实施术前心理指导。对以心理症状为主、辅以躯体症状的疾病或虽然以躯体症状为主,但已呈慢性的心身疾病,则可在实施常规躯体治疗的同时,重点实施心理治疗。

五、心身疾病的预防

心身疾病的预防应遵循三级预防原则,同时兼顾心、身两方面。

（一）心身疾病的第一级预防

防止社会-心理因素长期反复刺激并导致心理失衡,主要措施包括保持心理健康,培养良好的健康心理素质,提高应付危险因素的能力,是预防心身疾病的基础。

倡导以社区为范围,建立全科医疗网络,积极宣传健康生活理念,开展社区精神卫生教育,普及精神卫生知识,提高公众心理健康意识。对社区高血压、冠心病、糖尿病、肥胖症等慢性疾病病人的精神卫生状况进行必要的心理咨询,对存在的不良行为进行心理干预。此外,还应有精神卫生立法及精神卫生机构,建立心理咨询室,提供心理咨询服务,做好个体和群体精神卫生工作。

（二）心身疾病的第二级预防

防止社会-心理因素导致的心理失衡阶段发展成为功能失调阶段,重点是对有明显不良行为者,如吸烟、酗酒、多食、缺少运动及 A 型性格等,用心理行为技术予以指导矫正。对工作和生活环境中存在明显应激源的,及时进行适当调整,减少或消除心理刺激。开展自伤心理干预、灾难事故等事件的心理危机干预。

临床医生必须了解社会-心理因素引起心身疾病的发病规律,开展临床心理咨询和治疗,及早帮助和指导病人恢复失衡的心理,调整病人的功能失调,阻断病情向躯体疾病转化。

（三）心身疾病的第三级预防

针对病人在经历心理失衡,功能失调进入躯体疾病阶段情况下防止病情恶化。此阶段不仅需要依靠有效的药物,还应充分发挥心理咨询和心理治疗的作用。

（沈　彤）

思　考　题

1. 我国人口总量增长速度减慢,人口老龄化问题日益突出,这一变化对居民健康的影响有哪些?

2. 常见不良行为及其对健康的主要危害有哪些?

3. 心身疾病的三级预防包括哪些内容?

第三篇

医学统计方法

医学统计学的基本概念与步骤

08章 数字内容

学 习 目 标

- 知识目标：
  1. 掌握医学统计学中的基本概念（总体与样本、同质与变异、变量与资料、误差、小概率事件）。
  2. 熟悉统计工作的基本步骤。
  3. 了解医学统计学的定义、内容与用途。
- 能力目标：
  能对统计资料进行正确分类。
- 素质目标：
  具有尊重客观规律、实事求是的科学精神。

某医院护士长欲研究分娩计划的制订与实施对孕妇分娩结局的影响。

请思考：

1. 研究总体是什么人群？

2. 如何从研究总体中抽取样本？

3. 研究过程中需要收集哪些资料？

4. 所收集资料是什么类型？

医学统计学(medical statistics)是运用统计学的基本原理和方法,研究医学领域相关数据的收集、整理、分析和推断的一门学科。医学研究主要以人体为研究对象,人体健康往往受到多种已知或不知因素的影响,而且不同的人对影响因素的反应亦不相同,即个体变异普遍存在。因此,医学研究需要运用统计学方法,透过大量具有偶然性的群体现象来发现和总结必然的规律。理解和掌握医学统计学的基本步骤能够为进一步学习医学统计学的方法,培养科学的统计思维,理解统计分析结果打下基础。统计资料类型的正确识别是合理选择统计指标和统计推断方法的必要前提。

知 识 链 接

护理人员为什么要学习统计学?

工作中护理人员经常会遇到这种情况:对某种疾病病人,在常规护理基础上增加某种或某些护理措施后,可能会减少病人的并发症,加快康复速度等。我们能直接说这种或这些护理措施有利于该病病人康复吗? 显然不能。原因是什么? 因为此时看到的只是部分个体身上的现象,不是普遍规律。而且病人的年龄、性别、行为生活方式、病情、治疗方案等都可能影响康复效果。如何确定这种或这些护理措施是否有利于该病病人康复呢? 这就需要运用统计学方法进行科学的研究设计,合理地收集、整理和分析资料,利用部分个体身上的现象(即样本特征)科学地推断客观规律(即总体特征),从而得出可靠结论。

第一节　医学统计学的基本概念

一、总体和样本

总体(population)是根据研究目的确定的所有同质观察单位一种或多种特征观察值的集合。

同质(homogeneity)指观察单位具有相同性质。根据研究目的确定的研究对象是有共同特征的,即研究对象中每一个观察单位都必须满足相同的条件。关于分娩计划的制订与实施对孕妇分娩结局影响的科研项目,其中规定了研究对象中的每一个体在性别、妊娠状况、分娩计划情况上是一致的,即均为制订并实施了分娩计划的孕妇。不同特征的观察单位,其组成的群体不同质,其变化规律各不相同,也就无法用统计学找到该群体的变化规律。在制订并实施分娩计划的孕妇的同质基础上,测得的产程时间却长短不一,这种同质个体间的差异称为变异(variation)。这些变异源于一种或多种已知的或未知的不可控因素所导致的随机误差。个体变异是随机的、不可预测的,但对总体而言,变异是有规律的。统计学就是探讨变异规律、并运用其规律性进行深入分析的一门学科。

总体分为有限总体和无限总体。有限总体(finite population)指由一定时间和空间范围内的观察单位构成的总体,观察单位数是有限的。如欲研究分娩计划的制订与实施对某年某医院孕妇分娩结局的影响时,总体是有时间和空间范围限制的,观察单位数就是有限的。无限总体(infinite population)指由没有时间和空间范围限制的观察单位构成的总体,观察单位数是无限的。如欲研究分娩计划的制订与实施对孕妇分娩结局的影响时,总体是没有时间和空间范围限制的,观察单位数就是无限的。医学研究中的总体很多是无限总体,即使是有限总体,如果包含的观察单位过多,也要花费大量的人力、物力、财力,要直接研究总体的情况有时也是不可能和不必要的。如检查乙肝疫苗的合格率,不可能将所有的疫苗打开逐一检查。所以实际工作中,总是从研究总体中随机抽取少量有代表性的样本,根据样本所提供的信息推断总体的特征,这就是抽样研究。

样本(sample)是从总体中随机抽取的、足够数量的、能代表总体特征的部分观察单位实测值的集合。样本中包含的观察单位或个体的数量称为样本量(sample size)。要想利用样本推断总体特征,最基本的要求是样本从总体中随机抽取。

二、变量和资料

变量(variable)指观察单位的某种特征或属性,即观察指标,可以是定量的,也可以是定性的。变量的观测值称为变量值(value of variable)或观察值(observed value)。按变量的取值特性不同,变量可分为离散型变量和连续型变量。离散型变量指在某一区间只可取有限数值的变量。连续型变量指在某一区间可取任何数值的变量。

资料又称为数据,由变量及变量值所组成。统计分析时,主要根据资料类型、设计方法和分析目的等因素选择合适的分析方法。按照变量的性质,资料可以分为数值变量资料、无序分类变量资料和有序分类变量资料。

(一)数值变量资料

数值变量资料(numerical data)也称计量资料(measurement data)或定量资料(quantitative data),是通过定量的方法,测定每个观察单位的某项研究指标的数值大小得到的资料,一般有度量衡单位,如长度单位 cm、重量单位 kg。数值变量资料可以是离散型,也可以是连续型。如儿童龋齿数、胎次等常只取整数,属于离散型资料;而身高(cm)、体重(kg)等可在仪器工具许可的前提下在实测范围内任意取值,属于连续型资料。

(二)无序分类变量资料

无序分类变量资料(unordered categorical data)也称计数资料(enumeration data)或定性资料(qualitative data),是将全体观察单位按照某种性质或类别分组,然后分别清点各组观察单位数所获得的资料。其取值是定性的,一般无度量衡单位,表现为互不相容的类别或属性。根据类别数的不同,分类变量资料又分为二分类资料和无序多分类资料。

1. 二分类资料　表现为互相对立的两种结果,如性别(男、女)、疾病(有、无)和结局(生、死)等。

2. 无序多分类资料　表现为互不相容的多类结果,如血型(分为 A、B、O、AB 型四种)。

(三)有序分类变量资料

有序分类变量资料(ordinal categorical data)又称为等级资料(ranked data)或半定量资料(semi-quantitative data)。各级之间有程度上的差异,或者等级顺序关系,有半定量的意义。如问卷调查中常问对某件事情的满意程度,给出的五项备选答案,即极不满意、不太满意、一般满意、很满意、极满意。

根据分析的需要,各类资料间可以相互转换。如数值变量可以转化为有序分类变量,有序分类变量可以进一步转化为无序分类变量。临床常见的体质指数(BMI)为数值变量资料,当其按照体重过轻($BMI < 18.5 kg/m^2$)、正常体重($18.5 kg/m^2 \leqslant BMI < 24 kg/m^2$)、超重($24 kg/m^2 \leqslant BMI < 28 kg/m^2$)和肥胖($BMI \geqslant 28 kg/m^2$)分为四级,则为等级资料。假如某慢性病研究仅关注肥胖与否,则转换为二分类资料。

变量转换的方向:数值变量→有序分类变量→无序分类变量→二分类变量,不能反向进行。需注

Note:

意的是,这种转换可能损失部分信息。

三、误差

误差(error)泛指测量值与真实值之差。统计学上所说的误差包括系统误差和随机误差。

(一) 系统误差

系统误差(system error)指数据收集和测量过程中由于仪器未校准、标准试剂未经校正、测量者的感官倾向、标准不规范等人为原因,造成观察结果偏大或偏小的一种误差。系统误差要么恒定不变,要么遵循一定的变化规律。系统误差的产生原因往往是可知的或可能控制的,所以是可以避免或消除的。

(二) 随机误差

随机误差(random error)是由于一些非人为的偶然因素,使得结果或大或小,是不确定的、不可预测的,分为随机测量误差和随机抽样误差。随机误差不可避免,但随机测量误差可以通过多次测量取均值的方法减小。

由于总体中每个个体之间存在着变异,因此从同一总体中随机抽取若干个体所组成的样本,其统计量如均数、标准差或样本率等,与相应的总体参数一般不会恰好相等。如从某地某年 13 岁女生的总体中随机抽取含量为 120 的样本,算得其身高均数(统计量)为 155.42cm,这不一定恰好等于该地 13 岁女生的总体均数(参数)。又如从某地随机抽取 500 人,查出乙型肝炎表面抗原(HBsAg)阳性率为 10.21%(统计量),这个数不一定恰好等于该地人群中 HBsAg 的阳性率(参数)。这种样本统计量与总体参数的差异称为抽样误差(sampling error)。

由于生物体的变异客观存在,因而抽样误差不可避免,但抽样误差的规律是可以被认识和控制的,统计推断就是运用抽样误差的规律性对总体的某些特征进行估计和推断。

一般来说,样本量愈大,抽样误差就愈小,用样本推断总体的精确度就愈高。当样本无限接近总体时,抽样误差就会逐渐消失。

四、概率和小概率事件

在 n 次随机试验中,事件 A 发生了 m 次,则比值

$$f(A) = m/n \hspace{3cm} \text{式 8-1}$$

$f(A)$ 称为事件 A 在这 n 次试验中出现的频率(frequency),频率常用小数或百分数表示,$0 \leqslant f \leqslant 1$。医学上通常所说的发病率、患病率、病死率、治愈率等都是频率。

如检查某药品的合格率,其结果如表 8-1。

表 8-1　某药抽样次品率随抽样次数变化情况

抽出样品数(n)	次品数(m)	次品率(f)/%
50	0	0.00
100	2	2.00
600	7	1.17
1 500	19	1.27
6 000	56	0.93
9 000	93	1.03
18 000	176	0.98

Note:

从表 8-1 可以看到,抽到次品数的多少具有偶然性,但随着抽样的大量进行,抽取的样品数逐渐增加,次品率 f 愈来愈接近常数 1%。

实践表明,在重复试验中,事件 A 的频率随着试验次数的不断增加将愈来愈接近一个常数 p,这一特性称为频率的稳定性。频率的稳定性充分说明随机事件出现的可能性是事物本身固有的一种客观属性,因而是可以被认识和度量的。这个常数 p 就称为事件 A 出现的概率(probability),记作 $P(A)$ 或 P。它是事件 A 发生的可能性大小的一个度量。容易看出,频率是一个变量,是样本统计量,而概率为常数,是一个总体参数。在实践中,当试验次数足够多时,可以近似地将频率作为概率的一个估计。

概率常以小数或百分数表示,$0 \leqslant P(A) \leqslant 1$。事件 A 出现的概率愈接近于 0,表示 A 出现的可能性愈小。愈接近于 1,表示出现的可能性愈大。$P(A)=0$ 表示 A 为不可能事件,即 A 不可能发生。$P(A)=1$ 表示 A 为必然事件,即 A 必然要发生。

按概率的定义,为了确定一个随机事件的概率,就得进行大量重复试验。但有些情况下,可以根据事物本身的性质直接计算某事件的概率。如抛掷一枚质地均匀的硬币,因只有两种可能,且出现正面和出现反面的机会相等,各占一半,因此事件 A(出现正面)的概率为 0.5。

若某随机事件发生的可能性很小,如 $P \leqslant 0.05$ 或 $P \leqslant 0.01$,可以看作在一次观察或实验中该事件很可能不发生,则称该事件为小概率事件。对小概率事件的理解是统计推断的一个基本前提。

历 史 长 廊

小概率标准的由来

在 20 世纪 20 年代,现代生物统计学的奠基人、英国生物统计学家 R. A. Fisher(1890—1962),在撰写关于实验设计和统计方法的专著时,由于无法计算出所有小概率对应的 t 分布和 F 分布的临界值,而给出概率为 0.05 和 0.01 时对应的 t 分布和 F 分布的临界值表,这就是小概率标准的由来。

第二节 医学统计工作的基本步骤

医学统计工作的基本步骤包括研究设计、资料收集、资料整理和资料分析。

一、研究设计

医学研究设计(design)是根据特定的研究目的,对一项医学科学研究的全过程进行科学、有效和周密地计划和安排。它包括专业设计和统计设计两部分内容。专业设计主要考虑专业方面的需要,如研究对象的选择、实验技术与方法的确定等。统计设计围绕专业设计确定,其内容包括资料收集、整理和分析全过程的设想和安排。例如,根据研究目的,什么是研究对象和观察单位?需要收集哪些原始资料?用什么方式和方法取得这些原始资料?怎样对取得的资料做进一步的整理汇总和计算统计指标?如何控制误差?预期会得到什么结果等。凡此种种,都要结合实际,周密考虑,妥善安排。研究设计是后续步骤的依据,是医学研究中最关键的一环。

二、资料收集

资料收集(data collection)的任务是取得准确可靠的原始数据。卫生工作中的统计资料主要来自三个方面。

1. 统计报表 如法定传染病报表、职业病报表、医院工作报表等。有关医疗卫生机构按规定定期逐级上报报表,提供居民健康状况和医疗卫生工作的主要信息,作为制订卫生工作计划与措施的依据。报表资料的质量取决于填报人员的认识和责任感,使用前应对数据的准确性进行核查。

2. 经常性工作记录　如经常性卫生监测记录、健康检查记录等。在记录时要做到登记的完整、准确。病历是医疗工作的重要记录,分析时应注意其局限性(如不能反映一般人群特征)。

3. 专题调查或实验　实验和现场调查一般都经过严格的研究设计,应注意资料收集过程中的质量控制和数据核查。无论通过何种途径收集资料都应强调其完整、准确、及时、可靠。

三、资料整理

资料整理(data sorting)的任务是净化原始数据,使其系统化、条理化,便于进一步计算和分析。首先是资料核查(data checking)。无论是调查或实验的原始记录还是计算机录入过程,都有可能出现错误,必须经过反复地检查和核对。特别是数据较多时,一定要在修正错误、去伪存真之后,再按分析要求,分组汇总资料。检查与核对一般按照逻辑检查和统计检查进行。其次,还应进行数据筛查(data screening),以明确数据分布是否满足特定统计分析方法的要求(如正态性、方差齐性、线性等),是否需要进行前期的转换等。

四、资料分析

资料分析(data analysis)的目的是计算有关指标,反映数据的综合特征,阐明事物的内在联系和规律。资料的统计分析主要包括:①统计描述(statistical description),用统计指标、统计表、统计图等方法,对资料的数量特征及其分布规律进行刻画和描述。②统计推断(statistical inference),指由样本信息推断总体特征,包括参数估计和假设检验。

医学统计工作的四个步骤是紧密联系、不可分割的整体,任何一步的缺陷,都会影响统计分析的结果。

(薛海峰)

思　考　题

---

1. 统计分析能否确保医学研究得出预期结果?
2. 简述统计资料的分类及各类资料的特点,并说明住院费用、病人的血红蛋白水平、肿瘤病人的病理分期等各属于何种类型的资料。
3. 简要说明频率与概率的区别与联系。

Note:

第九章

数值变量资料的统计分析

09章 数字内容

—— 学习目标 ——

知识目标：

1. 掌握数值变量数据的分布类型，描述数值变量集中趋势和离散趋势的常用指标及应用，参考值范围的含义，参数估计的方法，置信区间的含义，不同设计类型的 t 检验的检验方法，方差分析的基本思想。

2. 熟悉频数分布表的制作，正态分布的特征及应用，t 分布的特征及应用，抽样误差的概念，以及假设检验的两类错误。

3. 了解对频数分布表资料加权计算平均数的方法，正态分布的概率密度函数，两个均数差值的置信区间计算，检验效能的概念和方差齐性检验。

能力目标：

能对数值变量资料进行统计描述和统计推断。

素质目标：

培养学生细心、敏锐、勇于创新的科研精神，以及恪守科研诚信的职业精神。

────────────── 导入情境与思考 ──────────────

抽样调查某地 112 名健康成年男子的血红蛋白(g/L)资料,资料如下:

124	134	124	132	131	124	133	136	134	119	159	136	127	126	120	136	128
137	136	132	129	124	125	119	114	114	106	124	136	134	129	114	133	133
131	126	122	106	144	137	138	136	121	119	134	134	152	127	125	112	145
142	114	137	154	144	124	132	127	154	136	138	149	131	128	126	124	144
144	142	134	121	116	134	128	143	142	143	136	134	132	132	130	134	114
157	150	131	129	126	117	114	128	118	138	149	124	147	135	124	145	136
144	127	144	144	134	132	124	142	119	156							

请思考:

1. 如何了解健康成年男子的血红蛋白的数据分布特征?

2. 如何根据数据分布特征选择合适的统计指标分别描述该数据的集中趋势和离散趋势?

第一节　数值变量资料的统计描述

本节介绍数值变量资料的统计描述方法。利用频数分布表及频数分布图可大致把握数值变量资料的分布情况;然后根据分布特征选择适宜的统计指标描述数值变量资料的集中水平和变异程度;通过统计描述数值变量资料,可掌握其大致特征,为后续的统计推断打好相关基础。

一、频数分布表及频数分布

（一）频数分布表的编制

频数分布表是探索数据分布的一种常用统计工具。统计描述数值变量资料,可以对其进行分组,利用频数分布表或频数分布图,分析数据的分布规律。编制频数分布表的大致过程为确定分组的组段数和组距、划分各组的上下限、清点各组的频数。

例 9-1　抽样调查某地 112 名健康成年男子的血红蛋白(g/L)资料(数据见导入情境与思考),试编制频数分布表。

为了解 112 名健康成年男子的血红蛋白资料的分布特征,现制作频数分布表。

1. **计算极差**　利用数据中最大值减去最小值,可得该数据的极差,例 9-1 血红蛋白的最大值为 159,最小值为 106,极差为 53。

2. **确定组段数和组距**　为揭示数据的分布特征,一般组段数取 8～15 为宜。划分组段时,应注意分组的最小下限,以及最大上限,应覆盖数据中的最小值和最大值。

例 9-1 欲取组段数为 11,则组距约为 53/11＝4.82,故取组距为 5。各组段具体划分见表 9-1 第 1 列。注意各组段上下限不能重叠,每个组段包含其下限值,但不包含其上限值。

3. **确定频数及频率**　根据各组段上下限确定各组段频数,并计算频率、累计频数、累计频率,具体见表 9-1。

（二）频数分布图

将例 9-1 的数值变量资料整理编制频数分布表,可观察到数据分布集中在靠中间的组段,两边组段的频数分布较少。若将此数据分布绘制成频数分布图,将更方便观察数据的分布特征。图 9-1 为以血红蛋白水平各组段为横轴,各组频数为纵轴绘制的频数分布图。

Note:

表 9-1 112 名健康成年男子血红蛋白水平（g/L）的频数分布

组段 （1）	频数 （2）	频率/% （3）	累计频数 （4）	累计频率/% （5）
105~<110	2	1.8	2	1.8
110~<115	7	6.2	9	8.0
115~<120	7	6.2	16	14.3
120~<125	14	12.5	30	26.8
125~<130	17	15.2	47	42.0
130~<135	24	21.4	71	63.4
135~<140	16	14.3	87	77.7
140~<145	13	11.6	100	89.3
145~<150	5	4.5	105	93.8
150~<155	4	3.6	109	97.3
155~160	3	2.7	112	100.0
合计	112	100.0	—	—

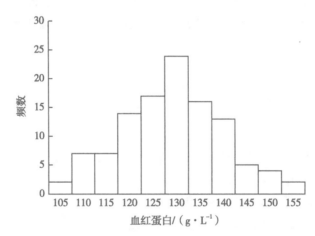

图 9-1 112 名健康成年男子血红蛋白水平的频数分布

由图 9-1 可观察到 112 名健康成年男子血红蛋白水平的分布呈中间高、两边低、左右基本对称，近似正态分布。

（三）频数分布表和频数分布图的应用

1. **观察数值变量资料分布的常用工具** 在数据分析中，使用频数分布表和分布图可较快地掌握数据的分布情况。若各组频数以中间组段居多，两边渐少、近似对称，可认为该数值变量资料为对称分布。若频数分布峰值偏向左侧，则可认为是正偏态分布，反之则称为负偏态分布。

2. **可借助频数分布表与频数分布图观察数值变量资料的集中趋势和离散趋势** 112 名健康成年男子血红蛋白水平大多集中在 130~135g/L，血红蛋白最大为 159g/L，最小为 106g/L，频数由中间向两边逐渐减少，体现了其离散趋势的特点。

3. **便于找出数据中的离群值** 频数分布表和频数分布图可帮助我们找出数据中较小与较大的离群值。

4. 便于选择合适的指标对数据进行统计描述，进行下一步的统计推断工作。

Note:

二、集中趋势的描述

集中趋势指一组数值变量资料的集中位置或平均水平,常用的描述集中趋势的指标有算数均数、几何均数和中位数等。

(一)算术均数

算数均数(arithmetic mean)简称为均数,主要用于描述对称分布资料,特别是正态分布,以及近似正态分布资料的平均水平。总体均数用希腊字母 μ 表示,样本均数常用 $\overline{X}$ 表示。计算方法有直接法和频数分布表加权法。

1. 直接法　将数值变量资料的所有观测值相加,再除以观察例数,即可得算数均数。

$$\overline{X} = \frac{X_1 + X_2 + \cdots + X_n}{n} = \frac{\sum X}{n} \qquad \text{式 9-1}$$

式9-1中,n 为样本观察例数。如例9-1的数据,利用式9-1可计算112名健康成年男子血红蛋白的算术均数。

$$\overline{X} = \frac{124 + 134 + 124 + \cdots + 119 + 156}{112} = 131.9\,(\text{g/L})$$

2. 频数分布表加权法　当数值变量的原始数据无法获取,只有数据的频数分布表资料时,可用频数分布表加权法计算数据的算数均数。

$$\overline{X} = \frac{\sum f X_0}{\sum f} = \frac{\sum f X_0}{n} \qquad \text{式 9-2}$$

式9-2中,f 为频数分布表中各组段的频数,X_0 为各组段的组中值,组中值为各组段的上限与下限的均数。在频数分布表加权法中,各组段的频数可看作各组的权重大小,频数越大,对算术均数的权重影响越大。

将表9-1的数据代入式9-2,利用频数分布表法可计算112名健康成年男子血红蛋白的算术均数。

$$\overline{X} = \frac{2 \times 107.5 + 7 \times 112.5 + 7 \times 117.5 + \cdots + 4 \times 152.5 + 3 \times 157.5}{112} = 131.8\,(\text{g/L})$$

例9-1由直接法与频数分布表加权法计算的结果很接近。

如果数据接近对称分布,利用算数均数能很好地反映数据的平均水平,当数据为明显的偏态分布时,均数容易受到两端极值的影响,此时应选择其他指标描述其平均水平。

(二)几何均数

几何均数(geometric mean)简记为 G。在医学研究中,有一些数值变量的取值成倍数变化,如抗体滴度、细菌计数等,这类数据经对数转换后可呈单峰对称分布。这类资料可采用几何均数描述其平均水平。

$$G = \sqrt[n]{X_1 X_2 \cdots X_n} \qquad \text{式 9-3}$$

式9-3的计算即为将各观察值相乘后开 n 次方。然而开 n 次方的运算通常较难进行,因此实际应用中,我们常取各观察值的对数进行均值计算后,再求其反对数计算几何均数。

$$G = \lg^{-1}\left(\frac{\lg X_1 + \lg X_2 + \cdots + \lg X_n}{n}\right) = \lg^{-1}\left(\frac{\sum \lg X}{n}\right) \qquad \text{式 9-4}$$

Note:

若数据为频数分布表资料,可采用各组中位数的对数值与各组频数相乘加和取平均值后,再取反对数计算得到。

$$G=\lg^{-1}\left(\frac{f_1\lg X_1+f_2\lg X_2+\cdots+f_k\lg X_k}{n}\right)=\lg^{-1}\left(\frac{\sum f\lg X}{n}\right)$$ 式9-5

例9-2　测得6人的血清抗体滴度的倒数分别为2,4,8,8,16,32。求平均滴度。

按式9-3计算几何均数可得:

$$G=\sqrt[6]{2\times4\times8\times8\times16\times32}=8$$

按式9-4计算几何均数可得:

$$\lg G=\frac{\lg2+\lg4+\lg8+\lg8+\lg16+\lg32}{6}=0.903$$
$$G=\lg^{-1}0.903=8$$

根据式9-3及式9-4计算,得出的6人血清抗体滴度的平均水平均为8。

（三）中位数

当数值变量资料呈现偏态分布,或者分布不明的情况时,可采用中位数描述其集中趋势。中位数指将数据中的观察值从小到大排序,位于中间位置的数值。理论上,数据中有一半数比中位数小,另一半比中位数大。中位数可按样本量为奇数和偶数两种情况计算。

当n为奇数:

$$M=X_{(n+1)/2}$$ 式9-6

当n为偶数:

$$M=\frac{X_{n/2}+X_{n/2+1}}{2}$$ 式9-7

例9-3　测得6名腹膜透析病人的血清尿素氮含量分别为19.67,22.18,27.90,33.93,49.10,60.96(μmol/L)。试计算其中位数。

n为偶数,可按式9-7计算中位数,可得:

$$M=\frac{27.90+33.93}{2}=30.92(\mu mol/L)$$

6名腹膜透析病人的血清尿素氮含量的中位数为30.92μmol/L。

（四）百分位数

中位数为数据资料的第50百分位数,在统计分析中,数据分布中的第25百分位数、第75百分位数也较为常用。P_x表示将n个观察值从小到大依次排序后,对应于数据中的第x百分位数,表示数据中小于此数的比例占总数的$x\%$,大于此数的比例占$(100-x)\%$。频数分布表资料计算百分位数的公式:

$$P_x=L+\frac{i_x}{f_x}(n\times x\%-f_L)$$ 式9-8

式9-8中,L为所求百分位数P_x所在组段的下限,i_x为该组段的组距,f_x为该组段的频数,f_L为P_x所在组段之前组段的累计频数。

Note:

例 9-4 利用频数分布表法计算表 9-1 中 112 名健康成年男子血红蛋白水平的百分位数 P_{25}、P_{50}、P_{75}。

将表 9-1 的数据代入式 9-8,利用频数分布表法计算 112 名健康成年男子血红蛋白的百分位数 P_{25}、P_{50}、P_{75}。

$$P_{25} = 120 + \frac{5}{14}(112 \times 25\% - 16) = 124(\text{g/L})$$

$$P_{50} = 130 + \frac{5}{24}(112 \times 50\% - 47) = 132(\text{g/L})$$

$$P_{75} = 135 + \frac{5}{16}(112 \times 75\% - 71) = 139(\text{g/L})$$

112 名健康成年男子血红蛋白水平的百分位数 P_{25}、P_{50}、P_{75} 分别为 124、132、139(g/L)。

三、离散趋势的描述

集中趋势指标可描述数据分布的集中水平,在对数据进行统计描述时,还应对数据的离散趋势进行描述,即数据观察值的变异程度或偏离集中水平的程度。具体有以下几种常用的指标:

（一）极差

极差(range)也称为全距,由观测数据中的最大值减去最小值计算得到,通常记为 R。极差计算简便,但其容易受到两端极值的影响,一般利用极差描述数据的波动范围。

例 9-5 对三名高血压病病人服用降压药后的收缩压重复测量 5 次,测得的收缩压(mmHg)分别为:

甲 140 135 130 125 120
乙 150 140 130 120 110
丙 136 133 130 127 124

比较甲、乙、丙三人的收缩压极差。

$$\text{甲} \quad R = 140 - 120 = 20$$
$$\text{乙} \quad R = 150 - 110 = 40$$
$$\text{丙} \quad R = 136 - 124 = 12$$

甲、乙、丙三人的收缩压均值相同,均为 130,但其极差却差异较大,说明 3 人收缩压的波动范围不同。

（二）四分位间距

位于数据两侧的数值通常较为不稳定,为了更好地描述数据的离散趋势,可考虑将数据位于左侧较小的 25% 数据去除,同时将位于右侧较大的 25% 数据也去除,利用位于数据集中间 50% 的数据计算其分布的范围大小,称为四分位间距。四分位间距的计算可利用百分位数 P_{75} 和百分位数 P_{25} 的差值计算。

$$Q = P_{75} - P_{25} \qquad\qquad \text{式 9-9}$$

例 9-6 试计算表 9-1 中 112 名健康成年男子血红蛋白水平的四分位间距。

将表 9-1 的数据代入式 9-9,计算 112 名健康成年男子血红蛋白水平的四分位间距 Q。

$$Q = P_{75} - P_{25} = 139 - 124 = 15$$

四分位间距数值越大说明数据的变异程度越大。四分位间距比极差相对稳定,不容易受到数据两端极值的影响,但还是没有充分利用数据中每个观察值的具体信息。在实际应用中,四分位间距常

Note:

用于描述偏态分布数据的离散趋势。

（三）方差

考虑到利用数值变量数据中每个观察值的信息计算数据的变异程度,统计学中常用离均差平方和的平均值反映对称分布或近似正态分布的变异程度,称为方差。在计算数据的离均差时,结果可正可负,因为数据可分布在均值的左侧或右侧,而通过取平方的计算,消除了离均差因数据位置对其符号的影响。方差的具体计算公式为:

$$S^2 = \frac{\sum (X-\bar{X})^2}{n-1}$$ 式 9-10

方差计算,利用了数据中每个观察值与平均值差值的信息,客观反映了数据的变异程度。式 9-10 中,$n-1$ 为自由度(degree of freedom),在 n 个观察值中,由于均值 $\bar{X}$ 已知,只有 $n-1$ 个离均差平方和可自由变动。为了计算方便,式 9-10 可转变为:

$$S^2 = \frac{\sum X^2 - (\sum X)^2/n}{n-1}$$ 式 9-11

S^2 为样本方差,在总体中计算则记为 σ^2,方差数值越大,说明数据变异程度越大。

（四）标准差

在计算数据方差时,为消除正负号的影响,对离均差取了平方计算,然而这样的计算改变了原始数据的量纲。因此常将方差取算术平方根计算得标准差,保证其和原变量的量纲相同。通常总体标准差用 σ 表示,样本标准差用 S 表示。其具体计算公式为:

$$S = \sqrt{\frac{\sum (X-\bar{X})^2}{n-1}}$$ 式 9-12

标准差可用于对称分布或近似正态分布变异程度的描述,其数值越大,数据的变异程度越大。根据式 9-11,标准差计算公式也可为:

$$S = \sqrt{\frac{\sum X^2 - (\sum X)^2/n}{n-1}}$$ 式 9-13

例 9-7　计算例 9-5 中三名高血压病病人服用降压药后收缩压(mmHg)的标准差。将数据代入式 9-12 计算可得:

甲　$S = 7.91$

乙　$S = 15.81$

丙　$S = 4.74$

由标准差可知,三名病人中乙的血压波动最大,丙的血压波动最小。

对照频数分布表资料,对标准差的计算可为:

$$S = \sqrt{\frac{\sum f X_0^2 - (\sum f X_0)^2/n}{n-1}}$$ 式 9-14

式 9-14 中,f 为频数分布表中各组段的频数,X_0 为各组段的组中值,n 为总频数。

例 9-8　试计算表 9-1 中 112 名健康成年男子血红蛋白(g/L)的标准差。

将表 9-1 的数据代入式 9-14,利用频数分布表法可计算 112 名健康成年男子血红蛋白的标准差。

$$S = 11.11(g/L)$$

均数与标准差结合可很好地描述对称分布或近似正态分布的集中趋势和离散趋势。

（五）变异系数

标准差可用于相同量纲的变量之间变异程度大小的比较。但有时需要比较不同量纲变量的变异程度，或者比较均数差较大的相同量纲变量的变异程度，这时可使用变异系数（coefficient of variation，CV），进行比较。其计算公式：

$$CV = \frac{S}{\overline{X}} \times 100\% \qquad \text{式 9-15}$$

例 9-9　某地通过调查发现，健康成年女子的体重均数为 63.48kg，标准差为 15.24kg。身高均数为 163.73cm，标准差为 15.69cm。试计算健康成年女子体重与身高的变异系数。

按式 9-15，体重的变异系数和身高的变异系数分别为：

$$\text{体重} \quad CV = 15.24/63.48 = 24.01\%$$
$$\text{身高} \quad CV = 15.69/163.73 = 9.58\%$$

由变异系数比较可知，体重的相对变异大于身高的相对变异。

知 识 链 接

数据分布与统计描述

在进行数值变量资料统计分析时，首先应判断数据的分布情况，然后根据数据分布选择适当的指标对资料进行描述。当数据为对称分布或近似正态分布时，选择均数与标准差进行集中趋势与离散趋势的描述。当数据为偏态分布时，选择中位数与四分位间距进行集中趋势与离散趋势的描述。

如例 9-1，通过频数分布表、频数分布图分析某地 112 名健康成年男子的血红蛋白水平（g/L）资料显示，数据为近似正态分布，因此可选择均数与标准差，即（132±11）g/L 对本数据进行统计描述。

（王　娟）

第二节　正态分布和医学参考值范围

医学中很多变量的数据分布呈现中间多，两边少，近似对称的特征，如人的体重、身高、臂长、腰围，以及许多生化指标都有这样的分布特征。在统计学中，这些变量的分布均符合正态分布（normal distribution）的特征，可用正态分布确定这些变量的分布概率，并估计其医学参考值范围。

一、正态分布的概念与特征

若变量 X 服从正态分布，可记作 $X \sim N(\mu, \sigma^2)$，其中 μ 表示 X 的总体均数，σ^2 表示 X 的总体方差。其概率密度函数：

$$f(X) = \frac{1}{\sigma\sqrt{2\pi}} e^{\frac{-(X-\mu)^2}{2\sigma^2}}, \quad -\infty < X < +\infty \qquad \text{式 9-16}$$

μ 和 σ 是正态分布的两个参数。它们的变化决定了正态分布的位置和形态。正态分布的主要特征如下：

Note:

1. 以 $X=\mu$ 为对称轴,左右对称,两侧曲线向左右无限延伸,但与 X 轴永不相交。

2. 在 $X=\mu$ 处取峰值,其概率密度函数最大为 $f(\mu)=1/(\sigma\sqrt{2\pi})$。离峰值越远,其概率密度函数取值越小。

3. μ 是正态分布的位置参数,决定了正态曲线在数轴上的位置。若 σ 保持不变,μ 较小,正态曲线靠数轴左侧。μ 较大,正态曲线靠数轴右侧(图9-2)。若 μ 保持不变,σ 变小,正态曲线就越瘦高,σ 变大,正态曲线就越矮胖(图9-3)。

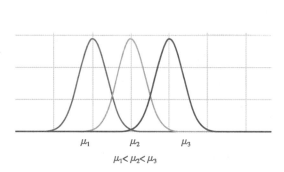

图 9-2　不同位置参数 μ 对正态分布曲线的影响

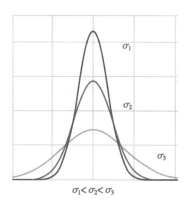

图 9-3　不同形态参数 σ 对正态分布曲线的影响

二、正态分布曲线下面积分布的规律

研究正态曲线下面积,可通过对正态曲线的概率密度函数积分实现。其具体公式:

$$F(X)=\frac{1}{\sigma\sqrt{2\pi}}\int_{-\infty}^{X}e^{\frac{-(X-\mu)^2}{2\sigma^2}}dX \qquad\text{式 9-17}$$

通过式 9-17 计算,可得 $(-\infty,+\infty)$ 的积分值为 1,可说明正态分布曲线下面积为 1。正态分布曲线下有几个常用的面积分布范围。如 $(\mu-\sigma,\mu+\sigma)$ 面积为 68.27%,$(\mu-1.96\sigma,\mu+1.96\sigma)$ 面积为 95.00%,$(\mu-2.58\sigma,\mu+2.58\sigma)$ 面积为 99.00%,见图 9-4。

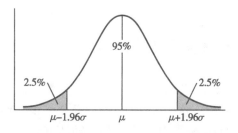
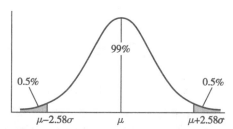

图 9-4　正态分布曲线下面积分布规律

为了更好地应用正态分布的概念,提供标准正态分布(standard normal distribution)曲线下面积分布规律供参考,通常记 z 为标准正态分布 $N(0,1)$。任意地正态分布 X 可由式 9-18 转换为标准正态分布。

$$z=\frac{X-\mu}{\sigma} \qquad\text{式 9-18}$$

z 的概率密度函数为:

$$\varphi(z)=\frac{1}{\sqrt{2\pi}}e^{\frac{-z^2}{2}} \qquad (-\infty<z<+\infty) \qquad\text{式 9-19}$$

Note:

研究标准正态分布曲线下的面积，可由标准正态分布的分布函数计算得到：

$$\Phi(z) = \frac{1}{\sqrt{2\pi}} \int_{-\infty}^{z} e^{\frac{-z^2}{2}} dz \qquad 式9-20$$

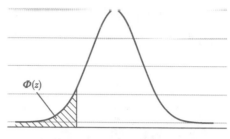

图9-5　标准正态分布左侧尾部面积 $\Phi(z)$ 示意图

将式9-20的计算结果整理成附表1，可查出任意 z 值对应的正态分布左侧尾部面积，见图9-5。

例9-10　已知某地健康成年男子血红蛋白服从正态分布，调查了该地100名健康成年男子，得血红蛋白均数为132.0（g/L），标准差为11.0（g/L）。试估计：

（1）该地健康成年男子血红蛋白介于120.0~140.0（g/L）的比例。

（2）90%的健康成年男子血红蛋白集中在哪个范围？

该地健康成年男子血红蛋白可看作近似服从正态分布 $N(132.0, 11.0^2)$。

为计算该地健康成年男子血红蛋白介于120.0~140.0（g/L）的比例，先分别计算120.0和140.0所对应的 z 值。

$$z_1 = \frac{120 - 132}{11} = -1.09$$

$$z_2 = \frac{140 - 132}{11} = 0.73$$

$$\Phi(z_1) = 0.138, \Phi(z_2) = 1 - \Phi(-0.73) = 1 - 0.233 = 0.767$$

$$\Phi(z_2) - \Phi(z_1) = 0.767 - 0.138 = 0.629$$

因此该地健康成年男子血红蛋白介于120.0~140.0（g/L）的比例占总数的62.9%。

标准正态分布曲线下左侧面积为0.05所对应的 z 值为-1.64，所以90%的健康成年男子血红蛋白集中在：

$$\overline{X} - 1.64S = 132 - 1.64 \times 11 = 114.0$$

$$\overline{X} + 1.64S = 132 + 1.64 \times 11 = 150.0$$

所以该地90%的健康成年男子血红蛋白集中在（114.0~150.0）g/L。

三、正态分布的应用

正态分布在统计学中是一种重要的随机变量分布。医疗卫生工作中有许多指标都服从正态分布，还有一些不服从正态分布的指标可通过变量转换后，近似服从正态分布。在医学研究中，正态分布常被应用于制订医学参考值范围（medical reference range），进行质量控制，同时正态分布也是其他一些统计分析方法的基础。

（一）制订医学参考值范围

医学参考值范围指特定的正常人群的生理、生化、功能、形态等医学指标大多数个体取值所在的范围，实际应用中常用95%作为大多数个体的取值范围。

在制订医学参考值范围时，应根据数据的分布类型选择正确的计算方法。当数据满足正态分布时，可使用相关的正态分布界值制订参考值范围；当数据不满足正态分布时，可采用百分位数法制订参考值范围。

同时，在制订医学参考值范围时，应根据医学相关专业知识选择单侧界值或双侧界值。如过高或过低的血糖均会给身体健康带来危害，应考虑制订双侧参考值范围。尿铅含量过高提示铅中毒，可考

Note:

虑制订尿铅含量的上侧界值。

具体的制订方法整理为表9-2。

表9-2 医学参考值范围的制订

百分比/%	正态分布法			百分位数法		
	双侧	单侧		双侧	单侧	
		下限	上限		下限	上限
90	$\bar{X}\pm1.64S$	$\bar{X}-1.28S$	$\bar{X}+1.28S$	$P_5\sim P_{95}$	P_{10}	P_{90}
95	$\bar{X}\pm1.96S$	$\bar{X}-1.64S$	$\bar{X}+1.64S$	$P_{2.5}\sim P_{97.5}$	P_5	P_{95}
99	$\bar{X}\pm2.58S$	$\bar{X}-2.33S$	$\bar{X}+2.33S$	$P_{0.5}\sim P_{99.5}$	P_1	P_{99}

例9-11 调查某地500名正常成年男子红细胞计数的均数为$4.86\times10^{12}/L$，标准差为$0.36\times10^{12}/L$。试估计该地正常成年男子红细胞计数的95%医学参考值范围。

过高或过低的红细胞计数均属异常，且例9-11为大样本资料，可采用正态分布法制订双侧参考值范围。

$$\bar{X}-1.96S=4.86-1.96\times0.36=4.15$$
$$\bar{X}+1.96S=4.86+1.96\times0.36=5.57$$

利用正态分布法估计该地正常成年男子红细胞计数的95%医学参考值范围为$(4.15,5.57)\times10^{12}/L$。

例9-12 已知某地317名正常成年女性的血清甘油三酯含量(mmol/L)的频数分布见表9-3，试求该地正常成年女性的血清甘油三酯含量的95%医学参考值范围。

表9-3 某地317名正常成年女性的血清甘油三酯含量的频数分布

血清甘油三酯含量/ (mmol · L^{-1})	频数	累计频数	累积频率/%
0.10~<0.40	14	14	4.42
0.40~<0.70	85	99	31.23
0.70~<1.00	84	183	57.73
1.00~<1.30	47	230	72.56
1.30~<1.60	40	270	85.17
1.60~<1.90	21	291	91.80
1.90~<2.20	14	305	96.21
2.20~<2.50	7	312	98.42
2.50~<2.80	2	314	99.05
2.80~<3.10	2	316	99.68
≥3.10	1	317	100.00
合计	317	—	—

血清甘油三酯含量为正偏态分布，故采用百分位数法制订血清甘油三酯含量的上侧界值，由式9-8得

$$P_{95} = 1.90 + \frac{0.30}{14}(317 \times 95\% - 291) = 2.12(\text{mmol/L})$$

血清甘油三酯含量的上侧界值为 2.12mmol/L。

（二）质量控制

利用正态分布的分布特征,可发现变量的异常取值。正态分布以均值为中心,左右延伸 1.96 倍（2.58 倍）标准差时,覆盖了正态分布 95%（99%）的取值范围。因此常以均值两侧 2 倍标准差作为警戒限和 3 倍标准差作为控制限,检测误差是否服从正态分布。

（三）统计分析方法的基础

正态分布是本教材其他章节介绍统计方法的基础,如 t 检验、方差分析、卡方检验都可由正态分布演变延伸得来。在样本量足够大的时候,非正态分布数据可近似看作正态分布。其他的非正态分布数据可尝试数据转换的方法将其转变为正态分布进行处理分析。

（王　娟）

第三节　均数的抽样误差和总体均数估计

本节将介绍统计推断（statistical inference）工作中的参数估计（parameter estimation）方法。在统计分析中,常通过抽取样本,利用样本信息推断总体信息。

一、均数的抽样误差与标准误

（一）抽样误差

在进行样本信息推断总体特征的工作中,由于个体差异,以及随机抽样误差常造成样本统计量与总体参数间的差异称为抽样误差（sampling error）。抽样误差可体现为样本统计量的估计值与总体参数的差异,以及样本统计量估计值间的差异。

（二）标准误

在模拟抽样的电脑实验中,从服从正态分布总体 $N(\mu, \sigma^2)$ 中,重复抽取样本量为 n 的样本,发现这些样本的均数 $\overline{X}$ 也服从正态分布,其总体均数仍为 μ,方差为 $\frac{\sigma^2}{n}$。若原变量不服从正态分布,当重复抽样的样本量 n 比较大时（$n \geqslant 100$）,样本均数 $\overline{X}$ 也服从正态分布 $N\left(\mu, \frac{\sigma^2}{n}\right)$。

为区分反映个体观察值变异的标准差和反映样本均数变异的标准差,称样本均数的标准差为标准误（standard error of mean, SEM, SE）。标准误越小说明抽样误差越小。样本均数的标准误常用式 9-21 计算。

$$S_{\overline{X}} = \frac{S}{\sqrt{n}} \qquad\qquad \text{式 9-21}$$

例 9-13　某地 500 名正常成年男子红细胞计数的均数为 $4.86 \times 10^{12}/\text{L}$,标准差为 $0.36 \times 10^{12}/\text{L}$。试计算其标准误。

$$S_{\overline{X}} = \frac{S}{\sqrt{n}} = \frac{0.36}{\sqrt{500}} = 0.016(\times 10^{12}/\text{L})$$

二、参数估计

参数估计指利用统计学理论,由样本统计量估计总体参数。参数估计有两种方式:点估计（point

Note:

estimation)和区间估计(interval estimation)。

点估计指直接用样本统计量作为总体参数,这样的做法未考虑抽样误差大小,无法评价其估计的准确度。

区间估计是给定一定的概率计算区间,使其能够按此概率包含未知的总体参数。通常将给定的概率称为可信度(一般取 0.95 或 0.99),计算的区间称为置信区间(confidence interval,CI)。按照数据资料的情况,按以下两种方法计算置信区间:

1. **正态近似法**　当总体标准差已知,或者总体标准差未知但样本量较大时($n \geq 100$),可利用正态分布法估计总体均数的置信区间。由于 $\bar{X}$ 服从正态分布 $N\left(\mu, \dfrac{\sigma^2}{n}\right)$,可得:

$$\frac{\bar{X}-\mu}{\sigma/\sqrt{n}} \sim N(0,1) \qquad\qquad \text{式 9-22}$$

以 95% 置信区间为例:

$$-1.96 \leq \frac{\bar{X}-\mu}{\sigma/\sqrt{n}} \leq 1.96 \qquad\qquad \text{式 9-23}$$

整理可得:

$$\bar{X}-1.96\frac{\sigma}{\sqrt{n}} \leq \mu \leq \bar{X}+1.96\frac{\sigma}{\sqrt{n}} \qquad\qquad \text{式 9-24}$$

2. **t 分布法**　当总体标准差未知时,将样本标准差代入可得:

$$\frac{\bar{X}-\mu}{S/\sqrt{n}} \sim t_{\alpha/2,\nu} \qquad\qquad \text{式 9-25}$$

其中 $t_{\alpha/2,\nu}$ 为自由度为 ν 的双侧尾部面积为 α 的 t 分布界值。t 分布的特征如下:

(1) t 分布是一簇与自由度 ν 相关的单峰分布曲线,以 0 为中心左右对称。

(2) t 分布的自由度越大,t 分布的峰值越大,尾部越平坦。

(3) 当 t 分布的自由度趋于 ∞ 时,t 分布近似正态分布,标准正态分布可看作 t 分布的特例。

不同自由度的 t 分布见图 9-6。

整理式 9-25 可得:

$$-t_{\alpha/2,\nu} \leq \frac{\bar{X}-\mu}{S/\sqrt{n}} \leq t_{\alpha/2,\nu} \qquad \text{式 9-26}$$

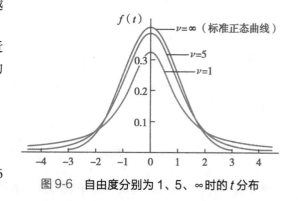

图 9-6　自由度分别为 1、5、∞ 时的 t 分布

可得 t 分布法计算的置信区间公式:

$$\bar{X}-t_{\alpha/2,\nu}\frac{S}{\sqrt{n}} \leq \mu \leq \bar{X}+t_{\alpha/2,\nu}\frac{S}{\sqrt{n}} \qquad\qquad \text{式 9-27}$$

例 9-14　调查某地 500 名正常成年男子红细胞计数的均数为 $4.86\times10^{12}/\text{L}$,标准差为 $0.36\times10^{12}/\text{L}$。试计算该地正常成年男子红细胞计数总体均数的 95% 置信区间。

解:$n=500>100$,可采用正态近似法计算置信区间。

$$\overline{X}-1.96\frac{S}{\sqrt{n}}=4.86-1.96\times\frac{0.36}{\sqrt{500}}=4.83$$

$$\overline{X}+1.96\frac{S}{\sqrt{n}}=4.86+1.96\times\frac{0.36}{\sqrt{500}}=4.89$$

该地正常成年男子红细胞计数总体均数的95%置信区间为$(4.83,4.89)\times10^{12}/L$。

例9-15　测得36名慢性肾脏疾病病人空腹血糖的均数为3.75mmol/L,标准差为0.28mmol/L。试计算慢性肾脏疾病病人空腹血糖总体均数的95%置信区间。

$$\overline{X}-t_{0.05/2,35}\frac{S}{\sqrt{n}}=3.75-2.030\times\frac{0.28}{\sqrt{36}}=3.66$$

$$\overline{X}+t_{0.05/2,35}\frac{S}{\sqrt{n}}=3.75+2.030\times\frac{0.28}{\sqrt{36}}=3.84$$

慢性肾脏疾病病人空腹血糖总体均数的95%置信区间为$(3.66,3.84)$mmol/L。

（王　娟）

第四节　假设检验的基本思想和步骤

假设检验(hypothesis test)可推断总体参数之间是否有差异,是统计推断的另一重要内容。假设检验主要采用小概率反证法的思维进行总体参数差异的推断。

一、假设检验的目的和原理

由于抽样误差的存在,样本统计量不能直接进行比较来获得总体差异与否的信息。假设检验的基本思维是,对需要作比较的总体作出一个无差异假设,再通过样本数据推断是否拒绝此假设。

例9-16　据调查正常人的心率为75次/min。现随机调查高脂血症病人25名,测得其心率的均数为79次/min,标准差为8次/min。如何分析该数据?

在考虑高脂血症病人心率$\overline{X}=79$与正常人$\mu=75$是否有差异时,其差异可能由两方面的原因引起,一是抽样误差,二是高脂血症病人与正常人心率的真实差异。根据假设检验的基本思维,首先设立高脂血症病人与正常人心率的无差异假设,即$\mu=\mu_0$。根据本章第三节内容可知,如果高脂血症病人的心率服从正态分布,若上述无差异假设成立,则可构造$t=\dfrac{\overline{X}-\mu_0}{S/\sqrt{n}}$,符合$t$分布。根据上述样本信息计算$t$统计量,并根据设定的小概率(一般取0.05)对应的,界值设立极端值的拒绝域,若计算的统计量落入拒绝域,说明当前t统计量及更极端的情形对应的发生概率小于小概率,则拒绝此无差异假设。

二、假设检验的基本步骤

(一) 建立检验假设,确定检验水准

假设检验首先需确立假设,包含H_0[无效假设(null hypothesis)]和H_1[备择假设(alternative hypothesis)]。上文提到的无差异假设为假设检验中的无效假设,而备择假设是与无效假设相对立的,当拒绝原假设,即选择备择假设。

以例9-16为例,其假设具体如下:

$H_0:\mu=\mu_0$,高脂血症病人的心率与正常人相同。

$H_1:\mu\neq\mu_0$,高脂血症病人的心率与正常人不同。

Note:

在设立检验的假设时,应考虑假设的单双侧选择。上面设立的假设为双侧检验,因为 $\mu \neq \mu_0$ 包含两种情况 $\mu > \mu_0$ 或 $\mu < \mu_0$。当备择假设设立为仅包含 $\mu > \mu_0$ 或 $\mu < \mu_0$ 其中一种情况时,为单侧检验。单双侧检验应根据研究目的和专业知识选择。

检验水准(size of effect)又称为显著性水平,记为 α。α 常取 0.05,代表了拒绝域的概率值大小。

（二）选择检验方法和计算检验统计量

在进行假设检验时,应根据资料的类型及研究目的,选择适当的检验方法和计算公式。如例9-16,已知 25 名高脂血症病人的心率信息,心率一般符合正态分布,考虑采用单样本 t 检验。其计算公式:

$$t = \frac{\overline{X} - \mu_0}{S_{\overline{X}}} = \frac{\overline{X} - \mu_0}{S/\sqrt{n}}, \nu = n - 1 \qquad \text{式 9-28}$$

ν 为自由度,其等于样本含量减 1。将例 9-16 的数据代入式 9-28,可得:

$$t = \frac{\overline{X} - \mu_0}{S_{\overline{X}}} = \frac{\overline{X} - \mu_0}{S/\sqrt{n}} = \frac{79 - 75}{8/\sqrt{25}} = 2.5$$
$$\nu = n - 1 = 25 - 1 = 24$$

（三）确定 P 值,作出统计推断

当选择适当的检验方法和计算公式得出检验的统计量后,应结合自由度和检验水准查检验方法对应的临界值表,将计算得出的统计量与临界值作比较。对双侧 t 检验,若 $|t| > t_{\alpha/2, \nu}$,则 $P < \alpha$,按检验水准拒绝 H_0,接受 H_1。若 $P > \alpha$,则尚不拒绝 H_0。

P 值的定义是在无效假设成立的条件下,出现统计量目前值及更不利于无效假设数值的概率。

例 9-16,查自由度为 24,双侧 0.05 对应的界值 $t_{0.05/2, 24} = 2.064$;$t > t_{0.05/2, 24}$,故 $P < 0.05$,按 $\alpha = 0.05$ 的检验水准,拒绝 H_0,接受 H_1;可认为高脂血症病人的心率与正常人有差异,观察 25 名高脂血症病人平均心率 79 次/min,高于正常人的心率。

（王　娟）

第五节　t 检验

一、样本均数与总体均数比较的 t 检验

利用样本均数与总体均数比较的 t 检验,可推断样本是否来自已知总体,具体方法步骤见例9-16。

二、配对设计数值变量资料的 t 检验

配对设计数值变量资料 t 检验(paired samples t-test)用于配对设计的数据资料,理论上要求配对数据的差值服从正态分布。常见的配对设计是将受试对象按某些重要特征相近的原则配成对子,对子中的个体接受不同的处理。配对设计有两种形式:①同源配对,同一受试对象或同一标本,随机接受两种不同处理。②异源配对,将同质的受试对象配对,分别接受两种处理。

配对 t 检验的基本原理是假设配对的两个体接受的处理效应无差异,理论上配对的效应值的差值 d 服从总体均数 $\mu_d = 0$ 的正态分布。若 $\mu_d \neq 0$,则两处理效应有差异。其检验统计量:

$$t = \frac{\overline{d} - \mu_d}{S_{\overline{d}}} = \frac{\overline{d} - 0}{\dfrac{S_d}{\sqrt{n}}} = \frac{\overline{d}}{\dfrac{S_d}{\sqrt{n}}}, \nu = n - 1 \qquad \text{式 9-29}$$

例 9-17　16 名高血压病病人采用卧位与坐位测量收缩压(mmHg),检测结果见表 9-4。高血压病病人卧位血压与坐位血压是否有差异?

表 9-4　16 名高血压病病人采用卧位与坐位测量收缩压的检测结果

编号	卧位血压/mmHg	坐位血压/mmHg	差值(d)/mmHg	d^2/mmHg
1	150	145	5	25
2	155	150	5	25
3	160	158	2	4
4	153	148	5	25
5	158	150	8	64
6	150	148	2	4
7	130	126	4	16
8	146	140	6	36
9	155	150	5	25
10	156	150	6	36
11	150	145	5	25
12	120	119	1	1
13	150	144	6	36
14	155	154	1	1
15	130	126	4	16
16	118	110	8	64

本数据为高血压病病人采用卧位与坐位测量收缩压的检测结果,卧位血压与坐位血压为配对数据。检验步骤如下:

(1) 建立检验假设,确定检验水准。

$H_0 : \mu_d = 0$,高血压病病人卧位血压与坐位血压差值(mmHg)的总体均数为 0。

$H_1 : \mu_d \neq 0$,高血压病病人卧位血压与坐位血压差值(mmHg)的总体均数不为 0。

$\alpha = 0.05$。

(2) 计算检验统计量,在表 9-4 中,计算了高血压病病人卧位血压与坐位血压的差值 d 以及 d^2,将数据代入式 9-29。

$$\sum d = 73, \bar{d} = \frac{\sum d}{n} = 4.56, S_{\bar{d}} = S_d / \sqrt{n} = 0.54$$

$$t = \frac{\bar{d}}{\dfrac{S_d}{\sqrt{n}}} = \frac{4.56}{0.54} = 8.44, \nu = n - 1 = 16 - 1 = 15$$

(3) 确定 P 值,作出统计推断:查 t 界值表(附表 2),自由度为 15,双侧 0.05 对应的界值 $t_{0.05/2,15} = 2.131$;$t > t_{0.05/2,15}$,故 $P < 0.05$。在 $\alpha = 0.05$ 的水准上拒绝 H_0,接受 H_1,可以认为高血压病病人卧位血压与坐位血压有差异,且卧位血压高于坐位血压。

Note:

参数估计与假设检验

参数估计与假设检验是统计推断的重要内容,两者的分析结论具有等价性。利用参数估计与假设检验对同一数据进行分析,可得到相同的结论。例9-17中16名高血压病病人卧位血压与坐位血压的差值数据通过配对设计数值变量资料t检验可拒绝原假设,得出高血压病病人卧位血压与坐位血压有差异的结论。同时此数据也可分析高血压病病人卧位血压与坐位血压差值的95%置信区间为$(3.41,5.71)$mmHg,此区间不包含0,也可说明高血压病病人卧位血压与坐位血压有差异。

三、成组设计数值变量资料的 t 检验

成组设计数值变量资料t检验,又称为两独立样本t检验(two independent sample t-test),可检验完全随机设计两独立样本来自的总体均数是否相等。完全随机设计是将受试对象随机分配到不同的处理组中,接受不同的处理。

成组设计t检验要求两组数据满足正态分布,分别记为$N(\mu_1,\sigma_1^2)$和$N(\mu_2,\sigma_2^2)$,且要求两总体方差相等,即$\sigma_1^2=\sigma_2^2$,称为方差齐性。成组设计t检验首先建立无差异的原假设,即$\mu_1=\mu_2$。若原假设不满足,则说明两总体均数有差异。其统计量计算公式:

$$t=\frac{\overline{X}_1-\overline{X}_2}{S_{\overline{X}_1-\overline{X}_2}},\nu=n_1+n_2-2 \qquad \text{式 9-30}$$

其中:
$$S_{\overline{X}_1-\overline{X}_2}=\sqrt{S_C^2\left(\frac{1}{n_1}+\frac{1}{n_2}\right)} \qquad \text{式 9-31}$$

S_C^2 称为合并方差:

$$S_C^2=\frac{(n_1-1)S_1^2+(n_2-1)S_2^2}{n_1+n_2-2} \qquad \text{式 9-32}$$

例9-18 某研究探索高蛋白饲料对小鼠体重的影响,记录高蛋白饲料和正常饲料喂养老鼠4周后体重的增加值(g)(表9-5)。两种饲料小鼠体重的增加是否有差异?

表9-5 高蛋白饲料和正常饲料喂养老鼠4周后体重的增加值

高蛋白组体重增加值 (X_1)/g	正常饲料组体重增加值 (X_2)/g	高蛋白组体重增加值 (X_1)/g	正常饲料组体重增加值 (X_2)/g
54	25	39	13
47	21	37	13
46	21	25	12
43	17	—	12
43	15		

(1)建立检验假设,确定检验水准

$H_0:\mu_1=\mu_2$,两种饲料小鼠体重增加值的总体均数相同。

$H_1:\mu_1\neq\mu_2$,两种饲料小鼠体重增加值的总体均数不同。

$\alpha=0.05$。

Note:

（2）计算检验统计量

$$\overline{X}_1 = 41.75, \overline{X}_2 = 16.56, S_1^2 = 72.79, S_2^2 = 22.53$$

$$S_C^2 = \frac{(8-1) \times 72.79 + (9-1) \times 22.53}{8+9-2} = 45.98$$

$$S_{\overline{X}_1 - \overline{X}_2} = \sqrt{45.98 \times \left(\frac{1}{8} + \frac{1}{9}\right)} = 3.29$$

$$t = \frac{41.75 - 16.56}{3.29} = 7.66, \nu = 8+9-2 = 15$$

（3）确定 P 值，作出统计推断：查自由度为 15，双侧 0.05 对应的界值 $t_{0.05/2,15} = 2.131$；$t > t_{0.05/2,15}$，故 $P < 0.05$，在 $\alpha = 0.05$ 的水准上拒绝 H_0，接受 H_1，可以认为两种饲料小鼠体重增加值的总体均数不同。

上文提到，成组设计 t 检验要求方差齐性，如何验证数据是否满足方差齐性，在数据满足正态分布的前提下，可采用方差齐性检验（homogeneity test for variance）。其计算公式：

$$F = \frac{S_1^2}{S_2^2}, \nu_1 = n_1 - 1, \nu_2 = n_2 - 1 \qquad \text{式 9-33}$$

式 9-33 可通过查 F 临界值表（附表 3）得 P 值，若 $F > F_{\alpha/2, (\nu_1, \nu_2)}$，则 $P < \alpha$，则认为两总体方差不齐。此时可采用 t' 检验。其计算公式：

$$t' = \frac{\overline{X}_1 - \overline{X}_2}{\sqrt{\frac{S_1^2}{n_1} + \frac{S_2^2}{n_2}}} \qquad \text{式 9-34}$$

其自由度的计算公式：

$$\nu = \frac{\left(\frac{S_1^2}{n_1} + \frac{S_2^2}{n_2}\right)^2}{\frac{(S_1^2/n_1)^2}{n_1 - 1} + \frac{(S_2^2/n_2)^2}{n_2 - 1}} \qquad \text{式 9-35}$$

例 9-19　比较高脂饮食组与正常饮食组糖尿病病人餐后血糖值（mmol/L）（表 9-6）。

表 9-6　高脂饮食组与正常饮食组糖尿病病人餐后血糖值

高脂饮食组/（mmol·L⁻¹）	正常饮食组/（mmol·L⁻¹）	高脂饮食组/（mmol·L⁻¹）	正常饮食组/（mmol·L⁻¹）
13.0	11.6	12.8	11.5
12.7	11.8	13.1	11.3
12.2	11.7	12.2	11.7
12.3	11.8	13.0	11.9
12.9	11.6	12.3	11.4
13.1	11.9	—	11.6
12.3	11.7		

Note:

（1）建立检验假设,确定检验水准

$H_0: \mu_1 = \mu_2$,高脂饮食组与正常饮食组糖尿病病人餐后血糖值的总体均数相同。

$H_1: \mu_1 \neq \mu_2$,高脂饮食组与正常饮食组糖尿病病人餐后血糖值的总体均数不同。

$\alpha = 0.05$。

（2）计算检验统计量

$$\overline{X}_1 = 12.66 \text{mmol/L}, \overline{X}_2 = 11.65 \text{mmol/L}, S_1^2 = 0.14, S_2^2 = 0.03$$

$$F = \frac{S_1^2}{S_2^2} = \frac{0.14}{0.03} = 4.67$$

（3）确定 P 值,作出统计推断:查 F 界值表得 $F_{0.10/2,(11,12)} = 2.72$,则 $F > F_{0.10/2,(11,12)}$,则 $P < 0.10$,方差不齐,可用 t' 检验。

$$t' = \frac{\overline{X}_1 - \overline{X}_2}{\sqrt{\dfrac{S_1^2}{n_1} + \dfrac{S_2^2}{n_2}}} = \frac{12.66 - 11.65}{\sqrt{\dfrac{0.14}{12} + \dfrac{0.03}{13}}} = 8.54$$

$$\nu = \frac{\left(\dfrac{0.14}{12} + \dfrac{0.03}{13}\right)^2}{\dfrac{(0.14/12)^2}{12-1} + \dfrac{(0.03/13)^2}{13-1}} = 15.24$$

查自由度为 15,双侧 0.05 对应的界值 $t_{0.05/2,15} = 2.131$; $t > t_{0.05/2,15}$,故 $P < 0.05$,在 $\alpha = 0.05$ 的水准上拒绝 H_0,接受 H_1,可认为高脂饮食组与正常饮食组糖尿病病人餐后血糖值的总体均数不同。

历史长廊

Student's t 检验

1908 年,英国统计学家 Gosset 用 Student 的笔名在《生物计量学》杂志上发表题为平均数的概率误差的文章,为 t 检验提供了理论基础。为纪念 Gosset,大家以 Student's t 检验为该检验方法命名,常简称为 t 检验。

四、Ⅰ型错误和Ⅱ型错误

假设检验的结论是基于一定概率作出的,如按照小概率思维, $P < 0.05$ 时作出拒绝原假设的结论时,则若原假设是真实成立的,犯错的概率不超过 0.05。假设检验的推断结论可属于表 9-7 四种情形之一。

表 9-7　假设检验中的两类错误

实际情况	假设检验的结果	
	拒绝 H_0	不拒绝 H_0
H_0 成立	Ⅰ型错误(α)	推断正确($1-\alpha$)
H_1 成立	推断正确($1-\beta$)	Ⅱ型错误(β)

若实际情况为 H_0 成立,但由于抽样等原因,使得统计量落入拒绝域,作出拒绝 H_0 的错误结论,这类错误被称为Ⅰ型错误。Ⅰ型错误的发生概率为检验水准 $\alpha = 0.05$,理论上 100 次检验中平均有 5 次

这样的错误。

若实际情况为 H_1 成立，但由于抽样等原因，使得统计量落入接受域，作出不拒绝 H_0 的错误结论，这类错误被称为 II 型错误。II 型错误的发生概率用 β 表示。$1-\beta$ 称为假设检验的检验效能，指两总体确实存在差异时，假设检验能发现此差异的能力。α 与 β 相互制约，α 越小，β 越大。反之 α 越大，β 越小。

若想同时降低 I 型错误和 II 型错误的发生概率，唯一的方法是增加样本量。

五、假设检验中应注意的问题

（一）应根据研究的设计形式正确选择统计方法

本章所介绍的 t 检验有三种设计形式，即单样本 t 检验、配对设计 t 检验、成组设计 t 检验，不同的设计形式其检验方法不同。在统计分析过程中，应根据数据来源的研究设计正确选择对应的方法。

（二）应验证检验方法的适用条件

t 检验是基于数据满足正态分布的基础上建立的统计方法，因此在使用 t 检验时，应验证数据是否满足正态分布、方差齐性等使用条件。如若不满足，可使用数据转换，以及秩和检验等方法。

（三）正确理解检验水准与 P 值的意义

检验水准是在检验之前设定的 I 型错误发生的最大概率。P 值为统计量为当前情况，以及更极端情形下的概率，当 P 小于检验水准时拒绝 H_0，接受 H_1。P 值很小，不能理解为差异很大，可理解为作出拒绝 H_0 的结论犯错的概率较低。

（王　娟）

第六节　方　差　分　析

英国统计学家 R. A. Fisher 提出，对多组均数的比较需采用方差分析（analysis of variance，ANO-VA），为了纪念这位伟大的统计学家，方差分析又称为 F 检验。

一、方差分析的基本思想

方差分析用于两组或多组数值变量资料均数间的比较，要求数据满足独立性、正态性和方差齐性。其基本思想可用例 9-20 来说明。

例 9-20　某医院为探讨不同干预方法减轻婴幼儿预防接种注射疼痛的效果，随机选择在该医院进行接种的 6~12 个月龄婴幼儿 60 例为研究对象，并且随机分为 3 组，每组 20 例。对照组采用常规接种方法，其他两组在常规接种方法基础上分别采用音乐法和舒适体位法进行干预，选择改良婴幼儿疼痛程度评估表（PIES）对疼痛进行评分。经统计学分析，干预前三组婴幼儿 PIES 评分的差异无统计学意义，组间均衡可比。干预后三组婴幼儿 PIES 评分见表 9-8。三种干预方法减轻婴幼儿预防接种注射疼痛的效果是否不同？

表 9-8　三种干预方法下婴幼儿 PIES 评分

干预方法	PIES 评分									
对照组（$n=20$）	6.63	7.70	7.41	7.31	5.47	5.58	7.36	9.76	7.52	7.36
	7.33	6.32	9.51	6.68	7.20	5.55	5.88	9.00	8.65	8.47
音乐组（$n=20$）	4.09	2.26	7.17	3.51	4.03	6.86	3.62	3.41	5.49	2.05
	4.05	6.23	1.22	3.48	2.46	3.42	1.72	6.41	6.84	1.55
舒适体位组（$n=20$）	4.94	4.64	6.03	4.36	3.83	2.17	6.12	1.35	5.24	5.36
	5.49	3.35	4.23	2.70	2.53	5.73	3.35	3.76	4.81	4.75

Note:

对上述三组数据,可将变异分为三类。

1. **总变异**(total variation) 60 名婴幼儿 PIES 评分值各不相同,称为总变异,其大小可用每一个变量值 X_{ij} 与总均数 $\overline{X}$ 的离均差平方和(sum of squares of deviations from mean,SS)和均方(mean square,MS)来表示。

$$SS_{总} = \sum_i \sum_j (X_{ij} - \overline{X})^2 \qquad 式\ 9\text{-}36$$

$$MS_{总} = \frac{SS_{总}}{\nu_{总}} \qquad 式\ 9\text{-}37$$

总例数为 N,总自由度 $\nu_{总} = N-1$。

2. **组间变异**(variation between groups) 三种干预方法(三组间)PIES 评分值的平均水平互不相等,这种变异称为组间变异,提示三组间的差异,反映不同干预方法的影响和随机误差的作用,其大小可用各组均数 $\overline{X}_i$ 与总均数 $\overline{X}$ 的离均差平方和来表示。

$$SS_{组间} = \sum_i n_i (\overline{X}_i - \overline{X})^2 \qquad 式\ 9\text{-}38$$

$$MS_{组间} = \frac{SS_{组间}}{\nu_{组间}} \qquad 式\ 9\text{-}39$$

因为有 k 个组,故 $\nu_{组间} = k-1$。

3. **组内变异**(variation within group) 每组内部 PIES 评分值也各不相等,称为组内变异。它反映了 PIES 评分值的随机误差,其大小可用三组组内离均差平方和表示。

$$SS_{组内} = \sum_i \sum_j (X_{ij} - \overline{X}_i)^2 \qquad 式\ 9\text{-}40$$

$$MS_{组内} = \frac{SS_{组内}}{\nu_{组内}} \qquad 式\ 9\text{-}41$$

各组自由度为 $n_i - 1$,则组内自由度为 $\nu_{组内} = N-k$。

可以证明,总变异可以分解为:

$$SS_{总} = SS_{组间} + SS_{组内} \qquad 式\ 9\text{-}42$$

自由度亦相应为:

$$\nu_{总} = \nu_{组间} + \nu_{组内} \qquad 式\ 9\text{-}43$$

$MS_{组间}$ 是组间变异的均方,表示不同干预的影响和随机误差的作用。$MS_{组内}$ 是组内变异的均方,由随机误差造成。如果各组来自同一总体,即 $\mu_1 = \mu_2 = \mu_3$,则组间变异与组内变异都只反映随机误差的作用,即组间均方应等于组内均方。此时,若计算组间均方和组内均方之比,则理论上 F 值应等于 1。但由于抽样误差的影响,F 值应当在 1 附近波动,F 值服从 F 分布。反之,如果各组不是来自同一总体,F 值将明显大于 1。因此,可以根据 F 分布作出统计推断。

$$F = \frac{MS_{组间}}{MS_{组内}} = \frac{SS_{组间}/(k-1)}{SS_{组内}/(N-k)} \qquad 式\ 9\text{-}44$$

可以看出,方差分析的基本思想是根据实验设计的类型,将全部观测值总的离均差平方和及其自由度分解为两个或多个部分,除随机误差作用外,每个部分的变异可由某个因素的作用(或某几个因素的交互作用)加以解释。通过比较不同变异来源的均方,借助 F 分布作出统计推断,从而推论各种研究因素对实验结果有无影响。

方差分析的优点:①不受比较组数的限制。②可同时分析多个因素的作用。③可分析因素间的交互作用。

二、完全随机设计资料的方差分析

完全随机设计(completely randomized design)是采用完全随机的分组方法,将全部实验对象分配到 k 个处理组(水平组),各组分别接受不同的处理,实验结束后比较各组均数之间的差异有无统计学意义,推论处理因素的效应。

例9-21 在例9-20中每一种方法只干预了20名婴幼儿,他们只能作为相应方法全部干预婴幼儿中的一个样本,故三个样本均数分别为 $\overline{X}_A = 7.33$, $\overline{X}_B = 3.99$, $\overline{X}_C = 4.24$,而用三种干预方法干预婴幼儿后 PIES 评分值的总体均数 μ_A, μ_B, μ_C 是未知的,对这份资料做方差分析,实际上就是通过对三个样本均数进行假设检验,来判断三个总体均数是否有差异。

设各组样本量、均数分别为 n_i 和 $\overline{X}_i$,总样本量为 $N = n_1 + n_2 + \cdots + n_k$,总合计为 $\sum X_i$,总均数为 $\overline{X}$。

计算 C 值:

$$C = (\sum X)^2 / N \qquad \text{式 9-45}$$

总的离均差平方和为:

$$SS_{总} = \sum X^2 - C \qquad \text{式 9-46}$$

组间离均差平方和为:

$$SS_{组间} = \sum n_i (\overline{X}_i - \overline{X})^2 = \sum \frac{(\sum X_i)^2}{n_i} - C \qquad \text{式 9-47}$$

组内离均差平方和为:

$$SS_{组内} = SS_{总} - SS_{组间} \qquad \text{式 9-48}$$

1. 建立检验假设,确定检验水准

H_0:三种干预方法减轻婴幼儿预防接种注射疼痛的效果相同。

H_1:三种干预方法减轻婴幼儿预防接种注射疼痛的效果不全相同。

$\alpha = 0.05$。

2. 计算检验统计量 F 值(表9-9)

表9-9 方差分析基础数据

变量	对照组	音乐法组	舒适体位法组	合计
$\sum X_i$	146.69	79.87	84.74	311.30
$\sum X_i^2$	1 106.31	387.74	392.98	1 887.03

$$C = (311.30)^2 / 60 = 1\ 615.13$$

$$SS_{总} = 1\ 887.03 - 1\ 615.13 = 271.90$$

$$SS_{组间} = \frac{(146.69)^2}{20} + \frac{(79.87)^2}{20} + \frac{(84.74)^2}{20} - 1\ 615.13 = 138.77$$

$$SS_{组内} = SS_{总} - SS_{组间} = 271.90 - 138.77 = 133.13$$

$$\nu_{总} = N - 1 = 59, \nu_{组间} = k - 1 = 3 - 1 = 2, \nu_{组内} = N - k = 60 - 3 = 57$$

Note:

列出方差分析表,见表 9-10。

表 9-10 例 9-20 资料的方差分析表

变异来源	SS	v	MS	F	P
总变异	271.90	59	—		
组间(处理)	138.77	2	69.39	29.654	<0.001
组内(误差)	133.13	57	2.34		

3. **确定 P 值,作出统计推断** 按 $\nu_1 = 2$,$\nu_2 = 57$,查 F 界值表(附表 4),得 $P < 0.001$,故按 $\alpha = 0.05$ 水平,拒绝 H_0,接受 H_1,差异有统计学意义,可认为三种干预方法减轻婴幼儿预防接种注射疼痛的效果不全相同。

三、随机区组设计资料的方差分析

随机区组设计(randomized block design)又称为配伍组设计,是配对设计的扩展。具体做法是先按影响实验结果的非处理因素(如性别、体重、年龄、职业、病情或病程等)将实验对象配成区组(block),再分别将各区组内的实验对象随机分配到各处理或对照组。

例 9-22 探讨开腹手术中使用电热毯、充气式加温毯和电热毯全程保温(除采用普通电热毯外还采取头部及四肢分别用棉垫包裹)3 种不同的保温措施对病人体温的影响,选取全身麻醉下行开腹手术病人 15 名,采用随机区组设计,手术类别相近的 3 名病人列入一个配伍组,每个配伍组中的病人随机分配到各干预组,每个干预组 5 例,记录病人术前与术后的直肠温度(℃)。测得温度差值数据见表 9-11。三种不同保温措施对病人体温变化的影响是否不同?

表 9-11 三种不同保温措施对病人手术前后体温差值的比较

配伍组	使用电热毯/℃	充气式加温毯/℃	电热毯全程保温/℃	合计/℃
I	1.00	0.10	0.15	1.25
II	1.20	0.20	0.20	1.60
III	1.25	0.24	0.29	1.78
IV	1.30	0.28	0.38	1.96
V	1.50	0.38	0.43	2.31
$\sum X_i$	6.25	1.20	1.45	8.90
$\sum X_i^2$	7.94	0.33	0.48	8.75

例 9-22 的主要目的是研究三种不同保温措施对病人体温的影响,保温措施是处理因素。但是不同手术类别对病人体温也有影响,因此可将不同手术类别视为配伍因素,在数据分析时就可以将处理因素的作用与配伍因素的影响区分开,提高检验效能。因此,总变异可以分解为处理因素的变异、区组间的变异,以及随机误差。

$$SS_{总} = SS_{处理} + SS_{区组} + SS_{误差} \qquad \text{式 9-49}$$

以 X_{ij} 表示第 j 个区组中接受第 i 种保温措施的病人的体温变化值,总例数 $N = k \times b$,k 为处理组数,b 为区组数。

$$SS_{总} = \sum_i \sum_j (X_{ij} - \overline{X})^2$$

Note:

反映不同的保温措施、手术类别与随机误差对体温改变的总影响。

$$SS_{处理} = \sum_i b_i (\overline{X}_i - \overline{X})^2$$

反映三种保温措施与随机误差对体温改变的影响。

$$SS_{区组} = \sum_j k_j (\overline{X}_j - \overline{X})^2$$

反映不同手术类别与随机误差对体温改变的影响。

$$SS_{误差} = SS_{总} - SS_{处理} - SS_{区组}$$

反映随机误差的影响。

$$\nu_{总} = N-1, \nu_{处理} = k-1, \nu_{区组} = b-1, \nu_{误差} = (k-1) \times (b-1)$$
$$\nu_{总} = \nu_{处理} + \nu_{区组} + \nu_{误差}$$

式9-50

1. **建立检验假设，确定检验水准**

处理组间：

H_0：三种不同保温措施对病人体温的影响相同。

H_1：三种不同保温措施对病人体温的影响不全相同。

区组间：

H_0：不同手术类别对病人体温的影响相同。

H_1：不同手术类别对病人体温的影响不全相同。

$\alpha = 0.05$。

2. **计算检验统计量** 根据上述公式，计算出离均差平方和、自由度、均方和 F 值，结果列成表 9-12。

表 9-12 例 9-21 资料的方差分析表

变异来源	SS	ν	MS	F	P
总变异	3.47	14	—	—	—
处理	3.24	2	1.62	648.000	<0.001
区组	0.21	4	0.05	20.000	<0.001
误差	0.02	8	0.002 5	—	—

3. **确定 P 值，作出统计推断** 查 F 界值表得，对处理因素的检验结果为 $P<0.001$，按 $\alpha = 0.05$ 水平拒绝 H_0，接受 H_1，差异有统计学意义，可认为三种不同保温措施对病人体温的影响不同。对区组效应的检验结果为 $P<0.001$，按 $\alpha = 0.05$ 的检验水准，拒绝 H_0，接受 H_1，差异有统计学意义，即不同手术类别对病人体温的影响不同。

四、多个样本均数间的两两比较

若方差分析结果显示各处理组间差异有统计学意义，需要进行所有组间的两两比较，可用 Student-Newman-Keuls-q 检验（SNK-q 法），其适用于探索性研究。q 检验的统计量为：

Note:

$$q = \frac{\overline{X}_A - \overline{X}_B}{S_{\overline{x}_A - \overline{x}_B}} = \frac{\overline{X}_A - \overline{X}_B}{\sqrt{\frac{MS_{误差}}{2}\left(\frac{1}{n_A} + \frac{1}{n_B}\right)}}$$

式 9-51

按自由度 $\nu_{误差}$ 和组数 a，查 q 界值表（附表 5），a 指将方差分析中的几组样本均数按从小到大（或从大到小）顺序排列后，要比较的 A、B 两组所包含的组数（包含 A、B 两组本身）。

例 9-23 对例 9-20 资料作两两比较。

$H_0: \mu_A = \mu_B$，即任意两组的总体均数相等。

$H_1: \mu_A \neq \mu_B$，即任意两组的总体均数不相等。

$\alpha = 0.05$。

将 3 组样本均数从小到大（或从大到小）顺序排列，并编上组次。

组次	1	2	3
均数	3.99	4.24	7.33
组别	音乐法组	舒适体位法组	对照组

列出两两比较表，见表 9-13。

表 9-13 三组均数比较的 q 检验

对比组	两均数之差	组数 a	q 值	$q_{0.05}$ 界值	P
1 与 2	0.25	2	0.731	2.83	>0.05
2 与 3	3.09	2	9.034	2.83	<0.05
1 与 3	3.34	3	9.765	3.40	<0.05

按 $\alpha = 0.05$ 水准，从 P 值一栏中可以得到如下结论：三个对比组中的 1 与 3 组、2 与 3 组拒绝 H_0，接受 H_1，差异有统计学意义，可认为音乐组与对照组、舒适体位组与对照组减轻预防接种注射疼痛的效果不同。但 1 与 2 组不拒绝 H_0，差异无统计学意义，尚不能认为音乐组与舒适体位组减轻预防接种注射疼痛的效果不同。

除了以上介绍的方法外，两两比较方法还有 Dunnett-t 法、LSD-t 法、Scheffé 法等。

知 识 链 接

重复测量设计资料的方差分析

重复测量资料（repeated measurement data）指受试对象的某一特征具有多个时点的观察测量值资料，或者在不同场合和时间点被测量至少两次的数据。重复测量设计在护理研究领域有着广泛的应用，常用来分析不同处理在不同时间点上的变化情况。这类资料应该用重复测量设计资料的方差分析，既考虑了处理因素的作用，又考虑了时间因素的影响。

重复测量设计与随机区组设计的数据呈现方式相近，但两种设计有本质差异。在随机区组设计中，同一区组内的受试对象被随机分配，接受不同的处理。重复测量设计在不同时间点对受试对象的特征进行观测，各时间点的测量结果之间可能存在相关性。

五、变量变换

方差分析要求各总体满足正态分布、方差相等，所以在做方差分析前，应作正态性检验和多个方差的齐性检验。不满足相关条件时，解决此类问题的方法有变量变换（data transformation）、非参数检验等。经过变量变换,虽然数据分布形式已改变,但数据之间的相对关系仍然保留,可以用变换后的数据做统计分析。

1. **对数变换**(logarithmic transformation)　适用于标准差与均数成比例及对数正态分布资料。

$$X' = \lg X$$

2. **平方根变换**(square root transformation)　适用于方差与均数成比例的资料,如服从 Poisson 分布的资料。

$$X' = \sqrt{X}$$

3. **倒数变换**(reciprocal transformation)　适用于数据两端波动较大的资料。

$$X' = 1/X$$

4. **平方根反正弦变换**(square root arcsine transformation)　适用于服从二项分布的率(百分数)为观察值的资料,如白细胞的分类计数(%)、畸变细胞出现率等。

$$X' = \sin^{-1}\sqrt{X}$$

(薛海峰)

思 考 题

1. 常用制订医学参考值范围的方法及选择依据是什么?
2. t 检验有几种设计形式? 各适用于哪些情况?
3. 如何区分完全随机设计、随机区组设计和重复测量设计方差分析资料?

NURSING

第十章

分类变量资料的统计分析

10章 数字内容

学 习 目 标

- 知识目标：
  1. 掌握常用相对数及应用注意事项,率的抽样误差概念及率的置信区间的估计方法,以及χ^2检验的基本思想和方法。
  2. 熟悉率的标准化法的基本思想和方法。
  3. 了解动态数列及其应用。
- 能力目标：
  能对分类变量资料进行统计描述和统计推断。
- 素质目标：
  培养学生严谨,创新的科研精神。

——————————— 导入情境与思考 ———————————

　　为研究某病发病与是否患有高血压病之间的关联性,某研究机构对某地区进行横断面调查,对该地区健康人群进行 7 年的随访调查,共发现 330 名新确诊的该病病例,并对其高血压病的患病情况进行调查,某病与高血压病的患病情况见表 10-1。

表 10-1　某病与高血压病的患病情况

组别	高血压	非高血压	合计
患病	42	288	330
未患病	740	3 723	4 463
合计	782	4 011	4 793

请思考:

1. 如何对上述资料进行统计描述?

2. 如何利用上述资料分析是否患有高血压病与某病发病之间有无关联性?

　　第九章介绍了观察值为定量的数值变量资料的统计分析,包括其统计描述与统计推断。在临床及护理研究中,有些观察值是定性的,如有效和无效、生存和死亡、血型的分类、疾病的严重程度等,这些都属于分类变量资料。分类变量资料又分为无序分类和有序分类两种。主要使用相对数指标对分类变量资料进行统计描述,常用的相对数有率、构成比及相对比三种。分类变量资料统计推断方法的选择亦应根据资料类型、研究设计的类型,结合研究目的正确选择。总体率的估计可采用点估计和区间估计两种方法。对无序分类资料常用的假设检验方法有 z 检验和 χ^2 检验,对有序分类资料常用非参数检验方法进行统计推断。

第一节　分类变量资料的统计描述

　　分类变量资料常见的数据形式是绝对数,但绝对数通常不具有可比性,往往需要在绝对数的基础上计算相对数。

一、常用相对数

　　相对数(relative number):两个有关联的指标之比,常用的相对数有率、构成比和相对比。

（一）率

　　率(rate)又称为频率指标,为强度相对数,指某现象的实际发生数与可能发生该现象的观察单位总数之比,用以说明一定时间内某现象发生的频率或强度。

$$率=\frac{某时期内实际发生某现象的观察单位数}{同期内可能发生某现象的观察单位总数}\times K \qquad 式10\text{-}1$$

　　式 10-1 中,K 为比例基数,可以是 100%、1 000‰、10 000/万、100 000/10 万等。比例基数的选择主要根据习惯用法或使计算结果能保留 1~2 位整数为宜,以便阅读,如婴儿死亡率通常用千分率、肿瘤死亡率常以十万分率表示等。

　　例 10-1　在一项食管癌手术病人麻醉恢复期间出现低氧血症的原因分析研究中,某医院某年共观察了该类病人 198 例,有 54 例出现了低氧血症,则低氧血症的发生率如何计算?

Note:

$$低氧血症发生率=\frac{54}{198}\times100\%=27.27\%$$

（二）构成比

构成比（proportion）为结构相对数，表示事物内部各组成部分所占的比重或分布，常以百分数表示。

$$构成比=\frac{某一组成部分的观察单位数}{同一事物各组成部分的观察单位总数}\times100\% \qquad 式 10-2$$

例 10-2 利用例 10-1，对 54 例出现低氧血症病人的主要原因进行分析（表 10-2），试分析各种原因的构成情况。

表 10-2 54 例食管癌手术病人麻醉恢复期间低氧血症原因构成情况

原因	例数	构成比/%
弥散障碍	17	31.48
高碳酸血症	10	18.52
分流性	13	24.07
通气与血流灌注比值失调	8	14.82
其他原因	6	11.11
合计	54	100.00

构成比有两个特点：①各组成部分的构成比之和等于 100% 或 1。②各组成部分之间是相互影响的。某一部分比重的变化可能受到两方面的影响，一是受这个部分本身数值变化的影响，二是受其他部分数值变化的影响。

（三）相对比

相对比（ratio）简称为比，是两个有关指标之比，用以说明一个指标是另一个指标的几倍或几分之几。两个指标可以是性质相同的，也可以是性质不同的，可以是绝对数，也可以是相对数。

$$相对比=\frac{甲指标}{乙指标}\times100\% \qquad 式 10-3$$

例 10-3 在例 10-1 中，54 例术后发生低氧血症的病人中，有 47 位病人经面罩吸氧、置口咽通气道、鼓励病人咳嗽与深呼吸、翻身叩背等常规护理措施后，动脉血氧分压能在极短的时间内恢复正常，有 7 位病人需进一步特殊护理。则需要常规护理与进一步特殊护理的比例为：

$$\frac{47}{7}=6.71$$

需要常规护理的病人是需要特殊护理的 6.71 倍。

二、应用相对数时应注意的问题

1. 分析时不能以构成比代替率。构成比只能说明事物各组成部分的比重或分布，并不能说明某现象发生的频率或强度，在实际工作中经常会出现将构成比指标按率的概念去解释的错误，如表 10-3 研究某年某地居民年龄与高血压病患病的关系。

Note:

表 10-3　某年某地不同年龄组居民高血压病患病情况

年龄/岁 (1)	检查人数 (2)	病人人数 (3)	病人构成比/% (4)	患病率/% (5)
<20	4 046	0	0.00	0.00
20~<30	3 037	15	0.47	0.49
30~<40	4 250	94	2.92	2.21
40~<50	5 332	372	11.53	6.98
50~<60	3 764	726	22.51	19.29
60~<70	4 918	1 329	41.21	27.02
≥70	2 014	689	21.36	34.21
合计	27 361	3 225	100.00	11.79

资料中,第(3)栏为高血压病患病的绝对数,第(4)栏为各年龄组病人的百分构成,如果据此认为 60~<70 岁组高血压病患病率最高,则犯了以构成比代替率的错误。

第(4)栏的构成比仅说明各年龄组病人数占总病人数的比重,60~<70 岁组构成比大,说明在高血压病病人中属于 60~<70 岁组的人多,但并不能说明该年龄组高血压频率亦高,因为不能排除由于该年龄组参加检查人数多造成病人人数也多的可能性,只有通过将第(3)栏各年龄组病人数除以第(2)栏各年龄组检查人数,算出各年龄组的患病率第(5)栏,才能反映各年龄组高血压病患病水平。从第(5)栏数字可见,事实上,≥70 岁组高血压病患病率最高。

2. 计算相对数尤其是率时,应有足够数量的观察单位数。一般来说观察单位数足够多时,算得的相对数比较稳定,可靠性也较大。当观察例数比较小时会使相对数波动较大,最好用绝对数表示。

3. 对观察单位数不等的几个率,不能直接相加求其平均率或合计率,应该分别用分子和分母的合计数相除得出平均率或合计率。

4. 注意资料的可比性。率的影响因素往往是多方面的,在比较中除了研究因素外,其余的重要影响因素应相同或相近,要在相同条件下对比。通常应注意:

(1) 观察对象同质、时间相近、研究方法相同,以及地区、民族等客观条件一致:例如比较几种药物治疗流行性脑脊髓膜炎带菌者的阴转率,各组的观察时间应相同。因为疗效与治疗时间有关,即使使用同一药物,若观察时间不等,其阴转率也会不同。

(2) 其他影响因素在各组的内部构成应相近:比较两个地区总死亡率时,当两组资料的年龄、性别构成不同,需按性别、年龄分别比较或对总率进行标准化后再作比较。

5. **要考虑存在抽样误差**　当对两组或两组以上的样本率或构成比进行比较时,不要依据率或构成比表面数值的大小下结论,应考虑抽样误差,对率或构成比进行假设检验。

三、率的标准化法

（一）标准化法的意义和基本思想

当比较两个或多个频率指标时,如果两组(或两组以上)对象内部构成存在差异且足以影响结论时,不能直接比较,只有消除其影响后才能进行比较。标准化法(standardization)的作用就是消除这种因内部的构成不同所产生的影响,即混杂因素的影响。

如由表 10-4 可见,某年某市甲、乙两医院住院病人的病死率分别为 9.2% 和 8.4%,此时我们并不能简单认为甲医院病死率高于乙医院。从表中可见两医院病人构成情况颇有不同,实际甲医院各科别病死率均低于乙医院,而合计率恰好相反。因此要正确比较两医院的合计病死率,必须先将两医院各科别病人的构成按照统一的标准进行校正,然后计算出校正后的标准化病死率再进行比较。这种采用某影响因素的统一标准构成,以消除构成不同对合计率的影响,使通过标准化后的合计率具有可比性的方法,称为率的标准化法。

表 10-4 某年某市甲、乙两医院住院病人病死率比较

科别	甲医院				乙医院			
	病人数	构成比/%	死亡数	病死率/%	病人数	构成比/%	死亡数	病死率/%
内科	1 500	60.0	180	12.0	500	20.0	80	16.0
外科	500	20.0	20	4.0	1 500	60.0	90	6.0
其他科	500	20.0	30	6.0	500	20.0	40	8.0
合计	2 500	100.0	230	9.2	2 500	100.0	210	8.4

标准化法的基本思想就是采用统一的标准病人构成,以消除因病人构成不同对各医院合计病死率的影响,使算得的标准化病死率具有可比性。推而广之,两人群患病率和死亡率等的比较,常要考虑人群性别、年龄构成的标准化。试验组和对照组治愈率的比较,常要考虑两组病情轻重、病程长短的标准化等。

（二）标准化率的计算

1. **标准的选择** 标准化法的计算,关键是选定标准构成。一般标准构成的选择方法有三种。

（1）选择通用的、有代表性的、较稳定的、数量较大的人群,如世界的、全国的、全省的、全地区的数据,时间最好与被标化资料一致或接近。

（2）可将被比较的两组（或几组）资料合并的数据作标准,如表 10-4 可将甲、乙两医院相同科别的病人数加在一起组成一个新的各科别的病人数或构成比作为标准。

（3）由相互比较的两组（或几组）资料中,任选其中一组数据作为共同的标准,如表 10-4 可任选甲医院或乙医院的各科别病人数或构成比作为共同的标准再进行计算。

2. **标准化率的计算** 标准化率（standardized rate）又称为调整率（adjusted rate）,常用的计算方法有直接法和间接法两种。当已知被标化组的各构成部分的率时,宜采用直接法计算标准化率。本章只介绍直接法。

例 10-4 以表 10-4 中甲、乙两医院住院病人标准化病死率的比较为例,介绍直接法标准化率的计算方法。

（1）用标准病人数计算

1）将甲、乙两医院各科别病人数合并作为标准组病人数 N。

2）求甲、乙两医院各科预期病死人数 $N_i p_i$。

3）求标准化病死率（表 10-5）。

$$p' = \frac{\sum N_i p_i}{N} \qquad \text{式 10-4}$$

式 10-4 中,p' 为标准化率,N_i 为标准组各科别病人数,N 为标准组总病人数,p_i 为被标化组的各科别病死率。

甲医院标准化病死率:

$$p' = \frac{380}{5\,000} \times 100\% = 7.6\%$$

表 10-5 用标准病人数计算甲、乙两医院标准化病死率

科别	标准组病人数 (N_i)	甲医院		乙医院	
		原病死率/% (p_i)	预期病死数 (N_ip_i)	原病死率/% (p_i)	预期病死数 (N_ip_i)
内科	2 000	12.0	240	16.0	320
外科	2 000	4.0	80	6.0	120
其他科	1 000	6.0	60	8.0	80
合计	5 000	—	380	—	520

乙医院标准化病死率：

$$p' = \frac{520}{5\ 000} \times 100\% = 10.4\%$$

结果表明甲医院住院病人的病死率低于乙医院。

（2）用标准构成比计算

1）将甲、乙两医院各科别病人数之和组成的构成比作标准组构成比。

2）求分配病死率：各组分配病死率=标准构成比×原病死率。

3）计算甲、乙两医院标准化病死率：将两医院各科别的分配病死率相加即为各医院的标准化病死率（表 10-6）。

$$p' = \sum \left(\frac{N_i}{N} \right) p_i$$

表 10-6 用标准构成比计算甲、乙两医院标准化病死率

科别	标准组构成比	甲医院		乙医院	
		原病死率/%	分配病死率/%	原病死率/%	分配病死率/%
内科	0.4	12.0	4.8	16.0	6.4
外科	0.4	4.0	1.6	6.0	2.4
其他科	0.2	6.0	1.2	8.0	1.6
合计	1.0	—	7.6	—	10.4

结果与用标准病人数计算相同，表明甲医院住院病人的病死率低于乙医院。

（三）应用标准化法的注意事项

1. 标准化法只适用于某因素在两组（或多组）内部构成不同，并有可能影响总率比较的情况。

2. 由于选择的标准不同，算出的标准化率也不同。因此，当比较几个标准化率时，应采用同一标准。

3. 标准化率不再反映当时当地的实际水平，只是表示相互比较的资料间的相对水平。

4. 样本标准化率存在抽样误差，比较两个或多个样本的标准化率，应做假设检验。

四、动态数列

动态数列（dynamic series）是一系列按时间顺序排列起来的统计指标（可以为绝对数、相对数或平均数），用以说明事物在时间上的变化和发展趋势。常用的分析指标如表 10-7 第（4）~（9）栏。

例 10-5 以表 10-7 资料为例，介绍动态数列各指标的含义和计算方法。

Note:

表 10-7　2010—2019 年某城市呼吸系统疾病粗死亡率（1/10 万）

年份 (1)	指标 符号 (2)	发病率/ $(1 \cdot 10 万^{-1})$ (3)	绝对增长量		发展速度/%		增长速度/%	
			逐年 (4)	累计 (5)	定基 (6)	环比 (7)	定基 (8)	环比 (9)
2010	a_0	68.32	—	—	100.00	100.00	—	—
2011	a_1	65.47	-2.85	-2.85	95.83	95.83	-4.17	-4.17
2012	a_2	75.59	10.12	7.27	110.64	115.46	10.64	15.46
2013	a_3	76.61	1.02	8.29	112.13	101.35	12.13	1.35
2014	a_4	74.17	-2.44	5.85	108.56	96.82	8.56	-3.18
2015	a_5	73.36	-0.81	5.04	107.38	98.91	7.38	-1.09
2016	a_6	69.09	-4.27	0.77	101.13	94.18	1.13	-5.82
2017	a_7	67.20	-1.89	-1.12	98.36	97.26	-1.64	-2.74
2018	a_8	68.02	0.82	-0.30	99.56	101.22	-0.44	1.22
2019	a_9	65.02	-3.00	-3.30	95.17	95.59	-4.83	-4.41

（一）绝对增长量

说明事物在一定时期所增加的绝对数量。

1. **逐年增长量**　即以下一年的发病率与上一年发病率相减,如表 10-7 第（4）栏。

2. **累计增长量**　以第一年的发病率为基数,各年发病率与其相减,如表 10-7 第（5）栏。

（二）发展速度和增长速度

两者均为相对比,说明事物在一定时期的速度变化。

$$增长速度=发展速度-1（或100\%）$$

1. **定基比**　即统一用某个时间的指标作基数,以各时间的指标与之相比,见表 10-7 第（6）、（8）栏。

2. **环比**　即以前一个时间的指标作基数,以相邻的后一时间的指标与之相比,见表 10-7 第（7）、（9）栏。

3. **平均发展速度和平均增长速度**　用于概括某一时期的速度变化。

$$平均发展速度=\sqrt[n]{a_n/a_0} \qquad 式 10\text{-}5$$

式 10-5 中,a_0 为基期指标。a_n 为第 n 年指标。

$$平均增长速度=平均发展速度-1 \qquad 式 10\text{-}6$$

$$平均发展速度=\sqrt[9]{65.02/68.32}=0.9945=99.45\%$$

$$平均增长速度=0.9945-1=-0.0055=-0.55\%$$

动态数列分析不仅可以总结过去,也可以根据各指标过去的变化规律预测未来的变化情况,即根据平均发展速度计算几年后达到的指标。如预测 2020 年的发病率 $0.9945=\sqrt[10]{a_{10}/68.32}$,则 $a_{10}=64.65$,即预计到 2020 年该地区该病的发病率达到 64.65/10 万。

Note:

知 识 链 接

动态数列的分类

动态数列按其表现形式的不同,分为绝对数动态数列、相对数动态数列和平均数动态数列三种。

1. 绝对数动态数列 把一系列同类的总量指标按时间先后顺序排列而形成的动态数列,称为绝对数动态数列。按照绝对数所反映的社会经济现象的不同性质,绝对数动态数列又可分为时期数列和时点数列两种。

2. 相对数动态数列 把一系列同类的相对指标数值按时间先后顺序排列而形成的动态数列,称为相对数动态数列,它可以用来说明社会现象间相互联系的发展变化情况。

3. 平均数动态数列 把一系列同类的平均指标数值按时间先后顺序排列而形成的动态数列,称为平均数动态数列。它可以用来说明社会现象在不同时期的一般水平的发展变化情况。

第二节 分类变量资料的统计推断

一、率的抽样误差和标准误

如同前文所讨论过的样本均数与总体均数存在着抽样误差一样,样本率 p 与总体率 π 同样存在着抽样误差。这个误差的大小用率的标准误来描述,用 σ_p 表示。

$$\sigma_p = \sqrt{\frac{\pi(1-\pi)}{n}}$$ 式 10-7

当总体率 π 未知时,可用样本率 p 作为 π 的估计值,则式 10-7 变为:

$$S_p = \sqrt{\frac{p(1-p)}{n}}$$ 式 10-8

式 10-8 中,S_p 为率的标准误的估计值。率的标准误越小,说明率的抽样误差越小,用样本推论总体时,可信程度越高。

例 10-6 为了解某人群甲状腺结节的患病情况,某医生在该人群中随机抽查了 980 人,共有 39 人检出有甲状腺结节,甲状腺结节患病率为 3.98%。

$$S_p = \sqrt{0.039\,8 \times (1-0.039\,8)/980} = 0.006\,2 = 0.62\%$$

二、总体率的估计

同总体均数的估计一样,总体率的估计也包括点估计和区间估计。点估计即直接用样本率来估计总体率。区间估计是根据样本提供的信息、按照一定概率 $1-\alpha$(即置信度)来估计总体率的可能范围。根据样本例数 n 和样本率 p 的大小不同,总体率置信区间的估计方法有两种。

(一)查表法

当样本例数 n 较小时,如 $n \leq 50$,特别是 p 接近 0 或 1 时,可按二项分布原理确定总体率的置信区间。其计算过程较烦琐,统计学家编制了百分率置信区间表(附表 6),可直接由表查出总体率的置信区间。

例 10-7 某医生用某法矫治 25 名学生的近视眼,其中 3 人近期有效,求该法近期有效率的 95%

置信区间。

查百分率置信区间表,在 $n=25$ 行和 $X=3$ 列交叉处的数值为 $3\sim31$,即该法近期有效率的 95% 置信区间为(3%,31%)。

(二)正态近似法

当 n 较大,p 和 $1-p$ 均不太小时,如 np 与 $n(1-p)$ 均大于 5 时,样本率 p 近似服从正态分布,可用式 10-9 来估计总体率的置信区间。

$$(p-z_{\alpha/2}S'_p, p+z_{\alpha/2}S'_p)$$ 式 10-9

例 10-8　利用例 10-6 的资料,估计该人群甲状腺结节总体患病率的 95% 置信区间。

$p=3.98\%$,$S_p=0.62\%$,$z_{0.05/2}=1.96$,故该人群甲状腺结节总体患病率的 95% 置信区间为:

$$(0.039\,8-1.96\times0.006\,2,\ 0.039\,8+1.96\times0.006\,2)=(2.76\%,5.20\%)$$

三、χ^2 检验

χ^2 检验(chi-square test)是以 χ^2 分布为理论依据,用途比较广泛的一种假设检验方法。本章主要介绍两个及两个以上样本率或构成比比较的 χ^2 检验,以及分析两个分类变量间有无关联的 χ^2 检验。

(一)完全随机设计四格表资料的 χ^2 检验

1. χ^2 检验的基本思想　以完全随机设计两个样本率的比较为例,介绍 χ^2 检验的基本思想。

例 10-9　为研究某疗法对不同类型胃溃疡病人的疗效有无差异,某医院用该疗法治疗一般类型溃疡病人 108 例,治愈 85 例。治疗特殊类型胃溃疡病人 105 例,治愈 33 例,结果见表 10-8。问该疗法对两种类型胃溃疡病人的治愈率差异有无统计意义?

表 10-8　某疗法对两种类型胃溃疡病人的治疗结果

组别	治愈	未愈	合计	治愈率/%
一般类型	85(a)	23(b)	108($a+b$)	78.70
特殊类型	33(c)	72(d)	105($c+d$)	31.43
合计	118($a+c$)	95($b+d$)	213(n)	55.40

例 10-9 所得到的基本数据为 85、23、33、72,其余数据都是由这 4 个基本数据推算所得,故称这种资料为四格表(fourfold table)资料。其特点为两组两个对立结果。四格表资料常用于两个样本率的比较,其目的是推断两总体率是否相等。χ^2 检验的检验统计量为 χ^2 值,其基本公式为:

$$\chi^2=\sum\frac{(A-T)^2}{T}$$ 式 10-10

式 10-10 又称为 Pearson χ^2,A 为实际频数(actual frequency),如例 10-9 的四个基本数,T 为理论频数(theoretical frequency)。

理论频数 T 是根据无效假设 $H_0:\pi_1=\pi_2$ 确定的。如例 10-9,无效假设是一般类型组与特殊类型组的总体治愈率相等,均等于合计的治愈率 55.40%。那么理论上,一般类型组的 108 例胃溃疡病人中治愈例数应为 $108\times(118/213)=59.83$,未愈例数应为 $108\times(95/213)=48.17$。同理,特殊类型组的 105 例胃溃疡病人中治愈的例数应为 $105\times(118/213)=58.17$,未愈例数应为 $105\times(95/213)=46.83$。由此可得出理论频数 T 的计算公式:

$$T_{RC}=\frac{n_R n_C}{n}$$ 式 10-11

Note:

式 10-11 中，T_{RC} 为第 R 行第 C 列格子的理论频数，n_R 为该格子相应的行合计数，n_C 为该格子相应的列合计数，n 为总例数。

由式 10-10 可知：x^2 值反映了实际频数和理论频数吻和的程度。若 H_0 成立，则样本的实际频数 A 与理论频数 T 应该比较接近，所得 x^2 值不应该很大。反之，若 H_0 不成立，实际频数与理论频数的差值会大，则 x^2 值也会大。

由式 10-10 还可以看出：x^2 值的大小还取决于 $\dfrac{(A-T)^2}{T}$ 个数的多少（严格地说是自由度 ν 的大小）。由于各 $\dfrac{(A-T)^2}{T}$ 皆是正值，故自由度 ν 愈大，x^2 值也会愈大。

所以只有考虑自由度 ν 的影响，x^2 值才能正确反映实际频数与理论频数的吻合程度。x^2 检验时，要根据自由度 ν 查 x^2 界值表。当 $x^2 > x^2_{\alpha,\nu}$ 时，$P < \alpha$，拒绝 H_0，接受 H_1。当 $x^2 < x^2_{\alpha,\nu}$ 时，$P > \alpha$，尚没有理由拒绝 H_0。

四格表中，在周边合计不变的条件下，其中任一格子的理论频数确定后，其余三个格子的理论频数就没有自由变动的余地了，故自由度 $\nu = 1$。x^2 统计量的自由度也可求得。

$$\nu = (行数-1)(列数-1) \qquad 式10\text{-}12$$

2. 完全随机设计四格表资料 x^2 检验的步骤　以例 10-9 为例，说明 x^2 检验的基本步骤。

（1）建立假设，确定检验水准

H_0：两种类型胃溃疡病人的总体治愈率相同，即 $\pi_1 = \pi_2$。

H_1：两种类型胃溃疡病人的总体治愈率不同，即 $\pi_1 \neq \pi_2$。

$\alpha = 0.05$。

（2）计算检验统计量：将 A 与 T 的值代入式 10-10。

$$x^2 = \frac{(85-59.83)^2}{59.83} + \frac{(23-48.17)^2}{48.17} + \frac{(33-58.17)^2}{58.17} + \frac{(72-46.83)^2}{46.83} = 48.160$$

$$\nu = (2-1)(2-1) = 1$$

（3）确定 P 值，作出统计推断：以 $\nu = 1$ 查 x^2 界值表（附表 7），得 $P < 0.005$，按 $\alpha = 0.05$ 水准，拒绝 H_0，接受 H_1，差异有统计学意义，可以认为该疗法对两种类型的胃溃疡病人的总体治愈率不同，一般类型的治愈率高于特殊类型的治愈率。

3. 完全随机设计四格表资料 x^2 检验的专用公式　对完全随机设计四格表资料，还可直接用专用式 10-13 计算 x^2 值，省去求理论数的过程，以简化运算。

$$x^2 = \frac{(ad-bc)^2 n}{(a+b)(c+d)(a+c)(b+d)} \qquad 式10\text{-}13$$

式 10-13 中，a、b、c、d 为四格表的基本数据。将例 10-9 数据代入，可得：

$$x^2 = \frac{(85\times72-23\times33)^2\times213}{108\times105\times118\times95} = 48.156$$

结果与基本公式相同。

4. 完全随机设计四格表资料 x^2 检验的校正公式　由于 x^2 分布为连续性分布，而分类变量资料是不连续的，用式 10-10 及式 10-13 计算的 x^2 值，查 x^2 界值表所得的概率 P 偏小，特别是对自由度为 1 的四格表资料。为此，美国统计学家 F. Yates 于 1934 年提出了 x^2 的连续性校正公式。

Note：

$$\chi^2 = \sum \left(\frac{(|A-T|-0.5)^2}{T} \right) \qquad \text{式 10-14}$$

$$\chi^2 = \frac{(|ad-bc|-n/2)^2 n}{(a+b)(c+d)(a+c)(b+d)} \qquad \text{式 10-15}$$

在实际工作中,对完全随机设计四格表资料,应根据具体情况选用相应处理方法。

1) 当 $n \geqslant 40$,且所有的 $T \geqslant 5$ 时,用式 10-10 或式 10-13 计算 χ^2 值。

2) 当 $n \geqslant 40$,但有 $1 \leqslant T < 5$,用式 10-14 或式 10-15 计算校正的 χ^2 值。

3) 当 $n < 40$ 或 $T < 1$ 时,用四格表资料的 Fisher 确切概率法。

例 10-10 为探讨早期运动干预对预防关节置换术后深静脉血栓(DVT)的作用,某研究者共观察了拟行髋膝关节置换术病人 110 例,其中 60 例仅给予常规护理,另 50 例采用早期运动干预,观察两组术后深静脉血栓的发生情况(表 10-9)。问采用常规护理与早期运动干预病人的术后深静脉血栓的发生率有无差异?

表 10-9 髋膝关节置换术病人采用不同护理方案术后深静脉血栓发生情况

组别	发生 DVT	未发生 DVT	合计	DVT 发生率/%
常规护理组	7(5.45)	53(54.55)	60	11.67
运动干预组	3(4.55)	47(45.45)	50	6.00
合计	10	100	110	9.09

注:括号内数字为理论频数。

(1) 建立假设,确定检验水准

H_0:两种护理方式深静脉血栓总体发生率相同,即 $\pi_1 = \pi_2$。

H_1:两种护理方式深静脉血栓总体发生率不同,即 $\pi_1 \neq \pi_2$。

$\alpha = 0.05$。

(2) 计算检验统计量:$n > 40$,最小理论数为 $4.55 < 5$,故应采用连续性校正公式计算 χ^2 值,用式 10-15 计算校正 χ^2 值。

$$\chi^2 = \frac{(|7 \times 47 - 53 \times 3| - 110/2)^2 \times 110}{60 \times 50 \times 10 \times 100} = 0.485$$

也可采用式 10-14 计算,结果与之完全一致。

(3) 确定 P 值,作出统计推断:按 $\nu = 1$ 查 χ^2 界值表,得 $P > 0.05$,按 $\alpha = 0.05$ 水准,不拒绝 H_0,差异无统计学意义,尚不能认为运动干预与常规护理术后深静脉血栓的发生率不同。

历 史 长 廊

罗纳德·艾尔默·费希尔

罗纳德·艾尔默·费希尔(Ronald Aylmer Fisher, 1890—1962),英国统计学家、生物进化学家、数学家、遗传学家和优生学家,是现代统计科学的奠基人之一。费希尔创立了费希尔准则,以及雌雄双方的生物性状互相促进的进化理论,即费希尔氏失控理论(Fisherian runaway);对现代统计科学的重要贡献,包括方差分析、极大似然统计推断和许多抽样分布的导出。

(二) 配对设计四格表资料的 χ^2 检验

和数值变量资料相似,分类变量资料亦有配对比较形式,配对设计且试验结果为二分类的资料,常用于两种检验方法、培养方法、诊断方法的比较等。

例 10-11 对 55 例类风湿性关节炎病人分别采用免疫比浊法(ITA)与乳胶凝集试验(LAT)法检测其类风湿因子(RF)。问两种方法检测结果有无差异?

观察结果有四种情况,如例 10-11 可整理成表 10-10 的形式,即 a 为两种方法均阳性例数、d 为两种方法均阴性例数、c 为 LAT 法阳性 ITA 法阴性例数、b 为 ITA 法阳性 LAT 法阴性例数。

表 10-10 两种方法检测 RF 结果比较

ITA 法	LAT 法		合计
	+	−	
+	31(a)	12(b)	43
−	1(c)	11(d)	12
合计	32	23	55

a、d 为两法检测结果一致的两种情况,b、c 为两法检测结果不一致的两种情况。当两种方法的检测结果无差异时,对总体 $B=C$。由于抽样误差是不可避免的,样本的 b 和 c 往往不等,为此,需进行假设检验(McNemar)。其检验统计量为:

$$\chi^2 = \frac{(b-c)^2}{b+c} \qquad \text{式 10-16}$$
$$\nu = 1$$

当 $b+c<40$ 时,需作连续性校正,公式为:

$$\chi^2 = \frac{(|b-c|-1)^2}{b+c} \qquad \text{式 10-17}$$

(1) 建立假设,确定检验水准

H_0:两种方法的检测结果相同,即 $B=C$。

H_1:两种方法的检测结果不同,即 $B \neq C$。

$\alpha = 0.05$。

(2) 计算检验统计量:$b+c=13<40$,用式 10-17 计算。

$$\chi^2 = \frac{(|12-1|-1)^2}{12+1} = 7.692$$

(3) 确定 P 值,作出统计推断:按 $\nu=1$ 查 χ^2 界值表,得 $P<0.01$。按 $\alpha=0.05$ 水准,拒绝 H_0,接受 H_1,可以认为两种方法的检测结果有差异,ITA 法检出阳性率高于 LAT 法。

(三) 行×列表资料的 χ^2 检验

前面介绍的四格表指基本数据只有 2 行 2 列,当行数或列数超过 2 时,通常称为行×列($R×C$)表。行×列表的 χ^2 检验可用于对多个率(或构成比)的检验,也可用于双向无序分类资料的关联性检验。可按式 10-10 计算,但按式 10-18 计算更为简便,二式完全等价。其各符号意义同前文 χ^2 检验公式。

$$\chi^2 = n\left(\sum \frac{A^2}{n_R n_C} - 1 \right) \qquad \text{式 10-18}$$

Note:

1. 多个样本率的比较

例 10-12　为寻求脑卒中病人胃管留置最佳长度(cm),将 289 例经鼻胃管肠内营养的脑卒中病人随机分为三组,其中甲组 98 例,胃管留置长度为鼻尖经耳垂至胸骨剑突的体表距离(45~55cm)。乙组 99 例,胃管留置长度为鼻尖经耳垂至胸骨剑突的体表距离再延长 15cm(60~70cm)。丙组 92 例,胃管留置长度为病人眉心至脐的体表距离(55~65cm)。观察三组呛咳发生情况(表 10-11),问三组的呛咳发生率有无差异?

表 10-11　脑卒中病人胃管留置不同长度对呛咳发生的影响

组别	发生呛咳	未发生呛咳	合计	呛咳发生率/%
甲组	24	74	98	24.49
乙组	6	93	99	6.06
丙组	7	85	92	7.61
合计	37	252	289	12.80

(1) 建立假设,确定检验水准

H_0:三种胃管留置长度病人呛咳的总体发生率相同。

H_1:三种胃管留置长度病人呛咳的总体发生率不全相同。

$\alpha = 0.05$。

(2) 计算检验统计量:将表 10-11 数据代入式 10-18。

$$\chi^2 = 289\left(\frac{24^2}{98\times37}+\frac{74^2}{98\times252}+\cdots+\frac{85^2}{92\times252}-1\right) = 18.245$$

(3) 确定 P 值,作出统计推断:按 $\nu = (3-1)(2-1) = 2$ 查 χ^2 界值表,得 $P < 0.005$。按 $\alpha = 0.05$ 水准,拒绝 H_0,接受 H_1,可以认为脑卒中病人胃管留置不同长度呛咳总体发生率不完全相同。

2. 两个或多个构成比的比较

例 10-13　为研究磺酰脲受体 1(SUR1)基因型与 2 型糖尿病的关系,某研究者利用限制性片段长度多态性聚合酶链反应(PCR-RFLP)技术对 183 例病人及 204 例健康对照进行了 SUR1 的测定(表 10-12)。问 2 型糖尿病病人与健康对照的 SUR1 基因型构成有无差异?

表 10-12　2 型糖尿病病人与健康对照的 SUR1 基因型分布

组别	TT	CT	CC	合计
病例组	5	30	26	61
对照组	12	31	25	68
合计	17	61	51	129

(1) 建立假设,确定检验水准

H_0:2 型糖尿病病人与健康对照的 SUR1 基因型构成相同。

H_1:2 型糖尿病病人与健康对照的 SUR1 基因型构成不同。

$\alpha = 0.05$。

(2) 计算检验统计量:将表 10-12 的数据代入式 10-18。

$$\chi^2 = 129\left(\frac{5^2}{61\times17}+\frac{30^2}{61\times61}+\cdots\frac{25^2}{51\times68}-1\right) = 2.546$$

（3）确定 P 值，作出统计推断：按 $\nu=(2-1)(3-1)=2$ 查 χ^2 界值表，得 $P>0.05$。按 $\alpha=0.05$ 水准，不拒绝 H_0，还不能认为 2 型糖尿病病人与健康对照的 *SUR1* 基因型构成有差异。

3. 双向无序分类资料的关联性检验

例 10-14　测得某地 5 801 人的 ABO 血型和 MN 血型结果（表 10-13），问两种血型系统之间是否有关联？

表 10-13　某地 5 801 人的血型

ABO 血型	MN 血型			合计
	M	N	MN	
O	431	490	902	1 823
A	388	410	800	1 598
B	495	587	950	2 032
AB	137	179	32	348
合计	1 451	1 666	2 684	5 801

（1）建立假设，确定检验水准

H_0：两种血型系统间无关联。

H_1：两种血型系统间有关联。

$\alpha=0.05$。

（2）计算检验统计量：将表 10-13 的数据代入式 10-18。

$$\chi^2=5\ 801\left(\frac{431^2}{1\ 823\times1\ 451}+\frac{490^2}{1\ 823\times1\ 666}+\cdots+\frac{32^2}{348\times2\ 684}-1\right)=213.162$$

（3）确定 P 值，作出统计推断：按 $\nu=(4-1)(3-1)=6$，查 χ^2 界值表，得 $P<0.005$。按 $\alpha=0.05$ 水准，拒绝 H_0，接受 H_1，可以认为两种血型系统间有关联。

可利用式 10-19 进一步计算 Pearson 列联系数（C），以分析其关联密切程度。

$$C=\sqrt{\frac{\chi^2}{n+\chi^2}}\qquad\qquad 式\ 10\text{-}19$$

例 10-14 中，Pearson 列联系数：

$$C=\sqrt{\frac{213.16}{5\ 801+213.16}}=0.188$$

可以看出来两种血型系统间虽然关联性有统计意义，但列联系数值较小，可认为关联不太密切。

4. 行×列表资料 χ^2 检验的注意事项

（1）一般认为，行×列表资料 χ^2 检验时理论频数不应小于 1，并且 $1<T<5$ 的格子数不宜超过总格子数的 1/5，否则可能导致分析的偏性。若出现上述情况，可通过以下方法解决：①最好增加样本例数以增大理论频数；②删去上述理论频数太小的行或列，或者将太小的理论频数所在行或列的实际频数与性质相近的邻行、邻列中的实际频数合并，使重新计算的理论频数增大；但此类方法可能会损失信息，损害样本的随机性，且不同的合并方式可能影响推断结论，不宜作为常规方法；③改用双向无序 $R\times C$ 表资料的 Fisher 确切概率法（可通过统计软件实现）。

（2）当多个样本率比较的 χ^2 检验的结论为拒绝原假设时，只能认为各总体率之间不全相等，不能说明任两个总体之间均有差异,若要进一步解决此问题,需进一步做多个样本率的多重比较。

（3）结果为有序多分类变量的 $R×C$ 表资料,在比较各处理组的平均效应大小是否有差异时,应该采用非参数检验方法分析。

（李晓枫）

思 考 题

1. 常用的分类变量资料统计描述指标有哪些?

2. χ^2 检验的基本思想及用途有哪些?

3. 对完全随机设计四格表资料应如何正确选择假设检验方法?

NURSING

第十一章

秩 和 检 验

11章　数字内容

──────── 学 习 目 标 ────────

知识目标：
1. 掌握非参数检验的优缺点，配对设计两样本比较的秩和检验、成组设计两样本及多样本比较的秩和检验的基本思想和方法。
2. 熟悉随机区组设计秩和检验的基本思想和方法。
3. 了解单个样本与总体中位数比较的秩和检验方法。

能力目标：
能够根据资料特点选择适当的非参数检验方法。

素质目标：
培养医护人员尊重原始数据的真实性，追求真理的科学精神。

为比较高效液相色谱荧光检测器(FLD)和二极管列阵检测器(DAD)检测人血清中维生素 A 含量的结果是否有差异,某护理人员分别用这两种检测器对 10 份老年人血样中的维生素 A 含量(μmol/L)进行了测定。

请思考:

1. 人血清中维生素 A 含量服从什么分布?

2. 用两种检测器对 10 份老年人血样中的维生素 A 含量进行测定,属于什么设计类型?

3. 解决该问题应该用什么假设检验方法?

假设检验的方法通常可分为参数检验和非参数检验两类。如果总体分布为已知的数学形式,对其总体参数所作的假设检验称为参数检验。服从正态分布数值变量资料的总体均数的 t 检验和 F 检验均属于参数检验方法。但当总体分布不能由已知的数学形式表达或者没有总体参数时,也就谈不上参数检验了。若两个或多个正态总体方差不等,也不能对其总体均数进行 t 检验和 F 检验。数值变量资料,不满足参数检验条件时,一是可尝试变量变换使其满足参数检验条件,但有时达不到目的;二是用非参数检验。等级资料也常用非参数检验。

非参数检验(non-parametric test)又称为任意分布检验(distribution-free test),不受总体分布的限制,适用范围广。非参数检验方法很多,本章主要介绍常用的基于秩转换的秩和检验。秩和检验(rank sum test)是将变量值从小到大或从弱到强转换成秩次后计算检验统计量,据此推断一个总体分布位置的中位数 M 与已知 M_0 是否不同或者两个(或多个)总体的分布是否不同。

对数值变量资料,若不满足正态和方差齐性的条件,这时小样本资料选用 t 检验或 F 检验是不妥的,而选用秩和检验是恰当的。对一端或两端是不确定数值的资料,不管是否正态分布,只能选秩和检验。但是对符合参数检验条件的数值变量资料采用非参数检验方法分析,会降低检验效能,一般犯第二类错误的概率 β 比参数检验大,对信息的利用也不够充分。对等级资料,若选用行×列表资料的 χ^2 检验,只能推断构成比的差异,而选用秩和检验,可推断等级强度的差异。

第一节 Wilcoxon 符号秩和检验

Wilcoxon 符号秩和检验(Wilcoxon signed rank test)又称为符号秩和检验,用于配对样本差值中位数与 0 的比较,还可用于单样本中位数与总体中位数的比较。

一、配对设计两样本比较的秩和检验

同配对 t 检验一样,配对设计秩和检验也是对差值进行分析。通过检验配对样本的差值是否来自中位数为 0 的总体,来推断两种处理方式的效应是否不同。方法步骤见例 11-1。

例 11-1 用高效液相色谱荧光检测器(FLD)和二极管列阵检测器(DAD)检测人血清中维生素 A 含量(μmol/L)的测定结果见表中的(2)、(3)栏。问两种检测器检测结果有无差异?

例 11-1 为配对设计的数值变量资料,经正态性检验其差值不服从正态分布,不宜用配对 t 检验,而应使用 Wilcoxon 符号秩和检验。

根据假设检验的基本思想,对 Wilcoxon 符号秩和检验的无效假设 H_0 应为差值的总体中位数等于 0,在无效假设成立的前提下,对例 11-1,则两种方法测定结果差值的总体中位数等于零,相当于将这些差值按其绝对值大小编秩后,正差值的秩和与负差值的秩和理论上应相等,即使有差异存在,也是抽样误差所致。反之,如果正差值秩和与负差值秩和差异太大,就拒绝 H_0(表 11-1)。

表 11-1 两种检测器测定人血清中维生素 A 含量

编号 (1)	FLD/ (μmol·L⁻¹) (2)	DAD/ (μmol·L⁻¹) (3)	差值(d)/ (μmol·L⁻¹) (4)=(2)-(3)	秩次 (5)
1	1.47	1.50	-0.03	-2
2	1.33	1.28	0.05	3
3	1.34	1.44	-0.10	-4
4	1.32	1.33	-0.01	-1
5	1.09	2.93	-1.84	-9
6	1.16	1.03	0.13	5.5
7	2.67	2.82	-0.15	-7
8	1.24	1.24	0.00	—
9	2.67	2.80	-0.13	-5.5
10	2.78	1.03	1.75	8

1. 建立检验假设，确定检验水准

H_0:两种检测器测定结果差值的总体中位数为零,即 $M_d=0$。

H_1:两种检测器测定结果差值的总体中位数不为零,即 $M_d \neq 0$。

$\alpha=0.05$。

2. 计算检验统计量 T 值

(1) 求差值:见表 11-1 的第(4)栏。

(2) 编秩:按差值的绝对值由小到大编秩,并将各秩次加上原差值的正、负号。当差值为 0,舍去不计,n 随之减少(如例 11-1 编号 8 的血样差值为 0,舍去不计,则 n 为 9)。

当差值绝对值相等,若符号不同,求平均秩次。若符号相同,可顺次编秩,也可求平均秩次。如例 11-1 差值的绝对值为 0.13 者有两个,但符号不同,因此需取它们秩次 5、6 的平均秩次,即(5+6)/2=5.5。

(3) 求秩和,确定检验统计量 T:分别求出正、负差值的秩和。例 11-1 正差值的秩和 $T_+=16.5$,负差值的秩和 $T_-=28.5$。两者中任取其一作为统计量 T,例 11-1 取 $T=16.5$。

根据例 11-1 样本含量,其正、负差值秩和之和应为 $n(n+1)/2$,即 $9(9+1)/2=45$。

3. 确定 P 值,作出统计推断 查 T 界值表(附表 8),若检验统计量 T 值在上、下界值范围内,其 P 值大于相应的概率。若 T 值等于上、下界值或在其范围以外,则 P 值等于或小于相应的概率。

例 11-1 中,$n=9$,$T=16.5$,查 T 界值表,得双侧 $P>0.10$,按 $\alpha=0.05$ 检验水准,不拒绝 H_0,差异无统计学意义,尚不能认为两种检测器对人血清中维生素 A 含量的检测结果有差异。

若 $n>50$,超出 T 界值表的范围,可用正态近似法做 Z 检验,计算 Z 值。

$$Z=\frac{|T-n(n+1)/4|-0.5}{\sqrt{n(n+1)(2n+1)/24}} \qquad 式 11\text{-}1$$

式 11-1 中,0.5 是连续性校正数,因为 T 值是不连续的,而 Z 分布是连续的。若相同秩次较多(如超过 25%)时,用式 11-1 求得的 Z 值偏小,应计算校正的 Z_c。

$$Z_c=\frac{|T-n(n+1)/4|-0.5}{\sqrt{\dfrac{n(n+1)(2n+1)}{24}-\dfrac{\sum(t_j^3-t_j)}{48}}} \qquad 式 11\text{-}2$$

Note:

式 11-2 中,$t_j(j=1,2,\cdots)$ 为第 j 组相同秩次的个数。如例 11-1 中,差值 d 的绝对值中有两个 0.13,该 t_j 就等于 2。

二、单样本与总体中位数比较的秩和检验

单样本与总体中位数比较的符号秩和检验可看作配对设计符号秩和检验的特殊形式,即假设样本总体中位数与已知总体中位数相同。其他步骤与例 11-1 相同,详见例 11-2。

例 11-2　为了解某电子垃圾拆解区新生儿脐带血铅含量是否与一般新生儿有差异,某医生在该地随机抽取了 15 名新生儿,检测其脐带血铅含量(μmol/dl)(表 11-2)。已知一般新生儿脐带血铅含量的中位数为 6.04μmol/dl。问该电子垃圾拆解区新生儿脐带血铅含量是否与一般新生儿有差异?

表 11-2　15 名新生儿脐带血铅含量测定结果

编号 (1)	血铅含量/(μmol · dl⁻¹) (2)	差值(d)/(μmol · dl⁻¹) (3)=(2)−6.04	秩次 (4)
1	5.85	−0.19	−2
2	7.99	1.95	10
3	9.64	3.60	14
4	4.78	−1.26	−7
5	8.91	2.87	13
6	8.65	2.61	11
7	6.87	0.83	4
8	5.14	−0.90	−6
9	6.75	0.71	3
10	6.22	0.18	1
11	8.76	2.72	12
12	7.41	1.37	8
13	6.89	0.85	5
14	9.77	3.73	15
15	4.18	−1.86	−9

根据专业知识可知,血铅含量值呈偏态分布,不满足单样本 t 检验条件,故选用 Wilcoxon 符号秩和检验。

1. 建立检验假设,确定检验水准

H_0:差值的总体中位数等于 0,即该区新生儿脐带血铅含量与一般新生儿无差异。

H_1:差值的总体中位数不等于 0,即该区新生儿脐带血铅含量与一般新生儿有差异。

$\alpha=0.05$。

2. 计算检验统计量

(1)求差值:见表 11-2 第(3)栏。

(2)编秩:同例 11-1,将差值的绝对值由小到大编秩。例 11-2 中,各观察值差值的秩次见表 11-2 第(4)栏。

(3)求秩和,确定检验统计量 T:分别求出正、负差值的秩和。例 11-2 中,$T_-=24$,$T_+=96$。两者中任取其一作为统计量 T,即 $T=24$ 或 $T=96$。

3. 确定 P 值,作出统计推断　例 11-2 中,$n=15$,$T=24$ 或 $T=96$,查 T 界值表,得 $P<0.05$。按照

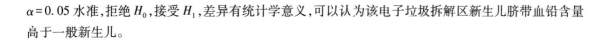

$\alpha = 0.05$ 水准,拒绝 H_0,接受 H_1,差异有统计学意义,可以认为该电子垃圾拆解区新生儿脐带血铅含量高于一般新生儿。

第二节 成组设计两样本比较的秩和检验

Wilcoxon 秩和检验(Wilcoxon rank sum test),用于推断数值变量资料或等级资料的两个独立样本所来自的两个总体分布是否有差异。

一、原始数据两样本比较的秩和检验

当数值变量资料为原始数据时,两样本比较的秩和检验方法步骤见例 11-3。

例 11-3 某研究者分别对 10 例心源性脑梗死病人和 12 例非心源性脑梗死病人入院时的血清脑钠肽(BNP,pg/mg)进行测量(表 11-3)。问两种类型的脑梗死病人入院时 BNP 水平是否有差异?

表 11-3 两种类型的脑梗死病人入院时的 BNP

心源性脑梗死		非心源性脑梗死	
BNP/(pg·mg⁻¹)	秩次	BNP/(pg·mg⁻¹)	秩次
312.3	8.5	64.4	1
517.9	11	93.3	2
561.0	13	99.4	3
752.8	15	117.5	4
819.5	16	127.3	5
1 130.0	18	127.3	6
1 533.3	19	133.7	7
3 671.2	20	312.3	8.5
5 005.9	21	323.9	10
6 220.2	22	553.3	12
—	—	622.0	14
—	—	830.2	17
$n_1 = 10$	$T_1 = 163.5$	$n_2 = 12$	$T_2 = 89.5$

例 11-3 两样本资料经正态性检验,不服从正态分布,不满足两样本 t 检验条件,故选用 Wilcoxon 秩和检验。

1. 建立检验假设,确定检验水准

H_0:两种类型的脑梗死病人入院时 BNP 水平的总体分布位置相同。

H_1:两种类型的脑梗死病人入院时 BNP 水平的总体分布位置不同。

$\alpha = 0.05$。

2. 计算检验统计量

(1)编秩:将两组数据由小到大统一编秩。编秩时,遇相同数值在同一组内,可顺次编秩,也可取平均秩次。当相同数值出现在不同组时,则必须求平均秩次。如非心源性脑梗死病人第 5、6 两个数据皆是 127.3,其秩次为 5、6。而两组各有一个数据为 312.3,应取秩次 8、9 的平均秩次(8+9)/2 = 8.5。

(2)求秩和,确定统计量 T:分别求两组秩次的和。若两组例数不等,以样本例数较小者 n_1 的秩

和 T_1 为 T。若两组例数相等,任取一组的秩和为统计量,例 11-3 $T=T_1=163.5$。

3. 确定 P 值,作出统计推断　查 T 界值表(附表 9),先从左侧找到 n_1,例 11-3 为 10,再从表上方找两组例数的差值 n_2-n_1,例 11-3 $n_2-n_1=12-10=2$,在两者交叉处即为 T 的界值。将检验统计量 T 值与 T 界值相比,若 T 值在界值范围内,其 P 值大于相应的概率。若 T 值等于界值或在界值范围外,其 P 值等于或小于相应的概率。例 11-3 由 T 界值表查得双侧 $P<0.05$,按 $\alpha=0.05$ 水准,拒绝 H_0,接受 H_1,差异有统计学意义,故可以认为两种类型的脑梗死病人入院时 BNP 水平不同,心源性脑梗死病人入院时 BNP 水平较高。

如果 $n_1>10$,或者 $n_2-n_1>10$,超出了 T 界值表的范围,可用正态近似法做 Z 检验,计算 Z 值。

$$Z=\frac{\left|T-n_1(N+1)/2\right|-0.5}{\sqrt{n_1n_2(N+1)/12}}$$　　　　　式 11-3

式 11-3 中,$N=n_1+n_2$,0.5 为连续性校正数。

若相同秩次较多(如超过 25%)时,应进行校正。

$$Z_C=Z/\sqrt{C}$$　　　　　式 11-4

式 11-4 中,$C=1-\sum(t_j^3-t_j)/(N^3-N)$,$t_j(j=1,2,\cdots)$ 为第 j 次相同的秩次个数。

Wilcoxon 秩和检验的基本思想:假设含量为 n_1 与 n_2 的两个样本(且 $n_1\leqslant n_2$),来自同一总体或分布相同的两个总体,则 n_1 样本的秩和 T_1 与其理论秩和 $n_1(N+1)/2$ 相差不大,即 $T_1-n_1(N+1)/2$ 仅为抽样误差所致。当两者相差悬殊,超出抽样误差可解释的范围时,则有理由怀疑该假设,从而拒绝 H_0。

历 史 长 廊

Wilcoxon 符号秩和检验的由来

20 世纪 40 年代,化学家 Frank Wilcoxon 发现,用 t 检验或方差分析等参数检验方法进行统计推断时,往往由于某个数据过大或者过小而导致结果不显著。他想到了一个非常简单的解决方法,但是查阅了大量文献也没有找到依据。由于担心是自己检索能力的问题,Frank Wilcoxon 把这种方法写成文章寄给了一家统计期刊,希望他们能帮他找到依据。1945 年这家期刊发表了这篇文章,从而掀开了非参数检验的历史。这就是 Wilcoxon 符号秩和检验的由来。

二、频数分布表资料或等级资料两样本比较的秩和检验

数值变量资料为频数分布表资料时,是按数量区间分组。等级资料是按等级分组。现以等级资料为例,两样本比较的秩和检验方法步骤见例 11-4。

例 11-4　为探讨腺苷蛋氨酸治疗酒精性肝病的效果,某医生将 90 例酒精性肝病病人随机分为实验组(42 例)和对照组(48 例),两组病人均在戒酒的基础上给予复方甘草酸苷、维生素、肌苷等基础治疗,实验组在此基础上加用腺苷蛋氨酸注射液,疗程 21d(表 11-4)。试分析两组的临床疗效有无差异?

1. 建立检验假设,确定检验水准

H_0:实验组与对照组疗效的总体分布位置相同。

H_1:实验组与对照组疗效的总体分布位置不同。

$\alpha=0.05$。

表 11-4 两组酒精性肝病病人的临床疗效比较

疗效 (1)	病人数			秩次范围 (5)	平均秩次 (6)	秩和	
	实验组 (2)	对照组 (3)	合计 (4)			实验组 (7)=(2)×(6)	对照组 (8)=(3)×(6)
显效	10	5	15	1~15	8.0	80.0	40.0
有效	25	25	50	16~65	40.5	1 012.5	1 012.5
无效	7	18	25	66~90	78.0	546.0	1 404.0
合计	42	48	90	—	—	1 638.5	2 456.5

2. 计算检验统计量

（1）编秩：例 11-4 为等级资料，应先计算各疗效等级的合计人数，见表 11-4 第（4）栏，据此确定各组段秩次范围，见第（5）栏，然后计算出各疗效等级的平均秩次，见第（6）栏。如疗效为显效者共 15 例，其秩次范围为 1~15，平均秩次为 $(1+15)/2=8$，余仿此。

（2）求秩和：以各疗效等级的平均秩次分别乘以两组各等级的病人例数，求和得到两组秩和 T_1、T_2。见第（7）、（8）栏。对例 11-4，$T_1 = 1 638.5$，$T_2 = 2 456.5$。

（3）计算 Z 值：例 11-4 $n_1=42$，$n_2=48$，检验统计量 $T=1 638.5$。由于 $n_1=42$，超出两样本比较秩和检验的 T 界值表范围，故需用 Z 检验。每个等级的人数表示相同秩次的个数，即 t_j，由于相同秩次较多，故需按式 11-3 和式 11-4 计算 Z 值和 Z_c 值。

$$Z = \frac{|1 638.5 - 42(90+1)/2| - 0.5}{\sqrt{42 \times 48(90+1)/12}} = 2.199 9$$

$$C = 1 - [(15^3 - 15) + (50^3 - 50) + (25^3 - 25)]/(90^3 - 90) = 0.802 6$$

$$Z_c = 2.199 9/\sqrt{0.802 6} = 2.456$$

3. 确定 P 值，作出统计推断

例 11-4 $Z=2.456$，$Z_{0.05/2}=1.96$，则 $P<0.05$。按 $\alpha=0.05$ 水准拒绝 H_0，接受 H_1，差异有统计学意义，可认为两组酒精性肝病病人的临床疗效不同，实验组的疗效优于对照组。

知 识 链 接

两样本数值变量资料比较的思路

两样本数值变量资料的比较，首先考虑是否符合 t 检验的条件，即两样本独立且服从（或近似服从）正态分布，而且满足方差齐性。如果服从（或近似服从）正态分布，但是方差不齐，可以用 t' 检验。如果不服从正态分布，首先考虑变量变换，如果变换后仍然不服从正态分布，应该用 Wilcoxon 秩和检验。

第三节 成组设计多样本比较的秩和检验

Kruskal-Wallis H 检验（Kruskal-Wallis H test），用于推断数值变量资料或等级资料的多个独立样本的总体分布是否有差异。

一、原始数据多样本比较的秩和检验

数值变量资料为原始数据，多样本比较的秩和检验方法步骤见例 11-5。

例11-5 某泌尿科医生欲比较三种病人血清中前列腺特异性抗原(PSA)水平,随机选择6名良性前列腺肥大病人,8名前列腺癌病理活检阳性病人及8名病理活检阴性的非病人,测定其PSA(ng/ml)(表11-5)。试比较三种病人血清中PSA水平有无差异?

表11-5 三种病人血清中PSA水平比较

良性前列腺肥大		病理活检阳性		病理活检阴性	
PSA/(ng·ml⁻¹)	秩次	PSA/(ng·ml⁻¹)	秩次	PSA/(ng·ml⁻¹)	秩次
4.3	7	3.4	6	0.5	1
5.3	10	6.5	12	1.4	2
6.4	11	6.6	13.5	1.6	3
6.6	13.5	7.1	15	2.3	4
7.9	17	7.6	16	3.1	5
8.7	18	13.4	20	4.4	8
…	…	14.8	21	5.1	9
…	…	17.3	22	11.4	19
R_i	76.5	…	125.5	…	51

例11-5由于方差不齐,故采用Kruskal-Wallis H检验方法。

1. 建立检验假设,确定检验水准

H_0:三种病人血清中PSA水平的总体分布位置相同。

H_1:三种病人血清中PSA水平的总体分布位置不全相同。

$\alpha = 0.05$。

2. 计算检验统计量

(1)编秩:将三组数据由小到大统一编秩,遇到相同数值在同一组内,可顺次编秩。当相同数值出现在不同组时,则必须求平均秩次。

(2)求秩和:分别将各组秩次相加,得各组秩和R_i。

(3)计算H值。

$$H = \frac{12}{N(N+1)} \left(\sum \frac{R_i^2}{n_i} \right) - 3(N+1)$$
式11-5

式11-5中,R_i为各组的秩和,n_i为各组对应的例数,$N = \sum n_i$。当相同秩次较多时(如超过25%),由式11-5计算出的H值偏小,此时应计算校正值H_c。

$$H_c = H/C$$
式11-6

式11-6中,$C = 1 - \sum (t_j^3 - t_j)/(N^3 - N)$,符号的含义同式11-4。

H值为:

$$H = \frac{12}{22(22+1)} \left(\frac{76.5^2}{6} + \frac{125.5^2}{8} + \frac{51^2}{8} \right) - 3(22+1) = 8.532$$

3. 确定P值,作出统计推断 当组数$k=3$,且各组例数$n_i \leq 5$时,可查H界值表(附表10)得到P值。当组数或各组例数超出H界值表范围,即$k>3$,或者$n_i>5$时,由于H值近似服从$\nu=k-1$的χ^2分布,此时可查χ^2界值表得到P值。

Note:

例 11-5 中;$\nu = 3-1 = 2$,查 χ^2 界值表,得 $P<0.05$,按 $\alpha-0.05$ 水准拒绝 H_0,接受 H_1,差异有统计学意义,故可认为三种病人血清中 PSA 水平不全相同。

二、频数分布表资料或等级资料的多样本比较秩和检验

数值变量资料为频数分布表资料时,是按数量区间分组。等级资料是按等级分组。现以等级资料为例,多样本比较秩和检验方法步骤见例 11-6。

例 11-6 为了探讨不同类型 IgA 肾病临床病理变化的差异,某研究者选取了肾活检确诊的 IgA 肾病病人 171 例,分为 3 组,即甲组尿酸正常血压正常(58 例)、乙组尿酸升高血压正常(57 例)、丙组尿酸升高高血压组(56 例)。观察其肾脏病理改变(参照 Lee 氏分级)(表 11-6)。问三组病人的肾脏病理改变有无差异?

表 11-6 三组病人的肾脏病理改变比较

病理分级 (1)	各组例数				秩次范围 (6)	平均秩次 (7)	各组秩和(R_i)		
	甲 (2)	乙 (3)	丙 (4)	合计 (5)			甲 (8)=(2)× (7)	乙 (9)=(3)× (7)	丙 (10)=(4)× (7)
I	6	2	1	9	1~9	5.0	30.0	10.0	5.0
II	12	6	2	20	10~29	19.5	234.0	117.0	39.0
III	32	35	19	86	30~115	72.5	2 320.0	2 537.5	1 377.5
IV	8	12	22	42	116~157	136.5	1 092.0	1 638.0	3 003.0
V	0	0	12	14	158~171	164.5	0	329.0	1 974.0
合计	58	57	56	171	—	—	3 676.0	4 631.5	6 398.5

1. 建立检验假设,确定检验水准

H_0:三组病人的肾脏病理改变总体分布位置相同。

H_1:三组病人的肾脏病理改变总体分布位置不全相同。

$\alpha = 0.05$。

2. 计算检验统计量

(1) 编秩:与频数分布表资料两样本比较秩和检验类似,先计算各病理分级的合计人数,确定各组段秩次范围,再计算出各等级的平均秩次,见表第(5)、(6)、(7)栏。

(2) 求秩和:按照频数分布表资料两样本比较秩和检验类似方法计算秩,结果见表第(8)、(9)、(10)栏。

$$H = \frac{12}{171(171+1)}\left(\frac{3\,676.0^2}{58}+\frac{4\,631.5^2}{57}+\frac{6\,398.5^2}{56}\right)-3(171+1)=30.878$$

(3) 计算 H 值:按式 11-5 计算 H 值。

例 11-6 相同秩次较多,需要校正。

$$C = 1-[(9^3-9)+(20^3-20)+(86^3-86)+(42^3-42)+(14^3-14)]/(171^3-171)=0.856$$
$$H_C = H/C = 30.878/0.856 = 36.072$$

3. 确定 P 值,作出统计推断
因例 11-6 样本含量超出了 H 界值表的范围,故按照 $\nu = k-1 = 2$,查 χ^2 界值表,得 $P<0.005$。按 $\alpha = 0.05$ 水准,拒绝 H_0,接受 H_1,差异有统计学意义,可以认为三组病人的肾病理改变有差异。

Note:

第四节 随机区组设计的秩和检验

Friedman M 检验(Friedman's M test),用于推断随机区组设计的多个相关样本总体分布是否有差异。

例 11-7 某医师为探讨不同处理方式对多发伤后血清内皮细胞特异分子-1(ESM-1)的影响有无差异,将 12 窝小白鼠(每窝 3 只)制作成多发伤动物模型,再将每窝 3 只多发伤小白鼠随机分配到 3 个处理组,测定三组的 ESM-1(表 11-7)。问三种处理方式对多发伤后血清 ESM-1 的影响有无差异?

表 11-7 经三种处理后多发伤小白鼠血清 ESM-1

区组号	A 处理 ESM-1/ (ng·ml^{-1})	秩	B 处理 ESM-1/ (ng·ml^{-1})	秩	C 处理 ESM-1/ (ng·ml^{-1})	秩
1	0.03	1	0.16	3	0.12	2
2	0.06	1	0.07	2	0.19	3
3	2.26	1	3.21	3	2.98	2
4	0.03	1.5	0.03	1.5	0.74	3
5	0.02	1	0.10	2	0.24	3
6	0.08	2	0.03	1	0.16	3
7	3.67	2	3.75	3	3.58	1
8	0.05	1	0.09	2	0.28	3
9	0.06	2	0.04	1	0.29	3
10	0.06	2	0.04	1	0.18	3
11	6.53	1	7.18	2	8.09	3
12	0.09	2	0.05	1	0.17	3
R_i	—	17.5	—	22.5	—	32.0

例 11-7 由于不满足正态性,故采用 Friedman M 检验。

1. 建立检验假设,确定检验水准

H_0:三种处理方式血清 ESM-1 总体分布位置相同。

H_1:三种处理方式血清 ESM-1 总体分布位置不全相同。

$\alpha = 0.05$。

2. 计算检验统计量

(1) 编秩:将每个区组的数据由小到大分别编秩,相同数据取平均秩次。

(2) 求秩和:计算各处理组的秩和 R_i。

(3) 计算平均秩次。

$$\overline{R} = \frac{\sum R_i}{k} = b(k+1)/2$$

其中 b 为区组数,k 为处理组数。

$$\overline{R} = \frac{17.5 + 22.5 + 32}{3} = 24.0 \quad 或 \quad \overline{R} = 12(3+1)/2 = 24.0$$

（4）计算 M 值。

$$M = \sum (R_i - \bar{R})^2 \tag{式 11-7}$$

$$M = (17.5 - 24.0)^2 + (22.5 - 24.0)^2 + (32.0 - 24.0)^2 = 108.5$$

3. 确定 P 值，作出统计推断　当 $b \leqslant 15$ 和 $k \leqslant 15$ 时，查 M 界值表（附表 11）。例 11-7 中，$b = 12$，$k = 3$，查表得 $P < 0.05$。按 $\alpha = 0.05$ 水准，拒绝 H_0，接受 H_1，差异有统计学意义，可以认为三种处理方式对多发伤后血清 ESM-1 的影响有差异。

当 $b > 15$ 或 $k > 15$ 时，超出 M 界值表的范围，可用 χ^2 近似法，按下式计算 χ^2 值，按 $\nu = k - 1$ 查 χ^2 界值表。

$$\chi^2 = \frac{12}{bk(k+1)} \sum R_i^2 - 3b(k+1) \tag{式 11-8}$$

（薛海峰）

思 考 题

1. 参数检验与非参数检验有何区别？
2. 秩和检验的优缺点及适用条件是什么？
3. 用参数检验与非参数检验分析正态分布数值变量资料，对结果有何影响？

NURSING

第十二章

回归与相关分析

12章 数字内容

学习目标

知识目标:

1. 掌握直线回归与直线相关的基本概念,相关系数、回归系数、决定系数、偏回归系数和标准化回归系数的含义,用最小二乘法建立回归直线模型的方法,直线回归的假设检验方法和相关系数的统计推断。

2. 熟悉直线回归与相关的特点、区别和联系。

3. 了解多重线性回归和 Logistic 回归分析的用途及其注意事项。

能力目标:

1. 能正确使用直线回归与相关分析事物之间的关联。

2. 能基于多重线性回归和 Logistic 回归分析结果、解释影响因素的作用。

素质目标:

培养学生基本科研素养和兴趣,引导学生恪守学术道德和科研伦理,用科学的方法更好地为人民健康服务。

导入情境与思考

在医学科研和实践中,经常会遇到对两个变量之间关系的研究,如儿童身高和体重之间的关系,糖尿病病人的血糖与其胰岛素水平的关系等,此时常用双变量回归与相关分析。

很多时候,某个变量的变化可能不只与某一个变量相关,如儿童身高不仅与父母亲身高有关,还可能与睡眠、运动和饮食有关。多重线性回归和 Logistic 回归可以分析一个因变量与多个自变量之间的关系,分析变量间的数量依存关系,以及他们对结果变量的相对作用大小。

请思考:个体的体重(kg)和肺活量(L)之间是否存在关联? 我们如何初步判断两个变量之间是否存在关联? 如何正确作出统计推断?

第一节　直 线 回 归

一、直线回归的概念

在某大学新生入学体质测试中,女同学的体重和肺活量数据可直观说明直线回归的概念。

例 12-1　某大学新生入学进行体质测试,表 12-1 为 12 名女同学的体重(kg)和肺活量(L)数据。

表 12-1　12 名女同学的体重 X 与肺活量 Y

编号	1	2	3	4	5	6	7	8	9	10	11	12
体重(X)/kg	50	51	53	54	54	55	56	58	57	60	57	56
肺活量(Y)/L	2.45	2.65	2.60	2.75	2.65	2.50	2.75	3.00	2.90	2.95	2.80	2.65

用 12 名女同学的体重和肺活量数据,在坐标轴上绘制散点图,如图 12-1。

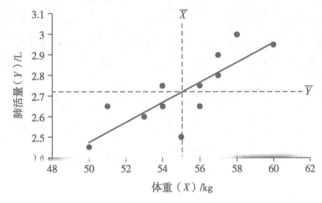

图 12-1　12 名女同学的体重(kg)与肺活量(L)散点图

在定量描述女同学体重与肺活量数量上的依存关系时,将体重作为自变量(independent variable),用 X 表示,肺活量作为因变量(dependent variable),用 Y 表示。由图 12-1 可见,肺活量 Y 随体重 X 增加而增大且呈直线趋势,但 12 个点并不恰好都在一条直线上,与两变量间严格的直线函数关系不同,称为直线回归(linear regression)或简单回归(simple regression)。用以下直线回归方程(linear regression equation)表示

$$\hat{Y} = a + bX \qquad\qquad 式 12-1$$

式 12-1 称为样本回归方程,是对两变量总体间线性关系的一个估计。$\hat{Y}$ 实际上是 X 所对应 Y 的

Note：

总体均数的一个样本估计值,称为回归方程的预测值。其中 a 称为常数项(constant term),是回归直线在 Y 轴上的截距(intercept),其统计意义是当 X 取值为 0 时相应 Y 的均数估计值,b 称为回归系数(coefficient of regression),是直线的斜率,其统计意义是当 X 变化一个单位时 Y 的平均改变的估计值。$b>0$ 时,Y 随 X 的增大而增大,$b<0$ 时,Y 随 X 的增大而减小,$b=0$ 时直线与 X 轴平行,Y 与 X 无直线关系。

二、直线回归方程的建立和假设检验

(一)直线回归方程的建立

通过样本数据求得 a、b 的数值,即可确定回归方程。求解 a、b 实际上是怎样找到一条能最好地代表数据点分布趋势的直线。将实测值 Y 与假定回归线上的估计值 $\hat{Y}$ 的纵向距离 $Y-\hat{Y}$ 称为残差(residual),要使各点残差尽可能的小。由于考虑所有点之残差有正有负,所以通常取各点残差平方和最小的直线为所求,这就是所谓最小二乘法(least sum of squares,LS)。按照这一原则得到 a、b 的计算公式为:

$$b = \frac{l_{XY}}{l_{XX}} = \frac{\sum(X-\bar{X})(Y-\bar{Y})}{\sum(X-\bar{X})^2} \qquad \text{式 12-2}$$

$$a = \bar{Y} - b\bar{X} \qquad \text{式 12-3}$$

式 12-2 中,l_{XY} 为 X 与 Y 的离均差父义乘积和,简称离均差积和,可按式 12-4 计算

$$l_{XY} = \sum(X-\bar{X})(Y-\bar{Y}) = \sum XY - \frac{(\sum X)(\sum Y)}{n} \qquad \text{式 12-4}$$

历 史 长 廊

高尔顿与回归

弗朗西斯·高尔顿(Francis Galton)在他的表兄达尔文(生物学家,进化论的奠基人)的影响下,开始对遗传学感兴趣。他在伦敦成立了一个生物统计实验室,收集了很多人的身高、体重等数据。如果从遗传角度,父亲身高较高的话,可能儿子身高也高,如果一代一代传下去,会不会出现两极分化的现象呢?高尔顿的研究结果发现并非如此。如果父亲很高,儿子身高会较低,如果父亲身高很低,儿子可能身高更高。高尔顿通过测量父亲和儿子的身高,发现了向均数回归这一现象,并提出了回归的思想。尽管现在的回归理论已经远远超出了当初高尔顿所提出的回归的概念,但高尔顿对回归的建立具有重大意义。

根据表 12-1 的数据,估计肺活量(Y)对其体重(X)的直线回归方程。由原始数据及散点图(图 12-1 的观察,两变量间呈直线趋势,故作下列计算:

1. 计算 X、Y 的均数($\bar{X}$、$\bar{Y}$),离均差平方和(l_{XX}、l_{YY})和离均差积和(l_{XY})

$$\bar{X} = \frac{\sum X}{n} = \frac{661}{12} = 55.08 \quad \bar{Y} = \frac{\sum Y}{n} = \frac{32.65}{12} = 2.7208$$

$$l_{XX} = \sum X^2 - \frac{(\sum X)^2}{n} = 36\,501 - \frac{(661)^2}{12} = 90.9167$$

$$l_{YY} = \sum Y^2 - \frac{(\sum Y)^2}{n} = 89.1575 - \frac{(32.65)^2}{12} = 0.3223$$

$$l_{XY} = \sum XY - \frac{(\sum X)(\sum Y)}{n} = 1\ 802.85 - \frac{661 \times 32.65}{12} = 4.379\ 2$$

2. 求回归系数（b）和截距（a）

按式 12-2，可得：

$$b = \frac{4.379\ 2}{90.916\ 7} = 0.048\ 2$$

按式 12-3，可得：

$$a = 2.720\ 8 - 0.048\ 2 \times 55.08 = 0.065\ 9$$

3. 列出直线回归方程

$$\hat{Y} = 0.065\ 9 + 0.048\ 2X$$

（二）直线回归方程的假设检验

建立样本直线回归方程，只是完成了统计分析中两变量关系的统计描述。它们来自总体的直线回归关系是否确实存在，即是否对总体有 $\beta \neq 0$，还需要进一步做假设检验。常用的假设检验方法有方差分析和 t 检验。

1. **方差分析** 理解回归中方差分析的基本思想，需要对因变量 Y 的离均差平方和作分解。

$$\sum (Y - \overline{Y})^2 = \sum (\hat{Y} - \overline{Y})^2 + \sum (Y - \hat{Y})^2$$

用符号表示为：

$$SS_{总} = SS_{回} + SS_{残} \qquad\qquad 式 12-5$$

式 12-5 中，$SS_{总}$ 即 $\sum (Y - \overline{Y})^2$，为 Y 的离均差平方和，表示未考虑 Y 与 X 的回归关系时 Y 的总变异。

$SS_{回}$ 即 $\sum (\hat{Y} - \overline{Y})^2$，为回归平方和。$SS_{回}$ 反映了在 Y 的总变异中可以用 Y 与 X 的直线关系解释的那部分变异。$SS_{回}$ 越大，说明回归效果越好。

$SS_{残}$ 即 $\sum (Y - \hat{Y})^2$，为残差平方和。它反映了除 X 对 Y 的线性影响之外的一切因素对 Y 的变异的作用，表示考虑回归之后 Y 真正的随机误差。

上述三个平方和，各有其相应的自由度 ν，并有如下的关系：

$$\nu_{总} = \nu_{回} + \nu_{残}, \nu_{总} = n-1, \nu_{回} = 1, \nu_{残} = n-2 \qquad\qquad 式 12-6$$

如果两变量间总体回归关系确实存在，回归的贡献就要大于随机误差，大到一定程度时可以认为具有统计学意义，可计算 F 统计量。

$$F = \frac{\dfrac{SS_{回}}{\nu_{回}}}{\dfrac{SS_{残}}{\nu_{残}}} = \frac{MS_{回}}{MS_{残}}, \nu_{回} = 1, \nu_{残} = n-2 \qquad\qquad 式 12-7$$

式 12-7 中，$MS_{回}$、$MS_{残}$ 分别称为回归均方与残差均方。统计量 F 服从自由度为 $\nu_{回}$、$\nu_{残}$ 的 F 分布。

2. **t 检验** 对 $\beta = 0$ 这一假设是否成立还可进行 t 检验。

Note:

$$t=\frac{b-0}{S_b},\nu=n-2 \qquad\qquad 式\ 12\text{-}8$$

$$S_b=\frac{S_{Y\cdot X}}{\sqrt{l_{XX}}} \qquad\qquad 式\ 12\text{-}9$$

$$S_{Y\cdot X}=\sqrt{\frac{SS_{残}}{n-2}} \qquad\qquad 式\ 12\text{-}10$$

式 12-9 中，$S_{Y\cdot X}$ 为回归的剩余标准差(standard deviation of residuals)，S_b 为样本回归系数标准误。其计算公式提示，扩大自变量的取值范围可减小 S_b，使得回归系数的估计更稳定。

3. 应用举例

例 12-2 对例 12-1 数据得到的直线回归方程作假设检验。

（1）方差分析法

$H_0:\beta=0$，即肺活量与体重之间无直线关系。

$H_1:\beta\neq0$，即肺活量与体重之间有直线关系。

$\alpha=0.05$。

$$SS_{回}=\frac{l_{XY}^2}{l_{XX}}=\frac{4.379\,2^2}{90.916\,7}=0.210\,9$$

$$SS_{残}=SS_{总}-SS_{回}=0.322\,3-0.210\,9=0.111\,4$$

列出方差分析表，见表 12-2。

表 12-2 方差分析表

变异来源	自由度	SS	MS	F	P
总变异	11	0.322 3	—		
回归	1	0.210 9	0.210 9	19	<0.01
残差	10	0.111 4	0.011 1		

$\nu_1=\nu_{回}=1$、$\nu_2=\nu_{残}=10$，查 F 界值表 $F_{0.05,(1,10)}=4.96$，得 $P<0.01$。按 $\alpha=0.05$ 水准，拒绝 H_0，接受 H_1，可认为肺活量与体重之间有直线关系。

（2）t 检验：H_0、H_1 及 α 同上。

$$n=12,SS_{残}=0.111\,4,l_{XX}=90.916\,7,b=0.048\,2$$

按式 12-8、式 12-9 和式 12-10，可得：

$$S_{Y\cdot X}=\sqrt{\frac{0.111\,4}{12-2}}=0.105\,5$$

$$S_b=\frac{0.105\,5}{\sqrt{90.916\,7}}=0.011\,1$$

$$t=\frac{0.048\,2}{0.011\,1}=4.34$$

$\nu=10$，查 t 界值表，得 $P<0.001$。按 $\alpha=0.05$ 水准，拒绝 H_0，接受 H_1，结论同上。

注意：例 12-2 中，$\sqrt{F}=\sqrt{19}=4.36\approx t$。实际上直线回归中对回归系数的 t 检验与 F 检验等价，类似于两样本均数比较可以做 t 检验亦可做方差分析。

Note:

三、直线回归的应用

（一）估计总体均数 $\mu_{Y|X}$ 的置信区间

给定 X 的数值 X_0，由样本回归方程算出的 $\hat{Y}_0$ 只是相应总体均数 $\mu_{Y|X_0}$ 的一个点估计。$\hat{Y}_0$ 会因样本而异，存在抽样误差。抽样误差的标准误按式 12-11 计算。

$$S_{\hat{Y}_0}=S_{Y \cdot X}\sqrt{\frac{1}{n}+\frac{(X_0-\overline{X})^2}{\sum(X-\overline{X})^2}}$$ 式 12-11

给定 $X=X_0$ 时，总体均数 $\mu_{Y|X_0}$ 的 $1-\alpha$ 置信区间为：

$$\hat{Y}_0+t_{\alpha/2,\nu}S_{\hat{Y}_0}$$ 式 12-12

（二）预测个体 Y 值的取值区间

把自变量 X 代入回归方程对因变量 Y 的个体值进行估计。给定 X 的数值 X_0，对应的个体 Y 值也存在一个波动范围。其标准差 S_{Y_0} 按式 12-13 计算。

$$S_{Y_0}=S_{Y \cdot X}\sqrt{1+\frac{1}{n}+\frac{(X_0-\overline{X})^2}{\sum(X-\overline{X})^2}}$$ 式 12-13

给定 $X=X_0$ 时，个体 Y 值的 $1-\alpha$ 预测区间为：

$$\hat{Y}_0\pm t_{\alpha/2,\nu}S_{Y_0}$$ 式 12-14

四、直线回归分析中应注意的问题

1. **回归关系不等于因果关系** 两变量存在直线回归关系，只能说明两变量在数量上存在联系，并不能说明两变量一定有内在的因果关系。如护理服务满意度与就诊人数之间可能存在回归关系，就诊人数增加了，护理服务满意度下降，但两者间关系并非因果关系。

2. **数据分布有线性趋势才可以进行直线回归分析** 进行直线回归分析前，应先绘制两变量散点图。当散点图显示数据分布呈现线性趋势时，进行直线回归分析才有意义。散点图不仅能发现散点的分布趋势，也能帮助发现异常点，可用于分析离群值和间杂性对线性回归造成的影响。

3. **直线回归分析有其应用条件** 直线回归分析要求所有观察对象相互独立，给定 X 后，Y 要服从正态分布，并且不同的 X 值所对应的 Y 值应具有相同的方差。

4. **运用回归方程进行预测时可内推但慎外延** 回归分析得到回归方程后，只能说明在 X 的样本取值范围内，X 和 Y 有直线回归关系，此时可通过 X 预测 Y 的取值。如果 X 取值超出该范围，由于不能保证直线回归关系继续存在，此时通过 X 来预测 Y 存在错误估计的风险。

5. **不是所有回归关系都是直线** 回归关系回归系数等于零，并不意味两变量一定无关，它只能说明两变量无直线回归关系，此时两变量有可能存在非线性关系。

第二节 直线相关

一、直线相关的概念

（一）直线相关和相关系数

对两变量间关系的研究，有时并不要求由 X 估计 Y（或者先不考虑这个问题），而关心的是两个变量间是否有直线相关关系。直线相关(linear correlation),用于双变量正态分布(bivariate normal distribution)资料。

直线相关的性质可由散点图直观的说明。如图 12-2 中,左上两图散点呈椭圆形分布,若两变量 X、Y 同时增大或减小,变化趋势是同向的,称为正相关(positive correlation),反之 X、Y 间呈反向变化,称为负相关(negative correlation)。左下两图散点在一直线上,若 X、Y 是同向变化,称为完全正相关(perfect positive correlation),反之 X、Y 呈反向变化,称为完全负相关(perfect negative correlation)。右四图,散点分布为圆形等其他形状,两变量间没有直线相关关系,称为零相关(zero correlation)。正相关或负相关并不一定表示一个变量的改变是另一个变量变化的原因,有可能同时受另一个因素的影响。因此,相关关系并不一定是因果关系。

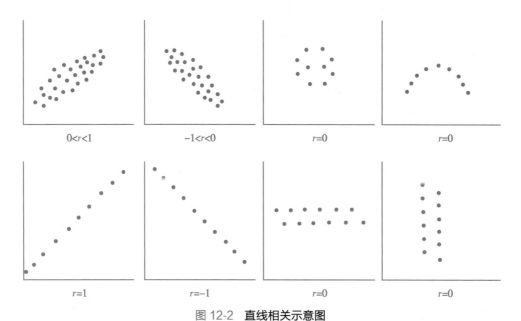

图 12-2　直线相关示意图

相关系数(correlation coefficient)又称为 Pearson 积差相关系数(coefficient of product-moment correlation),以符号 r 表示样本相关系数,符号 ρ 表示其总体相关系数。它用来说明具有直线关系的两变量间相关的密切程度与相关方向。样本相关系数的计算公式为:

$$r = \frac{\sum (X-\bar{X})(Y-\bar{Y})}{\sqrt{\sum (X-\bar{X})^2}\sqrt{\sum (Y-\bar{Y})^2}} = \frac{l_{XY}}{\sqrt{l_{XX}l_{YY}}} \qquad 式 12\text{-}15$$

相关系数没有单位,其值为 $-1 \leqslant r \leqslant 1$。$r$ 为正表示正相关,r 为负表示负相关,r 的绝对值等于 1 为完全相关,$r=0$ 为零相关。在生物界由于影响因素众多,因此很少有完全相关。注意:这里的 r 实际上是总体相关系数 ρ 的估计值。

例 12-3　用例 12-1 的数据,据此回答两变量是否有关联? 其方向和密切程度如何?

首先在平面直角坐标系中绘制散点图,如图 12-1 所示。

由公式分别算得:

$$l_{XX} = 90.916\,7, l_{YY} = 0.322\,3, l_{XY} = 4.379\,2$$

按式 12-15 可得:

$$r = \frac{4.379\,2}{\sqrt{90.916\,7} \times \sqrt{0.322\,3}} = 0.809\,0$$

（二）相关系数的统计推断

从同一总体抽出的不同样本会得到不同的样本相关系数，所以要判断 X、Y 间是否确有直线相关关系，就要检验 r 是否来自 $\rho \neq 0$ 的总体。故当计算出 r 值后，接着做 $\rho = 0$ 的假设检验。

常用的直线相关系数假设检验方法有两种。

1. 直接查相关系数临界值表（附表 12），根据自由度 $\nu = n-2$，比较 $|r|$ 与临界值，统计量绝对值越大，概率 P 越小；统计量绝对值越小，概率 P 越大。

2. 采用相关系数 t 检验，这在实际应用中更普遍一些，统计量为

$$t = \frac{r-0}{S_r} = \frac{r}{\sqrt{\frac{1-r^2}{n-2}}}, \nu = n-2 \qquad 式 12\text{-}16$$

式 12-16 中，分母为相关系数的标准误。求得 t 值后，查 t 界值表得 P 值，按所取检验水准作出推断结论。

例 12-4　继例 12-3 中算得 $r = 0.809\,0$ 后，试检验相关是否具有统计学意义。

H_0：$\rho = 0$，即肺活量与体重之间无直线相关关系。

H_1：$\rho \neq 0$，即肺活量与体重之间有直线相关关系。

$\alpha = 0.05$。

$$n = 12, r = 0.809\,0$$

按式 12-16，可得：

$$t = \frac{0.809\,0}{\sqrt{\frac{1-0.809\,0^2}{12-2}}} = 4.352\,2$$

按 $\nu = 10$，查 t 界值表，得 $P < 0.001$。按 $\alpha = 0.05$ 水准，拒绝 H_0，接受 H_1，可以认为肺活量与体重之间存在正相关关系。

（三）决定系数

直线回归与相关中还有一个重要的统计量称为决定系数（coefficient of determination），定义为回归平方和与总离均差平方和之比。其计算公式为：

$$R^2 = \frac{SS_{回}}{SS_{总}} = \frac{\frac{l_{XY}^2}{l_{XX}}}{l_{YY}} = \frac{l_{XY}^2}{l_{XX}l_{YY}} \qquad 式 12\text{-}17$$

R^2 取值在 0 到 1 之间且无单位，其数值大小反映了回归贡献的相对程度，也就是在 Y 的总变异中回归关系所能解释的百分比。当 $SS_{总}$ 固定不变时，回归平方和的大小决定了相关系数 r 绝对值的大小。回归平方和越接近总平方和，则 r 绝对值越接近 1，说明相关的实际效果越好。

二、直线相关分析中应注意的问题

（一）应用 Pearson 积差相关时对数据的要求

不同类型数据相关系数的计算方法不同，计算 Pearson 积差相关系数时，要求两变量之间具有线性趋势，且均为连续型随机变量，两个变量的总体都符合正态分布，或者接近正态分布，至少是单峰对称分布，两变量之间必须是成对的数据，并且每对数据相互独立。

因此在进行直线相关分析之前，需要绘制散点图观察其线性趋势，并考虑数据属于何种类型的资

料,当数据属于等级资料时,应该计算等级相关系数,而非积差相关系数。

（二）正确解释相关系数

1. 相关关系不等于逻辑关系　相关系数可通过两变量数据计算得到,即使两变量间确无逻辑关系,也有可能得到较强的相关关系。有时两变量之间计算得到的相关系数没有任何实际价值,应从逻辑上判断事物之间是否真正存在关系。

2. 应用相关系数不能仅看其数值大小　相关系数的大小往往被理解为相关关系的强弱程度,但此时需要注意样本量的影响:样本量较小时,受偶然因素的影响较大,容易得到较大的相关系数,样本量较大时,可能较小的相关系数就可以有统计学意义。因此应用相关系数时要综合考虑其数值大小和假设检验的结论。

3. 要在一定范围内应用相关系数　相关系数的应用不能脱离其产生的时空背景,盲目套用可能误导决策。

三、直线相关与回归的区别和联系

（一）直线相关和回归的联系

直线相关和回归所研究的都是两个变量的线性关系。相关系数说明两个变量间关系的密切程度和方向,回归方程说明两个变量间的数量依存关系。两者说明的问题不同,但又是有联系的,确定变量之间是否存在关系,这是回归与相关分析的共同出发点。因此两者存在以下联系:

1. 符号相同　对同一组资料,相关系数和回归系数的符号相同。

2. 假设检验等价　对同一样本资料,回归系数和相关系数的假设检验等价。如果回归系数有统计学意义,相关系数就一定有统计学意义,反之亦然。由于相关系数的计算及假设检验比较方便,因此在回归分析以前,一般先做相关分析。只有在相关系数有统计学意义的前提下,求回归方程及回归直线才有意义。

3. r 与 b 存在换算关系　回归系数和相关系数的假设检验不但等价,两者之间也存在数量换算关系。

4. 回归可用于解释相关　决定系数 R^2 是回归平方和与总离均差平方和之比,它等于相关系数的平方。一般来说,决定系数越大,说明 X 对 Y 的影响越大,也说明 X 与 Y 数量上的联系越密切。

（二）直线相关和回归的区别

1. 对资料的要求不同　直线相关要求两个变量均为随机变量,且服从二元正态分布,直线回归只要求因变量 Y 是相互独立的随机变量,自变量 X 既可以是精确测量或人为严格控制的变量,也可是随机变量。

2. 应用不同　相关反映两个变量联系的方向和强弱,用于描述变量间关系,提供进一步研究的线索,回归反映两个变量数量上的依存关系,常用于预测和控制。

3. 单位不同　相关系数没有单位,回归系数有单位,其单位形式为"因变量单位/自变量单位"。

第三节　多重线性回归

一、多重线性回归概述

（一）多重线性回归模型

医学科研工作中一个因变量往往受到多个自变量的影响。多重线性回归（multiple linear regression）是研究一个因变量与多个自变量间关系的统计分析方法,其参数估计基本原理与简单回归相同。由于一种现象常常与其他多种现象相联系,采用多个自变量的最优组合来共同预测因变量,比只用单个自变量进行预测要更加符合实际情况,更具有实用价值。但是由于自变量增多、计算量增大,

Note:

通常需要应用统计分析软件完成。

假定对 n 例观察对象逐一测定了因变量 Y 与 m 个自变量 $X_1, X_2, \cdots, X_m$ 的数值,数据形式见表 12-3。

表 12-3 多重回归分析数据格式

例号	X_1	X_2	...	X_m	Y
1	X_{11}	X_{12}	...	X_{1m}	Y_1
2	X_{21}	X_{22}	...	X_{2m}	Y_2
⋮	⋮	⋮	...	⋮	⋮
n	X_{n1}	X_{n2}	...	X_{nm}	Y_n

多重线性回归模型的一般形式为

$$Y = \beta_0 + \beta_1 X_1 + \beta_2 X_2 + \cdots + \beta_m X_m + e \qquad \text{式 12-18}$$

式 12-18 中,β_0 为常数项,又称为截距,$\beta_1, \beta_2, \cdots, \beta_m$ 称为偏回归系数(partial regression coefficient)。式 12-18 表示数据中因变量 Y 可以近似地表示为自变量 $X_1, X_2, \cdots, X_m$ 的线性函数,而 e 则是去除 m 个自变量对 Y 影响后的随机误差,也称残差。偏回归系数 $\beta_j(j = 1, 2, \cdots, m)$ 表示在其他自变量保持不变时,X_j 增加或减少一个单位时 Y 的平均变化量。

多重线性回归模型的应用需要满足如下条件:

(1) Y 与 $X_1, X_2, \cdots, X_m$ 之间具有线性关系。

(2) 各例观测值 $Y_i(i = 1, 2, \cdots, n)$ 相互独立。

(3) 残差 e 服从均数为 0、方差为 σ^2 的正态分布,即对任意一组自变量 $X_1, X_2, \cdots, X_m$ 值,因变量 Y 具有相同方差,并且服从正态分布。

(二)多重线性回归的应用

多重线性回归是多因素分析中最常用的分析方法,在医疗护理工作中有着广泛的应用,常用于以下方面:

1. 影响因素分析 如探讨对人体某项生理、生化数值变量的影响因素及其相对作用强弱的分析。当临床试验或基础研究的科研设计中存在无法控制的混杂因素时,可将混杂因素当作一个自变量因素来处理,与其他因素一起进行回归分析,实现调整校正的目的。

2. 数值因变量的估计与预测 多重线性回归方程可表示数值因变量 Y 与自变量间的数量大小的关系,可以通过容易测量的自变量对不易测得的因变量进行数值大小的估计,如通过儿童心脏横径、心脏纵径和心脏宽径的测量值来估计心脏的表面积;还可以通过已知的自变量来对未知的因变量进行预测,如根据胎儿的孕龄、头径、胸径和腹径的测量值对新生儿的出生体重作出预测。建立用于预测目的的回归方程时,应选择具有较高 R^2 的方程。

3. 统计控制 为使因变量控制在规定的一个确定范围内波动,可以利用回归方程进行逆向估计,从而求得控制自变量的取值范围。进行统计控制时,要求回归方程的 R^2 值要大,回归系数的标准误要小。

(三)多重线性回归分析步骤

多重线性回归分析一般可分为两个步骤:

1. 根据样本数据对模型参数 $\beta_0, \beta_1, \beta_2, \cdots, \beta_m$ 进行估计,从而得到多重线性回归方程。

$$\hat{Y} = b_0 + b_1 X_1 + b_2 X_2 + \cdots + b_m X_m \qquad \text{式 12-19}$$

式 12-19 中,$b_0, b_1, b_2, \cdots, b_m$ 为模型参数的估计值,$\hat{Y}$ 为 Y 的估计值,表示在一组自变量 $X_1,$

Note:

$X_2,\cdots,X_m$ 取值时 Y 的平均值。

2. 对回归模型及参数做假设检验,并对方程的拟合效果及各自变量的作用大小作出评价。

二、多重线性回归方程的建立

与简单直线回归相同,多重线性回归模型的参数估计可以由最小二乘法得到,即根据观察到的 n 例数据,使残差平方和达到最小,由此可以得到由式 12-20 定义的正规方程组,求解得到 $b_1,b_2,\cdots,b_m$,并由式 12-21 求出回归方程的常数项 b_0。

$$\begin{cases} l_{11}b_1+l_{12}b_2+\cdots+l_{1m}b_m=l_{1Y} \\ l_{21}b_1+l_{22}b_2+\cdots+l_{2m}b_m=l_{2Y} \\ l_{m1}b_1+l_{m2}b_2+\cdots+l_{mm}b_m=l_{mY} \end{cases} \qquad \text{式 12-20}$$

$$b_0=\overline{Y}-(b_1\overline{X}_1+b_2\overline{X}_2+\cdots+b_m\overline{X}_m) \qquad \text{式 12-21}$$

式 12-20 中:

$$l_{ij}=\sum(X_i-\overline{X}_i)(X_j-\overline{X}_j)=\sum X_iX_j-\frac{\sum X_i\sum X_j}{n},i,j=1,2,\cdots,m \qquad \text{式 12-22}$$

$$l_{jY}=\sum(X_j-\overline{X}_j)(Y-\overline{Y})=\sum X_jY-\frac{\sum X_j\sum Y}{n},j=1,2,\cdots,m \qquad \text{式 12-23}$$

当 $i=j$ 时,l_{ij} 是一个自变量 X_i 的离均差平方和,当 $i\neq j$ 时,l_{ij} 是两个自变量的离均差积和,l_{jY} 为自变量 X_j 与因变量 Y 的离均差积和。

例 12-5 研究者共招募 33 位 5~8 岁正常男童,分别测量他们的心脏面积(Y)、并收集体重(X_1)、心脏纵径(X_2)、胸腔横径(X_3)等变量信息。测量值列于表 12-4 中,试建立男童心脏面积与其他几项指标的多重线性回归方程。

表 12-4 33 名 5~8 岁正常男童生长发育指标的测量结果

序号(i)	体重(X_1)/kg	心脏纵径(X_2)/cm	胸腔横径(X_3)/cm	心脏面积(Y)/cm²
1	20.50	8.80	18.40	48.28
2	27.50	10.30	21.60	66.89
3	22.00	9.70	19.80	54.73
4	23.00	10.40	21.30	63.85
5	20.00	8.30	18.90	40.29
6	22.50	10.00	19.30	53.79
7	25.50	10.40	20.60	58.73
8	25.00	10.40	21.50	60.61
9	19.50	7.90	18.60	37.76
10	24.00	9.60	20.20	52.49
11	24.00	10.00	21.00	54.30
12	20.50	9.20	20.50	48.47
13	22.50	9.10	20.70	48.10
14	24.00	9.30	18.50	51.37

续表

序号(i)	体重(X_1)/kg	心脏纵径(X_2)/cm	胸腔横径(X_3)/cm	心脏面积(Y)/cm²
15	21.50	9.40	19.70	54.05
16	24.50	10.10	20.40	61.56
17	30.00	10.20	21.90	60.10
18	30.00	11.10	22.40	70.59
19	23.50	10.20	20.40	63.19
20	26.50	10.70	21.00	64.10
21	32.00	10.80	21.50	71.72
22	30.00	11.00	20.40	64.00
23	27.00	10.50	21.70	64.10
24	21.50	9.70	19.80	52.27
25	22.00	10.20	20.90	49.09
26	29.00	10.70	22.50	66.16
27	28.50	10.50	21.70	64.71
28	22.00	9.60	20.50	54.63
29	22.00	9.20	20.90	53.41
30	23.00	9.30	20.20	49.74
31	22.50	10.00	20.00	56.08
32	28.50	10.90	22.10	68.61
33	24.00	9.90	20.80	57.00

按式 12-22 和式 12-23,由表 12-4 数据计算,可求得包括因变量在内的各变量离差矩阵。

$$\{l_{ij}\} = \begin{bmatrix} 327.409\ 1 & 60.209\ 1 & 86.831\ 8 & 716.697\ 3 \\ 60.209\ 1 & 17.122\ 4 & 20.418\ 5 & 176.988\ 6 \\ 86.831\ 8 & 20.418\ 5 & 37.609\ 7 & 222.177\ 1 \\ 716.679\ 3 & 176.988\ 6 & 223.177\ 1 & 2\ 132.240\ 6 \end{bmatrix}$$

按式 12-20,列出正规方程组求解后,可得:

$$b_1 = 0.817, b_2 = 7.478, b_3 = -0.012$$

算得均数分别为:

$$\overline{X}_1 = 24.32, \overline{X}_2 = 9.88, \overline{X}_3 = 20.60, \overline{Y} = 56.83$$

按式 12-21,可求得常数项:

$$b_0 = 56.83 - (0.817 \times 24.32 + 7.478 \times 9.88 - 0.012 \times 20.60) = -36.675$$

故所求多重线性回归方程为:

$$\hat{Y} = -36.675 + 0.817X_1 + 7.478X_2 - 0.012X_3$$

Note:

三、多重线性回归方程的假设检验

由样本数据得到回归方程后,为了确定回归方程及引入的自变量是否有统计学意义,必须进一步做假设检验。方差分析法可以将回归方程中所有自变量 $X_1, X_2, \cdots, X_m$ 作为一个整体来检验它们与因变量 Y 之间是否具有线性关系,并对回归方程的预测或解释能力作出综合评价,在此基础上进一步对各变量的重要性作出评价。

(一)回归方程的假设检验及评价

1. 方差分析法

$H_0: \beta_1 = \beta_2 = \cdots = \beta_m = 0$。

$H_1:$ 各 $\beta_j(j = 1, 2, \cdots, m)$ 不全为 0。

$\alpha = 0.05$。

将因变量 Y 的总变异分解成两部分。

$$\sum (Y - \overline{Y})^2 = \sum (\hat{Y} - \overline{Y})^2 + \sum (Y - \hat{Y})^2$$

$\sum (\hat{Y} - \overline{Y})^2$ 为回归平方和,$\sum (Y - \hat{Y})^2$ 为残差平方和,可记作:

$$SS_{总} = SS_{回} + SS_{残}$$

回归平方和为:

$$SS_{回} = b_1 l_{1Y} + b_2 l_{2Y} + \cdots + b_m l_{mY} = \sum b_j l_{jY} \qquad \text{式 12-24}$$

残差平方和为:

$$SS_{残} = SS_{总} - SS_{回}$$

用统计量 F 检验假设 H_0 是否成立:

$$F = \frac{SS_{回}/m}{SS_{残}/(n-m-1)} = \frac{MS_{回}}{MS_{残}}$$

方差分析见表 12-5。

表 12-5 多重线性回归方差分析表

变异来源	自由度	SS	MS	F	P
总变异	$n-1$	$SS_{总}$	—		
回归	m	$SS_{回}$	$SS_{回}/m$	$MS_{回}/MS_{残}$	—
残差	$n-m-1$	$SS_{残}$	$SS_{残}/(n-m-1)$		

如果 $F \geqslant F_{\alpha,(m,n-m-1)}$,则在 α 水准上拒绝 H_0,接受 H_1,认为因变量 Y 与 m 个自变量 $X_1, X_2, \cdots, X_m$ 之间存在线性回归关系。

从例 12-5 数据建立起回归方程后,计算各部分的变异。

$$SS_{总} = 2\ 132.241$$

$$SS_{回} = 1\ 906.396$$

$$SS_{残} = 2\ 132.241 - 1\ 906.396 = 225.845$$

Note:

方差分析的结果见表 12-6。

表 12-6　例 12-5 的方差分析表

变异来源	自由度	SS	MS	F	P
总变异	32	2 132.241	—		
回归	3	1 906.396	635.465	81.598	<0.001
残差	29	225.845	7.788		

查 F 界值表得 $F_{0.01,(3,29)} = 4.54$，$F>4.54$，$P<0.01$，在 $\alpha = 0.05$ 检验水准上拒绝 H_0，接受 H_1，认为所拟合的回归方程具有统计学意义。

2. 决定系数 R^2　根据方差分析表中的结果，还可以得到多重线性回归的决定系数 R^2，其计算公式为：

$$R^2 = \frac{SS_{回}}{SS_{总}} = 1 - \frac{SS_{残}}{SS_{总}}$$ 式 12-25

$0 \leqslant R^2 \leqslant 1$，说明自变量 $X_1, X_2, \cdots, X_m$ 能够解释 Y 变化的百分比，其值越接近于 1，说明模型对数据的拟合程度越好。由例 12-5，可算得：

$$R^2 = \frac{1\ 906.396}{2\ 132.241} = 0.894$$

表明心脏面积变异的 89.4% 可由体重（X_1）、心脏纵径（X_2）、胸腔横径（X_3）的变化来解释。

（二）各自变量的假设检验与评价

方差分析和决定系数是将所有自变量 $X_1, X_2, \cdots, X_m$ 作为一个整体来检验和说明它们与 Y 的相关程度及解释能力，并未指明方程中的每一个自变量对 Y 的影响如何，而在医学研究中往往更关心的是对各自变量的解释。可以采用下面一些方法对每一自变量的作用进行检验和衡量它们对 Y 的作用大小。

1. 偏回归平方和　回归方程中某一自变量 X_j 的偏回归平方和（sum of squares for partial regression），表示模型中含有其他 $m-1$ 个自变量的条件下该自变量对 Y 的回归贡献，相当于从回归方程中剔除 X_j 后所引起的回归平方和的减少量，或者在 $m-1$ 个自变量的基础上新增加 X_j 引起的回归平方和的增加量。

这里，偏回归平方和用 $SS_{回}(X_j)$ 表示，其值愈大说明相应的自变量愈重要。需要注意的是，$m-1$ 个自变量对 Y 的回归平方和由重新建立的新方程得到，而不是简单地在原方程基础上把 $b_j X_j$ 剔除后算得。

利用某一自变量 X_j 的偏回归平方和检验 $H_0: \beta_j = 0$，$H_1: \beta_j \neq 0$。检验统计量为：

$$F_j = \frac{SS_{回}(X_j)/1}{SS_{残}/(n-m-1)}$$ 式 12-26

如果 $F_j \geqslant F_{\alpha,(1,n-m-1)}$，则在给定的 α 检验水准上拒绝 H_0，接受 H_1，认为 Y 与 X_j 有线性关系。

各自变量的偏回归平方和可以通过拟合包含不同自变量的回归方程计算得到，表 12-7 给出了例 12-5 数据分析的部分中间结果。

Note:

表 12-7　例 12-5 数据回归分析的部分中间结果

回归方程中包含的自变量	平方和(变异)	
	$SS_{回}$	$SS_{残}$
①X_1,X_2,X_3	1 906.396	225.845
②X_2,X_3	1 840.545	291.696
③X_1,X_3	1 643.998	488.242
④X_1,X_2	1 906.394	225.846

根据表 12-7 的结果,可算出各自变量的偏回归平方和。

$$SS_{回}(X_1) = SS_{回}(X_1,X_2,X_3) - SS_{回}(X_2,X_3)$$
$$= 1\,906.396 - 1\,840.545$$
$$= 65.851$$
$$SS_{回}(X_2) = SS_{回}(X_1,X_2,X_3) - SS_{回}(X_1,X_3)$$
$$= 1\,906.396 - 1\,643.998$$
$$= 262.398$$
$$SS_{回}(X_3) = SS_{回}(X_1,X_2,X_3) - SS_{回}(X_1,X_2)$$
$$= 1\,906.396 - 1\,906.394$$
$$= 0.002$$

偏回归平方和的 F 检验结果为:

$$F_1 = \frac{65.851/1}{225.845/(33-3-1)} = 8.455\,7$$

$$F_2 = \frac{262.398/1}{225.845/(33-3-1)} = 33.693\,6$$

$$F_3 = \frac{0.002/1}{225.845/(33-3-1)} = 0.000\,3$$

查 F 界值表得 $F_{0.05(1,29)} = 4.18$,由于 F_1 和 F_2 均大于 4.18,故在 $\alpha = 0.05$ 检验水准上拒绝 H_0,接受 H_1,认为心脏面积与体重(X_1)、心脏纵径(X_2)有线性回归关系。由两个变量的偏回归平方和大小看出,心脏纵径的回归贡献更大一些。

2. t 检验法　是一种与偏回归平方和检验完全等价的一种方法。其计算公式为:

$$t_j = \frac{b_j}{S_{b_j}} \qquad\text{式 12-27}$$

式 12-27 中,b_j 为偏回归系数的估计值,S_{b_j} 是 b_j 的标准误,计算比较复杂,要应用矩阵运算获得。原假设为 $H_0:\beta_j=0$,t_j 服从自由度为 $\nu=n-m-1$ 的 t 分布。如果 $|t_j| \geq t_{\alpha/2,n-m-1}$,则在 α 检验水准上拒绝 H_0,接受 H_1,认为 Y 与 X_j 有线性回归关系。

例 12-5 已计算得:

$$b_1 = 0.817, b_2 = 7.478, b_3 = -0.012$$

用统计软件可以算出:

Note:

$$S_{b_1} = 0.281, S_{b_2} = 1.288, S_{b_3} = 0.830$$

故 t 值为：

$$t_1 = \frac{0.817}{0.281} = 2.907, t_2 = \frac{7.478}{1.288} = 5.806, t_3 = \frac{-0.012}{0.830} = -0.015$$

查 t 界值表得 $t_{0.05/2,29} = 2.045, t_2 > t_1 > 2.045, P$ 值均小于 0.05，说明 b_1 和 b_2 有统计学意义，而 b_3 没有统计学意义。

对同一资料，不同自变量的 t 值间可以相互比较，t 的绝对值愈大，说明该自变量对 Y 的回归所起的作用愈大。通常统计软件在输出多重回归分析的结果时会同时给出 t 检验的结果。

3. **标准化回归系数** 由于各自变量的测量单位不同，单从各偏回归系数的绝对值大小来分析难以得出正确的结论。若对数据标准化，即将原始数据减去相应变量的均数后再除以该变量的标准差。计算公式为：

$$X'_j = \frac{(X_j - \overline{X}_j)}{S_j} \qquad \text{式 12-28}$$

计算得到的回归方程称作标准化回归方程，相应的回归系数即为标准化回归系数。标准化回归方程的截距为 0。标准化回归系数与一般回归方程的回归系数之间的关系为：

$$b'_j = b_j \sqrt{\frac{l_{jj}}{l_{YY}}} = b_j \left(\frac{S_j}{S_Y} \right) \qquad \text{式 12-29}$$

式 12-29 中，b'_j 为标准化回归系数，S_j 和 S_Y 分别为自变量 X_j 和因变量 Y 的标准差。标准化回归系数可以用来比较各个自变量 X_j 对 Y 的影响强度，通常在有统计学意义的前提下，标准化回归系数的绝对值愈大说明相应自变量对 Y 的作用愈大。

对例 12-5 数据，计算出各变量的标准差：

$$S_1 = 3.1987, S_2 = 0.7315, S_3 = 1.0841, S_Y = 8.1629$$

代入式 12-29 得：

$$b'_1 = 0.817 \times \frac{3.1987}{8.1629} = 0.3201$$

$$b'_2 = 7.478 \times \frac{0.7315}{8.1629} = 0.6701$$

$$b'_3 = -0.012 \times \frac{1.0841}{8.1629} = -0.002$$

结果显示，对心脏面积影响大小的顺序依次为心脏纵径（X_2）、体重（X_1）、胸腔横径（X_3）。

四、自变量的选择

多重线性回归分析包含了多个自变量，各自变量间往往存在关系。在进行预测时，自变量纳入回归方程的组合有不同方式，有些自变量的偏回归系数显著，有些却不显著，这与最优回归方程的要求不符。为了建立最优回归方程，需要对自变量进行选择，除了最优方程选择法，自变量的选择方法还有同时多重回归法、逐步多重回归法和层次多重回归法。

同时多重回归法指不考虑自变量间的关系，按照某一检验水准将全部自变量同时纳入方程估计

Note:

因变量,又分为强制进入法和强制淘汰法两种。逐步多重回归法则根据自变量对因变量影响(偏回归平方和)的大小,逐个纳入或逐个剔除自变量,可分为前进法、后退法和逐步法。逐步法综合了前进法和后退法对自变量建立一套双向筛选程序,将自变量一个个引入,引入的条件是该变量的偏回归平方和经检验是显著的。同时,每引入一个新的变量后,要对原有变量逐个检验,剔除偏回归平方和不显著的变量。这一双向筛选过程反复进行,直到既没有自变量需要引入方程,也没有自变量从方程中剔除为止,从而得到一个局部最优的回归方程。当研究者有一定的理论依据确定自变量间可能存在特定的先后关系时,自变量的引入需要以特定的顺序进行,这种方法称为层次多重回归分析法。

由于多重线性回归方程通常用于预测因变量或者分析因变量的影响因素,逐步法符合建立预测模型的思维过程,因此应用较广泛。在采用逐步法建立模型时可对选入和剔除自变量的 F 检验设置相同或不同的检验水准。检验水准 α 越大,选取自变量的标准越宽,选入回归方程的自变量可能相对较多。相反,检验水准 α 越小,选取自变量的标准越严,选入回归方程的自变量可能相对较少。小样本时的检验水准可定得大一些,大样本时的检验水准定得小一些。需注意自变量入选的检验水准 $\alpha_入$ 要小于或等于剔除的检验水准 $\alpha_出$。

例 12-6　试用逐步回归方法分析例 12-5 数据($\alpha_入 = 0.10, \alpha_出 = 0.15$)。

逐步回归的过程如表 12-8,具体步骤如下:

表 12-8　例 12-6 的逐步回归过程

步骤 (I)	引入变量	剔除变量	变量个数	R^2	$SS_回^{(I)}(X_j)$	$SS_残^{(I)}$	F 值	P 值
1	X_2	—	1	0.858	1 829.470	302.770	187.316	<0.001
2	X_1	—	2	0.894	1 906.394	225.846	253.234	<0.001

第 1 步:Y 对各自变量做直线回归,回归平方和最大的是 X_2,$SS_残^{(1)}$ 为 Y 与 X_2 作回归的残差平方和。F 检验的结果为:

$$F = \frac{SS_回^{(1)}(X_2)}{SS_残^{(1)}/(n-1-1)} = \frac{1\,829.470}{302.770/(33-1-1)} = 187.316$$

$2.84 < F_{0.10,(1,31)} < 2.88, F > F_{0.10,(1,31)}, P < 0.10$,将 X_2 选入方程。

第 2 步:在方程中已存在 X_2 的基础上,拟合附加另一个自变量的回归方程,考察加入不同新自变量后回归平方和的改变量,其中 X_1 的偏回归平方和最大。F 检验的结果为:

$$F = \frac{SS_回^{(2)}(X_1)}{SS_残^{(2)}/(n-2-1)} = \frac{1\,906.394}{225.846/(33-2-1)} = 253.234$$

$F > F_{0.10,(1,30)} = 2.88, P < 0.10$,将 X_1 也引入方程。

第 3 步:按先剔除后选入的原则,考虑是否有需要剔除的变量。方程中 X_1 的偏回归平方和最小,但 X_1 上一步才选入,由于 $\alpha_出 > \alpha_入$,显然 X_1 是不能剔除的。

因为方程中没有需要剔除的自变量,转而考虑从方程外引入自变量。在方程中已存在 X_1、X_2 的基础上,在方程中再加入一个自变量 X_3。F 检验的结果为:

$$F = \frac{SS_回^{(3)}(X_3)}{SS_残^{(3)}/(n-3-1)} = \frac{1\,906.396 - 1\,906.394}{225.845/(33-3-1)} = 0.000\,26$$

$P > 0.10$,X_3 没有引入方程。所以,至此回归方程既不能剔除,也不能引入自变量,筛选自变量过程结束。

Note:

逐步回归分析可以利用 SPSS 或 SAS 等统计软件实现,例 12-6 的主要输出结果见表 12-9 和表 12-10。

表 12-9 例 12-6 的方差分析表

变异来源	自由度	SS	MS	F	P
总变异	32	2 132.241	—		
回归	2	1 906.394	953.197	126.617	<0.001
残差	30	302.770	7.528		

表 12-10 例 12-6 的回归系数估计及检验结果

变量	b	S_b	b'	t	P
常数项	−36.831	7.091	—	−5.194	<0.001
X_1	0.815	0.255	0.320	3.197	0.003
X_2	7.469	1.115	0.669	6.696	<0.001

最后有两个自变量选入方程,最优回归方程为:

$$\hat{Y} = -36.831 + 0.815X_1 + 7.469X_2$$

结果表明,心脏面积的变化与体重、心脏纵径有线性回归关系。由标准化回归系数看出,心脏纵径对心脏面积的影响最大。

五、多重线性回归分析中应注意的问题

(一) 分类变量的数量化

多重线性回归方程表示的是数值因变量 Y 与各自变量的数值关系,因变量必须是连续的数值变量,自变量可以是连续的数值变量,也可以是分类变量。但当自变量为分类变量时,必须进行数量化,转换为数值变量,才可以进行回归方程的拟合分析。

当自变量(数值变量)与因变量间的散点图呈直线趋势时,可以进行多重线性回归分析;当自变量与因变量间的散点图呈曲线趋势时,不宜直接作多重线性回归分析,应对自变量作适当的变换,符合要求后,才可作回归分析。

当自变量为二分类的无序分类变量,可以取 0、1 值,如表示性别时,可令男性赋值为 0,女性赋值为 1。

当自变量为多分类的无序分类变量,可以引入哑变量的方式对自变量进行赋值,如某个无序分类自变量有 k 类,一般宜将该自变量变为 $k-1$ 个取值为 0,1 的二分类变量,以这种哑变量的形式参加回归分析,将这 $k-1$ 个哑变量作为一个整体来对待。对无序分类变量切忌用取值为 1、2、3… 的方式进行数量化。如不能将不同血型、不同治疗、不同职业赋值为 1、2、3…。表 12-11 是四种血型的哑变量赋值,以 O 型血作为分析时的参照。

表 12-11 无序四分类变量的哑变量表示

职业 X	变量赋值		
	X_1	X_2	X_3
O 型血	0	0	0
A 型血	1	0	0
B 型血	0	1	0
AB 型血	0	0	1

Note:

自变量为有序分类变量时可根据专业知识对其赋以适当间距的取值,如将病情的轻、中、重分别取值为0,1,2,实际上是转化病情的评分来参加回归分析。对样本量较大,而自变量个数不太多时,有序分类变量也可以采用前述无序多分类变量的方式来处理。当自变量个数很多,样本含量又不够大时,则不宜采用前述无序多分类变量的方式来处理有序分类变量。

（二）适宜的样本量

多重线性回归方程既可用于大样本资料,又可用于小样本资料。但当自变量个数 m 较多而样本量 n 又不是很大时,进行多重线性回归分析所拟合的回归方程会很不稳定。通常要求样本量 n 应为自变量个数 m 的 5~10 倍。因变量分布越偏,测量误差及个体变异越大时,样本量越大。

（三）不盲目信任逐步分析

在自变量较多的情况下,使用逐步回归分析常能使问题得到简化,较快地得到结果。但不应盲目信任逐步回归的结果,所谓最优回归方程,不一定是最好的,没有选入方程的变量也未必没有统计学意义。应尽可能将回归效果显著的自变量选入回归方程中,作用不显著的自变量则排除在外。入选自变量的检验水准 $\alpha_\text{入}$ 要小于或等于剔除自变量的检验水准 $\alpha_\text{出}$,以免计算陷入死循环。选择不同的 α 值,其回归方程的结果可能不一致,一般可选不同的值进行调试,并且必须结合医学的实际意义来确定。当回归的结果不能用专业知识来解释时,再好的方程都是无意义的。

（四）要考虑交互作用

当某一自变量对因变量 Y 的作用大小与另一个自变量的取值有关时,则表示两个自变量有交互作用,如不同药物间的拮抗作用或协同作用,这主要根据专业知识进行考察判断,一般将相应的自变量的取值相乘后的积作为一个新的自变量参加拟合分析,并对其进行相应的假设检验得出结论。如果逐步回归分析方程含有 X_1,X_2,X_3 三个自变量,若将 X_2,X_3 的乘积作为新变量 X_4,应对 X_1,X_2,X_3,X_4 进行多重线性回归分析,并对 X_4 进行统计学检验,若 X_4 有统计学意义,说明 X_3 和 X_2 除有主效应外,还存在着交互作用。

（五）多重共线性

多重共线性指一些自变量之间存在较强的线性关系。如研究高血压与体重、腰围、体质指数等因素时,体重、腰围、体质指数是高度相关的,就可能存在多重线性问题。这种情况在研究中非常普遍,如果不加注意,可能出现以下后果:①回归参数估计值的标准误变得很大,t 值很小。②回归方程不稳定,增加少量观察例数,回归方程参数估计值就可能会发生很大的改变。③t 检验不正确,本应保留的重要变量被舍弃。④回归方程参数估计值的正负符号与实际情况不一致。

消除共线性对保障多重线性回归分析的正确性非常重要。实际工作中可用主成分分析等方法从多个共线性的自变量中提取出主要的变量纳入回归方程,有时逐步回归也可以剔除一些具有共线性的变量。

（六）决定系数反映回归方程的质量

决定系数 R^2 是一个重要的参数。如果样本含量已经足够大,但是决定系数 R^2 仍较小,应该考虑还有对因变量有实质影响的自变量未选入方程。不能用偏回归系数 $b_1,b_2,\cdots b_k$ 的绝对值大小来确定其回归作用的大小,而要对这些系数做标准化处理,根据标准化偏回归系数的大小来判定其作用的大小。

第四节 Logistic 回归分析

一、Logistic 回归分析概述

（一）Logistic 回归概念

护理研究中大量的因变量是疾病发病率、患病率、控制率等概率性指标,常希望以疾病发生概率 P 为因变量,建立与各个自变量 X_i（致病因子）的回归方程。Logistic 回归（logistic regression）适用于因

Note:

变量为分类变量的数据资料,是一种研究多水平(包括两水平)事件发生的概率与其影响因素间关系的非线性回归分析方法。流行病学上常用于研究疾病与致病因素间的联系,以疾病发生与否作为因变量,影响疾病发生的因素为自变量,估计各因素的相对危险度或比值比。

近年来,Logistic 回归应用越来越广泛,成为护理学研究中多因素分析的重要工具。但应用时要注意以下几点:①它要求各观察对象相互独立,因此不适用于传染病、遗传性疾病或家族聚集性疾病的发病因素研究。②Logistic 回归分析所需样本大小与自变量个数有关,一般认为样本量应为自变量个数的 10~20 倍。更严格的要求在因变量各水平中,例数最少水平的样本量为自变量个数的 5~10 倍。

根据研究设计不同,Logistic 回归可分为成组设计资料的非条件 Logistic 回归和配比设计资料的条件 Logistic 回归分析两大类。根据因变量的不同,非条件 Logistic 回归又可分为两分类 Logistic 回归、有序多分类 Logistic 回归、无序多分类 Logistic 回归。根据配比数的不同,条件 Logistic 回归可分为 $1:1$ 配对资料的条件 Logistic 回归、$1:m$ 配对资料的条件 Logistic 回归,以及 $m:n$ 配对资料的条件 Logistic 回归。

(二) Logistic 回归方程

1. Logistic 回归模型　设因变量 Y 是一个二值变量,取值为:

$$Y = \begin{cases} 1 & \text{出现阳性结果(发病、有效、死亡等)} \\ 0 & \text{出现阴性结果(未发病、无效、存活等)} \end{cases}$$

另有影响 Y 取值的 m 个自变量 $X_1, X_2, \cdots, X_m$。记 $P = P(Y=1 \mid X_1, X_2, \cdots, X_m)$,表示在 m 个自变量作用下阳性结果发生的概率。Logistic 回归模型可以表示为:

$$P = \frac{1}{1 + \exp\left[-(\beta_0 + \beta_1 X_1 + \beta_2 X_2 + \cdots + \beta_m X_m)\right]} \qquad \text{式 12-30}$$

式 12-30 中,β_0 为常数项,$\beta_1, \beta_2, \cdots, \beta_m$ 为回归系数。若用 Z 表示 m 个自变量的线性组合,则:

$$Z = \beta_0 + \beta_1 X_1 + \beta_2 X_2 + \cdots + \beta_m X_m$$

对式 12-30 作对数变换,Logistic 回归模型可以表示成线性形式。

$$\ln\left(\frac{P}{1-P}\right) = \beta_0 + \beta_1 X_1 + \beta_2 X_2 + \cdots + \beta_m X_m \qquad \text{式 12-31}$$

式 12-31 左端为阳性与阴性结果发生概率之比的自然对数,称为 P 的 logit 变换,记为 $\text{logit}P$。可以看出,虽然概率 P 的取值范围在 0~1,$\text{logit}P$ 却没有数值界限。

2. 模型参数的意义　以流行病学研究为例说明模型参数的意义。由式 12-31 看出,常数项(β_0)表示暴露剂量为 0 时个体发病与不发病概率之比的自然对数。回归系数(β_j)($j=1,2,\cdots,m$)表示自变量 X_j 改变一个单位时 $\text{logit}P$ 的改变量,它与衡量危险因素作用大小的比值比(odds ratio, OR)有一个对应的关系。对比某一危险因素两个不同暴露水平($X_j=c_1$ 与 $X_j=c_0$)的发病情况(假定其他因素的水平相同),其比值比的自然对数为:

$$
\begin{aligned}
\ln OR_j &= \ln\left[\frac{P_1/(1-P_1)}{P_0/(1-P_0)}\right] \\
&= \text{logit}P_1 - \text{logit}P_0 \\
&= \left(\beta_0 + \beta_j c_1 + \sum_{t \neq j}^{m} \beta_t X_t\right) - \left(\beta_0 + \beta_j c_0 + \sum_{t \neq j}^{m} \beta_t X_t\right) \\
&= \beta_j(c_1 - c_0)
\end{aligned}
\qquad \text{式 12-32}
$$

Note:

$$OR_j = \exp[\beta_j(c_1 - c_0)] \qquad \text{式 12-33}$$

式 12-33 中,P_1 和 P_0 分别表示在 X_j 取值为 c_1 及 c_0 时的发病概率,OR_j 称作多变量调整后的比值比(adjusted odds ratio),表示扣除了其他自变量影响后危险因素的作用。特殊地,如果 X_j 赋值为:

$$X_j = \begin{cases} 1 & \text{暴露} \\ 0 & \text{非暴露} \end{cases}$$

则暴露组与非暴露组发病的比值比为:

$$OR_j = \exp(\beta_j) \qquad \text{式 12-34}$$

当 $\beta_j = 0$ 时,$OR_j = 1$,说明因素 X_j 对疾病发生不起作用。当 $\beta_j > 0$ 时,$OR_j > 1$,说明 X_j 是一个危险因子,当 $\beta_j < 0$ 时,$OR_j < 1$,说明 X_j 是一个保护因子。

二、Logistic 回归模型的参数估计

1. 参数估计 根据一组实际观察资料估计 Logistic 回归模型的参数时,通常用最大似然估计(maximum likelihood estimate,MLE)。

2. 比值比估计 某一因素两个不同水平(c_1, c_0)比值比的估计值为:

$$\widehat{OR}_j = \exp[b_j(c_1 - c_0)] \qquad \text{式 12-35}$$

OR_j 的置信区间可以利用 b_j 的抽样分布来估计,在样本含量较大的情况下,它近似服从正态分布。特殊地,若自变量 X_j 只有暴露和非暴露两个水平,则比值比 OR_j 的 $1-\alpha$ 置信区间估计公式为:

$$\exp(b_j \pm z_{\alpha/2} S_{b_j}) \qquad \text{式 12-36}$$

例 12-7 表 12-12 是一个研究肥胖、雌激素使用与子宫内膜癌关系的病例-对照资料,试作 Logistic 回归分析。

表 12-12 肥胖、雌激素使用与子宫内膜癌关系的病例-对照调查资料

分层 (k)	肥胖 (X_1)	雌激素使用 (X_2)	观察例数 (n_k)	阳性例数 (d_k)	阴性例数 ($n_k - d_k$)
1	0	0	189	75	114
2	0	1	150	63	87
3	1	0	100	44	56
4	1	1	420	285	135

确定各变量的赋值或编码:

$$X_1 = \begin{cases} 1 & \text{BMI} \geq 25\text{kg/m}^2 \\ 0 & \text{BMI} < 25\text{kg/m}^2 \end{cases} \qquad X_2 = \begin{cases} 1 & \text{使用雌激素} \\ 0 & \text{不使用雌激素} \end{cases} \qquad Y = \begin{cases} 1 & \text{病例} \\ 0 & \text{对照} \end{cases}$$

经 Logistic 回归计算后得:

$$b_0 = -0.620, S_{b_0} = 0.134, b_1 = 0.735, S_{b_1} = 0.153, b_2 = 0.537, S_{b_2} = 0.159$$

肥胖与不肥胖的比值比:

$$\widehat{OR}_1 = \exp(b_1) = \exp(0.735) = 2.085$$

OR_1 的 95% 置信区间：

$$\exp(b_1 \pm z_{0.05/2}S_{b_1}) = \exp(0.735 \pm 1.96 \times 0.153) = (1.545, 2.815)$$

使用雌激素与不使用雌激素的比值比：

$$\widehat{OR}_2 = \exp(b_2) = \exp(0.537) = 1.711$$

OR_2 的 95% 置信区间：

$$\exp(b_2 \pm z_{0.05/2}S_{b_2}) = \exp(0.537 \pm 1.96 \times 0.159) = (1.253, 2.336)$$

二、Logistic 回归模型的假设检验

得到 Logistic 回归方程后，还需要对其回归系数进行假设检验，以说明所研究的自变量对因变量 Y 的影响是否具有统计学意义。为此需要对模型中的回归系数是否不全为 0 作出检验，检验假设为 $H_0:\beta_1 = \beta_2 = \cdots = \beta_m = 0$，$H_1$：各 $\beta_j(j=1,2,\cdots,m)$ 不全为 0。更典型的问题是对每一个回归系数的检验，检验假设为 $H_0:\beta_j = 0$，$H_1:\beta_j \neq 0$。常用的检验方法有似然比检验（likelihood ratio test）、Wald 检验。

1. 似然比检验 基本思想是比较在两种不同假设条件下的对数似然函数值，看其差异大小。具体步骤是先拟合一个不包含准备检验的变量在内的 Logistic 回归模型，求出它的对数似然函数值 $\ln L_0$，然后把需要检验的变量加入模型中去再进行拟合，得到一个新的对数似然函数值 $\ln L_1$。假设前后两个模型分别包含 l 个自变量和 p 个自变量，似然比统计量 G 的计算公式为：

$$G = 2(\ln L_1 - \ln L_0) \qquad \text{式 12-37}$$

当样本含量较大时，在零假设下得到的 G 统计量近似服从自由度为 $d(d=p-l)$ 的 χ^2 分布。若 $G \geq \chi^2_{\alpha,d}$ 时，表示新加入的 d 个自变量对回归方程有统计学意义。如果只对一个回归系数检验，则 $d=1$。

由例 12-7 可以算得：

$$\ln L(X_1) = -570.993, \ln L(X_2) = -576.848, \ln L(X_1, X_2) = -565.285$$

符号 $L(X_1)$ 和 $L(X_2)$ 分别表示模型中只含有 X_1 和 X_2 的最大似然函数值，而 $L(X_1, X_2)$ 则表示模型中同时含有 X_1 和 X_2 的最大似然函数值。

对雌激素使用：

$$H_0:\beta_1 = 0, H_1:\beta_1 \neq 0, \alpha = 0.05$$

计算统计量得：

$$G = 2[\ln L(X_1, X_2) - \ln L(X_2)] = 2[-565.285 - (-576.848)] = 23.126$$

查 χ^2 界值表得 $\chi^2_{0.05,1} = 3.84$，$G > 3.84$，故在 $\alpha = 0.05$ 检验水准上拒绝 H_0，接受 H_1，说明控制了雌激素使用因素的影响后，子宫内膜癌与肥胖有关系。

同理，对肥胖因素：

$$H_0:\beta_2 = 0, H_1:\beta_2 \neq 0, \alpha = 0.05$$

计算统计量得：

$$G = 2[\ln L(X_1, X_2) - \ln L(X_1)] = 2[-565.285 - (-570.993)] = 11.416$$

$G > 3.84$，拒绝 H_0，接受 H_1，说明控制了肥胖因素的影响后，子宫内膜癌与雌激素使用有关系。

Note:

2. Wald 检验　只需将各参数 β_j 的估计值 b_j 与 0 比较，并用它的标准误 S_{b_j} 作为参照，为检验 $H_0:\beta_j=0,H_1:\beta_j\neq 0$，计算如下统计量：

$$z=\frac{b_j}{S_{b_j}} \qquad \text{式 12-38}$$

或：

$$\chi^2=\left(\frac{b_j}{S_{b_j}}\right)^2 \qquad \text{式 12-39}$$

对大样本资料，在零假设下 u 近似服从标准正态分布，而 χ^2 则近似服从自由度 $\nu=1$ 的 χ^2 分布。

例 12-7，对雌激素使用：

$$H_0:\beta_1=0,H_1:\beta_1\neq 0,\alpha=0.05$$

计算统计量得：

$$\chi^2=\left(\frac{0.735}{0.153}\right)^2=23.08$$

例 12-7，对肥胖因素：

$$H_0:\beta_2=0,H_1:\beta_2\neq 0,\alpha=0.05$$

计算统计量得：

$$\chi^2=\left(\frac{0.537}{0.159}\right)^2=11.41$$

χ^2 值均大于 3.84，说明子宫内膜癌与肥胖、雌激素使用有关系，结论同前。

四、变量筛选

与多重线性回归分析类似，当自变量的个数较多时，为了使建立的 Logistic 回归模型比较稳定和便于解释，应尽可能将回归效果显著的自变量选入模型中，将作用不显著的自变量排除在外。具体方法有前进法、后退法和逐步法。Logistic 逐步回归与线性逐步回归过程极为相似，但其中所用的检验统计量不再是 F 统计量，而是似然比统计量、Wald 统计量之一。

例 12-8　某呼吸内科医生拟探讨吸烟与肺癌患病之间的关系，开展了一项成组设计的病例对照研究。通过查阅病历、问卷调查的方式收集了病例组和对照组的以下信息：性别、BMI、慢性阻塞性肺疾病（COPD）病史和是否吸烟。各因素的赋值说明及资料见表 12-13 和表 12-14，试用 Logistic 逐步回归分析方法筛选危险因素（$\alpha_{\text{入}}=0.05,\alpha_{\text{出}}=0.10$）。

表 12-13　肺癌危险因素分析研究变量与赋值

因素	变量名	赋值说明
性别	X_1	女性 =0，男性 =1
BMI	X_2	BMI<25kg/m^2=0，BMI≥25kg/m^2=1
COPD 病史	X_3	无 =0（对照），轻/中度 =1，重度 =2
吸烟	X_4	无 =0，曾吸/现吸 =1
肺癌	Y	对照 =0，病例 =1

Note:

表 12-14　肺癌危险因素的病例-对照调查资料

序号	X_1	X_2	X_3	X_4	Y	序号	X_1	X_2	X_3	X_4	Y
1	0	0	2	0	0	26	0	0	1	0	0
2	1	1	2	0	1	27	1	0	1	0	0
3	0	1	2	1	1	28	1	1	2	1	1
4	1	0	1	1	0	29	0	0	3	1	1
5	1	0	2	0	0	30	1	0	3	0	1
6	0	0	2	0	0	31	1	0	1	0	0
7	1	0	3	1	1	32	1	0	2	1	0
8	1	1	2	1	1	33	1	1	3	1	1
9	1	0	1	0	0	34	0	0	1	1	0
10	0	0	1	0	0	35	1	0	1	1	0
11	0	1	1	1	1	36	1	1	3	1	1
12	1	0	1	0	0	37	0	0	3	1	0
13	0	1	1	1	1	38	0	0	2	1	0
14	0	0	3	1	1	39	0	1	1	0	0
15	1	0	1	0	0	40	0	1	2	1	1
16	0	0	2	1	1	41	0	0	1	0	0
17	0	0	1	1	0	42	1	0	3	1	1
18	1	1	2	1	1	43	1	0	2	1	1
19	1	1	1	0	0	44	0	1	2	1	0
20	1	1	2	1	1	45	1	0	3	0	1
21	0	0	1	1	0	46	1	1	2	1	1
22	1	1	1	1	1	47	0	0	2	0	0
23	0	1	1	0	0	48	1	1	1	1	1
24	0	0	3	0	0	49	0	0	1	1	0
25	1	0	3	1	1	50	1	0	3	1	1

从表 12-13 看出，COPD 病史是有序变量，其余均为二值变量。为便于进行逐步回归分析，对有序变量采用它们的秩作为得分，然后按连续变量处理，统计软件计算给出的结果如表 12-15。

表 12-15　例 12-8 进入方程中的自变量及有关参数的估计值

选入变量	b	S_b	Wald χ^2	P	b'	$\widehat{OR}$
常数项	−4.585	1.309	12.274	<0.001	—	—
X_2	3.052	1.038	8.649	0.003	1.747	21.159
X_3	—	—	9.061	0.011	—	—
$X_3(1)$	1.576	1.056	2.229	0.003	0.918	4.835
$X_3(2)$	4.095	1.364	9.015	<0.001	3.079	60.067
X_4	2.374	1.017	5.446	0.020	1.331	10.741

Note:

最终进入模型的危险因素有 3 个，它们分别是 BMI(X_2)、COPD(X_3)、吸烟(X_4)。

五、Logistic 回归分析中应注意的问题

与多重线性回归分析一样，Logistic 回归分析也被广泛应用于探索因变量的多种影响因素、校正混杂因素，以及预测预判研究，其主要区别在于 Logistic 回归的因变量必须是分类变量。在应用 Logistic 回归分析时需注意如下问题：

1. **各观察对象之间应相互独立** 要注意变量之间的多重共线性等问题。

2. **样本量要适宜** 应用 Logistic 回归分析时，每一分类需有一定的观察例数才可以获得较好的参数估计效果，Logistic 回归模型中包含的自变量越多，其对样本量的需求也越大。

3. **自变量需进行适当的变量转换** Logistic 回归模型的偏回归系数可进一步解释为比值比，具有特定的流行病学意义。对无序分类的自变量，应参照多重线性回归模型转换为哑变量来表示，对有序多分类或者数值型的自变量，则需要考虑解释意义，如原等级之间的相同、相近程度，以及数值变化的实际意义。可结合专业知识将其转换成为相近的等级变量，从而使得偏回归系数的意义更加明确。

4. **正确选择合适的 Logistic 回归方法** 由于 Logistic 回归种类较多，当因变量 Y 是无序多分类或者有序分类指标时，应选择相应的无序多分类 Logistic 回归，以及有序多分类 Logistic 回归。如果观察对象相互匹配，应采用条件 Logistic 回归。

知 识 链 接

全局择优法

多元线性回归方程中所包括的自变量是研究者根据专业知识和经验事先选择好的，然后再进行变量筛选。变量筛选并非只有逐步回归，还有其他的策略。全局择优法是对自变量各种不同组合所建立的回归方程进行比较，进而从全部组合中挑出一个最优的回归方程。全局择优法的优点很明显，能够找到所有组合中的最佳的一种情况。缺点就是计算量相对大。

（胡 明）

思 考 题

1. 直线回归与直线相关的区别与联系是什么？
2. 多重线性回归分析中如何筛选自变量？
3. Logistic 回归对自变量和因变量的要求有哪些？

NURSING

第十三章

统 计 图 表

13章　数字内容

学 习 目 标

知识目标：

1. 掌握统计图表的概念、适用条件和绘制基本原则。

2. 熟悉统计图表的绘制方法与要求，医学论文统计表达的一般要求。

3. 了解主要统计图表的种类。

能力目标：

能够在医学论文中进行正确的统计表达。

素质目标：

培养学生树立勇于创新，严谨的科研态度。

———————————— 导入情境与思考 ————————————

表 13-1 是某研究机构在一项横断面调查中收集的部分资料。

表 13-1　某医院糖尿病病人部分体检报告数据

编号	性别*	收缩压/mmHg	舒张压/mmHg	身高/cm	体重/kg	体质指数/(kg/m^{-2})	白细胞/(10^9/L)
1	0	139	83	164	69	25.65	7.68
2	1	120	83	161	56	21.60	6.53
3	0	143	82	152	56	24.24	5.21
4	0	117	76	176	96	30.99	8.41
⋮	⋮	⋮	⋮	⋮	⋮	⋮	⋮
196	1	147	88	180	78	24.07	5.07
197	0	145	91	164	66	24.54	5.25
198	0	207	98	177	64	20.43	6.80
199	0	108	57	161	59	22.76	3.11
200	1	143	92	170	74	25.61	6.33

注：*0=女,1=男。

请思考：

1. 表 13-1 中,各项数据分别使用哪种统计图表描述最合适?
2. 统计表在制作时需要注意什么?

为了促进护理实践和研究工作的信息交流,需对数据进行组织、加工和提炼后加以描述,统计表与统计图就是常用的统计描述方法,也是数据表达的重要工具。统计表是以表格形式来描述统计分析的事物或指标,可使数据表达更加条理化、系统化,便于计算、分析和对比,可替代冗长的文字叙述。统计图采用点的位置、线段的升降、直条的长短或面积的大小等形式来表达统计资料,它能够直观地反映出事物间的数量关系。

历 史 长 廊

统计图形的起源

统计图形的起源可以追溯到人们最早试图分析数据的活动,如今这种技术方法已经成为数据分析与展示的关键手段之一。人们不满足于只是在地图上展示几何图形、抽象图形和函数图形的功能,许多崭新的数据以可视化形式展示,如时间线图、地形图、饼图和条形图。人们对数据可视化形式的不断探索推动了统计图形技术方法的发展。随着计算机图形学及其相关技术方法的发展,统计图形已成为一种重要的分析工具。

第一节 统 计 表

一、统计表结构与制表基本原则

（一）统计表结构

统计表（statistical table）是将分析的事物及其指标以表格的形式列出，用以表达研究对象的特征、内部构成及研究项目的数量关系。统计表通常由表格序号、标题、标目、线条、数字和备注或说明等组成。表中数字区不插入文字，也不列备注项。表 13-2 展示了统计表基本格式。

表 13-2 医院某病区住院病人院内感染情况的比较

性别	住院人数	院内感染人数	感染率/%
男性	200	7	3.5
女性	150	3	2.0

1. **标题** 是统计表的名称，每张统计表均应有标题。标题应概括地说明表的内容，必要时注明资料的时间和地点。标题应写在表格顶线上端的中央位置。资料和论文中如果有两张以上统计表，应在标题左边列出表序，如表 1、表 2 等。如资料分有多个章节，在表序中还应包含章节信息，如表 2-1 表示第 2 章的第一个表。

2. **线条** 又称为三线表，体现了表格线条应力求简洁的思想。一般只需顶线、底线，标目线，其余的线条如竖线、斜线、表中数字之间的横线等均应省略，适当添加合计线，表 13-2 为表格示例。当纵标目之上还有总标目时，可在两者之间用短横线进行分隔（表 13-3）。

表 13-3 不同年龄段社区居民的血压（$\bar{X} \pm S$）

单位：mmHg

变量	男性			女性		
	>20 岁	>40 岁	>60 岁	>20 岁	>40 岁	>60 岁
收缩压	145.0±13.3	146.8±16.8	150.1±14.4	153.1±15.6	154.4±14.8	156.0±15.3
舒张压	95.0±9.2	94.9±9.7	93.7±8.7	94.2±8.9	93.4±7.6	93.3±8.2

3. **标目** 用以说明表内数字含义的文字叫做标目，可分为横标目和纵标目，标目应简明，如果标目有单位应该注明，如某肿瘤发病率后面注明（1/10 万）。标目过多、层次不清是统计表常有的错误。

（1）横标目：位于表左侧，用于说明各横行数字的涵义，一般为研究事物的主要标志或分组，如年龄、性别、研究组别、病型、病程等，如表 13-2 中"男性"和"女性"。

（2）纵标目：位于标目线上端，用于说明同列数字的涵义，如表 13-2 中"住院人数""院内感染人数""感染率（%）"。

统计表设计的关键在于合理安排标目，从而使统计表具有可读性。如表 13-2 将标目和内容结合起来可以读作"男性住院病人 200 人，院内感染人数为 7 人，感染率为 3.5%"。统计表的标目层次不宜过多，虽然可在横标目或纵标目之上再添加总标目，但一般不宜超过 2 个层次。标目安排应简洁并应符合专业逻辑。

4. **数字** 表内数字一律用阿拉伯数字填写，同一指标的小数位数应一致，位次要对齐。表内不宜留空格，数字暂缺或未记录者可用"…"表示，数字为零时可用"0"表示，无数字时用"—"表示。所有数字均应准确无误。

Note:

5. 备注　如需要对统计表的标题、标目或数字作说明或解释时,应在相应位置用"＊"号标出,注释写在表的下面。如有多处备注,可用不同符号依次表示,表内不允许出现文字说明。

（二）制表基本原则

1. 重点突出,简单明了　每张表应体现一个中心内容,表格的结构要简单,使人一目了然,切忌包罗万象。需要表达的内容较多时,可用多张表格表达不同的指标和内容。

2. 合理安排主语和谓语的位置　表格内容应包含明确的主语、谓语,主语通常位于表的左边,作为横标目。谓语位于右边,作为纵标目。由左向右读,构成完整的一句话。

二、统计表的分类

统计表可分为简单表和组合表。

1. 简单表（simple table）　只按一个特征（又称为标志或标识）分组的统计表称简单表。表13-1 中只按性别这一个标志分组,可比较不同性别组住院病人院内感染率的差异。

2. 组合表（combinative table）　又称为复合表,将两个或两个以上标志或特征结合起来分组的统计表称复合表或组合表,表13-3 按性别和年龄两个分组标志分组,可比较某社区不同性别、不同年龄段的基线血压水平。为了便于理解,通常分组变量（特征、标志）不宜超过 3 个。

三、编制统计表的注意事项

1. 标题应详略得当　烦琐的标题会影响读者正确理解表格,标题过于简单又不能说明统计表的内容,不写标题,以及标题不确切,都会影响表格信息的表达。

2. 主谓语要合理安排　横标目、纵标目应构成语意连贯的主谓结构并描述表体内数字的意义,主谓语位置颠倒、标目组合错乱、层次不清或者列入一些不必要的项目,都会影响读者对表格的理解。

3. 数字格式要统一　应横竖对齐,小数位数和位置均应统一,表中数字不应有"％"等符号。

4. 线条不宜太多　表格以三横线为宜,表的左上方不应有斜线,表中不应有竖线存在。

第二节　常用统计图

一、统计图结构与制图基本原则

（一）统计图的结构

统计图（statistical graph）采用点、线、面等各种几何图形来表示事物的数量大小、内部构成、发展趋势及分布特征,便于读者理解、记忆、分析、比较。在护理科研中,常用的统计图有直条图、直方图、百分直条图、圆形图、线图、半对数线图、散点图、统计地图。特殊的统计图有茎叶图、残差图、箱式图、序贯分析的检验区域图、判别分析的类别分布图、聚类分析的谱系图、Meta 分析的森林图等。统计图虽然形式多样,但通常都具有以下基本结构:

1. 标题　简明扼要地说明图的中心内容,必要时注明资料的时间和地点。一般置于图的下方中间位置。如有多图,需加序号,序号写在标题的前面。如资料分有多个章节,在序号中还应包含章节信息,如图 2-1 表示第 2 章的第一个图。

2. 标目　纵轴和横轴均配有相应的标目,如有单位应在标目中注明。纵轴尺度自下而上,一般从 0 点起始,横轴尺度自左向右、从小到大列出。

3. 图形　图的信息主要由点、线、条、面组成的图形反映,无论是 3D 立体或者 2D 平面图,一般除图形线外避免书写文字。在同一图内比较几个不同事物时,须用不同线条、图案或颜色以示区别。

4. 图例和图注　图形内涵丰富,可附图例说明各种图形的含义。图例的位置一般在图的下方或其他适当位置,应与图的主体相协调,保证整个统计图美观、均衡。凡是图中需要借助文字或者数字加以补充说明的,均称为图注。

（二）制图的基本原则

1. 根据资料的性质和分析目的正确选择恰当的图形,清晰地描述标题、标目、图例。

2. 图形的点、线、面要清晰流畅,同类要素应粗细相同,图的大小和长宽要比例适当,图的颜色要均匀美观,给人以清晰的印象。纵轴和横轴的长宽比例通常为5:7或7:5。

二、常用统计图种类及其适用条件

（一）直条图

直条图(bar graph)又称为条图,是用等宽直条的长短表示相互独立的统计指标值(统计量)的大小。直条图适用于按性质分组、彼此相互独立,并且数量上无连续关系的资料。根据直条是竖放还是横放,直条图可分为立式和卧式。根据分组元素是一个还是多个,直条图可分为单式和复式。

单式直条图的绘制方法如下:

1. 通常以横轴表示各独立指标,纵轴表示相应的指标数值,可以是绝对数、相对数和平均数。

2. 纵轴应从0开始,并且数值标示应等距,中间不要折断,如有特殊需要折断,必须在折断处加以注明。

3. 各直条可按习惯顺序或者长度进行排列。

4. 各直条之间的间隔一般与直条等宽或为其一半。

5. 各直条要有共同的基线,不能用圆弧作基线。

6. 如果直条的高度用于表达均数,可在直条的顶端上下用"I"绘出标准差或标准误的范围,表示各均数的变异程度或误差大小,更有利于表现各类研究对象之间的差异。

如某医院收治的心肌梗死病人受教育程度的比较(表13-4),为了更直观地呈现数据,可以制作条图(图13-1)。

表 13-4 某医院心肌梗死病人受教育程度

人群	人数	人群	人数
文盲	69	高中	204
小学	146	大学	194
中学	207		

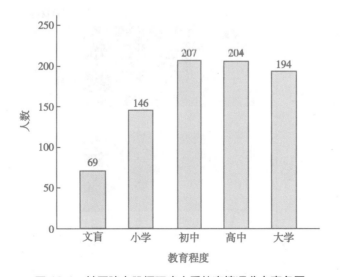

图 13-1 某医院心肌梗死病人受教育情况分布直条图

Note:

　　如果资料中每组包含两个或两个以上的不同内容,则可绘制复式直条图。复式直条图将有关的两个或多个直条并列在一组,直条之间不留空隙,但各组内直条的排列顺序应一致,并需附图例加以说明。复式直条图每组最好不要超过三条,以免影响展示效果。如对上述医院心肌梗死病人根据性别分组观察其受教育情况,可以制作复式直条图分别比较男性和女性病人的受教育程度(表 13-5 和图 13-2)。

表 13-5　某医院不同性别心肌梗死病人受教育程度

人群	男性人数	女性人数	人群	男性人数	女性人数
文盲	21	48	高中	177	27
小学	85	61	大学	176	18
中学	166	41			

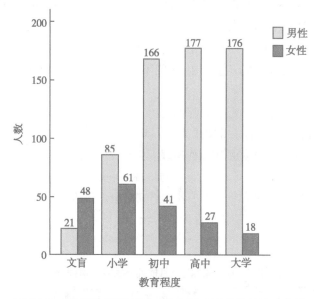

图 13-2　某医院不同性别心肌梗死病人受教育情况分布图

（二）百分条图

　　百分条图(percent bar graph)用长条中各段的长度(面积)表示事物内部各部分所占的比重,适用于构成比资料,如某医院不同性别心肌梗死病人受教育情况分布情况(图 13-3)。绘制方法如下:

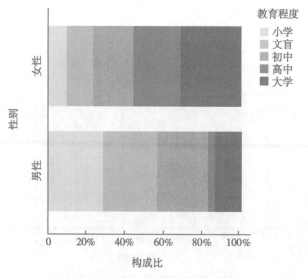

图 13-3　某医院不同性别心肌梗死病人受教育情况百分条图

1. 先绘制一直条,以全长为100%。直条的长度和宽度可任意选择,在直条旁可画一根标尺与之平行并等长,尺度为0~100,用以帮助说明各部分比重。

2. 按各部分所占的百分比,从大到小把直条分成若干段。

3. 各段用不同颜色、线条或花纹图案,标出所占的百分比,并附以图例说明。

4. 进行多个构成比的比较时,可采用同一标尺平行绘制多个百分条图,从而方便地比较其构成比差异,但各直条间相应部分的排列顺序应一致,各直条间留适当的空隙。

（三）圆图

圆图(circle graph)用途同百分条图。圆形总面积为100%,圆内各扇形面积为各部分所占的百分比,用来表示全体中各部分的构成,如描述某医院心肌梗死病人受教育情况分布情况(图13-4)。绘制方法如下:

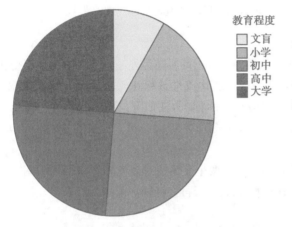

教育程度
□ 文盲
□ 小学
■ 初中
■ 高中
■ 大学

图 13-4 某医院心肌梗死病人受教育情况分布圆图

1. 以圆心角所夹的面积大小来表示数量,圆面积的1%相当于3.6°,资料各部分所占的百分数乘以3.6°,即得各部分应占的度数。

2. 圆内各部分按百分比的大小顺序或按事物的自然顺序排列,一般以时钟12:00或9:00的位置作为始点,按顺时针方向排列,如果有"其他"项,应放在最后。

3. 以不同的颜色或图案代表不同的部分,并在图外适当位置加图例说明,也可以在图上简要注明文字和百分比。

4. 如果需要比较性质类似的几组资料的百分构成,可同时绘制几个直径相等的圆用以比较,但各圆内相应部分的排列顺序应一致,以便比较。

（四）线图

线图(line graph)是用线段的上升和下降来表示事物随着时间或条件变化而变化的趋势,或者某现象随另一现象变迁的情况,适用于连续性数值变量资料。绘制方法如下:

1. 横轴表示某连续变量(如时间、年龄或组段),纵轴表示某事物统计指标的数值(如率、频数)。纵、横轴的刻度要均匀。

2. 纵轴一般从0开始,如果不从0开始需作特殊标记或说明,以防给读者错误印象。横轴可以不从0开始,横轴如果是时间段或数值段,刻度应标记在段的中点,如果是某时点或确定值,标记在相应的点或数值上,相邻两点用线段连接,不可修匀成光滑曲线。

3. 纵、横轴长度的比例一般约为5:7,同一幅图中的线条不宜太多,一般不要超过5条。有两条或两条以上的线条时,要用不同颜色或类型(如实线、虚线等)的线段来区别,并附图例说明。

表13-6是我国2012—2019年间医护人员数量资料,将其绘制成线图13-5,可以发现在此期间的医护人员总数持续上升。

表 13-6 我国 2012—2019 年间医护人员数

年份	执业医师/万人	注册护理人员/万人	年份	执业医师/万人	注册护理人员/万人
2012	213.88	249.66	2016	265.14	350.72
2013	228.58	278.31	2017	282.90	380.40
2014	237.49	300.41	2018	301.04	409.98
2015	250.84	324.15	2019	321.05	444.50

Note:

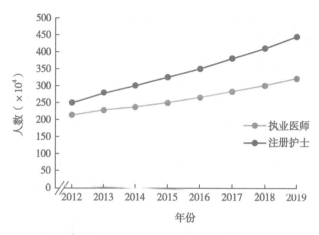

图 13-5 我国 2012—2019 年间医护人员数量变化趋势图

（五）半对数线图

半对数线图（semi logarithmic line graph）用于比较两组或多组资料随另外一个变量的变化而变化的速度，或者当事物数量间差异较大时，普通线图往往难以表达或进行相互比较，可用半对数线图。此时将纵坐标变量的数值取对数，绘制半对数线图（图 13-6）。绘制方法如下：

1. 横轴为算术尺度，纵轴为对数尺度，纵坐标起点为 0，刻度为 0.1,1,10,…，纵轴的 0.1~1,1~10,10~100 等各刻度距离相同。

2. 如果使用半对数坐标系，可将实际观察资料中对应的两个变量值对照纵轴和横轴标作图。如果使用普通坐标系，也可将纵轴指标的实际观察值先取对数，然后再按纵轴标记作图。

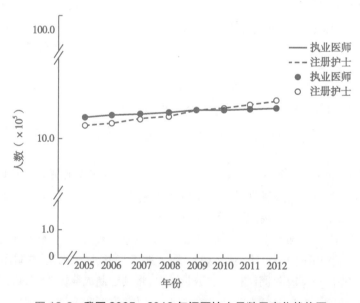

图 13-6 我国 2005—2012 年间医护人员数量变化趋势图

（六）直方图

直方图（histogram）是用于表示连续性数值变量的频数分布或频率分布情况。绘制方法如下：

1. 横轴表示连续变量的组段，尺度可以不从 0 开始，但单位间距（组距）必须相等，标明组段下限。

2. 纵轴表示频数或频率，纵轴尺度应从 0 开始。各组段间不留空隙，用横轴的垂线分割形成相应的矩形。由于组距相等，各矩形面积可以代表各组段的频数或频率，直条左右两端必须由垂线至横轴，使直方图成为密闭的图形。

如将某医院收治的心肌梗死女病人各年龄段频数分布表绘制成图(图13-7),可以发现女性心肌梗死病人年龄集中在65~75岁年龄段。

（七）散点图

散点图(scatter plot)是用点的密集程度和趋势表示两变量或者两现象之间的相关性。横轴代表自变量(X),纵轴代表因变量(Y),纵、横轴的起点不一定从0开始。散点图的绘制与线图相似,但散点图的点与点之间不用线段连接。例如观察身高与体重之间变化的相关性,可以通过描绘其散点图(图13-8)发现两变量间存在线性趋势。

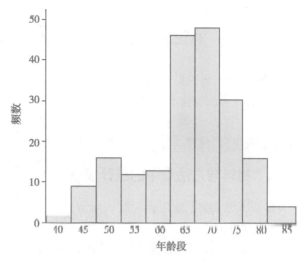

图13-7 某医院心肌梗死女病人各年龄段频率分布的直方图

（八）箱式图

箱式图(box graph)用于描述连续型变量的分布特征,将数据的集中趋势和离散趋势等分布特征展示出来,给人们一个直观的印象,适用于各组数据的直观比较。主要呈现5个特征值:箱子上端为上四分位数P_{75},下端为下四分位数P_{25},中间横线是中位数P_{50},两端连线分别是去除异常值外的最小值和最大值。箱子越长,数据变异程度越大。图13-9显示了不同性别心肌梗死病人的年龄分布情况,中间横线在箱子中点表明分布对称,否则不对称。

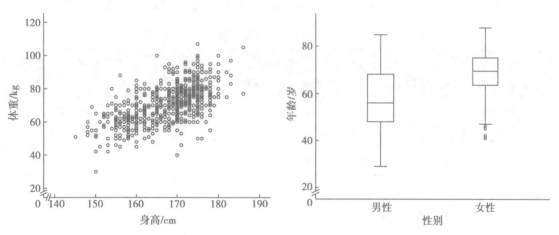

图13-8 不同身高者体重散点图

图13-9 不同性别心肌梗死病人年龄分布箱式图

（九）统计地图

统计地图(statistical map)主要用于表示某种现象在地域空间上的分布。其绘制方法如下:

（1）选定地图文件。通常采用行政区划设置地图,我国可从国家基础地理信息系统官方网站下载地图数据绘制行政区划地图。通过在行政区划地图上标注疾病相关数据,可以直观比较各行政区统计指标的差异,发现问题严重的地区。如研究地理环境的影响,也可以使用根据不同地理特征划分的地图。

（2）根据不同地区某种现象数值的大小,也可将某些疾病的发病率、患病率或死亡率等以乡或县等基层行政区划为单位进行分析,通过采用不同线条或颜色在地图上描绘出来,有助于分析该现象的地理分布特征。

Note:

第三节 医学论文统计结果表达的基本要求

在医学科研的研究设计,数据分析,结果表达等各个环节都涉及统计学问题,一篇合格的医学论文,既要选择正确的统计学方法,又要对结果进行合理的解释。医学论文中的结构主要由摘要、引言、材料(对象)与方法、结果、讨论、结论 6 个部分组成。大多数医学论文涉及统计结果的表达和解释问题,其主要集中在"材料与方法""结果"和"讨论"三个部分,本节就以上三部分进行分述。

一、"材料与方法"中的统计表达

材料与方法中除了专业描述之外,还需包括统计设计和统计分析方法及软件名称。

（一）统计设计

材料与方法中应详细描述研究设计内容,包括研究类型,研究对象的来源和选择方法,研究指标,统计学分析方法及质量控制等。研究对象应具体描述其基本情况及纳入排除标准,有无随机分组及样本含量大小等。若进行了随机化分组,还需说明分组依据。对临床试验,还需特别说明诊断标准,知情同意,有无失访及是否采用盲法等。

（二）统计分析方法及软件名称

医学论文中的统计分析方法和统计软件名称也需在"材料与方法"中说明。一般的常用统计方法简单说明即可,如 t 检验、χ^2 检验、单因素方差分析等。复杂的方法,除了进行简单的说明,还需给出相应的参考文献。使用计算机进行统计分析,需要给出计算程序,软件名和版本号,如 SPSS 25.0,STATA 17.0 等。

"材料与方法"中关于组间均衡的比较,如因素较多可用统计表的形式列出,如表 13-7。

表 13-7 三组观察对象的年龄、性别及体质指数（BMI）的比较

组别	例数	性别		年龄/岁 $(\bar{X}\pm S)$	体质指数/$(kg \cdot m^{-2})$ $(\bar{X}\pm S)$
		男性	女性		
健康对照组	29	15	14	59±1	23.3±2.5
糖尿病无微血管病变组	24	10	14	62±8	23.9±3.2
糖尿病微血管病变组	27	19	8	67±7	24.1±3.8

二、"结果"中的统计表达

（一）统计图表的应用

统计表能够比较简洁的描述研究结果,统计图便于读者直观了解研究结果。除了常见的条图、线图、构成图等统计图,还有诊断试验的受试者工作特征曲线,生存资料的生存曲线,Cox 回归与 Logistic 回归的列线图等。

（二）数据的精确度

数值变量资料的统计指标($\bar{X}$、S、$S_{\bar{X}}$、中位数及百分位数等)保留的小数位数,应与原始资料的保留小数位相同。$\bar{X}$ 的有效位数一般不应比原始数据有效位数多,S、$S_{\bar{X}}$ 有时可增加一位有效数字。分类变量资料的百分比保留一位小数即可。病死率、发病率按惯例选择比例基数 1 000‰、10 000/万、100 000/10 万等,或者自行选择合适比例基数,使率的表达至少有 1 位整数。假设检验统计量,如 χ^2 值、t 值、r 值、F 值等一般要求保留 2 位小数。当样本量小于 100 时,小数位数的多少并不能增加精准度,此时应避免保留过多的小数位数。

（三）选择合适的统计指标

常用 $\bar{X} \pm S$ 描述服从或近似服从正态分布资料的分布特征,当数据服从正态分布时,约有 68% 的观测数据在 $\bar{X} \pm S$ 的范围内,约有 95% 的观测数据在 $\bar{X} \pm 2S$ 的范围内。当数据不服从正态分布时,上述用中位数 M 和四分位数间距(Q_R)来描述数据的分布特征,其表达形式为 $M(Q_R)$,$Q_R = Q_U - Q_L$,Q_U 为上四分位数,即 P_{75}。Q_L 为下四分位数,即 P_{25}。

$$如 M = 70, Q_U = 144, Q_L = 66.5$$
$$Q_R = 144 - 66.5 = 77.5$$
$$M(Q_R) 可表示为 70(77.5)$$

计数资料的描述常用率和构成比,当分母过小时,率(构成比)的可靠性不能保证,宜用绝对数而不用相对数表示。

（四）结果的正确表达

论文的统计结果不仅要给出 P 值,还要给出具体采用的统计方法(t 检验,F 检验,χ^2 检验等)和确切的统计量值(如 $z = 2.589$,$t = 3.450$,$\chi^2 = 4.674$ 等)。一般用不等式表示 P 值,常选用 $P > 0.05$,$P < 0.05$ 和 $P < 0.01$ 三种表达方式,如 P 值很小,表示为 $P < 0.001$。描述统计量,如率、均值、相关系数、回归系数等,无论检验结果是否显著,均应列出,必要时还要提供 95% 置信区间。

三、"讨论"中的统计表达

（一）P 值的解释

假设检验是在零假设正确的前提下,用 P 值大小说明实际观察结果是否符合零假设。若 $P < 0.05$,则怀疑零假设的正确性,表示差异有统计学意义,但不表述为差异显著或差异非常显著。若 $P > 0.05$,表示无统计学意义,则不能拒绝零假设,但不能把 P 值理解为处理无效的概率。因此,对 P 值的解释一定要结合专业知识,并且用两均数(率)之差的置信区间反映出实际差异的大小。且统计学推断是概率性的,根据统计结果得到的专业结论不能太绝对化,不能用"必然""一定"等词语描述结论。

（二）关联和因果的解释

有统计学关联(相关分析或 χ^2 检验),并不表示变量间的因果关系,也可能是伴随关系或受到其他混杂变量的影响。当变量都随时间而变化时,变量间很容易出现虚假的相关关系。反之,存在因果关系一定说明存在统计学关联,因此因果关联结论的得出必须要十分谨慎。如例 13-1 根据表 13-7 所给出的数据,分析不同的表达基因与宫颈癌分期有无关联,计算得出 χ^2 值为 19.801,$P < 0.05$,拒绝零假设,说明不同表达基因与宫颈癌分期有关联,进一步计算 Pearson 列联系数 $r = 0.308$,说明两者之间存在关联性,但无法确定两者之间有无因果关系。

例 13-1 为探讨 A、B 两种不同基因在不同级别宫颈上皮内瘤变(CIN)中的表达情况,对某医院将收集的 189 例病例分别进行 A、B 两种基因的检测,结果如表 13-8 所示。两种基因表达与宫颈癌分期有无关联性?

表 13-8　A、B 两种不同基因在不同级别宫颈上皮内瘤变中的表达情况

基因	炎症	CIN1	CIN2	≥CIN3	合计
A 基因	3	36	16	11	66
B 基因	40	52	20	11	123
合计	43	88	36	22	189

Note:

知 识 链 接

结论的统计表达

医学论文应以结论结尾,而不应以讨论结尾。结论的内容是对讨论进行最终的归纳和总结,既不是对前述部分的简单陈述,又并非研究结果的一一罗列,它、是以讨论为前提,得出本研究最后的肯定性判断。结论要求研究者用极精炼的语言明确表达在整个研究过程中得到什么深入的认识,产生什么新的看法,研究有什么理论意义及实际价值,研究中的不足及其他亟待解决的问题等。

(李晓枫)

思 考 题

1. 简述常用统计图表类型和应用条件是什么?
2. 简述统计图表编制的注意事项有哪些?
3. 简述医学论文统计结果表达的注意事项有哪些?

第四篇

人群健康研究的流行病学方法

流行病学概论

14 章　数字内容

学 习 目 标

- 知识目标:
  1. 掌握流行病学的定义、流行病学的重要观点。
  2. 熟悉流行病学研究方法的分类及其特点,流行病学的主要用途。
  3. 了解流行病学发展简史。
- 能力目标:
  能够根据研究人群情况,选择合适的流行病学研究方法开展流行病学调查。
- 素质目标:
  培养学生严谨认真的科研态度、求真思辨的科研思维。

19世纪初至20世纪末,霍乱出现于英国,传播速度快,病人病死率高。1854年,John Snow通过实地走访调查,将英国伦敦索霍(Soho)疫情区里13个公共水泵和区域内全部的578名死亡病例的位置进行标记,绘制成了一幅地图,向人们证明霍乱是通过受污染的水传播的。他的发现也促使议会通过相关立法治理河流污染和改革供水,避免了霍乱的再次暴发。由此,John Snow的研究被视作流行病学的开端。

　　请思考:

　　1. John Snow在针对霍乱的研究当中运用了什么学科的思想?

　　2. 该学科的主要应用包括哪些方面?

第一节　流行病学概述

　　流行病学是从宏观角度,以人群为对象研究疾病与健康问题的科学。20世纪80年代以来,随着其方法学的日趋完善,流行病学已经成为公共卫生与预防医学的主干学科和医学的基础学科。不仅应用于公共卫生与预防医学、临床医学、护理学、口腔医学、药学和基础医学等医学领域,还应用于社会、经济、管理等医学以外的广阔领域。

一、流行病学发展简史

　　流行病学是人类与疾病斗争过程中逐渐发展起来的一门医学学科。历经了学科形成前期、学科形成期和学科发展期,流行病学已经成为公共卫生与预防医学的主干学科和医学的基础学科。

　　(一)学科形成前期

　　学科形成前期指人类自有文明史以来至18世纪的一个漫长的历史时期。虽然完整的流行病学学科尚未形成,但是与其密切相关的一些概念、观察的现象及采取的措施已构成了流行病学学科的雏形。

　　1. 古希腊医生Hippocrates(公元前460—公元前377年)在其著作《空气、水及地点》中指出,气候变化和季节特征与疾病的消长有关,环境对疾病的作用可通过对空气、地域和水的观察而获得。在此著作中,他首次用epidemic表述与环境相关的疾病聚集现象,以及某些疾病现象在人群中的传播。

　　几乎同时期,我国也出现了疫、时疫、疫疠作为疾病流行的文字记载。

　　2. 15世纪中叶意大利威尼斯开始出现原始的海港检疫法规,这是世界最早的检疫。

　　我国在隋朝就开设了疠人坊隔离麻风病人。这是传染病隔离、检疫的早期实践。

　　3. 1598年西班牙医生Angelerio出版了一部关于瘟疫的著作 *Epidemiologia*(epidemiology的西班牙文),该书中首次出现了epidemiology一词。1802年,该词被另一位西班牙医生Villalba用于其著作 *Epidemiologia Espafiola* 的书名中。该书汇总了西班牙公元前5世纪至1802年间发生的疾病流行和暴发事件。

　　4. 1662年英国的John Graunt首次开展死亡分布及规律性研究,并创制了第一张寿命表,提出了设立比较组的思想。

　　(二)学科形成期

　　学科形成期指18世纪中叶至20世纪30年代。这一时期,随着西方的工业化和人口的聚居及流动,传染病开始肆虐,促进了流行病学学科的形成。

　　1. 1747年英国海军外科医生James Lind建立了维生素C缺乏症(曾称为坏血病)病因假设,并将12名患病海员分为6组进行对比治疗试验,开创了流行病学临床试验的先河。

　　2. 1796年英国医生Jenner发明了牛痘疫苗以预防天花,为传染病的控制开创了主动免疫的先河。

　　3. 18世纪法国学者Louis通过对比观察,探索放血疗法对炎症性疾病的疗效,利用寿命表对结核病的遗传作用进行了研究,后又与英国统计总监Farr首创了人口和死亡的常规资料收集,提出了许多流行病学的重要概念,如标化死亡率、人年、剂量-反应关系等。这一系列工作为流行病学的定量研究

Note:

及对比研究等打下了坚实的理论基础。

4. 1850 年世界上第一个流行病学学会——英国伦敦流行病学学会成立,标志着流行病学学科的形成。同年,伦敦流行病学中心成立,负责霍乱流行的医学信息发布,标志着以传染病控制为主要任务的流行病学的诞生。

5. 1848—1854 年英国医生 John Snow 针对伦敦霍乱的流行,创造性地采用了霍乱死亡病例分布的标点地图法,首次提出了霍乱是介水传播的著名科学论断,否定了瘴气传播理论,并通过干预,成功地控制了进一步流行,成为流行病学现场调查、分析与传染病控制的经典案例。John Snow 也成为公认的流行病学先驱和现场流行病学之父。

（三）学科发展期

学科发展期大约从 20 世纪 40 年代起至今。这一时期又可分为三个阶段。

1. **第一阶段**　20 世纪 40 年代至 50 年代,流行病学的研究领域从传染病扩展到慢性非传染性疾病,创造了对慢性非传染性疾病病因学的研究方法。具有代表性的经典实例:其一是英国的 Doll 和 Hill 关于吸烟与肺癌关系的研究。该研究不仅证实了吸烟是肺癌的危险因素,而且证明了病例对照研究方法的巨大研究功效,同时通过队列研究开启了慢性病病因学研究的新局面。其二是 1948 年开始的美国弗雷明汉（Framingham）心血管病队列研究,通过对三代人群的长期随访观察,以分析心血管病的发生发展及其影响因素,并带来了预防医学的革命,改变了医学界和公众对疾病病因的认识。

2. **第二阶段**　20 世纪 60 年代至 80 年代,流行病学的研究领域不仅涉及传染病、慢性非传染性疾病,还从疾病扩展到所有与疾病和健康相关的问题。在这一阶段,流行病学病因研究和分析方法得到了快速的发展。1962 年 Jerome Cornfied 提出了多变量分析方法,20 世纪 80 年代以后此分析方法成为了流行病学研究中统计分析的常用方法。1979 年 Sackett 总结了分析性研究中可能发生的 35 种偏倚,1985 年 Miettinen 提出将偏倚分为选择偏倚、信息偏倚和混杂偏倚三大类。流行病学方法越来越多地应用于临床医学实践和研究中,20 世纪 70 年代后期至 80 年代初期,Sackett 等人经过努力,创建了临床流行病学。1982 年国际临床流行病学网络（International Clinical Epidemiology Network,INCLEN）成立,同年,Fletcher 等出版了第一部临床流行病学专著 *Foundations of Clinical Epidemiology*。这一时期,一批有影响力的流行病学教科书和专著也出版了,如 Last 的 *A Dictionary of Epidemiology*（1983 年出版）等。

3. **第三阶段**　20 世纪 90 年代至今,是流行病学与其他学科交叉融合,应用领域不断扩大的时期。90 年代初,国际临床流行病学的发展极大地推动了临床科研的发展。1992 年,Gordon Guyatt 等正式提出循证医学（evidence-based medicine,EBM）概念,1993 年 Sackett 在牛津大学建立英国循证医学中心。20 世纪 90 年代中期以来,循证医学在发达国家得到了高度重视和日益普遍的应用。另外,流行病学与分子生物学交叉形成了分子流行病学,并于 1993 年由 Schulte 出版了第一部分子流行病学专著《分子流行病学——原理和实践》,强调应从分子、个体和社会多个层面,以及历史、现在和未来多个维度研究疾病与健康的相关问题。

二、流行病学的定义

流行病学的定义随着社会和医学的发展而不断演变。目前国内外比较一致认可的流行病学定义:流行病学（epidemiology）研究人群中疾病与健康状况的分布及其影响因素,并研究防制疾病及促进健康的策略和措施。

这个定义体现了流行病学的四个基本含义。第一,流行病学的研究对象是研究者关注的特定人群,而不是个体。这是流行病学有别于临床医学和护理学的显著特点之一,也是流行病学被称为群体医学的主要原因。第二,流行病学的研究领域包括疾病、伤害及所有与疾病和健康相关的事件。第三,流行病学的研究内容主要有四项:①揭示疾病与健康状况在人群中的分布。②探讨疾病与健康状况在人群中分布的影响因素。③针对疾病与健康状况在人群中分布的规律及其影响因素,提出防制疾病与促进健康的策略和措施。④评价这些策略和措施的效果、效率和效益。第四,流行病学的研究是为预防控制和消灭疾病,促进健康提供科学的决策依据。

历 史 长 廊

流行病学的首个定义

1873 年 Parkin 最早给流行病学下了定义,"流行病学是医学科学的一个分支,它研究流行"。之后,随着流行病学学科的迅速发展,研究范围越来越广泛,流行病学的定义不断发展、完善。

第二节 流行病学的原理和研究方法

一、基本原理

疾病在人群中不是随机分布的,而是表现出一定的时间、地区和社会人口学分布特征。这种分布上的差异又与危险因素的暴露或个体的易感性有关。对此进行测量并采取相应的控制措施是可以预防疾病的。基于这样的思路,现代流行病学的基本原理包括以下几点:①疾病与健康在人群中的分布,其中包括疾病的流行现象;②疾病的发病过程,其中涵盖了机体的感染过程和传染病的流行过程;③人与环境的关系,即疾病的生态学;④病因论,特别是多因论;⑤病因推断的原则;⑥疾病防制的原则和策略,其中包括疾病的三级预防;⑦疾病发展的数学模型等。

二、研究方法

流行病学研究方法分为观察法(observational method)或观察流行病学(observational epidemiology)、实验法(experimental method)或实验流行病学(experimental epidemiology)、数理法(mathematical method)或理论流行病学(theoretical epidemiology)。

(一)观察法

流行病学以人群为研究对象,由于伦理和资源限制,研究者难以掌控研究对象的暴露或其他条件,只能在自然状态下观察疾病与健康状况的分布及其影响因素。观察法又称为观察性研究(observational study),是不施加任何干预因素,在人群中开展调查研究,从而揭示疾病或健康相关事件的人群分布及其影响因素的一种方法。根据研究对象、观察时间和研究内容的不同,观察法又分为描述性研究(descriptive study)和分析性研究(analytical study)。

(二)实验法

实验法又称为实验性研究(experimental study),指研究者根据研究目的,按照预先确定的研究方案将研究对象随机分为实验组和对照组,实验组施加或减少某种因素,然后追踪观察该因素的作用结果,比较和分析两组或多组人群的结局,从而判断该因素的效果。实验法主要用于评价治疗和预防措施的效果,以及证实病因。它与观察法的根本区别在于它采取了人为干预措施,它与基础医学实验的不同之处在于它主要在人群现场进行。实验性研究按照研究对象和现场不同分为临床试验(clinical trial)、现场试验(field trial)和社区试验(community trial)。

(三)数理法

数理法又称为数学模型法,是用数学模型定量表达病因、宿主与疾病发生发展的数学关系,以期客观定量地描述疾病状况或预测疾病流行趋势,从理论上探讨疾病的流行规律和评价防制策略与措施的效果。

第三节 流行病学的重要观点

一、群体观点

流行病学是从群体角度研究疾病和健康状态分布的。分布是对一个人群中测量到的某种变量值

Note:

或特征类别频率的总概括。群体观点意味着发现病人个体的同时,还应研究产生病人的相应人群的特征及其他个体是否也会发生相同的疾病或伤害。在流行病学研究中,不管是何种研究对象,也不管采用何种研究方法或技术,只有秉持群体观点,才有可能揭示事物的真实全貌。

二、概率论观点

在人群中描述疾病分布不能只满足于绝对数,应采用发病率和死亡率等频率指标。因为绝对数无法反映人群中发病、死亡的强度或危险度。流行病学中各种率和危险度的数据,实际上是对疾病或健康相关事件的概率参数的估计值,必须有正确的分母才能计算。人们应以群体视角根据概率大小预测或判定某人群发生某病的危险性,而不能以个体或绝对数来判定某人或某人群的发病风险。

三、对比观点

对比是流行病学研究方法的核心,流行病学研究始终贯穿着对比的思想。只有通过对比调查、对比实验、对比分析,才能找出差异,从而发现疾病发生的流行因素和评价干预措施效果。

四、社会医学和生态学观点

人兼有生物和社会双重属性。人类的健康和疾病不仅是人体自身问题,还与生态环境密切相关。生态环境包括自然环境和社会环境,前者包括大气、水、土壤等,后者包括社会制度、经济水平、文化教育、宗教信仰和风俗习惯等。医学是兼有自然科学和社会科学属性的综合性学科,研究人类健康问题必须从社会医学和生态学的视角出发。

五、多病因论观点

任何疾病的发生都是宿主(内因)与环境(外因)多种因素综合作用的结果。人群中影响疾病发生、发展的因素是多样的、复杂的、可变的,不同的疾病,宿主和环境各种因素的各自及相互作用是不同的。医学模式已由单纯生物医学模式发展到生物-心理-社会医学模式,应重视社会-心理行为因素在疾病病因中的作用。

第四节　流行病学的实际应用

一、研究疾病或健康状态的分布

疾病的表现形式,除临床个体表现外,还有群体表现,即疾病在不同人群、不同时间及不同地区的发生频率和分布特征。通过研究疾病分布,可以了解疾病在人群中的发生、发展规律,确定主要健康问题及其高危人群,为制订防制疾病的策略与措施、合理分配卫生资源和病因探索提供科学依据。

二、研究疾病的危险因素与病因

流行病学方法是病因探索的重要方法,不仅可以为病因研究提供众多重要线索,还能确证暴露与疾病的因果关系。流行病学研究已成为解决病因问题不可或缺的重要环节。此外,流行病学研究病因,还可以在尚未彻底明了具体病因的情况下,根据已掌握的部分危险因素或流行因素,制订并采取防制措施,即可取得良好的防制效果。运用流行病学方法研究病因,在国内外均取得显著成绩,如James Lind关于维生素C缺乏症与新鲜水果蔬菜关系的研究等。

三、评价疾病诊疗措施的效果

流行病学为疾病诊断、临床疗效、药物不良反应等研究建立了一系列设计方案、实施办法和评价体系。如通过诊断试验研究诊断效能,通过随机对照试验评价临床疗效等,对提高诊断、鉴别诊断水平,判断某些症状、体征有无诊断价值,判断药物疗效及安全性和副作用,选择最佳治疗方案,评估疾

Note:

病预后等,具有重要意义。

四、研究疾病自然史

疾病自然史指在不给任何治疗或干预措施的情况下,疾病发生、发展到结局的整个自然过程,包括群体的疾病自然史和个体的疾病自然史。前者指疾病在自然人群中的发生、发展历程和消长规律,后者指疾病在个体中历经起始期、亚临床期、临床期的发生发展过程。研究群体的疾病自然史,有助于早期发现和预防疾病及探索病因,掌握疾病的转归及其规律,适时采取有效措施恢复健康。研究个体的疾病自然史,有助于早期诊断、判断疗效、评估预后、提高诊断效能,以及评价防治效果的真实性和可靠性。

五、疾病防制与健康促进

流行病学的研究目的是防制和消灭疾病,以及促进健康。流行病学通过研究病因与危险因素以消灭或预防疾病的发生,通过研究预防、治疗的策略与措施来控制疾病发生后的蔓延、病程进展或延缓发展,减少并发症、后遗症,降低病死率。此外,流行病学在制订促进人群健康的策略与措施、开展社区卫生服务和现场干预等方面亦发挥越来越重要的作用。

六、卫生决策和评价

流行病学调查研究是开展卫生规划与决策工作的基础。通过流行病学调查,科学家们可以了解人群中各种疾病的发病率、患病率及发病趋势和主要危险因素,可以了解卫生资源和医疗卫生保健服务对现实需求的满足度,可以了解居民对医疗卫生保健服务的满意度,确定重点疾病、重点人群,评价卫生资源利用的有效度,指导人们从实际出发,做好卫生事业规划,制订切实有效的疾病防制策略与措施。实施这些规划或策略措施后,评价人群发病率是否下降、健康状况是否得到改善或者医疗卫生保健服务质量有无提升等,均需再开展流行病学调查,进行效果分析和成本效益分析,促使疾病的防治策略与措施更加有效和完善。

总之,流行病学是医学科学发展中起带头作用的学科之一,在病因探索中起前哨先锋及最终证实的作用,在临床诊疗效果评价、卫生事业规划、疾病防制与健康促进中起着不可或缺的重大作用,促进了整个医学科学的发展和人类健康水平的提升。

知 识 链 接

流行病学学科分支

流行病学研究方法可深化形成描述流行病学、分析流行病学、实验流行病学、理论流行病学、现场流行病学和移民流行病学等分支。流行病学与其他学科方法结合,形成遗传流行病学、分子流行病学和地理流行病学等分支。流行病学研究与专门临床学科结合,形成临床流行病学、药物流行病学和慢性非传染性疾病流行病学等分支。流行病学研究公共卫生问题,形成职业流行病学、环境流行病学、营养流行病学和管理流行病学等分支。

(卢次勇)

思 考 题

1. 流行病学的基本含义是什么?
2. 观察法与实验法主要有哪些区别?
3. 在护理工作中如何利用不同的流行病学方法开展研究?

URSING

第十五章

疾病分布

15章 数字内容

学习目标

知识目标：
1. 掌握疾病分布的概念、流行强度的定义及其常用术语的含义。
2. 熟悉流行病学常用测量指标的应用。
3. 了解研究疾病分布的意义，疾病分布的描述内容。

能力目标：
通过本章节的学习，培养学生掌握运用疾病频率测量的指标探讨疾病在不同地区、不同时间和不同人群中分布规律的能力，并以此为基础开展各种流行病学研究，为制订疾病防制策略和措施提供科学依据。

素质目标：
树立大卫生观、群体观，培养从人群健康角度进行科学研究的意识。

布鲁氏菌病是一种广泛存在的人兽共患病。北方某地区近几年布鲁氏菌病疫情排名全国第一。某市布鲁氏菌病发病率在此地区中处于中等水平,2014—2019 年该市常住居民约 280 万,布鲁氏菌病病例报告分别为 530 例、536 例、358 例、355 例、482 例、679 例。其中,3~8 月份为高发期,共报告发病 2 013 例。男性病例报告数为 2 130 例,女性病例报告数为 810 例。以 40~59 岁人群病例报告数为最多,共 1 695 例。其次为 60~79 岁的群体,病例报告数为 731 例。

　　请思考:

　　1. 如何对该市布鲁氏菌病流行现状进行描述?

　　2. 2014—2019 年该市布鲁氏菌病发病率分别是多少?

　　疾病分布(distribution of disease)指疾病在不同人群、不同时间、不同地区的发病、死亡及患病水平等。了解疾病的分布有助于认识疾病的分布规律及其影响因素,为临床诊断、治疗、卫生服务等提供科学依据。它是流行病学研究工作的起点和基础,是疾病流行规律和病因研究的重要组成部分,也是合理制订疾病的防制策略和措施的重要依据。

第一节　流行病学常用测量指标

一、发病频率测量指标

(一)发病率

1. 定义　发病率(incidence rate)指一定时期内一定范围人群中某病新病例出现的频率。

$$发病率 = \frac{一定时期内某人群中发生某病的新病例数}{同期暴露人口数} \times k \qquad 式15\text{-}1$$

$k = 100\%,1\ 000‰,100\ 000/10\ 万$。

2. 应用及注意事项

(1) 用于描述疾病分布、测量危险度(计算相对危险度等)以探讨发病的危险因素及评价防制措施效果。

(2) 计算发病率时可根据研究目的与病种选择时间单位,一般多以年为时间单位。

(3) 分子是一定时期内的新发病人次数,若在观察期间某人多次发病,则应多次计为新发病例数。发病时间难以判定时,可用初次诊断时间作为发病时间。

(4) 分母指在观察期内可能会发生观察疾病的人,已患病或接受了预防接种的人不应计入暴露人口。在实际应用中,一般用该人群某时期内的平均人口数代替。

(5) 应注意疾病诊断标准的变化、漏报率和随访率对发病率的影响。

(6) 发病率受人群的年龄、性别、职业、民族、种族等因素的影响,可按上述特征分别计算发病率,此称为发病专率。在对不同地区发病率进行比较时,应考虑年龄、性别等因素构成的影响,进行率的标准化。

(二)罹患率

1. 定义　罹患率(attack rate)指小范围人群短时期内某病新病例出现的频率。

$$罹患率 = \frac{观察期间某病新病例数}{同期暴露人口数} \times k \qquad 式15\text{-}2$$

$k = 100\%, 1\ 000‰_{\circ}$

2. 应用及注意事项

（1）罹患率的性质和发病率一样,也是反映人群新病例数的出现频率。与发病率最主要的区别是观察范围小、时间短,可以根据暴露程度精确地测量发病频率。在局部地区疾病的暴发或食物中毒、职业中毒等情境中,经常用该指标来描述疾病的流行强度与病因探索。

（2）计算罹患率时一般以日、周、旬、月或一个流行期为时间单位。

（3）应用时应注意分子、分母的准确性,注明观察的时间长短。

（三）续发率

1. 定义　续发率(secondary attack rate, SAR)又称为二代发病率,指在一定观察期内某些传染病在最短潜伏期至最长潜伏期之间,易感接触者中发病人数(续发病例数)占易感接触者总数的百分比。

$$续发率 = \frac{易感接触者中的二代病例数}{易感接触者总数} \times 100\% \qquad 式15\text{-}3$$

2. 应用及注意事项

（1）续发率可用于比较传染病传染力的大小,分析传染病流行因素,评价防疫措施的效果。

（2）计算续发率时原发病例应从分子、分母中剔除。

（3）短于最短潜伏期或长于最长潜伏期的发病者均不能计入续发病例。

二、患病频率测量指标

（一）患病率

1. 定义　患病率(prevalence rate)指某特定时期内某特定人群中某病新旧病例所占的比例。患病率可按观察时间的不同分为期间患病率(period prevalence)和时点患病率(point prevalence)。

$$时点患病率 = \frac{某一时点某人群中某病新旧病例数}{该时点人口数} \times k \qquad 式15\text{-}4$$

$$期间患病率 = \frac{某观察期间某人群中某病新旧病例数}{同期平均人口数} \times k \qquad 式15\text{-}5$$

$k = 100\%, 1\ 000‰, 10\ 000/万, 100\ 000/10\ 万_{\circ}$

2. 应用及注意事项

（1）患病率一般用于描述病程较长的慢性病存在或流行的频率,说明此类疾病流行的公共卫生学意义,在评价医疗卫生工作水平和卫生资源分配时可作为依据之一,但对急性病和病程短的疾病价值不大,也不能用于病因的验证性研究。

（2）分子是一定时期内的新、旧病例数。

（3）时点患病率观察时间一般不超过1个月。期间患病率的时间范围可较长,但一般不能超过1年。

（4）在对不同地区患病率进行比较时,应考虑年龄、性别等构成的影响,进行率的标准化。

（5）在发病率、病程均稳定的情况下,患病率等于发病率乘以病程。

（二）感染率

1. 定义　感染率(infectious rate)指某时期内所检查的人群中某病原体现有感染者所占的比例。

$$感染率 = \frac{受检者中阳性人数}{受检人数} \times 100\%$$　　　式 15-6

2. 应用及注意事项　率的性质与患病率相似,可以通过病原学或血清学方法检测感染者。感染率用于评价某些传染病特别是具有较多隐性感染和病原携带的疾病(如结核病、乙型病毒性肝炎、蛔虫病等)的流行情况和防制工作的效果,预测某病的流行趋势。

三、死亡频率测量指标

（一）死亡率

1. 定义　死亡率(mortality rate)指某人群在一定时期内总死亡人数在该人群中所占的比例。

$$死亡率 = \frac{某人群某年总死亡人数}{该人群同年平均人口数} \times k$$　　　式 15-7

$k = 100\%, 1\,000‰, 10\,000/万, 100\,000/10\,万。$

2. 应用及注意事项

（1）死亡率是测量人群死亡危险最常用的指标,反映一个人群的实际死亡水平,是衡量一个地区的居民健康状况和卫生保健工作水平的重要指标,可作为制订卫生保健工作计划的重要依据。

（2）死亡率按病种、年龄、性别、种族、职业、婚姻状况等分别计算,称为死亡专率(specific mortality rate)。

（3）计算死亡率时,通常以年为时间单位,分母必须是与分子对应的人群。

（4）比较不同地区死亡率时,因人口构成不同,需要对死亡率进行标准化。经过标准化的死亡率称为调整死亡率(adjusted mortality rate)或标化死亡率(standardized mortality rate)。它仅供相互比较,不能反映实际死亡水平。

（二）病死率

1. 定义　病死率(fatality rate)指一定时期内患某病人群中因某病死亡者占该病病人的比例。

$$病死率 = \frac{一定期间内因某病死亡人数}{同期患某病的人数} \times 100\%$$　　　式 15-8

2. 应用及注意事项

（1）病死率多用于评价短病程急性病的严重程度和诊疗水平。

（2）用病死率评价不同医院的医疗水平时,要注意可比性。

（3）病死率分母中病人情况不同,指标的意义不同,不能用医院的病死率代表所在地区的病死率。

第二节　疾病流行强度

疾病流行强度指某病在某地区一定时期内发病数量的变化及其特征,也称疾病的社会效应。描述疾病流行强度的常用术语有散发、暴发、流行和大流行。

一、散发

散发(sporadic)指某病在一定地区的发病率呈历年的一般水平,病例在人群中散在发生,在发病时间及地点上无明显的联系。一般以当地前 3 年该病的发病率水平作为参考,未明显超过以往的一般水平时,即可称为散发。

Note:

二、暴发

暴发(outbreak)指在集体单位或局部、小范围人群短时间内突然出现许多相似病例的现象。其特点是情况突然,罹患率高。这些人多有相同的传染源或传播途径,大多数病人出现在该病的最短和最长潜伏期之间,如食堂食物中毒等。

三、流行

流行(epidemic)指某病在某地区发病率显著超过该病历年发病率水平。相对散发,病例之间呈现明显的时间和空间联系。在疾病防制的实际工作中,人群中是否出现疾病流行,应根据不同病种、不同时期和不同历史情况作出判断。

四、大流行

当疾病的发病率显著超过该病历年发病率水平,迅速蔓延,涉及地区广,可跨越一省、一国或一洲形成大流行(pandemic)。其显著特点是传播迅速、波及面广。

历 史 长 廊

黑 死 病

黑死病,也就是鼠疫,是由鼠疫耶尔森菌感染引起的烈性传染病。黑死病最早发源于中亚的沙漠与戈壁地区,随着人口迁移迅速向欧洲扩散,最终在 1348 年,黑死病在英国梅尔科姆港登陆,并且很快席卷整个英国。1349 年 5 月,黑死病到达了英国北部的约克郡,整个英国全境沦陷。黑死病给英国带来的伤害是巨大的,黑死病在伦敦肆虐了 2 年,伦敦人口死亡达到 5 万多人,接近伦敦总人口的一半,整个英国的人口在黑死病期间减少了 150 万~225 万,死亡率达到了 30%~45%。

第三节　疾病的三间分布

一、疾病的人群分布

疾病的人群分布(distribution by population groups)是探讨不同性别、年龄、职业、民族、种族、家庭和行为生活方式等人群特征对疾病发病率和死亡率的影响,为探讨病因和制订防制策略与措施提供依据。

（一）年龄

年龄是人群分布中最重要的因素,几乎所有的疾病和健康状况都与年龄有关,这与机体不同年龄阶段的免疫水平与暴露机会等因素有关。一般来说,慢性病有随年龄增长发病率随之增加的趋势。相反,对急性传染病来说,随年龄的增加发病率有减少的趋势。年龄不仅与传染病发病频率有关,而且与疾病的严重性也有关。

疾病年龄分布的分析方法有横断面分析(cross sectional analysis)和出生队列分析(birth cohort analysis)两种。

（二）性别

许多疾病的分布存在明显的性别分布差异,主要是由于男女暴露致病因素的机会、遗传特征、生理解剖特点及内分泌、代谢、心理状态等因素不同。

传染病发病率的性别差异主要是由于暴露机会不同。如钩端螺旋体病、血吸虫病的发病率往往男性高于女性,这可能与男性参加农田劳动多,接触疫水的机会多有关。大多数恶性肿瘤的死亡率男性高于女性,如我国原发性肺癌的死亡率男性与女性之比约为 2∶1,这可能与男性在日常生活及职业工作中暴露致癌因素的机会高于女性有关。而某些疾病的发病率如胆石症、胆囊炎的发病率则女性高于男性,可能与生理解剖特点有关。地方性甲状腺肿发病率也是女性高于男性,可能与内分泌因素有关。

（三）职业

从事不同职业的人群疾病分布差异较大,机体所处工作环境如职业紧张程度、物理、化学因素等均可导致疾病分布的不同,同时还与劳动条件、社会经济地位和卫生文化水平等因素有关。如煤矿工人易患硅沉着病,飞行员和汽车司机易患高血压和消化性溃疡,教师易患静脉曲张等。

（四）民族和种族

不同民族和种族的人群因受遗传因素、地理环境、宗教信仰、风俗习惯和生活方式等方面的影响,疾病的发病率和死亡率有明显的差异。

（五）婚姻与家庭

婚姻与家庭对个人的健康有明显的作用。负性生活事件是导致成年人发病率和死亡率增高的重要因素。有研究证实,离婚者全死因死亡率最高,未婚及独身者次之,已婚者最低,可见离婚对人的精神、心理会产生很大的不良影响。已婚女性的性生活、妊娠、分娩、哺乳等对其健康均有影响。

（六）行为与生活方式

许多疾病与不良行为和生活方式有关。有研究表明,恶性肿瘤、心脑血管疾病、糖尿病等慢性非传染性疾病的发生,60%~70% 是由不健康的行为和生活方式以及各种社会因素造成的。常见的不良行为有吸烟、酗酒、缺乏体力活动、偏食、挑食、不洁性行为和不良的心理刺激等。

二、疾病的时间分布

疾病频率随着时间的推移而不断呈现出动态变化的过程,其原因是随着时间的推移,病因的种类或分布、环境状况、人群的易感性等均在变化。通过研究疾病的时间分布,可了解疾病流行规律,为病因研究提供线索。通过比较疾病防制措施实施前后疾病发病率的变化可以评价其效果。疾病时间分布的变化主要有短期波动、季节性、周期性和长期趋势四种形式。

（一）短期波动

短期波动（rapid fluctuation）也称时点流行,一般指持续几日、几周或几个月的疾病流行或疫情暴发,是疾病的特殊存在方式。其含义与暴发相近,区别在于暴发常用于少量人群,而短期波动常用于较大数量的人群。短期波动常因许多人短期内暴露于同一致病因子如食物或水源受污染所致,多数病例发生于该病的最短潜伏期与最长潜伏期之间,如食物中毒、伤寒、痢疾等疾病的暴发或流行。

（二）季节性

疾病在一定季节内发病率升高的现象称为季节性（seasonal variation）。疾病可以表现为两种明显的季节性特点。

1. **严格的季节性**　某些传染病发病仅集中于一年中的某几个月内,其他月份则无病例发生,如疟疾、流行性乙型脑炎等虫媒传染病。

2. **季节性升高**　许多疾病一年四季均可发病,但在一定季节发病率升高,如肠道传染病多见于夏秋季,而呼吸道传染病则在冬春季发病率升高。有些非传染性疾病也有季节性升高的现象,如花粉热多发生于春夏之交,脑卒中多发生于冬季。

（三）周期性

周期性（cyclic variation）指疾病的发生频率每隔相对规律的时间出现一次高峰，通常每隔1年、2年或几年后发生1次流行。某些呼吸道传染病呈现周期性流行，如我国1965年大规模接种麻疹疫苗前，城市中每隔1年发生1次麻疹流行，易感人群普遍接种疫苗后，发病率降低，周期性流行规律也不复存在。周期性流行的主要原因与人群免疫水平的消长及病原体的变异等有关。

（四）长期趋势

长期趋势（secular trend）又称为长期变异（secular change），指疾病经过一个相当长的时期后，其临床表现、流行强度、病原体种类和宿主等方面发生变化的现象。如近50年来，我国伤寒、细菌性痢疾、麻疹、白喉、炭疽等传染病的发病率大幅下降，肺结核发病率也明显下降，但近年来又有上升趋势。20世纪美国人群肺癌死亡率呈上升趋势，胃癌死亡率呈下降趋势，大肠癌与结肠癌的死亡率保持在相对稳定的水平。

三、疾病的地区分布

疾病的发生经常受到某一地区的自然环境和社会环境的影响，因此研究疾病地区分布（distribution by place）可为探讨疾病流行因素和病因提供重要线索，同时为制订防制策略与措施提供依据，也可以作为分配卫生资源的重要依据之一。不同地区疾病的分布不同，反映了致病因子在这些地区的作用不同，如特殊地理位置、地形与地貌、气象条件等自然环境因素，以及当地居民的生活习惯、社会文化背景等社会环境因素均可影响疾病的地区分布。研究疾病地区分布时，地区范围的划分可以按行政区划分，也可以按地理条件划分，两者各有利弊，最好根据研究目的和具体情况而定。

（一）疾病在国家间和国家内的分布

有些疾病遍布全世界，但分布并不均匀，不同国家的发病率和死亡率可能有很大的差异。如黄热病限于南美洲和非洲，古典生物型霍乱多见于印度。有些非传染性疾病也是如此，如胃癌死亡率以日本、智利等国家较高，澳大利亚、美国较低。乳腺癌、肠癌多见于欧洲、北美洲。

疾病在国家内的分布也有差异。如我国血吸虫病在长江以南的一些省份流行，其分布与钉螺的分布相吻合。鼻咽癌多见于广东省，食管癌以河南、河北、山西三省交界的太行山地区的发病率最高。

（二）疾病的城乡分布

城市由于具有特殊的环境条件，如人口稠密、居住面积狭窄、交通拥挤、人口流动性大，导致呼吸道传染病易传播，如水痘、流行性腮腺炎、流行性感冒等常有流行。城市环境污染较严重，肺癌的发病率和死亡率均高于农村。

农村地区由于卫生条件差，肠道传染病较易流行。农村的虫媒传染病，如疟疾、流行性乙型脑炎等也高于城市。由于人口密度低、交通不便，呼吸道传染病在农村不易流行，但一旦有传染源传入，若该地区多年未发病或预防接种工作薄弱，则可能导致疫情迅速蔓延，甚至可能引起暴发。

（三）疾病的地方性

疾病的地方性指由于自然环境或社会因素的影响，一些疾病在某一地区的发病率增高或只在该地区存在的现象。

疾病的地方性有以下三种类型，分别是统计地方性、自然疫源性和自然地方性。某些疾病只是在统计上高于其他地方，与当地自然条件无关，称为统计地方性，如伤寒。某些传染病病原体在野生动物间传播，一定条件下传染给人，称为自然疫源性，如鼠疫。自然地方性指疾病受自然环境的影响只在某一特定地区存在，如碘缺乏病、地方性氟中毒等。

克 山 病

克山病也称为地方性心肌病。经多年的流行病学、病理解剖学和临床研究,表明克山病是一种独立的地方性心肌病。这种疾病患上之后身体出现的主要病变为心肌实质变性,光镜下检查可以发现心肌变性坏死。本病分布在我国由东北到西南的一条过渡地带上,多发于山区丘陵的农村,而城镇几乎不发病。据调查该病有明显的地区性,病区的土壤、水质和粮食中缺乏人体需要的微量元素硒,从而干扰了心肌代谢,引起心肌损伤而罹病。

四、疾病的地区、时间和人群分布的综合描述

在流行病学研究的实际工作中,由于人群生活在一定的地区环境中,其疾病的发生又与时间密切相关,因此应将疾病的人群分布、时间分布和地区分布进行综合描述与分析,能够全面揭示疾病群体现象的全貌并获得更加丰富的信息,明确疾病防制的重点,为进一步的病因探索提供更有意义的线索。移民流行病学研究就是一个典型的例子。

（一）移民流行病学的概念

移民流行病学(migrant epidemiology)是通过比较某种疾病在移民人群、移居地当地人群和原居住地人群的发病率或死亡率差异,以探讨疾病发生与遗传因素和环境因素的关系。它是利用移民人群研究疾病的分布,进而探讨病因的一种研究方法,已用于肿瘤等慢性病和一些遗传病的病因研究中。

（二）移民流行病学研究的原则

1. 若某病在移民人群中的发病率或死亡率与原居住地人群不同,而接近于移居地当地人群的率,则该病可能主要与环境因素有关。肠癌的移民流行病学结果显示,美国白人肠癌死亡率远高于日本人,而日本移民肠癌死亡率也高于日本人,而接近于美国白人,说明环境因素也在肠癌发病中起主要作用。

2. 若某病在移民人群中的发病率或死亡率与原居住地人群相近,而不同于移居地当地人群的率,则该病可能主要与遗传因素有关。前列腺癌的移民流行病学研究结果显示,居住在德国的苏联移民前列腺癌死亡率明显低于德国当地居民,而更接近于原居住国人群死亡率水平,说明遗传因素在前列腺癌发病与死亡过程中发挥了重要作用。

具体应用这两条原则时,还应考虑移民人群生活条件和生活习惯改变的程度,以及原居住地和移民地的社会、经济、文化及医疗卫生水平的差异。

（杨建洲）

思 考 题

1. 为什么说疾病的分布对探讨病因及制订防制对策与措施有重要意义?
2. 研究疾病年龄分布有何意义?
3. 如何测量和描述疾病的分布?

NURSING

第十六章

流行病学研究方法

16章 数字内容

———— 学 习 目 标 ————

知识目标：

1. 掌握现况研究、队列研究、病例对照研究及实验性研究的概念、基本原理、基本特征和用途。

2. 熟悉现况研究、队列研究、病例对照研究和实验性研究的基本步骤、偏倚与控制。

3. 了解各种流行病学研究方法的分类和优缺点。

能力目标：

通过本章节的学习，结合专业知识，培养学生可以设计不同类型研究、数据收集与分析、发现问题、解决问题和实际运用的能力。

素质目标：

培养学生严谨设计、求真务实的科研素养。

导入情境与思考

　　医生的职业倦怠是大家关注的问题,职业倦怠影响了医生职业幸福感、职业满意度甚至病人诊疗。2020 年 8 月至 11 月,Medscape 调查了美国医生的职业倦怠和抑郁现状,以及应对职业倦怠的方式。12 000 余名来自 29 个专科的医生参与了调查。调查发现,影响最严重的科室:重症医学科(51%)、风湿科(50%)和感染科(49%)。造成职业倦怠的主要原因有行政性工作太多、工作时间过长、薪酬不足等。职业倦怠是医生抑郁的主要原因,20% 的医生有抑郁症,69% 的医生存在抑郁情绪。医生应对职业倦怠活动有打球、听最新的音乐、写作等。

　　请思考:

　　1. 该调查属于什么类型调查?

　　2. 如何开展该类型研究?

　　流行病学研究方法是医学工作者应掌握的基本技术和方法,按设计类型可分为观察法、实验法和数理法,其中观察法又分为描述性研究和分析性研究。描述性研究是流行病学研究的基础,主要描述疾病或健康状况的分布,为病因研究提供线索,提出病因假设。分析性研究主要检验或验证病因假设。实验法则用于证实或确证假设。

第一节　描述性研究

一、概述

　　描述性研究(descriptive study)又称为描述性流行病学(descriptive epidemiology),是流行病学研究方法中最基本的研究类型,它利用常规监测记录或已有的资料或通过专门调查获得的数据资料,描述疾病或健康状况在不同地区、不同时间及不同人群的分布情况,进而获得病因线索,提出病因假设。描述性研究在揭示暴露和疾病因果关系的探索过程中是最基础的步骤,既是流行病学研究的起点,也是其他流行病学研究方法的基础。描述性研究常见的类型主要有病例报告、病例系列分析、现况研究、筛检、生态学研究等。

二、病例报告

（一）概念

　　病例报告(case report)又称为个案报告,是对临床上某种罕见病的单个病例或少数病例进行研究的主要形式,通常是单个病例或几个病例的病情、诊断及治疗中发生的特殊情况或经验教训等的详尽临床报告。

（二）用途

1. 发现新的疾病或提供病因线索。

2. 探讨疾病和治疗的机制。

3. 介绍常见疾病的罕见表现。

（三）局限性

　　病例报告的研究对象具有高度选择性,易发生偏倚,另外,它只是基于一个或少数几个病例,不能用来估计疾病或临床事件发生的频率,所发现的任何危险因素都具有偶然性,不能用来论证科研假设,除极少数例外情况,也不应该把病例报告作为改变疾病诊断、治疗等临床实践的依据。

艾滋病的发现

美国加州大学洛杉矶分校的 Gottlieb 医生在 1980 年 10 月遇到了一位不寻常的病人。该病人的口腔和食管发生了严重的白色念珠菌感染,血液中 CD4$^+$T 淋巴细胞下降至接近于 0,随后检查发现他患的是一种极罕见的卡氏肺囊虫肺炎。同年 10 月,洛杉矶 Weisman 医生也发现了 2 例卡氏肺囊虫肺炎病例。1981 年初,第 4 例和第 5 例病例相继出现。5 位病人治疗无效,先后死去,Gottlieb 医生向医学界的同行们发出了警告并将这一发现报告给美国疾病预防控制中心(CDC)。这些病例报告引起了 CDC 的重视,进而对其病因进行探索,正式提出艾滋病这一新发现的传染病。

三、病例系列分析

(一) 概念

病例系列分析(case series analysis)是对一组(可以是几例、几十例、几百例甚至是几千例)相同疾病病人的临床资料进行整理、统计、分析并得出结论。与病例报告相比,病例分析常常是利用已有资料进行分析,属于回顾性研究范畴。

(二) 用途

1. 分析某种疾病的临床表现特征。

2. 评价某种治疗、预防措施的效果。

3. 促使临床工作者在实践中发现问题,提出新的病因假设和探索方向。

(三) 局限性

病例系列分析最大的特点是资料收集容易,所需时间短,不需要太多的人力、物力。但同时由于记录质量不一,参与医生较多,偏倚较多且无法控制,其资料的真实性和可靠性也相对较差。由于缺乏标准化的方法,不同医疗机构日常收集的临床资料,可比性难以保证。

四、现况研究

现况研究是应用普查或抽样调查的方法,收集特定时点或期间和特定范围内人群中的疾病或健康状况和有关因素的分布情况的一种描述性研究方法。从时间上来说,其所收集的资料是在特定时间内发生的情况,一般不是过去的暴露史或疾病情况,也不是追踪观察将来的暴露与疾病情况,而是当前的情况,因此又称为横断面研究(cross-sectional study)。从观察分析指标来说,由于这种研究所得到的频率指标一般为特定时间内调查群体的患病率,故也称为患病率研究(prevalence study)。

(一) 现况研究的目的和分类

1. **研究目的**　①描述疾病或健康状况的三间分布特征。②为病因研究提供线索。③疾病的二级预防。④评价疾病的防治效果。⑤疾病监测。⑥为研究和决策提供基础性资料。

2. **分类**　现况研究可分为普查和抽样调查两类。

(1) 普查(census):又称为全面调查,指在特定时点或时期内、特定范围内的全部人群(总体)作为研究对象的调查。这个特定时点应该很短,特定范围指某个地区或某种特征的人群。

1) 普查的目的:①早期发现、早期诊断和早期治疗病人。②了解慢性病的患病及急性传染病的疫情分布。③了解当地居民健康水平。④了解人体各类生理生化指标的正常值范围。

2) 普查的优缺点

优点:①调查对象为全体目标人群,不存在抽样误差。②有利于疾病的早发现、早诊断和早治疗。

③可以同时调查目标人群中多种疾病或健康状况的分布情况,为病因研究提供线索。

缺点:①工作量大,费用较高,参加调查的工作人员多,调查质量不易控制。②调查内容有限,不适用于研究患病率很低且无简单易行诊断手段的疾病。③调查对象多,时间短,难以避免重复和遗漏,无应答率较高。

(2) 抽样调查(sampling survey):通过随机抽样的方法,对特定时点、特定范围内人群的一个代表性样本进行调查,以样本的统计量来估计总体参数范围,即通过对样本的调查研究来推论其所在总体的情况。

相对普查而言,抽样调查的优点是节省人力、物力、财力和时间,同时由于调查工作量比较小,能够充分保证调查质量。但是抽样调查的设计、实施与资料分析过程均比普查要复杂,资料的重复和遗漏不易被发现,不适用于变异过大的研究对象或因素和需要普查普治或患病率较低的疾病。

(二) 现况研究的设计和实施

1. 明确研究目的和研究对象　开展一项现况研究,首先要根据研究所提出的问题,明确研究目的。然后根据研究目的和实际情况来选择研究对象,原则是要保证研究对象有足够的样本量,且具有代表性。如果是普查,可选择某时期内某个区域内的全部居民作为研究对象,如果是抽样调查,则应从总体中随机选择具有代表性的人群作为研究对象。选择研究对象时还要结合实际考虑研究的可行性,例如经费来源、是否便于调查等。

2. 确定研究方法　根据研究目的确定研究方法。如果是为了早发现、早诊断和早治疗某种疾病,可选择普查。如果是为了了解某地区某病的患病水平,可开展抽样调查。抽样调查需要确定合适的抽样方法,常用的抽样方法包括单纯随机抽样、系统抽样、分层抽样和整群抽样。

3. 确定样本含量　决定现况研究样本量的大小的因素:①总体疾病的患病率(π)。π 越小,所需样本含量越大,反之则小。②对调查结果精确性的要求,即允许误差(d)。允许误差越小,则所需的样本含量越大。③检验水准(α)。α 越小,样本量越大,通常取 0.05 或 0.01。

(1) 计量资料的样本量估计

$$n = Z_{1-\alpha/2}^2 S^2 / d^2 \qquad\qquad 式16-1$$

式 16-1 中,n 为样本含量,α 为检验水准,Z 指统计学上标准正态分布的 Z 值,当 $\alpha = 0.05$ 时,$Z_{1-\alpha/2} = 1.96$,S 为总体标准差的估计值,d 为允许误差。

(2) 计数资料的样本量估计

$$n = Z_{1-\alpha/2}^2 pq / d^2 \qquad\qquad 式16-2$$

式 16-2 中,p 为估计的总体患病率,$q = 1-p$。

4. 确定研究变量　根据研究目的确定研究变量,即研究内容,可包括人口学资料、疾病指标和相关因素等。研究变量确定后还需要对每个变量作明确的规定,如疾病的诊断标准等。

5. 资料的收集　在现况研究中可通过实验室检查或测量的方法,也可采用调查表询问研究对象的方法收集资料。调查表是流行病学研究中最常用的收集资料的工具之一。调查表设计时,内容的繁简、提问和回答的方式均应服从于调查目的。调查表的调查项目通常包括一般项目(如姓名、年龄、性别、文化程度、职业、民族、住址等)、疾病相关指标和暴露指标。在设计调查项目时需注意:①项目既不缺又不多。②语言表达要通俗易懂。③尽量选用客观指标。④注意各项问题之间的逻辑性,排序尽量做到先易后难,敏感问题排在最后。

(三) 资料的整理与分析

资料的整理与分析需按照设计中要求的统计分析方法来进行,如统计处理流程及使用何种统计软件等。一般步骤:①资料的核实,包括审查所获资料是否齐全、有无缺漏项、有无逻辑错误等。②数据的分析,需将资料按其属性和研究目的进行分组,如按年龄、性别、职业、婚姻状况等进行分组分析,通过组间特征比较,得出结论。

1. 描述性分析　①总体率和基本特征的描述,如在糖尿病的调查中,应描述血糖正常率、空腹血糖受损率及糖尿病的现患率。此外,为了方便与其他研究相比较,还应描述人群的基本特征,如年龄范围、性别构成、身高和体重等。②疾病分布的描述,通常为按人群特征和地区特征分组,描述疾病的患病率,如分年龄、性别、文化程度等人群特征来描述糖尿病的患病率。

2. 相关分析或分组比较　①相关或回归分析,用于探索暴露与疾病指标之间单因素或多因素的统计学联系。如以血糖为因变量,分析吸烟量、脂肪摄入量、纤维摄入量、职业及体力活动时间等因素与血糖水平有无独立的统计学联系。②分组比较,可按暴露因素分组或者按疾病结局分组进行分析,如按脂肪摄入量分为高、中、低三组,在控制其他影响因素的条件下比较脂肪摄入量对血糖水平的影响。

（四）常见偏倚及其控制

现况研究主要存在选择偏倚和信息偏倚。

1. 选择偏倚　常发生于研究设计阶段。现况研究中可能发生的选择偏倚有无应答偏倚(non-response bias)、选择性偏倚、幸存者偏倚等。

2. 信息偏倚　主要发生在观察、测量等实施阶段。现况研究中可能发生的信息偏倚包括调查对象引起的偏倚、调查员偏倚、测量偏倚等。

控制现况研究中偏倚的主要措施:①抽取研究对象时,严格遵守随机化原则。②提高研究对象的依从性和受检率。③正确选择测量工具和检测方法。④培训调查员,统一标准和认识。⑤做好资料的复查复核工作。⑥选择正确的统计分析方法,辨析混杂因素及其影响。

（五）优点与局限性

1. 优点　①现况研究常采用抽样调查,由于抽样调查中样本是遵循随机化原则抽取的,因此研究人群的代表性较好,结果易推广。②与队列研究相比,费用较低。③实施的时间较短,出结果快。

2. 局限性　①调查暴露和结局是在同一个时点进行的,因此较难区分暴露与结局的时间顺序,且所调查的暴露情况可能与疾病发生之前的暴露情况不同,从而不能确定因果关系。②不适合调查患病率很低的疾病。③调查结果只是患病率,而不是发病率,无法准确测量危险因素的致病作用。

五、筛检

（一）概念、分类和实施原则

1. 概念　筛检(screening)是运用简便、快速的试验或其他方法,将健康人群中那些可能有病或缺陷、但表面健康的个体,同那些可能无病者鉴别开来。筛检试验并非诊断试验,仅是对疾病的一种初步检查,对筛检阳性者还需进一步用诊断试验确诊疾病。

2. 筛检的分类

（1）根据筛检对象的范围

1）整群筛检(mass screening):用一定的筛检方法对一定范围的人群进行筛检,找出其中可能患某病的人,然后对其进行进一步的诊断及治疗。

2）目标筛检(targeted screening):对某种暴露的人群或高危人群进行定期健康检查,以早期发现病人,及时给予治疗。

（2）根据所用的筛检方法的数量

1）单项筛检(single screening):用一种筛检试验筛检一种疾病。

2）多项筛检(multiple screening):在筛检中同时应用多种方法进行筛检,可以同时筛检多种疾病。

（二）设计与实施

1. 确定"金标准"(gold standard)　即当前被医学界公认的诊断疾病最客观、可靠的诊断方法。目前常用的"金标准"主要有病理学诊断、外科手术探查、特殊影像学诊断、病原学诊断、临床综合诊断和长期随访所获得的肯定诊断等。

2. **选择研究对象**　选择的受试对象应能代表筛检试验可能应用的目标人群。

3. **估计样本含量**　筛检试验的样本含量取决于对试验的灵敏度、特异度、检验水准和允许误差的要求。

$$n=\left(\frac{Z_{1-\alpha/2}}{\delta}\right)^2 p(1-p)$$　　　　　　式 16-3

式 16-3 中,n 为所需样本含量,$Z_{1-\alpha/2}$ 为正态分布中累积概率为 $\alpha/2$ 时的 z 值,δ 为容许误差,一般取值范围是 $0.05\sim0.10$,p 为灵敏度或特异度,一般以灵敏度估计病例组样本量,以特异度估计对照组样本量。

当预期的灵敏度或特异度小于 20% 或大于 80% 时,资料呈偏态分布,应将率进行平方根反正弦转换,计算样本量。

$$n=\left[57.3\times Z_{1-\alpha/2}/\text{arc sin}\left(\delta/\sqrt{p(1-p)}\right)\right]^2$$　　　　式 16-4

4. **实施检测**　受试对象分别采用筛检试验和诊断试验("金标准")进行独立检测。

5. **整理评价结果**　经过"金标准"确诊的目标疾病病人和非病人,接受待评价的筛检试验检测后,可出现 4 种情况,即"金标准"确诊的病人,可能被筛检试验判为有病(真阳性,a)或无病(假阴性,c),而"金标准"确诊的非病人也可能被筛检试验判为有病(假阳性,b)或无病(真阴性,d),整理成四格表 16-1。

表 16-1　筛检试验评价资料整理表

筛检试验	"金标准"		合计
	病人	非病人	
阳性	真阳性(a)	假阳性(b)	$a+b$
阴性	假阴性(c)	真阴性(d)	$c+d$
合计	$a+c$	$b+d$	$a+b+c+d$

（三）筛检试验评价内容与指标

1. **真实性（validity）**　又称为效度,指测量值反映实际值的程度。评价真实性的常用指标包括灵敏度、特异度、假阳性率、假阴性率和约登指数等。

（1）灵敏度（sensitivity,Se）:又称为真阳性率（true positive rate）,指实际有病而按该筛检试验的标准被正确地判为有病的比例。它反映了筛检试验发现病人的能力。

$$灵敏度=\frac{a}{a+c}\times100\%$$　　　　　　式 16-5

（2）特异度（specificity,Sp）:又称为真阴性率（true negative rate）,指实际无病按该筛检试验的标准被正确地判为无病的比例。它反映了筛检试验确定非病人的能力。

$$特异度=\frac{d}{b+d}\times100\%$$　　　　　　式 16-6

（3）假阳性率（false positive rate）:又称为误诊率,指在实际无病者中被错判为有病者所占的比例,即假阳性数占非病人数的百分比。

Note:

$$假阳性率 = 1 - 特异度 \qquad 式16-7$$

（4）假阴性率（false negative rate）：又称为漏诊率，指在病人中被错判为非病人的比例，即假阴性数占病人数的百分比。

$$假阴性率 = 1 - 灵敏度 \qquad 式16-8$$

（5）约登指数（Youden's index）：又称为正确指数，指筛检方法发现真正病人与非病人的总能力。正确指数范围在 0~1。该指数越大，筛检试验价值也越大。

$$约登指数 = 1 - (假阳性率 + 假阴性率) = (灵敏度 + 特异度) - 1 \qquad 式16-9$$

2. 可靠性

（1）定义：可靠性（reliability）指在相同条件下用某种测量工具（如筛检试验）重复测量同一受试者时获得相同结果的稳定程度，又称为可重复性、稳定性、精确度、一致性、恒定性等。

（2）评价方法与指标：根据资料的类型，采用不同的方法与指标进行评价。计数资料采用 *Kappa* 检验，计算 *Kappa* 值，计量资料采用方差分析，计算个体内相关系数，等级资料采用 *Kendall* 相关分析，计算 *Kendall* 相关系数。

3. 预测值（predictive value）

指在已知筛检试验结果的条件下，估计有或无该病的概率，又称为预告值，是评价筛检试验效益大小的指标。

（1）阳性预测值（positive predictive value，Pr+）：筛检试验阳性者患目标疾病的可能性。

$$阳性预测值 = \frac{a}{a+b} \times 100\% \qquad 式16-10$$

（2）阴性预测值（negative predictive value，Pr-）：筛检试验阴性者不患目标疾病的可能性。

$$阴性预测值 = \frac{d}{c+d} \times 100\% \qquad 式16-11$$

预测值受试验方法的灵敏度、特异度和疾病患病率的影响。当患病率一定时，随着灵敏度的升高，阳性预测值下降，阴性预测值上升；随着特异度升高，阳性预测值上升，阴性预测值下降。当灵敏度、特异度一定时，随着患病率的升高，阳性预测值升高，阴性预测值下降；反之，阳性预测值下降，阴性预测值升高。

六、生态学研究

生态学研究（ecological study）是以人群为基本单位收集和分析资料的一种描述性研究方法，通过描述不同人群中某因素的暴露状况与某种疾病的频率，从群体水平上研究某种因素与某种疾病之间的联系。其主要用途：①为病因研究提供线索，建立病因假设。②评价现场试验或干预措施的效果。③研究人群中变异较小和难以测定的暴露。④用于疾病监测，有助于估计某种疾病或健康状况的流行趋势，可为制订疾病预防控制的策略与措施提供依据。

（杨建洲）

第二节 分析性研究

一、概述

分析性研究又称为分析流行病学（analytical epidemiology），是流行病学在探讨病因过程中常用的种观察性研究方法,用于检验在描述性研究提出的病因假设。分析性研究的基本方法包括病例对照研究和队列研究。

二、队列研究

（一）定义、特点、用途和分类

1. 定义和特点　队列研究(cohort study)是将研究人群按是否暴露于某个因素分为暴露组和非暴露组,或者按暴露程度分为高暴露组和低暴露组,追踪其各自的结局,比较不同组之间结局频率的差异,从而判定暴露因素与结局之间有无因果关联及关联大小的一种观察性研究方法。队列研究特点:①队列研究是一种由因及果的前瞻性研究。②属于观察性研究方法,队列研究中的暴露是客观存在的,不是人为施加的。③设立对照组。④能确证暴露与结局的因果联系(图 16-1)。

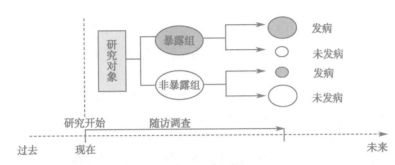

图 16-1　队列研究原理示意图

队列研究的主要用途:①检验病因假设。②评价预防措施效果。③研究疾病自然史。④新药的上市后监测。

2. 分类

（1）前瞻性队列研究(prospective cohort study):队列研究的基本形式。研究对象的分组是根据其当前的暴露状况而定的,此时研究的结局还未出现,需要随访观察一段时间才能得到。Doll 与 Hill 吸烟与肺癌关系的队列研究、Framingham 心血管病研究和中国慢性病前瞻性研究均属于该类型的队列研究。在前瞻性队列研究中,研究者可以直接获取关于暴露与结局的第一手资料,因而资料的偏倚较小,结果可信。其缺点是所需观察的人群样本量很大,观察时间长、花费大,因而影响其可行性。

（2）历史性队列研究(historical cohort study):研究对象的分组是根据研究开始时研究者已掌握的有关研究对象在过去某个时点的暴露状况的历史资料确定的,研究开始时研究的结局已经出现,不需要前瞻性观察。在历史性队列研究中,虽然研究是现在开始的,但研究对象是在过去某个时点进入队列的,暴露与结局虽然跨时较长,但资料收集及分析却可在较短时间内完成,尽管收集暴露与结局资料的方法是回顾性的,但究其性质而言仍是从因到果的。因此,历史性队列研究的优点是省时、省力、出结果快,适用于长诱导期和长潜伏期疾病的研究。缺点是依赖于历史记录,而记录可能缺失或有误,容易发生选择偏倚和信息偏倚,暴露中常常缺乏影响暴露与结局的混杂因素资料,难以控制混杂因素的干扰。

（3）双向性队列研究(ambispecitive cohort study):在回顾性队列研究之后,继续进行一段时间的前瞻性队列研究。该方法兼有上述两种方法的优点,在一定程度上弥补了前两种方法的不足,故在实际工作中常用到,且适用范围较广。

（二）研究设计与实施

1. 确定研究因素　队列研究中研究因素称为暴露因素,暴露因素一般是在描述性研究或病例对照研究的基础上筛选出的与所研究疾病因果关系较大的因素。暴露因素一旦确定,还应对暴露的测量标准、剂量水平、时间长短等给予明确的规定。

2. 确定研究结局　结局即研究事件的发生。队列研究在设计阶段,就应根据研究目的确定研究结局。如在研究疾病病因时,结局往往是所研究疾病的发生或死亡,有时也可能是某种生理、生化指标,如血清抗体水平、血脂水平等。而在预后研究中结局通常是疾病的痊愈或由其引起的致残等。研究结局的确定应全面、具体,最好采用权威公认的疾病诊断标准。

3. 确定研究人群　队列研究中选择研究人群的基本要求:①为便于随访,减少失访,选择相对稳定的人群作为研究对象。②为保证研究的准确性和可行性,选择健康状况、人口迁移登记等资料较完整的人群为研究对象。③为缩短研究周期,所研究的疾病在该人群中应有较高的发病率或死亡率。此外,还要考虑研究人群的合作程度及单位和社区领导的支持程度等。

(1)暴露组的选择

1)职业人群:如果要研究某种可疑的职业暴露因素与疾病或健康的关系,必须选择相关职业人群为暴露人群。由于职业人群暴露与疾病的历史记录比较全面、真实和可靠,故对职业人群开展队列研究时常采用历史性队列研究方法。

2)特殊暴露的人群:研究某种罕见暴露因素的唯一选择。因容易获得足够的病例数,选择特殊暴露人群或发病率较高人群作为研究对象,不仅可缩短研究周期,同时也可大大地降低研究成本。

3)一般人群:在某行政区域或自然地理区域内全体人群中选择暴露于所研究因素的人群。此类选择暴露人群的方式因所需的样本量较大,同时工作量大,且要求较高,因此应用较少。一般在研究的暴露因素与疾病在人群中较常见或为了观察人群的发病情况,以及观察环境因素与疾病的关系时使用。

4)有组织的人群团体:如机关、学校或团体的成员等。因为该类人群易于组织,便于随访,因此可减少失访偏倚的发生。

(2)非暴露(对照)组的选择

1)内对照:暴露组与非暴露组都在同一研究人群中,这种对照称为内对照。如在 Doll 与 Hill 吸烟与肺癌关系的队列研究中,研究对象选择的是英国所有注册的医生,其中吸烟的医生作为暴露组,不吸烟的医生作为非暴露组。

2)外对照:暴露组与非暴露组不在同一研究人群中,这种对照称为外对照。即当研究人群中暴露组以外的人员不适合作为非暴露组时,常在该人群之外选择对照组。如以放射科医生为研究射线致病作用的暴露对象时,可以选择接触射线较少的五官科医生为外对照。

3)总人口对照:在采用职业人群或特殊暴露人群作为暴露组时,以该地区全人口的发病或死亡率作为对照。需注意的是用来比较的两个群体间在时间、地理及人群等各种特征方面应具有可比性。

4)多重对照:在实际研究中,为了增强研究结果的真实性和可靠性,可采用设置多重对照的形式。即在选择一个暴露组的同时,选择两个及以上对照组作比较。

4. 确定样本含量　影响队列研究样本量大小的参数:①对照组的发病率(P_0)。②暴露人群中的发病率(P_1)。③检验水准(α),检验水准要求越高,所需样本量越多。④把握度(power),即检验效力 $1-\beta$,通常 β 取 0.10。

由于队列研究易失访,在计算样本含量时,应在计算得出的样本量基础上适当增加样本。

计算样本含量的公式:

$$N=\frac{\left[Z_{1-\alpha/2}\times\sqrt{2\times\overline{P}(1-\overline{P})}+Z_{\beta}\times\sqrt{P_1\times(1-P_1)+P_0\times(1-P_0)}\right]^2}{(P_1-P_0)^2}\qquad\text{式 16-12}$$

式 16-12 中,P_1 为暴露组的发病率,P_0 为对照组的发病率,$\overline{P}=\dfrac{P_1+P_0}{2}$。$Z_{1-\alpha/2}$ 为 α 的标准正态分布临界值,Z_{β} 为 $1-\beta$ 的标准正态分布临界值,这两个数值可以从标准正态分布表中得到。

5. 资料收集与随访　队列研究所涉及的调查员多,时间长,调查员的不规范调查和操作等会影响研究质量。正式调查前必须制订详细的调查手册,统一调查和随访的方法与技术,严格培训调查员,保证研究质量是队列研究成功的关键。

(1)基线资料的收集:队列研究在选定研究对象后,要收集每个研究对象在研究开始的基线资料。基线资料一般包括人口学资料、暴露因素信息、结局指标信息。

获取基线资料的方法一般有下列四种:①查阅医院、工厂等单位及个人健康保险的记录或档案。②访问研究对象或其他能提供信息的人。③对研究对象进行体格检查或实验室检查。④环境调查与监测。

(2)确定随访内容与间隔的时间

1)随访内容主要是收集有关结局的信息(是否发生了结局事件)、暴露的信息(观察暴露是否发生了变化)和可能产生混杂作用的信息。

2)随访间隔时间的长短主要根据研究目的,以及所研究的疾病和暴露因素的性质来确定。一般对潜伏期较长的疾病病因研究,若暴露因素比较稳定,随访间隔的时间可以长一些,如间隔一年或更长时间随访一次。

(三)资料整理与分析

资料的整理主要指对原始资料进行核查,待确认无误后,建立数据库。数据的分析主要包括描述性分析和推断性统计分析两部分。首先对研究对象的一般特征进行描述,并在此基础上对资料的均衡性进行检验,若检验结果认为两组资料均衡可比,需进一步计算两组的发病率或死亡率,并通过计算相对危险度与显著性检验,分析暴露因素与疾病之间的因果关联。

1. 率的计算 首先将队列研究资料整理成四格表(表 16-2)。

表中暴露组的发病率为 $a/(a+b)$,非暴露组(对照组)的发病率为 $c/(c+d)$。若两者存在差异并具有统计学意义,且研究中又无明显的偏倚存在,则说明暴露因素与研究的疾病之间有关联,且很可能是因果关联。

表 16-2 暴露组与非暴露组发病比较

组别	病例(D)	非病例($\overline{D}$)	发病率
暴露组(E)	a	b	$a/(a+b)$
非暴露组($\overline{E}$)	c	d	$c/(c+d)$
合计	$a+c$	$b+d$	N

队列研究中计算的发病率与普通发病率有所不同,根据研究人群的特征不同,可以计算累积发病率和发病密度。

(1)累积发病率(cumulative incidence rate,CIR)或累积死亡率(cumulative mortality rate,CMR):当研究的目标人群较稳定,流动性较小,样本量较大,观察时间较短时,可以计算累积发病率或累积死亡率。

$$CIR(CMR)=\frac{n}{N}$$
式 16-13

n:观察期内所研究疾病的发病或死亡人数;N:观察期中期或开始时的研究对象人数。

(2)发病密度(incidence density,ID):研究对象在随访期间人时(person time,PT)的发病或死亡频率。分子为随访期间所研究疾病的新发病例数或死亡数,分母是观察人数乘以观察时间得出的人时数。

分母未采用普通的人口数,其原因有以下几点:①在前瞻性研究中随访观察时间通常很长,由于失访或死亡等原因,研究对象人数在不断减少。②随着时间的推移,研究对象的年龄不断增长,一个年龄组中每年都有低年龄组的成员进入，超过年龄者要进入高龄组。用人时分母计算出的发病密度能够更客观地反映队列中每一个成员对队列结果的贡献。

$$ID = \frac{n}{PT}$$

式 16-14

n：观察期内所研究疾病的新发病例数或死亡数；PT：人时（通常采用人年或人月数）。

常用的人时计算方法有精确法、近似估计法和寿命表法。有关寿命表法计算公式请参考相关书籍，在这里介绍精确法和近似估计法。精确法即以个人为单位计算暴露人时，结果精确，但费时。当样本量较小时，可用此法计算人时。

如美国护理人员队列研究观察染发剂与肿瘤的关系，某研究对象于 2012 年 1 月 1 日进入研究队列，随访至 2021 年 7 月 1 日出现了结局事件，观察时间为 9 年零 6 个月，计算该观察对象的观察人时为 9.5 人年。当不知道研究队列中每个观察对象进入、退出队列的具体时间，以及研究样本量较大时，可以用平均观察人数乘以观察年数获得近似估计的总人年数。平均人数一般用相邻两时段人口的平均数估计。

例 16-1　以 Doll 与 Hill 的吸烟与肺癌关系的研究为例。他们从 1951 年 11 月 1 日开始观察男医生 34 494 人，到 1956 年 4 月 1 日共观察 4 年零 5 个月。观察期内每 12 个月统计一次各年龄组存活人数（表 16-3）。

表 16-3　1951—1956 年某地各年龄组男医生观察人年数

年龄/岁	存活人数						总人年数
	1951.11.1	1952.11.1	1953.11.1	1954.11.1	1955.11.1	1956.4.1	
0~34	10 140	9 145	8 232	7 389	6 281	5 779	35 489
35~44	8 886	9 149	9 287	9 414	9 710	9 796	41 211
45~54	7 116	7 257	7 381	7 351	7 215	7 191	32 156
55~64	4 094	4 212	4 375	4 601	5 057	5 243	19 909

各年龄组的人年计算方法以 35~44 岁组为例：

总观察人年数=(8 886+9 149)/2+(9 149+9 287)/2+(9 287+9 414)/2+(9 414+9 710)/2+(9 710+9 796)/2×(5/12)=41 212。

第五年平均观察人数为 9 753，即(9 710+9 796)/2，由于存活时间为 5 个月，因此人年数计算应为 9 753×5/12=4 063.75。

2. 联系强度的测量　在队列研究中联系强度可用相对危险度、归因危险度、归因危险度百分比、人群归因危险度和人群归因危险度百分比来测量。

（1）相对危险度（relative risk，RR）：暴露组发病率或死亡率与非暴露组发病率或死亡率之比，表明暴露组发病或死亡的危险性是非暴露组的多少倍。

$$RR = \frac{I_1}{I_0}$$

式 16-15

I_1：暴露于某因素的人群中某病的发病率或死亡率；I_0：非暴露人群中某病的发病率或死亡率。

（2）特异危险度或归因危险度（attributable risk，AR）：暴露组的发病率或死亡率与非暴露组发病率或死亡率之差。表明暴露者中完全由某暴露因素所致的发病率或死亡率是多少。

$$AR = I_1 - I_0$$

式 16-16

Note:

$$或\ AR=I_0(RR-1)\qquad\qquad 式\ 16\text{-}17$$

（3）归因危险度百分比（attributable risk percent，AR%）：暴露人群中由暴露因素所致的发病率或死亡率占暴露人群发病率或死亡率的百分比，主要与相对危险度的高低有关。

$$AR\%=\frac{(I_1-I_0)}{I_1}\times100\%\qquad\qquad 式\ 16\text{-}18$$

$$或\ AR\%=\frac{(RR-1)}{RR}\times100\%\qquad\qquad 式\ 16\text{-}19$$

（4）人群归因危险度（population attributable risk，PAR）与人群归因危险度百分比（population attributable risk percent，PAR%）：人群归因危险度指总人群发病率中归因于暴露的部分，人群归因危险度百分比则表示人群中由于暴露因素所致的发病率或死亡率占人群发病率或死亡率的百分比，提示在完全控制该暴露因素后人群中某病发病率（或死亡率）可能下降的程度。

$$PAR=I_t-I_0\qquad\qquad 式\ 16\text{-}20$$

I_t 代表全人群的某病发病率或死亡率，I_0 代表非暴露组某病的发病率或死亡率。

$$PAR\%=\frac{(I_t-I_0)}{I_t}\times100\%\qquad\qquad 式\ 16\text{-}21$$

$$或\ PAR\%=\frac{P_e(RR-1)}{P_e(RR-1)+1}\times100\%\qquad\qquad 式\ 16\text{-}22$$

例 16-2　有关吸烟与心血管疾病的一项前瞻性队列研究结果发现，吸烟者的相对危险度为 1.7，而人群中吸烟者的比例为 55%（P_e），计算归因危险度百分比。

$$PAR\%=\frac{0.55(1.7-1)}{0.55(1.7-1)+1}\times100\%=27.80\%$$

表示由吸烟引起的心血管疾病占人群中心血管疾病全部病因的 27.80%，即该人群若全面戒烟，就可以使其心血管疾病减少 27.80%。

（四）常见偏倚及其控制

1. **选择偏倚**　研究对象选择不当导致研究结果偏离真实的情况，将会引起选择偏倚。队列研究中最常见的选择偏倚为失访偏倚。控制此偏倚主要靠提高研究对象的依从性，如果失访率达到 20% 以上，研究的真实性值得怀疑。

2. **信息偏倚**　队列研究中信息偏倚常是由于使用的仪器不精确、检验技术不熟练、诊断标准不明确或不统一等造成对暴露、结局的错误测量（分类）所致。选择精确稳定的测量方法、严格遵守实验操作规程、提高临床诊断技术、明确各项标准并严格执行是防止信息偏倚的重要措施。

3. **混杂偏倚**　在队列研究中，如果暴露组与非暴露组在一些影响研究结果的主要特征（如性别、年龄）上不一致，就会产生混杂偏倚。在研究设计阶段可通过限制、匹配等方法控制，在资料分析阶段可采用标准化、分层分析和多变量分析等方法来控制混杂偏倚。

（五）优点与局限性

1. **优点**　①队列研究由于暴露与结局发生的时间顺序清楚，且所获得的资料准确、可靠，因此检验病因假设的能力较强。②可直接计算发病率（死亡率）与相对危险度，用于分析疾病与病因之间的因果关系。③可同时观察一种暴露与所致多种疾病的关系。④有助于了解疾病的自然史。

2. **局限性**　研究周期长、工作量大、人财物耗费多、失访偏倚较大、不适合研究发病率低的疾病。

队 列 研 究

　　美国弗雷明汉(Framingham)小镇人口约 28 000 人,人口相对稳定,便于长期随访。1948 年,弗雷明汉心脏研究(FHS)从那里起步。1948 年第一代队列人群建立,纳入 5 209 名研究对象;1971 年第二代队列人群建立,招募 5 124 人;2002 年第三代队列人群建立,招募 4 095 人;2007 年,纳入 9 300 名研究对象。目前 FHS 拥有世界上样本量最多、观察时间最长的人群家族研究资料,研究对象涉及三代人群,70 年来一直参加 FHS 的总人数已达到 15 447 人,第一代参与者的失访率不到 4%,已有 802 人同意为 FHS 后续研究捐献大脑作为宝贵的研究标本,每一位 FHS 的参与者都是值得尊敬的人。

三、病例对照研究

(一)概述

1. 定义、特点和用途　病例对照研究(case control study)是以当前已经确诊的患有某特定疾病的一组病人作为病例组,以不患有该病但具有可比性的另一组个体作为对照组,通过询问、实验室检查或复查病史,收集研究对象既往各种可能的危险因素的暴露史,测量并比较病例组与对照组中各因素的暴露比例,经统计学检验,若两组差异有意义,则可认为因素与疾病之间存在着统计学上的关联(图 16-2)。

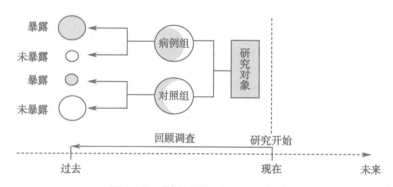

图 16-2　病例对照研究原理示意图

　　病例对照研究的特点:①属于观察性研究,未对研究对象施加任何干预措施。②设立对照,研究对象按是否患有所研究的疾病分为病例组与对照组。③研究方向由果及因。④因果联系的论证强度相对较弱,不及队列研究。

　　病例对照研究的用途:①疾病病因或危险因素的研究。②健康相关事件影响因素的研究。③疾病预后因素的研究。④临床疗效影响因素的研究。

　　2. 分类

　　(1)非匹配病例对照研究:在研究设计所规定的目标病例和对照人群中,分别抽取一定量的研究对象,对照选择时可以没有特殊规定。

　　(2)匹配病例对照研究:匹配(matching)或称配比,即要求对照在某些因素或特征上与病例保持一致,目的是对两组进行比较时排除匹配因素的干扰。匹配分为频数匹配与个体匹配。频数匹配(frequency matching)指对照组具有某种或某些因素或特征者所占的比例与病例组一致或相近。个体匹配(individual matching)是以病例和对照个体为单位进行匹配。一项研究的匹配变量通常控制在3~5 个。需注意研究中若匹配变量越多,选择合适对照的难度就越大。有时还可能会造成匹配过度

Note:

(overmatching)问题,即将不该匹配的因素进行了匹配,导致研究因素与疾病间的关联强度降低。一个病例配一个对照的形式称为 1:1 配对,若配两个以上的对照则称为 1:r 配比。兼顾统计学效率和调查工作量,每个病例所配的对照数一般不超过 4 个。

(二)研究设计与实施

1. 病例对照研究的一般步骤

(1)提出假设:根据已有的描述性研究得到的资料及相关文献资料,提出病因假设。

(2)制订研究计划:①明确病例与对照的来源和选择的方法,明确疾病的诊断标准。②确定病例与对照的比较方法。③估算适宜的样本含量。④确定具体的调查内容并设计调查表。⑤明确资料整理与分析的方法。

(3)培训调查员并制订质量控制方案:为确保调查能够获得真实可靠的信息,应对调查员进行严格培训,统一调查方法。

(4)实施调查。

(5)资料的整理与分析:严格审核原始资料,确认无误后方可建立数据库,在资料的分析过程中选择合适方法尽可能消除可能影响结果的混杂偏倚。

(6)撰写研究报告。

2. 病例对照研究的实施

(1)病例与对照的选择:病例与对照选择的成功与否,是病例对照研究的关键。病例与对照选择的基本原则:①选择的研究对象具有良好的代表性。②病例组与对照组间具有可比性。

1)病例的选择:因为病例对照研究是从研究对象是否已经患有所研究的疾病入手的,因此病例的诊断必须可靠,应尽可能地采用目前公认的“金标准”。

病例的来源:①以医院或临床为基础选择病例,即病例来自某一个或某些特定的医疗保健机构。由于此方法较易进行,且可节省经费,因此它是目前病例对照研究中最常用的选择病例的方法。②以人群为基础选择病例,即以一定地区(某地区或某单位)某段时间的全部新病例(或现患病例)或全部病人的随机样本作为调查对象。优点是病例的选择比较简单,不易产生选择偏倚。缺点是很难将人群中的全部病例包括在内,人群中病例可能会因各种原因拒绝调查,因此可行性相对较差。

病例对照研究的病例类型有新发病例、现患病例和死亡病例,这三种类型的病例各有优缺点。在病例对照研究中,首选的病例类型是新发病例,其优点在于新发病例包括不同病情和预后的病人,代表性好,且病例资料容易获得,准确可靠。现患病例、死亡病例的资料准确性较差。

2)对照的选择:原则上对照组与病例组应来自同一总体,应尽可能保证两组的均衡可比性,而且对照应该经过与病例相同的诊断程序确认不患所研究的疾病。

对照的来源:对照应选自可产生病例的源人群。①当病例组是某地全部或大部分病例时,对照可从当地未患该病的人群中选择。这种对照研究结论推及总体的可靠性大,不足之处是在调查实施时可行性较差,应答率较低。②当病例在医院所研究疾病的病人中选择时,对照可从医院的其他病人中选择,这种对照不仅调查易于实施,且应答率也比较高。③对照还可从病例的配偶、同胞、亲属、同事或邻居中选择,但需注意当研究以遗传因素为主的疾病时,不宜选同胞及亲属作为对照,研究环境因素为主的疾病时,不宜选择同事(工作环境)或邻居(居住环境)作对照。

在实际研究工作中,还可考虑设立多组对照,如既选择医院的病人,又选择亲属或同事作为对照。这不仅扩大了对照的来源,而且有助于减少偏倚。

(2)样本含量的估计:病例对照研究的样本大小主要取决于人群中研究因素的暴露率、研究因素与疾病的预期关联强度、检验水准及把握度。样本含量的估计有查表法和公式法两种,研究中可根据具体情况加以选择。

不匹配和成组匹配病例对照研究中当病例数与对照数相等或不等时,以及个体匹配病例对照研究中 1∶1 配对和 1∶r 配比时样本量的计算公式有所不同。在这里重点介绍不匹配、病例数与对照数相等的成组匹配，以及 1∶1 配对的病例对照研究样本量的计算方法。

1）不匹配和病例数与对照数相等的成组匹配病例对照研究，公式为：

$$N=\frac{\left[Z_{1-\alpha/2}\sqrt{2\overline{P}(1-\overline{P})}+Z_{\beta}\sqrt{P_1(1-P_1)+P_0(1-P_0)}\right]^2}{(P_1-P_0)^2}$$ 式 16-23

式 16-23 中，$P_1=\dfrac{OR\times P_0}{1+P_0(OR-1)}$，$\overline{P}=\dfrac{P_1+P_0}{2}$。$N$ 为病例组或对照组人数，$Z_{1-\alpha/2}$ 和 Z_{β} 分别为 α 和 $1-\beta$ 的标准正态分布临界值，P_0 和 P_1 为对照组和病例组研究因素的暴露率。

2）1∶1 配对病例对照研究，Schlesselman 推荐公式为：

$$m=\frac{\left[Z_{1-\alpha/2}/2+Z_{\beta}\sqrt{P(1-P)}\right]^2}{(P-0.5)^2}$$ 式 16-24

式 16-24 中，$P=\dfrac{OR}{1+OR}\approx\dfrac{RR}{1+RR}$，$m$ 为病例和对照暴露状况不一致的对子数。

需要调查的总对子数 M 为：

$$M=\frac{m}{P_0(1-P_1)+P_1(1-P_0)}$$ 式 16-25

式 16-25 中，$P_1=\dfrac{OR\times P_0}{1+P_0(OR-1)}$。

（3）资料的收集：病例对照研究的资料主要通过对研究对象的询问调查获得。此外还可以通过多种途径获得，如从医院病案记录、疾病登记报告等摘录，还可通过检测病人的体液标本获得。

（三）资料整理与分析

资料的整理应从核对调查资料开始，包括调查项目填写是否完整、有无漏项、有无逻辑上的错误、抄写与计算的数字或输入计算机的数字是否有误等，确定无误后建立数据库。资料的分析主要是按研究对象的特征如年龄、性别、居住年限等进行整理，并检验病例组与对照组的均衡性，若两组均衡可比，需进一步比较病例组和对照组的暴露比例，并由此估计暴露与疾病的联系程度。还可进一步计算暴露与疾病的剂量-反应关系，若研究的因素包含多种因素，则可做多因素分析。

1. **均衡性检验** 指检验病例组与对照组除研究因素以外其他主要特征方面是否均衡可比。

2. **不匹配不分层资料的分析** 首先将病例对照研究资料整理成四格表（表 16-4）。

表 16-4 病例组与对照组暴露史的比较

组别	病例组（D）	对照组（$\overline{D}$）	合计
有暴露史（E）	a	b	$a+b=n_1$
无暴露史（$\overline{E}$）	c	d	$c+d=n_0$
合计	$a+c=m_1$	$b+d=m_0$	$a+b+c+d-N$

（1）χ^2 检验：用于检验研究因素与疾病之间有无统计学联系。

$$\chi^2=\frac{(ad-bc)^2N}{n_1n_0m_1m_0}（未校正）$$ 式 16-26

$$\chi^2=\frac{(|ad-bc|-N/2)^2N}{n_1n_0m_1m_0}（校正）$$ 式 16-27

Note:

当理论频数≥5时,用未校正的χ^2检验式16-26,当1≤理论频数<5时,总例数>40用校正的χ^2检验式16-27。

例16-3 关于吸烟与食管癌关系的研究资料(表16-5),计算其χ^2值。

表16-5 食管癌病例组与对照组的吸烟史比较

组别	食管癌病例组(D)	对照组($\overline{D}$)	合计
吸烟(E)	309	208	517
不吸烟($\overline{E}$)	126	243	369
合计	435	451	886

由于四格表中的理论频数均大于5,故用未校正式16-26计算。

$$\chi^2 = \frac{(ad-bc)^2 N}{n_1 n_0 m_1 m_0} = \frac{(309\times243-208\times126)^2\times886}{435\times451\times517\times369} = 56.56$$

(2)联系强度的计算:由于病例对照研究中无暴露组和非暴露组的观察人数,故不能计算发病率或死亡率,因而不能求得相对危险度,只能通过计算比值比来近似估计相对危险度。当所研究的疾病发病率很低,且病例对照研究中所选择的研究对象代表性较好时,比值比与相对危险度之间的近似程度较好。

表16-4中,病例组有暴露的比例为$a/(a+c)$,无暴露的比例$c/(a+c)$,两者的比值为$\frac{\frac{a}{a+c}}{\frac{c}{a+c}} = \frac{a}{c}$,同理,对照组的比值为$b/d$。因此:

$$OR = \frac{ad}{bc} \qquad 式16-28$$

比值比的含义与相对危险度相同,即暴露组的发病(死亡)危险性是非暴露组的多少倍。

当$OR=1$时,表明暴露与疾病之间无统计学关联,$OR>1$,表明暴露使疾病发生的危险性增加,$OR<1$,表明暴露使疾病发生的危险性减少。

以表16-5的数据为例,计算其比值比。

$$OR = \frac{309\times243}{208\times126} = 2.87$$

表明吸烟者发生食管癌的危险性是不吸烟者的2.87倍。

由于上述比值比是由一个样本计算出来的点估计值,它不能反映在大量抽样调查时比值比的波动范围,如果用样本比值比的标准差来估计总体比值比的置信区间,则能更准确地反映出比值比的特点。常用于计算置信区间的方法有Miettinen和Woolf法。

Miettinen法计算比值比的95%置信区间的公式为:

$$OR^{1\pm1.96/\sqrt{\chi^2}} \qquad 式16-29$$

将表16-5的数值代入公式,计算得:

$$2.87^{1\pm1.96/\sqrt{56.56}} = (2.18, 3.78)$$

Woolf自然对数转换法计算比值比的95%置信区间的公式为:

$$\ln OR 95\%CI = \ln OR \pm 1.96\sqrt{Var(\ln OR)} \qquad 式16-30$$

式 16-30 中，Var(ln OR) 为比值比自然对数的方差。计算公式为：

$$Var(\ln OR) = \frac{1}{a} + \frac{1}{b} + \frac{1}{c} + \frac{1}{d}$$ 式 16-31

同样用表 16-5 的数值代入公式，可得：

$$Var(\ln OR) = \frac{1}{a} + \frac{1}{b} + \frac{1}{c} + \frac{1}{d} = \frac{1}{309} + \frac{1}{208} + \frac{1}{126} + \frac{1}{243} = 0.020\ 096$$

$$\ln OR95\%CI = \ln OR \pm 1.96 \sqrt{Var(\ln OR)} = \ln 2.87 \pm 1.96 \sqrt{0.020\ 096} = 0.776 \sim 1.332$$

对上述值求反自然对数，即可得比值比的 95% 置信区间为 2.17~3.79。

如果计算得出的比值比的 95% 置信区间不包括 1，说明 $OR \neq 1$ 并非由抽样误差所致，因此有理由认为该研究因素是疾病的危险因素或保护因素。如果置信区间包括 1，说明 $OR \neq 1$ 可能是由抽样误差所致，因此没有足够的把握判断研究因素是疾病的危险因素或保护因素。例 16-3 计算所得的 $OR = 2.87$，且其 95% 置信区间不包含 1，因此有理由认为吸烟是食管癌的危险因素。

3. 1:1 配对资料的分析

（1）χ^2 检验：首先将病例对照研究资料整理成四格表（表 16-6）。注意表内的数字 a、b、c、d 是病例与对照配成对的对子数。

表 16-6　1:1 配对病例对照研究疾病与暴露的关系

对照组	病例组		合计
	有暴露	无暴露	
有暴露	a	b	$a+b$
无暴露	c	d	$c+d$
合计	$a+c$	$b+d$	$a+b+c+d$

$$\chi^2 = \frac{(b-c)^2}{b+c} (未校正)$$ 式 16-32

$$\chi^2 = \frac{(|b-c|-1)^2}{b+c} (校正)$$ 式 16-33

当 $b+c \geqslant 40$ 时，使用未校正式 16-32，当 $b+c < 40$ 时，使用校正式 16-33。

（2）联系强度的计算：

$$OR = \frac{c}{b} (b \neq 0)$$ 式 16-34

比值比的 95% 置信区间使用 Miettinen 法计算，即式 16-29。

（四）常见偏倚及其控制

病例对照研究是一种回顾性研究，比较容易产生偏倚。这些偏倚可以通过严谨的设计和细致的分析加以识别、减少和控制。常见的偏倚有选择偏倚、信息偏倚和混杂偏倚。

1. 选择偏倚　在病例对照研究中，选择偏倚主要表现为病例不能代表目标人群中病例的暴露特征，或者对照不能代表目标人群暴露的特征。

（1）入院率偏倚（admission rate bias）也叫伯克森偏倚（Berkson bias）。当选择医院病人作为病例和对照时，对照是医院的某一部分病人，而不是全体目标人群的一个随机样本，病例只是该医院或某些医院的特定病例,因为病人对医院及医院对病人双方都有选择性,所以病例组的病例也不是全体病人的随机样本,因而难免产生偏倚,特别是因为各种疾病在同一家医院的入院率不同,导致病例组与对照组某些特征上的系统误差。

（2）现患病例-新发病例偏倚（prevalence-incidence bias）也称奈曼偏倚（Neyman bias）。如果调查对象选自现患病例,即存活病例,所得到的信息中,很多信息可能只与存活有关,而未必与该病的发病有关,从而高估了某些暴露因素的病因作用。另一种情况是,某病的幸存者改变了生活习惯,从而降低了某个危险因素的暴露水平,或者当他们被调查时夸大或缩小了病前生活习惯上的某些特征,导致某一因素与疾病的关联程度被夸大或掩盖。

（3）检出症候偏倚（detection signal bias）也称暴露偏倚（unmasking bias）。某因素虽然不是病因,但其存在促进某些症状或体征出现,病人常因这些与疾病无关的症状而就医,从而提高了早期病例的检出率,致使过高地估计了暴露程度,而产生系统误差。

减少选择偏倚,关键在于严密的科学设计。制订严格的研究对象选择条件,研究时尽可能选择人群病例和人群对照。如进行以医院为基础的病例对照研究,最好能在多个医院选择一定期间内连续观察的某种疾病的全部病例或随机样本,在病例所在的医院选择多病种对照,有条件时在人群中再选择一组对照,并尽可能选择新发病例。

2. 信息偏倚

（1）回忆偏倚（recall bias）:研究对象对暴露史或既往史回忆的准确性和完整性存在系统误差而引起的偏倚。回忆偏倚的产生与调查时间、事件发生的时间、事件的重要性、被调查者的构成及询问技术有关。

（2）调查偏倚（investigation bias）:可能来自调查对象及调查者两个方面。病例与对照的调查环境与条件不同,调查技术、调查质量不高,以及仪器设备的问题等均可产生调查偏倚。

控制信息偏倚主要通过提高测量的准确性和可靠性。严格定义暴露并规范执行,严格培训调查员,最好采用盲法调查,尽量采用客观方法获取信息。

3. 混杂偏倚　在病例对照研究中常常涉及众多研究因素,混杂偏倚的产生难以避免。通常研究的设计阶段,可用限制和匹配的方法来控制混杂偏倚的产生,在资料的分析阶段,可用分层分析和多因素分析的方法来控制混杂偏倚。

（五）优点与局限性

1. 优点　病例对照研究所需样本含量小,病例容易找到,因此工作量小,人力、物力、时间消耗小,可以同时对一种疾病的多个因素进行研究,适合于发病率低的罕见病的研究,还可以对治疗措施的疗效与副作用作出初步评价。

2. 局限性　获取既往信息时难以避免回忆偏倚的产生,不适用于研究人群中暴露比例很低的因素,不能直接计算暴露与非暴露人群的发病率,同时暴露与疾病的时间顺序有时难以判断,因此难以肯定暴露因素与疾病之间的关系。但有很多研究者认为,如果设计合理、方法正确,病例对照研究效果应与前瞻性研究相似。因此,病例对照研究在病因研究中具有很高的应用价值。

历 史 长 廊

病例对照研究

病例对照研究特别适用于罕见病的研究。孕妇服用沙利度胺与婴儿短肢畸形、母亲吸烟与先天畸形、早产儿吸入高浓度氧与晶状体后纤维组织增生症、经期使用月经棉与中毒性休克综合征、母亲早孕期服用雌激素与少女阴道腺癌之间的关系等,均是应用病例对照研究的经典案例。

第三节 实验性研究

一、概述

(一)概念、特点和用途

流行病学实验性研究(epidemiological experiment)又称为实验流行病学(experimental epidemiology),指研究人员按照随机化的原则,将研究对象随机分为实验组和对照组,对实验组人为地施加或减少某种因素,然后追踪观察该因素的作用结果,比较和分析两组或多组人群的结局,从而判断干预因素的效果。流行病学实验性研究与分析性研究的主要区别在于实施了人为干预,能够验证假设,而分析性研究属于观察法,无人为干预,只能建立和检验假设。流行病学实验研究具有以下特点:①属于前瞻性研究。②具有均衡可比的对照组。③研究对象随机分组。④施加了人为干预措施。

实验性研究的主要用途有以下几个方面。①验证假设:在病因研究中,通过干预试验降低危险因素的暴露水平,可以验证危险因素或疾病流行因素的致病作用,或者用于鉴定暴露因素的有害作用。②评价疾病的防制效果:可用于评价预防性措施的效果,如疫苗接种预防传染病,适当运动、戒烟限酒等综合措施预防心血管疾病的效果。③评价治疗措施的效果:如单一药物、联合用药、手术方案等治疗某种疾病的效果。此外,在外伤或慢性非传染性疾病康复过程中可以评价某种康复措施或综合康复措施的效果。

(二)分类

流行病学实验研究根据研究场所的不同可分为临床试验、现场试验和社区试验。其中,临床试验是在医院或其他医疗环境下以病人个体为单位进行分组并施加干预措施的实验方法,常用于某种药物或治疗方法的效果评价研究。现场试验是以正常人(以尚未患所研究疾病的人)为研究对象,并以个体为单位进行分组,将某种干预措施给予实验组而对照组不给予该干预措施,随访观察并比较两组的结局,从而判断干预措施的效果。社区试验是以尚未患所研究疾病的人群作为一个整体进行的实验研究,接受干预措施的基本单位是整个社区或某人群的各个亚群(如学校的不同班级等),常用于预防措施的效果评价。按设计方法又可分为随机对照试验和类实验(quasi-experiment)。

二、临床试验

临床试验是以已确认患有某病的病人作为研究对象,以临床治疗措施(药物或治疗方案)为研究内容,通过观察和比较实验组和对照组的临床疗效和安全性,从而对临床上各种治疗措施的效果进行科学评价。临床试验的主要用途:①新药临床试验。新药在取得新药证书前必须经过临床试验,确定安全有效后,才能被批准进行批量生产,进入市场应用。②临床上不同药物或治疗方案的效果评价。通过临床试验选择有效的药物或治疗方案,提高病人的治愈率,降低致残率和病死率,延长寿命及提高生存质量。

(一)基本原则

试验设计应遵循以下原则。

1. **对照原则** 临床试验的研究对象很复杂,存在很多干扰或混杂因素,为了排除这些非研究因素的干扰,就必须设立对照组,并且两组研究对象必须具有可比性,即除了给予不同的干预措施外,其他基本特征如年龄、性别、居住环境、身体状况等应尽可能一致。

2. **随机化原则** 临床试验中很难做到随机抽样,为了保证样本具有一定的代表性,临床试验一般在不同地区的多家临床研究机构同时招募病人。临床试验中的随机化主要是随机分组,即样本中的每个研究对象有同等的机会被分配到实验组或对照组,从而保证两组的均衡可比。

3. **盲法原则** 在试验过程中,研究观察者、研究对象和资料分析者的主观心理因素或个人观念都会对研究结果会产生一定的影响。通过实施盲法,可减少或避免因主观心理因素对试验造成的误差,能得到客观真实的结果。

4. 重复原则 要获得研究因素的真实效应,除用随机方法缩小抽样误差外,重复是消除非处理因素影响的又一重要手段。重复指在相同的条件下重复试验的过程。

(二)研究设计与实施

1. 确定处理因素 处理因素是施加于研究对象的物理、化学或生物学措施,这种干预手段常是研究设计核心。给研究对象以处理因素,目的是观察其效应,结果是肯定或否定假设。在确定研究的处理因素时,必须充分估计其效应能否达到验证假设的预期目的。因此,应注意下列问题。

(1)处理因素的性质和强度:根据专业知识、临床经验、目的要求等考虑处理因素,如选用药物的种类、剂量、疗程,诊断方法的试剂、仪器、操作规程等,在设计中都要仔细斟酌。

(2)处理因素的反应性和特异性:处理因素的施加,只能够恰当地、迅速地反应出来,才能验证假设,这就要求具有较强的反应性。这种反应还应当能够排除其他非处理因素的干扰,因此,又要求具备一定的特异性。

(3)处理因素的标准化:临床试验中,对处理因素应作出统一规定,如对不同的受试者、受试时间、地点及处理的方法等都应统一标准并保持不变。要求设计时就要明确使用的药品或试剂名称、厂名、批号、实验条件、操作规程、记录时间和判断标准等,充分保证试验措施的标准化。

2. 选择研究对象 研究对象是根据研究目的选择的。临床医学研究的对象,除了确定参考值和选择正常对照需选用健康人外,多数的研究对象是病人。在确定研究对象时,必须注意两个方面:①在什么样的人群范围内选择样本。②样本数量的大小。

研究对象是为了保证样本的代表性、可比性而确定的。在设计时,应考虑下列问题。

(1)诊断标准:研究对象必须能正确反映处理因素的效应,与研究目的密切相关,所以,诊断应严格按照统一的标准。必要时,还应规定病理类型、病情轻重、病程长短、有无合并症等。

在诊断标准的基础上应根据研究目的的要求制订纳入标准。此项标准应规定适当,标准太高将增加选择研究对象的困难性,标准太低又可能影响研究工作的真实性。设计时还应规定排除标准,即有些病人虽符合诊断标准,但仍不能入选作为研究对象。首先,如果该病人同时患有另一种可影响本试验效果的疾病,就不宜选作研究对象。其次,选中的病人也不宜同时患其他病情险恶的疾病。最后,已知研究对象对药物有不良反应时也不应将之选入。

(2)样本代表性:病例来源的群体,必须符合研究要求的范围。例如,为了选择治疗妇女泌尿系统感染的最佳药物,样本应来自感染病例泌尿道的阳性培养标本,然后进行药物敏感性试验。如果只用检验科保留的同类细菌菌种进行药敏试验,即使某药的敏感性很高,也会缺乏代表性。

(3)对处理因素的反应性:研究对象对处理因素的反应性要好。如要评价降压药的效果,对高血压间歇出现或血压值不太高的病人,由于其反应性差,不宜选为研究对象。

(4)合作性和安全性:原则上,临床试验都应取得受试对象的同意,如果出现依从性差或失访的现象,应对资料做相应处理。同时,也应保证受试对象的绝对安全,作好充分估计,不会出现明显的副作用和影响其原来病情、病程及预后的研究对象才予入选。一般禁忌使用危重病人。这些都是临床试验必须具备的医德要求。

3. 选择效应指标 临床试验是通过研究因素在研究对象身上产生的试验效应来验证或说明研究成果的。临床试验的结果只有运用恰当的效应指标才能表现出来。因此,试验设计的一项重要工作是寻找一些能反映效应的指标,如病死率、治愈率、缓解率、复发率、毒副作用等。疗效评价研究必须有明确的疗效判定标准,特别是对作为最终确定疗效的指标,应简单、明确、客观。

(1)效应指标类型

1)客观指标:疗效评价性研究应根据情况尽量采用客观指标,如痊愈、病残、死亡等。

2)病人主观描述性指标:关节痛、头痛、乏力、腹胀等指标,不够确切而且可靠性差,一般应谨慎选用。

（2）效应指标的选择原则

1）客观性：定量指标一般以客观记录为主，定性指标也应尽量用客观方法记录，以避免由主观心理因素造成的偏倚。

2）特异性：要与研究目的密切相关，能确切反映处理因素的效应，因而要尽可能选用特异性高的指标，以防止非处理因素的干扰。

3）灵敏性：对处理因素的效应要能灵敏地反应出来。由于医学实验方法日新月异，故应根据专业知识、研究目的和要求，选用新的敏感指标。

4）稳定性：任何实验指标都要求稳定性好，能在不同时间、地点被不同操作者重复证实，误差应在允许范围之内。

5）结局性：尽可能选用结局性指标，少用中间性指标。如评价降压药物的疗效最好用心肌梗死或脑卒中的发病率，而不仅仅是近期血压。

4. 确定样本含量

（1）影响样本量大小的主要因素：干预措施实施前后研究人群中研究疾病的发生率、检验水准、把握度、单侧检验或双侧检验及分组数量等。干预措施实施前人群中所研究疾病的发生率越高，干预措施效果越好，检验水准、把握度要求越低，采用单侧检验和分组数量越少，所需的样本量就越小，反之所需的样本量越大。

（2）样本量的计算

1）计数资料

$$N = \frac{\left[Z_{1-\alpha/2} \times \sqrt{2 \times \bar{P}(1-\bar{P})} + Z_{\beta} \times \sqrt{P_1 \times (1-P_1) + P_2 \times (1-P_2)} \right]^2}{(P_1 - P_2)^2}$$　　　　式 16-35

式 16-35 中，P_1 为对照组的发生率，P_2 为实验组的发生率，$\bar{P} = \dfrac{P_1 + P_2}{2}$，$Z_{1-\alpha/2}$ 为 α 的标准正态分布临界值，Z_{β} 为 $1-\beta$ 的标准正态分布临界值。

2）计量资料

$$N = \frac{2 \times (Z_{1-\alpha/2} + Z_{\beta})^2 \times \sigma^2}{d^2}$$　　　　式 16-36

式 16-36 中，σ 为估计的标准差，d 为两组连续变量均值之差，$Z_{1-\alpha/2}$ 与 Z_{β} 的含义同上。

5. 设置对照

研究中设立对照是为实验组提供一个可供比较的基础，借以排除非处理因素对研究结果真实性的影响。常用的对照类型包括标准对照、空白对照和安慰剂对照等。在一项实验研究中可同时采用一个或多个类型的对照形式。

（1）标准对照（standard control）或称阳性对照（positive control）：临床上最常用的一种对照方法。此种对照常以临床上最常用的药物或治疗方法作为对照，用以判断新药或新疗法是否优于该常用药物或方法。

（2）安慰剂对照（placebo control）或称阴性对照（negative control）：药物常具有特异和非特异效应，为了排除非特异效应的干扰，常用安慰剂作对照。安慰剂常由没有任何药理作用的淀粉、乳糖、生理盐水等制成。

（3）交叉对照（crossover control）：按照随机方法将研究对象分为甲、乙两组。甲组先用实验药，乙组先用对照药。一个疗程结束后，间隔一段时间以消除治疗药物的滞留影响，然后甲组再用对照药，乙组再用实验药，最后分析和比较疗效。这样既能自身前后对比，又可以分析用药顺序对疗效的影响。

（4）互相对照(mutual control)：如果同时研究几种药物或治疗方法时，可以不设专门的对照，分析结果时，各组之间互为对照，从中选出疗效最好的药物或疗法。

（5）自身对照(self control)：在同一研究对象中应用实验和对照的方法，如比较用药前后体内某些指标的变化情况，或者研究皮肤科用药时使用左右肢体作实验和对照，分析哪种药物疗效更好。

6. 随机化　包括随机抽样和随机分组。在实验研究中，一方面要采用随机抽样的方法米选择有代表性的研究对象，另一方面在进行分组时，也要采用随机化的方法来确定实验组和对照组。只有这样才能使实验组和对照组具有较好的可比性，同时保证研究所得到的结果具有可推广性和良好的真实性。

7. 盲法实施　能有效地减少或消除由于研究者和研究对象的主观因素所产生的观察性偏倚。与盲法相对应的是非盲法，也称开放试验(open trial)，即研究者和研究对象均知道分组的情况。有些研究要求研究设计必须采用非盲法，如一项比较手术治疗与药物治疗效果的研究。开放试验优点是可行性好，易发现实验过程中出现的问题并给予及时处理，主要缺点是易产生观察性偏倚。常用的盲法有单盲、双盲和三盲。

（1）单盲(single blind)指只有受试的研究对象处于盲态，他/她既不知归属于何组（治疗组或对照组），也不知道自己应用何种试验药物（治疗药物或对照药物），但研究人员却非盲者。单盲法简单易行，且因研究人员知情而便于应对处理，特别是对可预知的某种实验药物的不良反应，单盲法有利于早期发现和早期处理，保障受试对象的安全性。

（2）双盲(double blind)指研究执行者和受试的研究对象双方都不知道谁属治疗组，谁属对照组，也不知道自己所接受的实验药物是治疗药物还是对照药物，多用于药物试验。需要第三者来设计、安排整个试验。

（3）三盲(triple blind)是在双盲试验的基础上，试验的资料统计分析人员也不了解研究分组情况。

（三）资料的收集与分析

实验性研究资料收集的方法与其他研究一样。资料分析时应对研究资料逐一进行审核、整理，对基本情况进行描述和分析，再计算评价实验效果的指标。评价治疗措施效果的指标主要包括有效率、治愈率、生存率等。

三、现场试验和社区试验

现场试验和社区试验均是以社区人群为研究对象，在现场环境下进行的干预研究，但前者接受干预措施的基本单位是个体，后者接受干预措施的基本单位是整个社区或某一人群的各个亚人群。这两种方法常用于对某种预防措施或方法的效果进行评价。

现场试验和社区试验的主要用途：①评价预防措施的效果。②验证病因和危险因素。③评价卫生服务措施和公共卫生实践的质量。

（一）设计类型

1. 随机对照试验　将研究对象以个体为单位进行随机分组，其设计基本原则同前述的临床试验。例如，评价某种疫苗的预防效果，可采用随机对照试验设计。

2. 整群随机对照试验　采用以群组为单位随机分组的试验研究方法称为整群随机对照试验。整群随机分组要求抽到的人群能充分代表总体，所以群组间各变量或某些特征的变异越小越好。一般来说，以下情况可采用整群随机对照试验：①行为干预研究；②环境暴露干预研究；③采用宣教方式进行的干预研究；④需要了解目标人群中不同群组的干预效应；⑤在同一群组内采用不同的干预措施可能会造成歧视的研究。

3. 类实验　是不能做到随机分组或没有平行对照的实验。由于社区试验中干预措施分配的单

Note:

位是群体,且对象多、范围广,较难做到随机分配,因此常属于类实验。类实验的设计与实施原则和标准的现场试验相比,除研究对象的分组非随机之外,其余基本相同。类实验无法设置随机对照组,但通常设置非随机对照组,对照组也需要按可比的原则进行选择,必要时对一些特征进行匹配。类实验也可以不另设对照组,而以实验组自身为对照,即干预试验前和干预试验后相比较。例如开展健康教育活动,教育儿童养成良好的刷牙习惯,然后比较宣教前后儿童的正确刷牙率。

（二）研究现场与研究对象

1. 确定研究现场　根据研究目的确定研究现场,还应考虑以下几个方面:①人群相对稳定,并有足够数量可以满足研究的样本量。②所研究疾病在该地区要有较高的发病率。③研究某种疫苗的免疫效果时,应选择近期内未发生过该病流行的地区。④实验地区要有较好的医疗卫生条件和较完善的疾病登记报告制度等。

2. 研究对象的选择　选择研究对象应遵循以下原则:①对欲施加的干预措施有效的人群。②干预对其无害的人群。③预期发病率较高的人群。④依从性好的人群。

（三）设计与实施中应注意的问题

1. 结局变量的确定　现场试验和社区试验的主要结局变量为减少发病或死亡,但通常也要包括次要结局变量,如疫苗的抗体反应、危险行为的改变等。在社区试验中,一般需要考虑结局是否具有公共卫生意义。在健康危险行为的干预试验中,还要注意健康效应的滞后性。

2. 减少失访　现场试验往往会涉及较多的研究对象,样本量较大,容易失访。在流行病学试验中应尽量设法减少失访,一般要求失访率低于10%。

3. 避免组间沾染　受现场情况复杂性及受试者行为多样性的影响,现场试验和社区试验会更容易发生沾染的问题。

4. 控制混杂因素　在设计时尽可能采用匹配措施,平衡两组人群的基本特征,在资料分析时采用分层分析、多变量分析等方法控制混杂。对自身前后比较的类实验资料,要注意可能存在时间效应偏倚。

（四）评价指标

现场试验和社区试验常用于评价干预措施对一般人群疾病预防控制的效果,常用的指标有保护率、效果指数和抗体阳转率等。

1. 保护率

$$保护率 = \frac{对照组发病（或死亡）率 - 实验组发病（或死亡）率}{对照组发病（或死亡）率} \times 100\%$$

式 16-37

2. 效果指数

$$效果指数 = \frac{对照组发病（或死亡）率}{实验组发病（或死亡）率} \times 100\%$$

式 16-38

3. 抗体阳性率

$$抗体阳性率 = \frac{抗体阳性人数}{检查总人数} \times 100\%$$

式 16-39

四、研究常见问题及注意事项

（一）选择偏倚

选择偏倚主要是选择研究对象和分组时,由于人为干预而导致的偏倚,使研究结果偏离真实情况,防止的方法就是严格掌握研究对象的入选标准,并使用随机抽样的方法选择研究对象。

（二）测量偏倚

在收集资料过程中,由于仪器或试剂问题所产生的误差,以及观察者操作的误差和研究对象主观的误差均可导致测量偏倚的发生。防止的方法主要是实验前对所使用的仪器进行标定,使用统一的试剂,并且规范操作规程。

（三）干扰和沾染

干扰指实验组或对照组额外地接受了类似实验药物的某种制剂,从而人为地夸大了疗效。沾染指对照组的病人额外地接受了实验组的药物,从而人为地造成一种夸大对照组疗效的现象。干扰和沾染的控制办法就是使用盲法,并严格按治疗方案进行,不要随意增加和减少药物种类。

（四）依从性

依从性指病人在试验研究中遵守干预措施的程度。临床试验中不依从性有 3 种表现:①试验或对照措施有副作用。②研究对象对试验不感兴趣。③研究对象的情况发生改变。为了防止和减少不依从者的出现,最好选择医疗水平较高的医院开展临床试验研究,同时在试验开始前对研究对象进行宣传教育,讲明试验目的、意义,以及研究对象遵守试验规程的重要性,要注意设计的合理性,试验期限不要太长,要充分考虑治疗或干预措施的可操作性和研究对象的可接受度等,以便取得研究对象的支持与合作。

五、优点与局限性

（一）优点

1. 流行病学实验研究遵循随机化原则,将研究对象随机分配到实验组和对照组,平衡了实验组和对照组中已知和未知的混杂因素,从而提高了两组可比性。

2. 流行病学实验研究属于前瞻性研究,从实验开始至随访结束,研究者亲自观察每个研究对象的反应和结局,检验假设的能力强于队列研究。

3. 流行病学实验研究有助于了解疾病的自然史。

（二）局限性

1. 流行病学实验研究对实验设计及实验条件的要求较高,难度较大。

2. 研究对象所处的环境、状况、条件等受到人为控制,可能影响实验结果的外推。

3. 流行病学实验研究会涉及医学伦理等问题。

4. 流行病学实验研究随访观察时间较长,难以避免失访。

（何保昌）

―――――――――――　　思　考　题　　―――――――――――

1. 护理工作中如何开展现况调查?

2. 针对疾病的护理影响因素,如何开展病例对照和队列研究?

3. 针对护理干预措施,如何利用临床试验进行评价?

NURSING

第十七章

病 因 探 索

17章 数字内容

学 习 目 标

知识目标：

1. 掌握流行病学病因的定义、主要学说、因果联系推断标准。

2. 熟悉流行病学病因研究的基本步骤与方法。

3. 了解流行病学病因学说的发展简史。

能力目标：

培养学生能应用流行病学的研究方法获得可靠的资料,并进行恰当的资料分析来判断和确定病因。

素质目标：

培养学生具有积极探索、逻辑推断、寻找病因的科研精神。

有一项探讨主动脉瓣狭窄与脑卒中发病关系的回顾性研究队列,采集了 80 238 名主动脉瓣狭窄病人的信息,以及 882 594 名性别、年龄匹配的对照人群的信息。

主动脉瓣狭窄病人组与对照组 1997—2017 年的脑卒中累积发病率分别为 3.04%、1.96%,相对危险度为 1.55。

请思考:

1. 根据以上资料,能否认为主动脉瓣狭窄是脑卒中的病因?

2. 为进一步确定二者的因果关系,还需进行哪些探究?

第一节 病因的概念

流行病学研究的宗旨是要为防制疾病、促进健康服务,而只有明确疾病的病因,才能制定出有效的防制策略和措施,从而消除或控制疾病的发生和发展,因此疾病病因和危险因素的研究是流行病学的重要任务之一。

一、病因定义

人类对疾病发生原因的认识是一个漫长的发展过程。19 世纪末,随着微生物学的发展,Robert Koch 等人证明了一些动物和人类的疾病是由微生物感染引起的,不同的微生物引起不同的疾病,提出了特异性病因学说。20 世纪以来,较多学者提出了多病因学说。多病因学说不仅考虑到病原体,还兼顾环境和宿主因素在疾病发生中的作用,不但注重生物学因素,还考虑到心理因素和社会因素,体现了从单纯生物医学模式到生物-心理-社会医学模式的转变。20 世纪 80 年代,美国流行病学家 Lilienfeld 提出"那些能使疾病概率增加的因素就是病因,减少这些因素中的一个或多个就会降低疾病发生的概率"。

目前,流行病学一般将病因(causation of disease)称为危险因素,即导致人群疾病发生概率升高的因素。这个称谓也体现了现代医学多病因学说的观点。如吸烟可以导致肺癌,是肺癌的病因之一,而肺癌的病因不仅限于吸烟,还可包括遗传因素、其他生活习惯等。

二、病因分类

(一)根据病因的来源分为宿主因素和环境因素

1. 宿主因素

(1)遗传因素:遗传基因、染色体、性别差异等。

(2)后天因素:免疫状况、年龄、发育、营养状况,以及个人生活习惯、行为特征等。

2. 环境因素

(1)生物因素:病原微生物、寄生虫等病原体和有害动、植物。

(2)物理因素:日照、气候、地形、地貌、土壤、水质、大气、噪声、电流、电离辐射、振动等,物理因素超过正常的数量(强度)或出现异常均可导致疾病。

(3)化学因素:有机和无机化学物质污染环境或食品、药品、食品添加剂、化妆品等,以及营养素、化学药品、微量元素等化学因素超过正常的数量,均可导致疾病。

(4)社会因素:社会人口(密度、居室、流动、都市化、交通、战争、灾害)、经济(收入、财产)、家庭(构成、婚姻、家庭沟通)、教育文化、医疗保健、职业(工种、场所、条件、福利劳保设施)、政治制度、宗教信仰、风俗习惯等。这些因素既可能减少疾病、促进健康,也可能成为疾病流行的危险因素。

（二）按传统哲学的观点分为必要病因和充分病因

按传统哲学的观点，凡效应都有必要条件和充分条件之分，故而可将病因分为必要病因和充分病因。必要病因（necessary cause）指某种疾病的发生必不可少的因素，但仅有该因素并不一定导致疾病的发生，最典型的必要病因就是传染病的病原体。充分病因（sufficient cause）指最低限度导致疾病发生的一系列条件、因素和事件，强调疾病发生过程中多种病因因素的联合作用。多数慢性非传染性疾病可能存在多个充分病因，只要有一个充分病因即可导致疾病的发生。

一个充分病因可以由一个或多个组分组成，而且它们缺一不可，任何一个组分病因缺失，疾病就不会发生。组分病因（component cause）是充分病因的一个组成成员或亚单位，充分病因是疾病发生所需要的最低条件或需要的组分病因的最少组合。在同一充分病因里，组分病因彼此形成互补，互为彼此的互补病因（complementary causes）。预防疾病，我们不需要知道所有的组分病因，除去或阻断其中任何一个组分，就可以打散该充分病因，从而预防通过该充分病因引发的所有病例。

知 识 链 接

病因学说的两个悖论

病因学说存在两个悖论。一是为什么没有某个病因，疾病却发生了；二是某个病因存在，疾病却没有发生。

利用 1976 年肯尼斯·罗斯曼提出的充分病因-组分病因模型可以对这两个悖论进行解释。前者是因为绝大多数慢性非传染性疾病没有明显的必要病因，疾病可以通过不同于所关注病因的其他充分病因实现，如酗酒是肝硬化的病因，但是不饮酒的人同样可能患肝硬化，因为肝硬化还可以通过其他充分病因引起，如乙型肝炎病毒感染。后者是因为关注的病因不是充分病因，只有当其互补病因都存在时，疾病才会发生，绝大部分慢性非传染性疾病的病因都属于这类病因，如吸烟可以引起肺癌，但是绝大多数吸烟者一生也不会患上肺癌。

三、病因学说

在病因概念发展历程中，代表性的病因学说有特异性病因学说和多病因学说，后者具有代表性的模式有三角模型、轮状模型、生态病因模型和病因网络模型。

（一）特异性病因学说

特异性病因学说（又称为单病因学说）：特定微生物引起特定疾病，每一种疾病均拥有特异性病原体。

（二）三角模型

三角模型（triangle model）又称为流行病学三角（epidemiologic triangle），表达了疾病的发生是由病因、宿主和环境三要素相互作用的结果。三要素各占等边三角形的一个角，当三者处于动态平衡时，人们呈健康状态，一旦某个要素发生变化，强度超过三者维持平衡的最高限度，将打破平衡，导致疾病的发生（图 17-1）。如宿主和环境不变的情况下，某些细菌或病毒发生变异出现了新的亚型，破坏了平衡，可引起相关疾病的流行。该模型充分考虑到环境因素在疾病发生中的重要作用，适合解释传染病和寄生虫病的发生原因，但不适合解释慢性非传染性疾病的发生。

（三）轮状模型

轮状模型（wheel model）把环境和宿主作为一个整体（图 17-2），外轮为环境（又分为生物、理化和社会环境），轮轴为宿主（包括遗传内核），强调了环境和宿主的关系。轮状模型中各组成部分的比例可随不同疾病而异。如在先天性疾病中遗

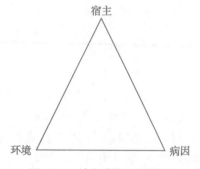

图 17-1 流行病学三角模型

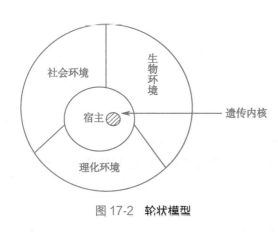

图 17-2 轮状模型

传内核相对较大些,在麻疹等传染性疾病中生物环境和宿主部分较大些。该模型较三角模型更接近实际,有助于探索病因和防制疾病。

(四)生态病因模型

生态病因模型(ecological model of causation)又称为健康决定因素的生态模型,该模型的中心是人,包括一个人的性别、年龄、遗传等特征,然后将其他病因归类,并分成不同的层次,每层又包含很多相关但不同的因素,并强调各种因素的相互作用对健康的影响(图 17-3)。该模型提示某些可影响健康但不影响疾病的因素可以被利用,进一步拓宽了病因的范围和领域,揭示了更多可以用来提高健康,预防疾病的因素。

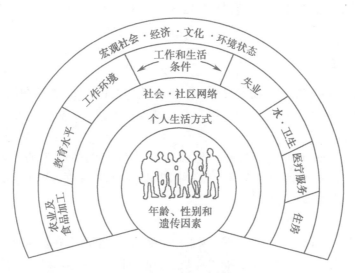

图 17-3 生态病因模型

(五)病因网络模型

多病因学说认为疾病的发生是各种因素共同作用的结果。这些因素按作用的逻辑关系形成病因链(chain of causation),多条病因链交错连接就形成病因网(web of causation)。病因网络模型(web of causation model)将多个病因相互作用的关系表达得更清晰具体,提供因果关系的完整路径,可为因果关系的分析奠定良好的基础(图 17-4)。疾病 H 是因素 E、因素 F 和因素 G 共同作用的结果,而因素 F

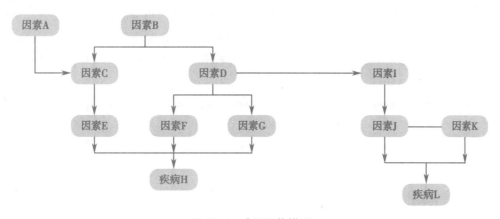

图 17-4 病因网络模型

和因素 G 又受因素 D 的影响等。

第二节　病因研究方法

流行病学从预防的角度出发,从群体水平研究病因。在很多疾病尤其是慢性非传染性疾病的病因尚未完全清楚的情况下,流行病学的研究不但可以为临床研究和实验研究提供病因线索,还具有最终确认因果关系的作用,而且在减少和消灭疾病方面也具有特殊的实践意义。

流行病学病因研究的步骤:①收集病因线索;②形成病因假设;③检验病因假设;④验证病因假设。

一、收集病因线索

描述性研究是发现病因线索的主要方法,可结合现有理论知识,通过分析描述性研究所获得的疾病分布资料,发现疾病发生的特点及不同时间、地区、人群间的差异,从中找出与疾病相关的因素或线索。

二、形成病因假设

应用 Mill 准则可对发现的病因线索归纳演绎,形成病因假设。Mill 准则包括求同法、求异法、共变法、同异共求法和剩余法。

(一)求同法

求同法(method of agreement)是在不同情况下的病人之间寻找共同具有的因素,这个共同的因素可能是危险因素。如在一次食物中毒的暴发调查中,发现病人都有短期内进食某食物的经历,则该食物很可能是引起食物中毒暴发的原因。

(二)求异法

求异法(method of difference)指如果不同人群中某疾病的发病率存在差异,同时不同人群中某个因素的暴露状况也存在差异,则这个因素很可能是该病的危险因素。如肺癌发病率高的人群和发病率低的人群中吸烟率存在差异,由此认为吸烟可能是肺癌的危险因素。

(三)共变法

共变法(method of concomitant variation)指当其他因素不变时,某因素强度或频率发生变化,该疾病发病率与强度也随之发生变化,则该因素很可能是该病的危险因素。如在吸烟与肺癌关系的研究中发现,肺癌的发病率随着吸烟量的增加而升高。因此认为吸烟可能是肺癌的危险因素。

(四)同异共求法

同异共求法(joint methods of agreement and difference)(简称为共求法)认为,如果被考察的现象出现的各种场合只有一个共同的因素(求同),而这个被考察的现象不出现的各个场合都没有这个共同的因素(求同),那么,这个共同的因素(多次求异)就是被考察现象的原因。如发生腹泻的学生都喝过酸奶,而在同一食堂就餐但没发生腹泻的学生都没有喝酸奶,则酸奶可能是腹泻的病因。

(五)剩余法

剩余法(method of residue)认为,如果某一复合现象已确定是由某种复合原因引起的,把其中已确认有因果联系的部分减去,那么,剩余部分也必有因果联系。如心血管病发生原因主要是高血压、高血脂和糖尿病,如果一个人已经发生了冠心病,但他既没有高血脂也没有糖尿病,那么该病人很可能有高血压。

三、检验病因假设

所建立的病因假设是否确切、具有科学性,尚需专门设计的分析性研究方法来检验。通常是先采用病例对照研究,可以反复多次进行检验,必要时再采用队列研究进行进一步检验。

四、验证病因假设

分析性研究能够检验病因,若能进一步做实验性研究,则有助于证实因果关系。由于实验性研究是在便于控制的条件下进行的,且随机分为实验组和对照组,组间可比性强,从而可获得更可靠、更科学的资料来验证因果联系。但由于实验性研究对实验设计和实验条件要求高、难度大,还涉及伦理问题,因此在病因研究中应用较少。

第三节　病因推断

病因推断是确定所观察到的疾病与暴露因素间的关联是否为因果关联的过程。通过流行病学研究方法初步建立的疾病与某个(某些)因素之间的因果联系,还需要通过科学分析和推断,依次排除偶然联系(随机误差)、虚假联系(选择偏倚、信息偏倚)、间接联系(混杂偏倚),才能按因果关系的推断标准确定研究结果的因果性质,即确定真实联系(图 17-5)。

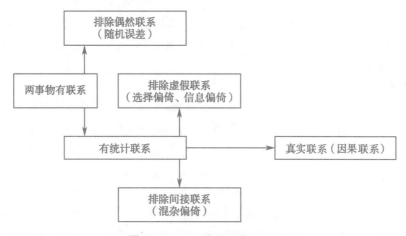

图 17-5　因果关联的推断步骤

一、疾病与暴露因素联系的类型

(一)偶然联系

误差包括随机误差和系统误差,其中随机误差即偶然联系,系统误差则包括选择偏倚、信息偏倚和混杂偏倚。

(二)虚假联系

虚假联系(spurious association):研究过程中由于研究设计的缺陷、样本缺乏代表性、测量方法和观察指标不当等原因,使本来不存在关联的两事件出现了联系。在流行病学研究中,暴露与疾病间的虚假联系主要由选择偏倚和信息偏倚所致。

1. **选择偏倚(selection bias)**　在研究样本中获得有关暴露与疾病的联系系统地偏离源人群中该因素与疾病的真实联系。其原因是所研究的样本与未被选为研究对象者在暴露或疾病有关特征方面存在差异。其本质:研究对象代表性存在问题,主要发生于研究设计阶段,亦可发生于资料收集阶段。流行病学研究中由于原因各异,可出现各种选择偏倚,如入院率偏倚、现患-新发病例偏倚、无应答偏倚、志愿者偏倚、失访偏倚、转组偏倚、非同期对照偏倚等。

控制选择偏倚的主要措施:①在选择研究对象、研究方法等过程中认真分析是否存在产生选择偏倚的原因,以便在研究设计时周密考虑,并采取针对性措施,在相应的环节降低产生选择偏倚的可能

Note:

性。②采取随机抽样方法选取研究对象。③采用或制订明确、统一与公认的诊断标准,严格掌握研究对象的纳入与排除标准,以提高样本的代表性。④研究中尽量取得研究对象的合作,以获得尽可能高的应答率,减少失访与退出。⑤采用多种对照可以对选择偏倚作出估计,减少选择偏倚对研究结果的影响。

2. **信息偏倚(information bias)**　由于测量、诊断、询问或抄录过程中收集资料不当,使观察对象的某些特征被错误分类而产生的系统误差。其原因:研究设计时调查表设计、指标设立和测量方法的选择不当,以及诊断试验的灵敏度、特异度和研究对象提供有关信息的准确性不足等。其本质是在资料收集过程对暴露、疾病、预后等变量的测量发生错误分类。常见的信息偏倚:回忆偏倚、测量偏倚、诊断怀疑偏倚、暴露怀疑偏倚、报告偏倚、沾染偏倚等。

控制信息偏倚的主要措施:①做好研究对象的宣传、组织工作,以取得研究对象的密切合作,从而提供真实、客观的信息。②精心设计好调查表,对测量变量与指标作出具体、准确的定义,并力求合理量化或等级化,使每个问题的答案标准化。③对疾病要有统一的诊断标准并严格执行。④对调查人员进行统一培训,统一调查方法和技巧,并开展预调查,进一步规范调查方法。⑤尽可能采用客观指标或客观方法获取信息。⑥研究中使用的仪器、设备应精良,并按要求校正,使用符合质量标准的试剂。⑦建立回忆指征,帮助调查对象回忆,也可利用实物或照片来获取准确信息。⑧采用盲法收集资料以便减少调查员的测量偏倚,若做不到盲法,应尽量在同一时间由同一调查员调查同一个比较组的研究对象。⑨通过调查知情人或相应调查技术获取敏感问题的正确信息。⑩制订资料质量控制程序,有质检员定期检查资料的质量。

（三）间接联系

当两种疾病(A、B)都与某因素(C)有联系,则这两种疾病即存在统计学上的联系,这种联系称为间接联系(indirect association)。如人白头发比例与年龄有关,胃癌发病率也随年龄而增加,于是就出现白发者比非白发者胃癌的发病率高,并且差异有统计学意义。但是,白发与胃癌并非因果联系,治疗白发不会降低胃癌的发病率。间接联系通常是由于存在混杂偏倚所致。

混杂偏倚(confounding bias)指在研究某暴露因素与疾病(事件)之间的关联时,由于一个或多个既与疾病(事件)有制约关系,又与所研究暴露因素密切相关的外来因素的影响,从而掩盖或夸大了所研究暴露因素与疾病(事件)的联系。引起混杂偏倚的因素称为混杂因子(confounding factor)。一个因素要成为混杂因子必须具备 3 个条件:①该因素是所研究疾病的危险因素或通过其他因素与疾病产生因果联系。②该因素与所研究的暴露因素有联系,但不是暴露因素作用的结果。③该因素不是暴露与疾病因果链上的中间变量或中间环节。

各种研究设计均可能存在混杂偏倚,并发生于研究的全过程。控制混杂偏倚的常用方法:①限制,即在研究设计阶段限制研究对象的选择条件,使某些可能产生混杂作用的变量不进入研究。②匹配,即在研究设计阶段应用特殊性限制方法,强制实验组与对照组在某些混杂因子上保持同质性。③随机分组,即遵循随机化原则将研究对象分配到研究组和对照组,使已知、未知和可能的混杂因子在各组间均匀分布。④分层分析、标准化和多因素分析,即在资料的分析阶段将可疑的或已知的混杂因素进行分层后,或者先采用标准化的方法米调整混杂因素分布的不均衡性后,再计算相应指标。

（四）因果联系

因果联系(causal association):一定的原因产生相应的结果。因与果在时间上总是先因后果,在空间上总是相伴存在。

因果联系方式:①单因单果,一种因素只能引起一种疾病或结局,而且该疾病或结局只能由该因素引起,如 HIV 引起艾滋病。②单因多果,一个因素可引起多种疾病或结局。如高血压可引起冠心病、脑卒中等。③多因单果,多种因素引起一种疾病或结局,这些因素可以独立引起一种疾病或结局,也可相连在一起或协同引起一种疾病或结局,如肥胖、吸烟、高血压等可以引起冠心病。④多因多果,多种因素引起多种疾病或结局。如吸烟、酗酒、高脂饮食等因素联合在一起可引起多种心脑血管疾病。

二、因果联系的推断标准

目前进行因果推断最常用的准则是希尔准则（Hill's criteria），具体如下：

（一）联系的时序性

联系的时序性（temporality of association）指从时间的先后顺序来看，因在前，果在后。即先存在可疑因素，然后发生结局（发病或死亡），这是因果联系成立的必要条件。如德国发生的海豹状短肢畸形儿童出生数的增加是在沙利度胺销售量上升后 8~9 个月。

（二）联系的强度

联系的强度（strength of association）指疾病与暴露因素间关联程度的大小。在队列研究中常用相对危险度来表示，在病例对照研究中则常用比值比来表示。如在吸烟与肺癌关系的研究中，吸烟与肺癌之间的关联强度高达 7 倍甚至几十倍，因而得出了吸烟是肺癌危险因素的结论。一般认为，在研究设计、实施和分析都正确的情况下，相对危险度或比值比大于 3 或小于 0.3 时，暴露因素与疾病之间的联系由各种虚假联系或间接联系所致的可能性较小。

（三）剂量-反应关系

在可疑因素为定量或等级资料时，如果人群发生某病的危险性随着暴露剂量和强度的增加而增大，称该因素与疾病的发生存在剂量-反应关系。如在吸烟和肺癌关系的研究中，平均每日吸烟量越大的人，死于肺癌的概率越大。

（四）联系的可重复性

联系的可重复性（consistency of association）指不同研究者在不同时间、地区、人群中得出一致性的结论。结果重复出现次数越多，因果联系存在的可能性越大。如在吸烟与肺癌关系的研究中，在不同国家、不同人群中的多个病例对照研究和前瞻性队列研究得到的结果均为吸烟与肺癌的发生具有关联性。

（五）实验证据

实验证据（experimental evidence）指如果用实验方法证实去除可疑病因可以导致某疾病发生频率下降，则表明二者存在因果联系。如控制食盐摄入后人群高血压发病率降低，戒烟人群肺癌死亡率下降。

（六）生物学合理性

生物学合理性（biologic plausibility of association）指研究因素与疾病的联系与现有的理论知识不矛盾，符合疾病自然史和生物学原理，即在科学上言之有理，可以用现有科学知识进行合理的解释。如高胆固醇血症与冠心病之间的联系，可用动脉粥样硬化的病理证据加以解释。

（七）分布一致性

分布的一致性（coherence of distribution）指疾病与研究因素在时间、地区和人群中的分布状况相一致。如钉螺的分布与血吸虫病的分布相一致；各个国家的烟草销售量的分布与肺癌的死亡率分布相一致等。

（八）联系的特异性

联系的特异性（specificity of association）指特定因素导致特定疾病，该疾病必然由该因素引起。联系的特异性多见于传染病，如结核杆菌引起结核病。

（九）相似性

相似性（analogy）指存在已知的类似的病因和疾病的因果关系，由于可以类比的因果关系的存在，将加强新的因果关系的可能性。如果已知某化学物有致癌作用，当发现另一种类似的化学物与同一种癌症也存在关联时，类似的化学物质也可致癌的可能性将加大。

Note:

（十）预测力

在希尔准则的基础上,1991 年美国流行病学家 Mervyn Susser 增加了预测力一项,使该准则共有 10 项标准。在科学上,对一个理论检验最有力的方法就是评估它的预测能力,简单地说,就是利用该理论提出一个对未来或是过去的预测,然后再收集数据评估预测的正确性。如观察性研究发现高血压可能是心血管病的病因,依此可以预测降低血压可以减少心血管病的发生,这个预测的确得到了抗高血压药物随机对照试验的支持,更进一步证明了高血压是心血管病的病因的假说。

进行病因推断时,在上述十条标准中,正确的时序性和存在关联(包括剂量-反应关系)是必须满足的,联系的可重复性及实验证据也很重要,其他标准可作为参考,不要求全部满足。一般来说,满足的标准越多,则存在因果联系的可能性越大,但符合少也不能轻易否定因果联系的存在。此外,在病因推断过程中还应认真考虑不同研究设计的科学性和合理性,以此判断其研究结果作为因果联系证据的可靠性。

知 识 链 接

不同研究设计类型证实病因的能力

不同类型研究设计证实病因的能力存在明显差异,在对病因学研究报告作评价时必须考虑证据来自何种研究设计类型。随机对照试验验证病因的能力最强,其次是队列研究,再次是病例对照研究,横断面调查较弱,生态学研究最弱。

（卢次勇）

思 考 题

1. 流行病学病因定义与主要学说包括什么内容?
2. 流行病学病因的研究步骤与方法是什么?
3. 护理人员在实际工作中如何运用流行病学知识进行病因推断?

第十八章

药物不良反应监测

18章 数字内容

学习目标

- 知识目标：
  1. 掌握药物不良反应、药物不良反应监测的概念。
  2. 熟悉药物不良反应监测方法和报告流程。
  3. 了解药物不良反应因果关系的判定方法。
- 能力目标：
  1. 能区分各种药物不良反应监测方法。
  2. 能运用各种药物不良反应因果关系的判定方法判断是否发生不良反应。
- 素质目标：
  培养学生良好的职业道德,树立以病人为中心的工作理念,保障公众用药安全。

氨磺必利常用于治疗急性或慢性精神分裂症,随着该药临床应用逐渐增多,其引起的药物不良反应发生率也在增加。

　　某医院在 2012—2018 年上报氨磺必利不良反应报告共 89 例。报告的药物不良反应涉及神经系统、心血管系统、内分泌系统、泌尿系统、消化系统等。治疗剂量均在说明书推荐的给药剂量范围内。

　　请思考:

　　1. 如何判断上述不良反应与治疗药物之间的关联性?

　　2. 护理人员对病人进行不良反应观察的重点有哪些?

　　20 世纪是药物蓬勃发展的时期,药物作为防治与诊断疾病的重要手段,在保障人类健康方面发挥着越来越重要的作用。但药物一方面可以防治疾病,促进病人康复;另一方面也可能引起危害人体的药物不良反应。2019 年 WHO 公布的数据显示,全球约有三分之二的药物不良事件发生在中、低收入国家中,不良事件的发生率约为 8%,其中 83% 是可以预防的,30% 造成了病人的死亡。因此,加强药物不良反应监测,利弊权衡药物风险,对保障公众用药安全、有效是十分必要的。

第一节　药物不良反应监测概述

一、药物不良反应的相关概念

(一)药物不良事件

　　药物不良事件(adverse drug event,ADE)指药物治疗过程中出现的不良临床事件,不一定与该药有因果关系。药物不良事件和药物不良反应含义不同。一般来说,药物不良反应指因果关系已确定的反应,而药物不良事件指因果关系尚未确定的反应。

(二)药物不良反应

　　广义的药物不良反应(adverse drug reaction,ADR)指用药引起的任何不良情况,包括超剂量用药、意外给药、蓄意用药、药物滥用、药物相互作用所引起的不良后果。WHO 对药物不良反应的定义:合格药物在正常用法用量下出现的与用药目的无关的有害反应。药物不良反应包括副作用、不良反应、后遗效应、变态反应、继发反应、特异性遗传素质反应等。药物不良反应是药物固有特性所引起的,任何药物都有可能引起不良反应。

　　严重药物不良反应指因使用药物引起以下损害情形之一的反应:①导致死亡;②危及生命;③致癌、致畸、致出生缺陷;④导致显著的或者永久的人体伤残或者器官功能的损伤;⑤导致住院或者住院时间延长;⑥导致其他重要医学事件,如不进行治疗可能出现上述所列情况的。

二、药物不良反应的分类

　　目前,药物不良反应分类方法有很多种,本章仅介绍一种药理学分类。根据药物不良反应与药理作用的关系将药物不良反应分为以下几种:

　　1. A 型反应　又称为剂量相关的不良反应,是由药物的药理作用增强所致。其特点是可以预测,常与剂量有关,停药或减量后症状很快减轻或消失,发生率高,但死亡率低。A 型反应通常包括药物副作用、毒性作用、过度效应、撤药反应、继发反应等。

　　2. B 型反应　又称为剂量不相关的不良反应,是与正常药理作用完全无关的一种异常反应,一般很难预测,常规毒理学筛选不能发现,发生率低,但死亡率高。B 型反应包括药物变态反应、特异性遗传素质反应和药物过敏反应等。

3. C 型反应 指 A 型和 B 型反应之外的异常反应,一般在长期用药后出现,潜伏期较长,没有明确的时间关系,难以预测。发病机制有些与致癌、致畸、长期用药后发生心血管疾病、纤溶系统变化等有关,但机制有待研究。

历 史 长 廊

沙利度胺与海豹样短肢畸形

沙利度胺事件是世界药物史上最著名的药源性伤害事件之一。沙利度胺最早于 1956 年首先在联邦德国上市,因它能治疗妊娠反应,讯速风行于欧洲、亚洲、澳洲、北美洲、拉丁美洲的 17 个国家。1961 年 10 月,3 位联邦德国医生在会议上报告了海豹样短肢畸形患儿的病例,引起大家的重视。之后欧洲各国不断涌现妇女孕期服用沙利度胺出现新生儿海豹肢畸形的报道。

海豹肢畸形表现为新生儿肢体发育不全,短得就像海豹的鳍,可合并颜面部、头部、生殖器等畸形及宫内生长迟缓等。流行病学调查表明,这种海豹样短肢畸形与患儿母亲在怀孕期间服用沙利度胺有关。随后的毒理实验证实,沙利度胺对灵长类动物有很强的致畸性。

三、药物警戒与药物不良反应监测

(一)药物警戒

药物警戒(pharmacovigilance):WHO 将其定义为发现、评估、理解和预防药物不良反应或其他与药物相关问题的科学活动。世界各国广泛采用这一概念。药物警戒关注的问题不再局限于不良反应,也关注用药错误、缺少药物疗效、不合理用药、急慢性中毒事件、药物滥用与误用、药物与其他药物食品间的相互作用等与药物相关的所有问题。

(二)药物不良反应监测

药物不良反应监测(adverse drug reaction monitoring)指药物不良反应的发现、报告、评价和控制的过程,是药物监管部门的常规工作,也是药物安全性研究的基础。其目的是有效地控制药物不良反应,防止药害事件发生,保障用药安全。药物在上市前虽然经过动物实验和临床试验,但由于动物与人存在种属差异,且临床试验的观察时间短,研究对象数量较少,多数情况下排除了老年人、孕妇和儿童,故不能观测到较为少见的、迟发的、特殊人群中的不良反应。因此,新药上市后必须开展监测工作。

四、护理人员在药物不良反应监测中的重要作用

我国于 2004 年颁布了《药品不良反应报告和监测管理办法》,规定国家实行药品不良反应报告制度,积极呈报药品不良反应,进行药品上市后的再评价。保障用药安全是医务工作者的责任和义务。护理人员是临床一线人员,既是病人的药物治疗者,又是监护者,对药物的疗效、药品不良反应有条件进行较直接、具体、准确和全面的观察,因而在药品不良反应监测工作中起着举足轻重的作用。

首先,护理人员发现药物不良反应的概率高。从人员结构上看,无论哪级医院护理人员都占大多数。护理人员日夜工作在临床第一线,与病人接触的时间最长,心思细腻,观察力敏锐,可以发现病人微小的变化。其次,护理人员是联系医生、药师、病人之间的桥梁。医生一般在查房时才接触病人,药师的工作场所主要在药房,而护理人员则不同。护理人员与病人的接触更为密切,对所有病人轮班护理,如每日床头交班、测量体温血压、派发口服药及输液等。在实施整体护理的病房,护理人员更要以病人为中心,能够及时发现病人对药物的不良反应。因此,护理人员在药物不良反应监测中起着重要的作用。

第二节 药物不良反应监测的方法

一、常用方法

(一)自愿报告系统

自愿报告系统(spontaneous reporting system,SRS)是一种自愿而有组织的报告制度,当医疗机构、药品生产和经营企业的相关人员发现可疑的药物不良反应时,填写药物不良反应报告表,逐级上报。监测中心收集、整理分析这些自发报告,及时将不良反应信息反馈给各监测报告单位,以保障用药安全。自愿报告制度的基本作用是发现药物不良反应信号。国家药物不良反应中心或全球药物不良反应中心收到某药的药物不良反应报告累计到一定数量时,即可提示该药会引起药物不良反应。自愿报告系统是目前世界上最主要的药物不良反应监测方法,WHO 国际药物监测合作中心的成员国大多采用该方法。

自愿报告系统的优点:①简单易行,监测覆盖面广。②新药上市后就加入了被监测行列,不受时间限制,可长期观察。③可以及早发现潜在的药物不良反应,早期预警。④能够发现罕见的新的不良反应。缺点是漏报现象严重、缺乏对照组、存在报告偏倚、无法得到药物不良反应发生率、不能证实因果关系、不能对不良反应事件进行完整评价。

(二)义务性监测

1975 年,瑞典在自愿报告系统的基础上,建立了义务性监测(mandatory or compulsory monitoring)报告制度,要求医师报告所发生的每一例不良反应,提高了药物不良反应监测报告率。

(三)重点医院监测

重点医院监测(intensive hospital monitoring)指有条件的医院,报告药物的不良反应和对药物不良反应进行系统监测研究。这种方法覆盖面较小,提高了监测的针对性和准确性,能够反映一定范围内某些药物的不良反应发生率和药物利用的模式。主要缺点是花费高,多用于临床常用药物,较难发现新药的不良反应。

(四)重点药物监测

重点药物监测(intensive medicines monitoring)主要是对一部分新药进行上市后监测,以便及时发现一些未知或非预期的不良反应,并作为这类药物的早期预警系统。一般由药物不良反应专家咨询委员会根据某种药物是否为新型药物,其相关药物是否有严重的不良反应,该药是否会被广泛应用等信息来决定该药能否进入重点药品监测目录。

(五)速报制度

许多国家要求制药企业对其产品有关的药物不良反应作出迅速报告(expedited reporting)。美国、法国和日本等国均要求上市后的药物发生严重药物不良反应要在 15d 内向药品安全性监测机构报告,如果属于临床试验中的药物发生药物不良反应要在 7d 内报告。

我国《药品不良反应报告和监测管理办法》(2011 年)规定:药品生产、经营企业和医疗机构发现或者获知新的、严重的药物不良反应应当在 15d 内报告,其中死亡病例须立即报告,其他药物不良反应应当在 30d 内报告。有随访信息的,应当及时报告。

二、我国药物不良反应报告流程

我国药物不良反应监测工作与发达国家相比起步较晚,20 世纪 80 年代末,我国开始药物不良反应监测的试点工作。此后,原卫生部在中国药品生物制品检定所成立了药品不良反应监测中心,并开展了药物不良反应监测工作。目前,由国家药品监督管理局(National Medical Products Administration)、国家药品不良反应监测中心(National Center for Adverse Drug Reaction Monitoring,China)负责全回药物不良反应监测工作。其主要职责:①组织起草药品安全监督管理法律法规草案,组织制订、公布国家药典等药品标准。②负责药品注册管理,严格上市审评审批。③负责药品质量管理。④负责药品上市后风险管理,组织开展药品不良反应的监测、评价和处置工作等。目前,我国 31 个省(自治区、直辖市)已成立了省级药物不良反应监测专业机构。我国先后颁布了《药品不良反应监测管理办法(试行)》(1999 年)、《药品不良反应报告和监测管理办法》(2011 年修订)和《中华人民共和国药品管理法》(2019 年修订),将药物不良反应报告和监测纳入了法制化轨道,制订了药物不良反应报告流程(图 18-1)。

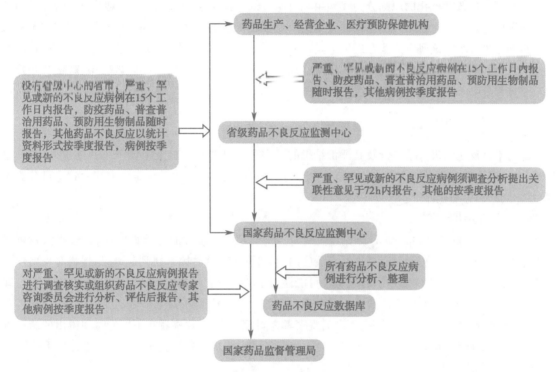

图 18-1　我国药物不良反应报告流程

第三节　药物不良反应因果关系的判定

一、研究方法

药物不良反应因果关系判断是药物不良反应监测中的难点,直接关系到对药物的正确评价。在确定某种不良反应是否与某种药物存在因果关系时,通常运用流行病学方法和原理进行判断。

(一) 横断面研究

在特定时间内研究特定范围人群中药物不良反应发生的分布特征,为制订合理的药物使用策略和进行效果考核提供依据,并为进一步研究因果关系提供线索。如 1982 年,英国开始实施的处方事件监测(prescription-event monitoring,PEM)就是采用横断面研究方法对上市药物进行不良反应监测的具体实例之一。

(二) 病例对照研究

根据描述性研究所得出的病因假设,选择已发生某种药物不良反应的病人作为病例组,未发生该不良反应的人作为对照组,调查其在发生药物不良反应之前服用某种(些)药物的情况,比较两组服药率的差异,以判定不良反应与服用这种(些)药物间的联系。Herbst 关于母亲孕期服用乙烯雌酚与其女儿阴道腺癌关系的研究就是一个成功的研究实例。

Note:

（三）队列研究

以暴露于某药物的病人为暴露组，不暴露于该药物的病人为对照组，随访观察两组人群药物不良反应的发生率。该方法更适用于某暴露因素作用后短期就出现不良反应的情况。

1980 年 Strom 和 Carson 用回顾性队列研究方法探讨了非甾体抗炎药（NSAID）和上消化道出血的关系。结果显示，47 136 例服药者中有 155 例出现上消化道出血，44 634 例未服药者中 96 例出现上消化道出血，相对危险度为 1.53。

（四）实验性研究

将受试人群按随机化的原则分为实验组和对照组，对实验组给予试验药物，对照组不给予试验药物或使用安慰剂，随访观察一段时间，比较两组人群不良反应的发生率，从而验证试验药物与不良反应之间的因果关系。该研究方法在理论上是成立的，但是从伦理角度上，开展这种研究是有争议的，故这就大大地限制了实验性研究方法的实际应用。一般可在药物疗效的临床试验中，观察药物疗效的同时观察药物不良反应的发生情况。

二、评价方法

药物不良反应因果关系评价及其评价结果的可靠程度是药物不良反应监测工作的重要内容，也是药物不良反应监测中最关键和最困难的问题。药物不良反应因果关系评定的方法大致上可分为两种：总体判断和标准化评价。

（一）总体判断

总体判断（global introspection）即凭经验判断药物引起不良事件的可能性大小，其过程大致可概括为评估者应考虑所有可能引起药物不良反应的因素，预先把这些因素排列起来，根据相对重要性大小进行权衡，最后得出有关药物引起该事件可能性大小的结论。在药物不良反应监测的初期阶段，即 20 世纪 60 年代初至 20 世纪 70 年代，总体判断是药物不良反应判断的唯一方法，其优点是判断过程简单，易于进行。缺点：①重现性差，不同的观察者之间，甚至同一观察者在不同的时间得出的结论可能不一致。②判断过程无法解释。③正确性由判断者的专业水平和经验而定。④衡量标准不一致。

（二）标准化评价

标准化评价（standardized assessment）是利用影响药物与不良反应之间的因素，设置相应的问题，根据对问题的不同回答计以不同的分值，再根据所得总分向概率范畴的定量估计转换，评出不良事件与药物的相关程度，如肯定、很可能、可能、可疑等不同等级。标准化评价的优点：①判断过程清晰可见。②结论的重现性和正确性较总体判断显著提高。缺点：①对各种问题的回答仍需临床经验和主观判断。②不能用于不可逆转反应的评价。③运用时相对不便。

标准化评价的问卷有很多种，如 Karach 和 Lasagna 评定方法、Kramer 的 Yale 评分法、Naranjo 的 APS 评分法、Venule 评分法及 Begaud 评分法等。但是，同一病例用这些不同的评分法判断，会得出不同的因果关系，目前还没有统一的国际标准。

1. 经典标准化评价方法

（1）Karach 和 Lasagna 评定方法：将因果关系的确实程度（degree of certainty）分为肯定、很可能、可能、条件、可疑 5 级。它的评价准则：①用药与反应时间出现的顺序是否合理。②以往是否有该药不良反应的报道。③发生反应后撤药的结果。④反应症状消除后再次用药出现的情况。⑤有无其他原因或混杂因素。

Karach 和 Lasagna 评定的 5 级标准如下：

1）肯定（definite）：①用药以来的时间顺序是合理的。②该反应与已知的药物不良反应相符合。③停药后反应停止。④重新开始用药，反应再现。

2）很可能（probable）：①用药以来的时间顺序是合理的。②该反应与已知的药物不良反应相符合。③停药后反应停止。④无法用病人疾病来合理地解释。

3）可能(possible)：①用药以来的时间顺序是合理的。②该反应与已知的药物不良反应相符合。③病人疾病或其他治疗也可造成这样的结果。

4）条件(conditional)：①用药以来的时间顺序是合理的。②该反应与已知的药物不良反应相符合。③不能合理地以病人疾病来解释。

5）可疑(doubtful)：不符合上述各项标准。

（2）计分推断法：该方法在分析病例时，对时间顺序，是否已有类似反应的资料等基本问题进行打分，最后按所记总分评定因果关系等级（表18-1）。

表 18-1　计分推断法判断因果关系评定表

评定依据	是	否	不知道	记分
1）该反应以前是否已有报告	+1	0	0	
2）本药物不良反应是否在使用所疑药物后出现	+2	−1	0	
3）当所疑药物停用，使用特异的对抗剂后不良反应是否有改善	+1	0	0	
4）再次服用所疑药物，药物不良反应是否再出现	+2	−1	0	
5）是否有其他原因（药物之外）引起这种反应	−1	+2	0	
6）当给安慰剂后这种反应是否再出现	−1	+1	0	
7）血（或其他液体）的药物浓度是否为已知的中毒浓度	+1	0	0	
8）增大药物剂量时反应是否加重，减少药物剂量时，反应是否减轻	+1	0	0	
9）病人以前用相同或类似药物是否也有相似反应	+1	0	0	
10）该不良反应是否有客观检查予以确认	+1	0	0	

注：总分≥9分，肯定有关(definite)；5~8分，很可能有关(probable)；1~4分，可能有关(possible)；≤0分，可疑(doubtful)。

（3）WHO国际不良反应监测合作中心建议将关联程度分为肯定、很可能、可能、可能无关、待评价和无法评价6个等级。我国使用的因果关系评价方法即属于此类方法（表18-2）。

表 18-2　药物不良反应关联性评价表

评价内容/等级	肯定	很可能	可能	可能无关	待评价	无法评价
1）开始用药的时间与不良反应出现的时间有无合理的先后关系	+	+	+	−		
2）所怀疑的不良反应是否符合该药物已知不良反应的类型	+	+	−	−		
3）停药或减量后是否减轻或消失	+	+	±?	±?	需要补充材料才能评价	评价所必须的资料无法获得
4）再次接触可疑药物是否出现同样的反应	+	?	?	?		
5）所怀疑的不良反应是否可用药物的作用、病人的临床状态或其他疗法的影响来解释	−	−	±?	±?		

2. 药物不良反应的计算机评价

（1）贝叶斯不良反应诊断法(Bayesian adverse reaction diagnostic instrument)：由明尼苏达大学理论统计学家 David Lane 于1982年首先提出，是一种基于贝叶斯理论的药物不良反应计算机判断。以

Note：

概率定量的形式判断多种可能的原因,能全面准确地评价影响药物不良反应的所有因素。目前开发的贝叶斯药物不良反应辅助诊断系统(Bayesian adverse reaction diagnostic instrument,BARDI)主要由计算机完成概率计算。随着资料的积累和方法的不断完善,基于贝叶斯理论的药物不良反应计算机判断将是最有发展前景的方法之一。

(2)计算机评分法:临床医生按药物不良反应影响因素,设计成一系列问题,形成计算机流程图并编码计算其分值,最后由计算机得出结论。比较常用的两种评分法是 Naranjo 的 APS 和 Kramer 的 Yale 评分,均已成为快速医学参考(quick medical reference,QMR)决策支持系统的一部分,这是专为内科中有争议病例而设计的一种诊断参考方法。该方法存在将问题简单化、缺乏灵活性等缺陷,因此其使用范围相对狭窄。

(3)人工智能:模拟人脑对疾病或药物不良反应进行计算机诊断。早期的人工智能多是由 IF-THEN 语句构成的规则集。由于临床问题的复杂性,计算机不能正确处理内部规则的相互作用,使临床应用受到限制。新开发的人工智能模型按疾病类型构建,具有较丰富的临床知识和较强的临床推理能力,QMR 对内科疾病提供诊断支持就是其应用之一。QMR 开发者正致力于剂量相关的药物不良反应研究。例如,把卡马西平毒性和奎宁导致的食管炎以药物综合征形式添加到该系统。

知 识 链 接

药物流行病学研究常用数据库

随着药物不良反应研究的进一步深入,一些潜在的发生率较低的药物不良反应已难以从小样本人群观察到,故药物与药物不良反应的因果假设的检验常借助于大型的记录数据库。

用于药物流行病学研究的数据库有三种:①通过记录链接(record linkage)方法建立的大型自动记录数据库。②收集潜在药源性疾病信息的数据库,如出生缺陷、恶性肿瘤、毒物中心的数据库。③记载用药史的数据库,如在荷兰由药房储存的病人用药史数据库。

国际上比较成熟大型数据库和记录联接系统:Puget Sound 团体健康合作组织数据库(Group Health Cooperative of Puget Sound)、南北加州 Kaiser Pesmante 数据库(Northern and Southern California Kaiser Permante)、Saskatchewan 卫生计划数据库(Saskatchewan Health Plan)、医疗补助收费库(Medi-caid Billing Database)、医疗数据库(Medibase)等。

(郭　蓝)

思 考 题

1. 在护理工作中开展药物不良反应监测有什么意义?
2. 简述常用的药物不良反应监测方法有哪些?
3. 简述药物不良反应因果关系评价的方法包括什么内容?

Note:

疾病预后研究及其评价

19 章　数字内容

学 习 目 标

- 知识目标：
  1. 掌握疾病预后研究的定义、影响疾病预后的因素、疾病预后研究中常用的结局指标。
  2. 熟悉疾病预后研究的基本步骤与方法、资料分析。
  3. 了解疾病预后研究的评价原则。
- 能力目标：
  能够设计一项疾病预后研究，并对其所获得资料进行分析。
- 素质目标：
  培养学生科研意识，提高科研素质，使其具有勇于探索、认真钻研的职业精神。

—————————————— 导入情境与思考 ——————————————————

食管癌是发生在食管上皮组织的恶性肿瘤,分为早、中、晚期,通常治疗方法有手术治疗、化疗和药物治疗。目前,食管癌是我国常见的恶性肿瘤之一,多数病人就诊时已是局部晚期。迄今为止,手术切除仍是其最主要的治疗方法。

请思考:

1. 若要比较三种治疗方法的效果,可以采用什么研究方法?

2. 如何探索影响食管癌术后生存的因素?

在临床实践中,疾病预后研究有助于医患双方了解疾病的发展趋势,并作出知情的临床决策,争取较小的代价与较好的临床转归。疾病的预后研究主要可用于探索和/或检验:①疾病的自然史;②预后预测标志物;③预后的影响因素;④预后模型。

第一节 疾病预后的概念

一、疾病预后及其研究的意义

疾病预后(disease prognosis)指某种疾病发生之后,在其病程进展过程中预期出现的各种结局的概率,以及其出现的时间。在临床上,预后通常指某一个体在发生某种疾病后,基于其临床与非临床特征来预测在特定的时间内发生某种/某些特定健康结局的概率。

疾病预后研究的意义:①了解某种疾病的发展趋势和后果,从而帮助临床医师作出治疗决策。②研究影响疾病预后的各种因素,有助于干预并改善疾病的预后。③正确评定某项治疗措施的效果,从而促进治疗水平的提高。

二、疾病自然史

疾病自然史(natural history)指在不给任何治疗或干预措施的情况下,疾病从发生、发展到结局的整个过程。疾病的自然史大致上可分为起始期、亚临床期与临床期三个阶段。

1. **起始期(initial stage)** 指致病因素作用于机体,产生不可逆转的病理生理形态或功能改变的时期。

2. **亚临床期(subclinical stage)** 指从疾病开始到出现临床症状或体征的时期。在该时期,病理学改变或功能改变逐步加重,病人并没有不良症状或体格特征的变化,但用灵敏的检查方法可以早期发现患病情况。

3. **临床期(clinical stage)** 指从病人出现不良症状或异常体征到发生疾病最终结局的时期。最终结局可以是痊愈、伤残或死亡。

不同疾病,其自然史差别很大。某些疾病自然史较短,如急性传染病或感染性疾病可以在几日或几周内痊愈或死亡,而某些慢性非传染性疾病的自然史较长,甚至可达数十年之久,如心脑血管疾病、糖尿病等,这些疾病的自然史也比较复杂。研究疾病的自然史是认识疾病的基础,也有助于了解疾病的结局和预后。

三、临床病程

临床病程(clinical course)指疾病的临床期,即首次出现症状和体征,一直到最后结局所经历的全过程,其中可经历各种不同的医疗干预措施。临床医师可采取医疗干预措施来改变其病程。不同疾病的临床病程是不同的,而不同的临床病程与疾病预后关系密切。因此清楚地掌握和了解各种疾病的临床病程特点对预后的判定有重要意义。病程的概念和疾病自然病史不同,病程可以因医疗干预(包括各种治疗措施)而发生改变,进而改变预后。

四、预后因素

预后因素(prognostic factors)指在具有特定健康状态或疾病(起点)的病人中,与随后的临床结局(终点)有关联的任何可测量的、能预测或改变疾病特定结局发生概率的因素。预后因素可用于对特定结局的预测,协助医患知情决策,确定新的干预靶点或可干预的因素等。

预后因素和危险因素不同,危险因素指作用于健康人,能增加患病危险性的因素,而预后因素是在已经患病的病人中研究与疾病结局有关的因素,因此,疾病的危险因素和预后因素是不同的概念。

影响疾病预后的因素是复杂多样的,概括起来有以下几个方面:①致病因素特征;②疾病特征;③疾病标志物;④诊疗情况;⑤病人特征;⑥病人及医护人员的依从性;⑦其他预后影响因素。

第二节 疾病预后研究中常用的结局指标

在流行病学研究中,疾病预后的结局指标往往是某种结局事件的发生率。结局指标包括正性指标如治愈率、生存率等,负性指标如病死率、致残率、复发率等。此外,亦可以采用生存质量、生存时间和病情变化指标来评估疾病预后,如血压或血糖的变化、病灶大小的变化等。选择指标时,应根据疾病的严重程度、变化速度和可能获得的样本量等来选择合适的评估指标。

一、各种率的指标

(一)病死率

病死率指一定时期内患某病人群中因该病而死亡的病人所占的比例。

$$病死率 = \frac{一定期间内因某病死亡人数}{同期患某病的人数} \times 100\%$$

式 19-1

病死率常用于病程短且容易死亡的疾病,如各种传染病、急性中毒、心脑血管疾病的急性期和迅速致死的癌症。

(二)致残率

致残率(disability rate)指某时期内发生肢体或器官功能丧失者占观察病人总数的比例。

$$致残率 = \frac{致残病人数}{接受观察的病人人数} \times 100\%$$

式 19-2

致残率多用于病程长、病死率低、病情重又极难治愈的疾病。

(三)复发率

复发率(recurrence rate)指疾病经过一定的缓解或痊愈后,重复发作的病人数占接受该治疗的病人总数的百分比。

$$复发率 = \frac{复发的病人数}{接受该治疗的病人总数} \times 100\%$$

式 19-3

复发率多用于病程长、反复发作、不易治愈的疾病。

（四）治愈率

治愈率（cure rate）指经治疗后某病病人中该病治愈者所占的比例。

$$治愈率 = \frac{治愈的病人数}{接受治疗的病人人数} \times 100\%$$

式 19-4

治愈率多用于病程短而不易引起死亡并且疗效较为明显的疾病。

（五）缓解率

缓解率（remission rate）指经治疗后，疾病临床症状减轻或消失的病人占接受该治疗的病人总数的比例。

$$缓解率 = \frac{缓解的病人数}{接受该治疗的病人总数} \times 100\%$$

式 19-5

缓解率多用于表示病程长、病情重、死亡少见但又不易治愈的疾病，在整个患病期间，疾病的临床过程比较复杂。

（六）生存率

生存率（survival rate）指接受某种治疗的病人或患某病的人中，经若干年随访后，尚存活者所占的比例。

$$n\ 年生存率 = \frac{随访满\ n\ 年尚存活的病例数}{开始随访的病例数} \times 100\%$$

式 19-6

生存率适用于病程长，病情较重，致死性强的疾病的远期疗效观察，如恶性肿瘤、心血管疾病等。多用寿命表法或 Kaplan-Meier 分析方法进行分析。

二、中位生存时间

中位生存时间（median survival time）又称为半数生存期，即累积生存率为 0.5 时所对应的生存时间。

三、健康相关生存质量及其衍生指标

在疾病预后评估方面，病死率、治愈率等客观指标难以反映病人的生存质量，在评价预后时会受到一定的限制。如同时评价两个病人的预后，一个日常生活能够自理存活 3 年，而另一个却只能卧床存活 3 年，生存质量显然是不同的。生存质量指个人处于自己的生存环境中，对本身生存的一种自我感受，它涉及人们在生存中的文化和价值体系所反映出的与其生存目的、期望、标准及其关注的关系，强调的是个体对生存的幸福感和满足感。

在临床医学研究中，生存质量则结合了健康和生存质量两方面的含义，称为健康相关生存质量。健康相关生存质量常用量表进行评定，不同的疾病有不同的量表，主要包括生理功能、心理功能、社会功能和对健康状况的总体感受等方面。

第三节　疾病预后研究的类型和设计方案

一、疾病预后研究类型

（一）疾病自然史研究

理想的自然史研究是在无干预的天然条件下进行，观察疾病的自然进展。但随着医疗服务

Note:

的普及,很难获得无任何干预的病例,自然史研究也较多演变为在自然治疗的背景下观察疾病的进展。

（二）预后的预测标志物、影响因素及预后模型研究

1. 预测标志物（predictive markers）　是疾病进展过程中能观察或检测到的具有指示意义的特征,与疾病结局并不存在因果关联,仅有预测价值,没有干预价值。预测标志物研究的目的是探索和验证某预测标志物对疾病特定结局有无独立的预测价值。预测标志物与结局之间的关联需要具有明确的时序关系,但不需要推断因果关联。

2. 预后影响因素　属于疾病特定结局的病因,与疾病的结局之间存在因果关联,既具有预测价值也具有干预价值,干预这类因素可改变疾病的预后。因此,一切可以干预,并随之可以改变疾病转归的因素均为预后影响因素。其研究方法与疾病的病因研究相同。

3. 预后模型（prognostic model）　又称为预测模型（predictive model）,是综合了预后的预测和影响因素,可对特定疾病病人在某时间范围内发生特定结局风险进行估计的统计学模型。

二、疾病预后研究常用设计方案

疾病预后研究包括预后因素的研究及预后的评定。基于研究目的和可行性,可以选择描述性研究、病例对照研究、队列研究、随机对照试验等不同设计方案。

（一）队列研究

预后研究中的队列研究常常为某特定疾病病人的队列研究,又称为专一疾病队列研究,如冠心病病人队列、肺癌病人队列的研究等。队列研究设计的预后研究可以描述疾病的自然史也可以探索和检验预后因素与特定疾病的结局之间的关联,是预后研究最常用的研究方案。

（二）病例对照研究

病例对照研究是根据预后结局的有无或其严重程度分组,回顾性地比较既往预后因素差异的研究设计方案。

（三）实验研究

实验研究是将条件类似的病人随机分为干预组和对照组,给予相应的干预,随访观察和比较干预组与对照组间各种结局事件的发生率及发生时间的差异。实验研究控制干扰因素和检验因果关联能力最强,也是唯一能检验干预靶点的方法,但每次仅能检验一种或极少数的几种预后因素的作用,且实施难度大,所需人力、物力和财力大。

三、疾病预后研究设计中的若干注意事项

（一）疾病预后研究的始点

始点又称为零点（zero time）,指在随访队列中的成员被随访的起始点,该起始点在研究设计时必须要明确规定。对预后研究,要尽可能在疾病的早期开始,若队列的集合时间接近疾病初发时点,则称起始队列,为队列研究的首选。

（二）研究对象的来源和分组

研究对象要具有代表性,能代表目标疾病的人群。若病人来自不同级别医院,其疾病预后可能不同。研究对象的分组也必须遵循可比性原则,即非研究因素在组间分布均衡可比。

（三）随访和失访

预后研究中随访工作十分重要,研究人员要尽量随访到所有研究对象,失访率越低越好。如失访率小于5%一般认为较好,对结果的影响小,大于10%应引起注意,若超过20%,则认为有较大影响,这是因为病人失访会造成疾病预后信息大量丢失,影响预后结果的可靠性。

Note:

四、疾病预后研究的实施要点

（一）提出研究问题

预后研究大多数为前瞻性研究,是一类费时、费力和花费较大的研究。在研究前,必须通过查阅文献等方法提出可以解答的研究问题。如有研究表明,单核细胞计数/高密度脂蛋白胆固醇比值（MHR）与心血管疾病的发病和死亡有关,通过文献检索和阅读,可以提出以下研究问题:MHR 是否能预测心血管疾病病人的远期死亡率或心血管病再发的风险?

（二）确定研究设计类型

研究人员应根据研究问题选择合适的研究设计类型。探索性研究可以选择病例对照研究或回顾性队列研究,验证性研究则选择前瞻性队列研究。上述 MHR 与心血管病风险的预后研究,如果既往没有任何研究基础,可以选择病例对照研究,如想验证性探讨两者间的关系,可以采用队列研究。

（三）确定研究对象

预后研究的研究对象都是同一种（如心肌梗死）或同一类型（如心脑血管病）的疾病的病人,在预后研究中,研究对象的选择最重要的一点是病人的病程（即观察的起点或称为零点）应尽可能一致。在病例对照研究中,研究对象一组是新发生目标结局的病人,一组是没有出现该结局但病程与病例组相同的病人。

在队列研究或实验研究中,研究对象最好是刚发生或刚检查出患有某种或某类特定的疾病的病人,并且没有发生预后研究中所确定的目标结局的病人。实验研究在检验预后影响因素或干预靶点时,因可通过随机分组来均衡起点在干预组和对照组的分布,可以不严格要求研究对象的起点一致。其他需要注意的事项与相应设计类型的研究相同,包括对象的代表性、应答率、依从性等。

如上述 MHR 与心血管病的预后研究,采用队列研究设计,研究对象可选择新诊断为冠状动脉粥样硬化性心脏病的病人,且在纳入时已收集血样并可用于 MHR 检测。考虑代表性,可以收集多家不同规模的医院中某时间段内所有符合条件的病例。部分疾病从出现首发症状到初次确诊时间差异很大,这时应该以首发症状的出现时间为观察的零点。

（四）确定样本量

样本量的计算在预后研究中并没有特殊性,研究人员可按照不同研究设计类型的样本量估计方法进行样本量的估算。

（五）资料收集

无论是预后研究还是病因学的关联性研究,需要收集的资料大致有下面几类:①结局资料。②暴露因素资料。③潜在的干扰因素。④病人的一般资料。如上述 MHR 与心血管病的预后研究中,收集的结局事件可包括再发的心脑血管事件及其所致的死亡,其他原因所致的死亡及这些结局发生的时间、身体功能的恢复情况、不同时间的生存质量等。暴露因素为发生冠状动脉粥样硬化性心脏病后血液 MHR 的水平。需要控制的因素可以包括病人的年龄、性别、住院期间的治疗措施、入院时及后期的体重指数、营养、体力活动及健康相关行为、感染炎性相关疾病及治疗药物,以及其他对心血管病预后有重要影响的因素。

五、常见的偏倚

在预后研究中,无论是采用何种研究设计方案,研究过程中存在的偏倚都可以概括为三大类,即选择偏倚、信息偏倚和混杂偏倚。但不同的研究内容所具有的特征性偏倚有所不同。预后研究常见的偏倚有集合偏倚、失访偏倚。

第四节 疾病预后研究的资料分析

预后研究的资料分析随预后研究的类型和采用的研究设计类型的不同而有所差异,分析方法几乎涉及既往所有流行病学研究方法中的资料分析方法。常见的分析方法:暴露与结局均为连续性变量时可采用相关与回归分析,组间均值的比较可采用 t 检验或方差分析,结局为二分类变量(有/无)时可采用 Logistic 回归分析。暴露与结局的关联强度的大小可以用相关系数、回归系数、比值比及相对危险度等指标来表示。但这类效应指标未考虑暴露导致结局发生所需的时间,而尽可能推迟不良结局的发生时间也是临床干预的重要目的,因此分析预后影响因素时,也需要考虑结局发生的时间。同时比较结局发生的风险与发生的时间,即为下面所述的生存分析。

一、生存分析

同时分析暴露因素对结局发生的风险及其发生的时间两个变量的影响,即为生存分析(survival analysis)。生存分析的资料为研究对象从开始观察到结局事件发生的时间资料,包括了生存时间与结局两个方面的信息。

（一）生存分析的相关概念

1. 起始事件与终点事件 起始事件是反映生存时间起始特征的事件,如疾病确诊、手术出院等。终点事件指反映随访观察效果特征的事件,它根据研究目的确定,终点事件并非一定是死亡,也可以是其他事件,如复发等。在生存分析中,只能将所研究疾病的终点事件作为分析纳入的事件,而发生的另外疾病事件则不能视为终点事件。

2. 完全数据和截尾数据 完全数据指明确掌握病人的结局及确切的生存时间,这类个体提供的数据为完全数据。截尾数据又称为不完全数据,指在随访过程中,由于某种原因未能观察到病人的明确结局(即终点事件),不知道该病人的确切生存时间,因此提供的生存时间信息是不完全的,这些个体提供的数据称为截尾数据。

知 识 链 接

生 存 分 析

生存分析是目前进行疾病预后研究的主要方法之一。在疾病预后研究中,生存分析可用于远期临床疗效的评价,人群卫生保健措施的效果评价,以及生存率估计、生存率和生存曲线比较影响因素分析。

生存分析并不是只能分析生存、死亡的数据。所谓生存和死亡,是一个泛指。任何我们感兴趣的事件,只要有研究结局和结局的发生时间,都可以用生存分析。如研究某病治疗后的复发情况,只要有复发的结局(是否复发)及从治疗后到复发的时间,就可以用生存分析。

（二）生存率的计算

在生存分析中,生存率的计算有两种方法,为直接法和间接法。

1. 直接法 如果病例数多,没有失访,则结果可靠,计算简单,可使用直接法计算生存率。但一般生存数据均存在删失值(censored data),也称为终检值、截尾数据,需要用间接法计算生存率。

2. 间接法　删失值包括三种情况,即研究对象失访、死于其他疾病、观察到规定的随访截止时间仍存活。常用的间接法包括 Kaplan-Meier 法和寿命表法。其中,寿命表法用于样本量较大的研究,Kaplan-Meier 法可用于小样本研究,也可用于大样本的研究。目前有多种统计软件可以进行生存分析,不需手工计算。

（三）中位生存时间的计算

预后研究中还需要计算生存期的长短,即存活期。由于生存时间是一种呈正偏态的连续变量,因此要计算中位生存期,不能计算平均生存期。鉴于删失值的存在,只能用生存分析计算中位生存时间。

（四）生存分析方法

1. 寿命表法（life-table method）　当生存资料是按随访时间区段分组或样本量较大（如>50）时可采用寿命表法进行生存分析。寿命表资料包括每一随访时区内的起始人数、结局事件发生数、删失数。例如恶性肿瘤预后评估资料,可采用寿命表法进行生存分析（表 19-1）。

表 19-1　寿命表累积生存率计算表

序号 （i）	随访时间/ 年（t_i）	期初 人数 （n_i）	删失 人数 （c_i）	结局事件 数（d_i）	校正后暴露 人数 （$N_i=n_i-c_i/2$）	结局事件 发生概率 （$Q_i=d_i/N_i$）	各时间段 生存概率 （$P_i=1-Q_i$）	累积生 存率 $S(t_i)$
1	$0 \leq t_i < 1$	233	8	68	229.000	0.297	0.703	0.703
2	$1 \leq t_i < 2$	157	7	61	153.500	0.397	0.603	0.424
3	$2 \leq t_i < 3$	89	3	38	87.500	0.434	0.566	0.240
4	$3 \leq t_i < 4$	48	1	16	47.500	0.337	0.663	0.159
5	$4 \leq t_i < 5$	31	0	8	31.000	0.258	0.742	0.118

注:累积生存率 $S(t_i)=P_1 \times P_2 \times \cdots \times P_i$。

以随访时间为 x 轴,超过时间 t_i 的累积生存率 $S(t_i)$ 为 y 轴所作的曲线即为生存曲线,如图 19-1 的寿命表法生存曲线。

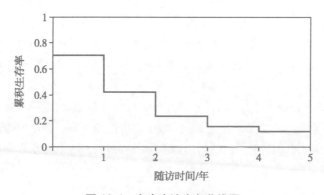

图 19-1　寿命表法生存曲线图

2. Kaplan-Meier 法　用于生存时间未分组的连续变量资料,生存率的估计采用乘积极限法（product-limit estimate）来估计,由 Kaplan-Meier 于 1958 年提出。

利用 Kaplan-Meier 法对生存率进行分析,见表 19-2。

表 19-2 Kaplan-Meier 法生存率计算表

序号 (i)	生存时间/d (t_i)	每期起始人数 (n_i)	结局事件数 (d_i)	删失人数 (c_i)	结局事件发生概率 ($Q_i = d_i/n_i$)	各时间段生存概率 ($P_i = 1 - Q_i$)	累积生存率 S (t_i)
1	90	6	1	0	0.167	0.833	0.833
2	150	5	2	0	0.400	0.600	0.500
3	210	3	1	1	0.333	0.667	0.333
4	540	1	1	0	1.000	0.000	0.000

基于累积生存率所作生存曲线见图 19-2。

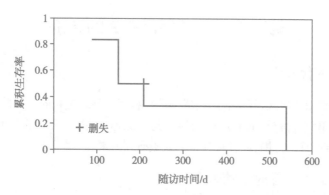

图 19-2 Kaplan-Meier 法生存曲线

3. 两组生存率的比较 对分组资料的生存曲线,可以采用时序检验(log-rank test)进行统计学差异性检验。公式如下:

$$\chi^2 = \sum \frac{(A-T)^2}{T}, \nu = 组数 - 1 \qquad\qquad 式 19-7$$

式 19-7 中,A 为观察的结局事件实际发生数(如实际死亡人数),T 为结局事件理论(期望)数。

二、影响疾病预后因素的分析方法

在临床医学中,对病人治疗效果的评价有时需要用时间长短来衡量。生存时间的长短与治疗措施、病人体质、病情轻重及免疫状态等因素有关,由于时间 t 往往不满足正态分布和方差齐性的要求,不便用多重线性回归来分析生存时间与预后因素之间的关系。

1972 年英国统计学家 D. R. Cox 提出一种能处理多因素生存资料数据的回归模型,称风险比例模型(proportional hazard model),简称为 Cox 回归或 Cox 模型。在队列研究中应用最广,可以允许终检值即截尾数据的存在。同时 Cox 模型还能有效处理随访时间长短不一及资料失访等预后研究中经常碰到的、难以用常规统计方法解决的问题。

在应用 Cox 模型作分析时,可估计风险比(hazard ratio, HR),$HR = e^\beta$ 其意义与相对危险度相同。表 19-3 是结直肠癌病人的预后因素分析,可见手术方式、术后感染、肿瘤浸润深度、邻近器官受累、远处转移等因素是影响结直肠癌预后的主要危险因素。例如,术后发生感染的病人与未发生感染的病人相比,死亡风险增加了 1.30 倍。

表 19-3 结直肠癌病人 Cox 模型多因素预后分析

因素	回归系数(β)	HR(95%CI)	P
术式(姑息手术或未切除 vs. 根治术)	0.993	2.70(1.95~3.74)	<0.001
术后感染(发生 vs. 未发生)	0.259	1.30(1.01~1.66)	0.041
浸润深度(深 vs. 浅)	0.201	1.22(1.09~1.37)	0.001
邻近器官受累(发生 vs. 未发生)	0.692	2.00(1.57~2.55)	<0.001
远处转移(发生 vs. 未发生)	0.395	1.48(1.06~2.08)	0.021
淋巴结转移数(转移数 vs. 未转移)	0.531	1.70(1.50~1.92)	<0.001
送检淋巴结总数(<12 vs. ≥12)	-0.483	0.62(0.51~0.75)	<0.001

第五节 疾病预后研究的评价

一、观察对象的代表性

不同级别医院所诊治的病人,其疾病的构成与严重程度并不完全相同。因此,其结论只适用于级别与条件相似的医疗单位。另外,应有严格的纳入与排除标准,由于疾病的分型、病程、病情影响预后,在研究中应当限定明确的范围,或者将其也列入被研究因素。

二、研究开始时间(零时)的规定

由于疾病发生、发展的不同阶段,对预后存在较大影响,故确定观察的起始时间也十分重要。如急性病可以发病时间作为零时,慢性病以确诊时间作为零时,恶性肿瘤通常以特殊治疗开始时作为零时。在观察过程中,应当注意每个观察对象的零时是齐同的。

三、全程随访的百分率

全程随访率越高,结论越可靠。若失访率大于10%应引起注意,若超过20%,则认为有较大影响。

四、预后指标与统计分析的正确性

如估计群体存活时间应当使用生存率分析,生存率的对比应是点与线相结合等。

(郭 蓝)

思 考 题

1. 常见的影响预后的因素有哪些?
2. 疾病预后研究设计的要点有哪些?
3. 在护理工作中,应如何应用疾病的预后研究?

Note:

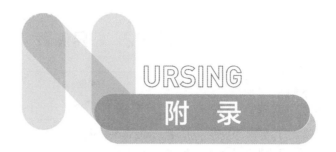

统 计 用 表

附表 1　标准正态分布曲线下的面积

$\Phi(-z)$值$(z \geqslant 0)$

$-z$	0.00	0.01	0.02	0.03	0.04	0.05	0.06	0.07	0.08	0.09
−3.0	0.001 3	0.001 3	0.001 3	0.001 2	0.001 2	0.001 1	0.001 1	0.001 1	0.001 0	0.001 0
−2.9	0.001 9	0.001 8	0.001 8	0.001 7	0.001 6	0.001 6	0.001 5	0.001 5	0.001 4	0.001 4
−2.8	0.002 6	0.002 5	0.002 4	0.002 3	0.002 3	0.002 2	0.002 1	0.002 1	0.002 0	0.001 9
−2.7	0.003 5	0.003 4	0.003 3	0.003 2	0.003 1	0.003 0	0.002 9	0.002 8	0.002 7	0.002 6
−2.6	0.004 7	0.004 5	0.004 4	0.004 3	0.004 1	0.004 0	0.003 9	0.003 8	0.003 7	0.003 6
−2.5	0.006 2	0.006 0	0.005 9	0.005 7	0.005 5	0.005 4	0.005 2	0.005 1	0.004 9	0.004 8
−2.4	0.008 2	0.008 0	0.007 8	0.007 5	0.007 3	0.007 1	0.006 9	0.006 8	0.006 6	0.006 4
−2.3	0.010 7	0.010 4	0.010 2	0.009 9	0.009 6	0.009 4	0.009 1	0.008 9	0.008 7	0.008 4
−2.2	0.013 9	0.013 6	0.013 2	0.012 9	0.012 5	0.012 2	0.011 9	0.011 6	0.011 3	0.011 0
−2.1	0.017 9	0.017 4	0.017 0	0.016 6	0.016 2	0.015 8	0.015 4	0.015 0	0.014 6	0.014 3
−2.0	0.022 8	0.022 2	0.021 7	0.021 2	0.020 7	0.020 2	0.019 7	0.019 2	0.018 8	0.018 3
−1.9	0.028 7	0.028 1	0.027 4	0.026 8	0.026 2	0.025 6	0.025 0	0.024 4	0.023 9	0.023 3
−1.8	0.035 9	0.035 1	0.034 4	0.033 6	0.032 9	0.032 2	0.031 4	0.030 7	0.030 1	0.029 4
−1.7	0.044 6	0.043 6	0.042 7	0.041 8	0.040 9	0.040 1	0.039 2	0.038 4	0.037 5	0.036 7
−1.6	0.054 8	0.053 7	0.052 6	0.051 6	0.050 5	0.049 5	0.048 5	0.047 5	0.046 5	0.045 5
−1.5	0.066 8	0.065 5	0.064 3	0.063 0	0.061 8	0.060 6	0.059 4	0.058 2	0.057 1	0.055 9
−1.4	0.080 8	0.079 3	0.077 8	0.076 4	0.074 9	0.073 5	0.072 1	0.070 8	0.069 4	0.068 1
−1.3	0.096 8	0.095 1	0.093 4	0.091 8	0.090 1	0.088 5	0.086 9	0.085 3	0.083 8	0.082 3
−1.2	0.115 1	0.113 1	0.111 2	0.109 3	0.107 5	0.105 6	0.103 8	0.102 0	0.100 3	0.098 5
−1.1	0.135 7	0.133 5	0.131 4	0.129 2	0.127 1	0.125 1	0.123 0	0.121 0	0.119 0	0.117 0
−1.0	0.158 7	0.156 2	0.153 9	0.151 5	0.149 2	0.146 9	0.144 6	0.142 3	0.140 1	0.137 9
−0.9	0.184 1	0.181 4	0.178 8	0.176 2	0.173 6	0.171 1	0.168 5	0.166 0	0.163 5	0.161 1
−0.8	0.211 9	0.209 0	0.206 1	0.203 3	0.200 5	0.197 7	0.194 9	0.192 2	0.189 4	0.186 7
−0.7	0.242 0	0.238 9	0.235 8	0.232 7	0.229 6	0.226 6	0.223 6	0.220 6	0.217 7	0.214 8
−0.6	0.274 1	0.270 9	0.267 6	0.264 3	0.261 1	0.257 8	0.254 6	0.251 4	0.248 3	0.245 1
−0.5	0.308 5	0.305 0	0.301 5	0.298 1	0.294 6	0.291 2	0.287 7	0.284 3	0.281 0	0.277 6
−0.4	0.344 6	0.340 9	0.337 2	0.333 6	0.330 0	0.326 4	0.322 8	0.319 2	0.315 6	0.312 1
−0.3	0.382 1	0.378 3	0.374 5	0.370 7	0.366 9	0.363 2	0.359 4	0.355 7	0.352 0	0.348 3
−0.2	0.420 7	0.416 8	0.412 9	0.409 0	0.405 2	0.401 3	0.397 4	0.393 6	0.389 7	0.385 9
−0.1	0.460 2	0.456 2	0.452 2	0.448 3	0.444 3	0.440 4	0.436 4	0.432 5	0.428 6	0.424 7
−0.0	0.500 0	0.496 0	0.492 0	0.488 0	0.484 0	0.480 1	0.476 1	0.472 1	0.468 1	0.464 1

注：$\Phi(z) = 1 - \Phi(-z)$。

附表2 t 界值表

自由度,ν		概率,P									
	单侧	0.25	0.20	0.10	0.05	0.025	0.01	0.005	0.002 5	0.001	0.000 5
	双侧	0.50	0.40	0.20	0.10	0.05	0.02	0.01	0.005	0.002	0.001
1		1.000	1.376	3.078	6.314	12.706	31.821	63.657	127.321	318.309	636.619
2		0.816	1.061	1.886	2.920	4.303	6.965	9.925	14.089	22.327	31.599
3		0.765	0.978	1.638	2.353	3.182	4.541	5.841	7.453	10.215	12.924
4		0.741	0.941	1.533	2.132	2.776	3.747	4.604	5.598	7.173	8.610
5		0.727	0.920	1.476	2.015	2.571	3.365	4.032	4.773	5.893	6.869
6		0.718	0.906	1.440	1.943	2.447	3.143	3.707	4.317	5.208	5.959
7		0.711	0.896	1.415	1.895	2.365	2.998	3.499	4.029	4.785	5.408
8		0.706	0.889	1.397	1.860	2.306	2.896	3.355	3.833	4.501	5.041
9		0.703	0.883	1.383	1.833	2.262	2.821	3.250	3.690	4.297	4.781
10		0.700	0.879	1.372	1.812	2.228	2.764	3.169	3.581	4.144	4.587
11		0.697	0.876	1.363	1.796	2.201	2.718	3.106	3.497	4.025	4.437
12		0.695	0.873	1.356	1.782	2.179	2.681	3.055	3.428	3.930	4.318
13		0.694	0.870	1.350	1.771	2.160	2.650	3.012	3.372	3.852	4.221
14		0.692	0.868	1.345	1.761	2.145	2.624	2.977	3.326	3.787	4.140
15		0.691	0.866	1.341	1.753	2.131	2.602	2.947	3.286	3.733	4.073
16		0.690	0.865	1.337	1.746	2.120	2.583	2.921	3.252	3.686	4.015
17		0.689	0.863	1.333	1.740	2.110	2.567	2.898	3.222	3.646	3.965
18		0.688	0.862	1.330	1.734	2.101	2.552	2.878	3.197	3.610	3.922
19		0.688	0.861	1.328	1.729	2.093	2.539	2.861	3.174	3.579	3.883
20		0.687	0.860	1.325	1.725	2.086	2.528	2.845	3.153	3.552	3.850
21		0.686	0.859	1.323	1.721	2.080	2.518	2.831	3.135	3.527	3.819
22		0.686	0.858	1.321	1.717	2.074	2.508	2.819	3.119	3.505	3.792
23		0.685	0.858	1.319	1.714	2.069	2.500	2.807	3.104	3.485	3.768
24		0.685	0.857	1.318	1.711	2.064	2.492	2.797	3.091	3.467	3.745
25		0.684	0.856	1.316	1.708	2.060	2.485	2.787	3.078	3.450	3.725
26		0.684	0.856	1.315	1.706	2.056	2.479	2.779	3.067	3.435	3.707
27		0.684	0.855	1.314	1.703	2.052	2.473	2.771	3.057	3.421	3.690
28		0.683	0.855	1.313	1.701	2.048	2.467	2.763	3.047	3.408	3.674
29		0.683	0.854	1.311	1.699	2.045	2.462	2.756	3.038	3.396	3.659
30		0.683	0.854	1.310	1.697	2.042	2.457	2.750	3.030	3.385	3.646
31		0.682	0.853	1.309	1.696	2.040	2.453	2.744	3.022	3.375	3.633
32		0.682	0.853	1.309	1.694	2.037	2.449	2.738	3.015	3.365	3.622
33		0.682	0.853	1.308	1.692	2.035	2.445	2.733	3.008	3.356	3.611
34		0.682	0.852	1.307	1.691	2.032	2.441	2.728	3.002	3.348	3.601
35		0.682	0.852	1.306	1.690	2.030	2.438	2.724	2.996	3.340	3.591
36		0.681	0.852	1.306	1.688	2.028	2.434	2.719	2.990	3.333	3.582
37		0.681	0.851	1.305	1.687	2.026	2.431	2.715	2.985	3.326	3.574
38		0.681	0.851	1.304	1.686	2.024	2.429	2.712	2.980	3.319	3.566
39		0.681	0.851	1.304	1.685	2.023	2.426	2.708	2.976	3.313	3.558
40		0.681	0.851	1.303	1.684	2.021	2.423	2.704	2.971	3.307	3.551
50		0.679	0.849	1.299	1.676	2.009	2.403	2.678	2.937	3.261	3.496
60		0.679	0.848	1.296	1.671	2.000	2.390	2.660	2.915	3.232	3.460
70		0.678	0.847	1.294	1.667	1.994	2.381	2.648	2.899	3.211	3.435
80		0.678	0.846	1.292	1.664	1.990	2.374	2.639	2.887	3.195	3.416
90		0.677	0.846	1.291	1.662	1.987	2.368	2.632	2.878	3.183	3.402
100		0.677	0.845	1.290	1.660	1.984	2.364	2.626	2.871	3.174	3.390
200		0.676	0.843	1.286	1.653	1.972	2.345	2.601	2.839	3.131	3.340
500		0.675	0.842	1.283	1.648	1.965	2.334	2.586	2.820	3.107	3.310
1 000		0.675	0.842	1.282	1.646	1.962	2.330	2.581	2.813	3.098	3.300
∞		0.674 5	0.841 6	1.281 6	1.644 9	1.960 0	2.326 3	2.575 8	2.807 0	3.090 2	3.290 5

附表 3　F 界值表（方差齐性检验用）

附表 3（1）　F 界值表（方差齐性检验用）（双侧）

$\alpha = 0.05$

分母的自由度，ν_2	分子的自由度，ν_1														
	1	2	3	4	5	6	7	8	9	10	12	15	20	30	60	∞
1	647.79	799.50	864.16	899.58	921.85	937.11	948.22	956.66	963.28	968.63	976.71	984.87	993.10	1 001.41	1 009.80	1 018.26
2	38.51	39.00	39.17	39.25	39.30	39.33	39.36	39.37	39.39	39.40	39.41	39.43	39.45	39.46	39.48	39.50
3	17.44	16.04	15.44	15.10	14.88	14.73	14.62	14.54	14.47	14.42	14.34	14.25	14.17	14.08	13.99	13.90
4	12.22	10.65	9.98	9.60	9.36	9.20	9.07	8.98	8.90	8.84	8.75	8.66	8.56	8.46	8.36	8.26
5	10.01	8.43	7.76	7.39	7.15	6.98	6.85	6.76	6.68	6.62	6.52	6.43	6.33	6.23	6.12	6.02
6	8.81	7.26	6.60	6.23	5.99	5.82	5.70	5.60	5.52	5.46	5.37	5.27	5.17	5.07	4.96	4.85
7	8.07	6.54	5.89	5.52	5.29	5.12	4.99	4.90	4.82	4.76	4.67	4.57	4.47	4.36	4.25	4.14
8	7.57	6.06	5.42	5.05	4.82	4.65	4.53	4.43	4.36	4.30	4.20	4.10	4.00	3.89	3.78	3.67
9	7.21	5.71	5.08	4.72	4.48	4.32	4.20	4.10	4.03	3.96	3.87	3.77	3.67	3.56	3.45	3.33
10	6.94	5.46	4.83	4.47	4.24	4.07	3.95	3.85	3.78	3.72	3.62	3.52	3.42	3.31	3.20	3.08
11	6.72	5.26	4.63	4.28	4.04	3.88	3.76	3.66	3.59	3.53	3.43	3.33	3.23	3.12	3.00	2.88
12	6.55	5.10	4.47	4.12	3.89	3.73	3.61	3.51	3.44	3.37	3.28	3.18	3.07	2.96	2.85	2.72
13	6.41	4.97	4.35	4.00	3.77	3.60	3.48	3.39	3.31	3.25	3.15	3.05	2.95	2.84	2.72	2.60
14	6.30	4.86	4.24	3.89	3.66	3.50	3.38	3.29	3.21	3.15	3.05	2.95	2.84	2.73	2.61	2.49
15	6.20	4.77	4.15	3.80	3.58	3.41	3.29	3.20	3.12	3.06	2.96	2.86	2.76	2.64	2.52	2.40
16	6.12	4.69	4.08	3.73	3.50	3.34	3.22	3.12	3.05	2.99	2.89	2.79	2.68	2.57	2.45	2.32
17	6.04	4.62	4.01	3.66	3.44	3.28	3.16	3.06	2.98	2.92	2.82	2.72	2.62	2.50	2.38	2.25
18	5.98	4.56	3.95	3.61	3.38	3.22	3.10	3.01	2.93	2.87	2.77	2.67	2.56	2.44	2.32	2.19
19	5.92	4.51	3.90	3.56	3.33	3.17	3.05	2.96	2.88	2.82	2.72	2.62	2.51	2.39	2.27	2.13
20	5.87	4.46	3.86	3.51	3.29	3.13	3.01	2.91	2.84	2.77	2.68	2.57	2.46	2.35	2.22	2.09
21	5.83	4.42	3.82	3.48	3.25	3.09	2.97	2.87	2.80	2.73	2.64	2.53	2.42	2.31	2.18	2.04
22	5.79	4.38	3.78	3.44	3.22	3.05	2.93	2.84	2.76	2.70	2.60	2.50	2.39	2.27	2.14	2.00
23	5.75	4.35	3.75	3.41	3.18	3.02	2.90	2.81	2.73	2.67	2.57	2.47	2.36	2.24	2.11	1.97
24	5.72	4.32	3.72	3.38	3.15	2.99	2.87	2.78	2.70	2.64	2.54	2.44	2.33	2.21	2.08	1.94
25	5.69	4.29	3.69	3.35	3.13	2.97	2.85	2.75	2.68	2.61	2.51	2.41	2.30	2.18	2.05	1.91
26	5.66	4.27	3.67	3.33	3.10	2.94	2.82	2.73	2.65	2.59	2.49	2.39	2.28	2.16	2.03	1.88
27	5.63	4.24	3.65	3.31	3.08	2.92	2.80	2.71	2.63	2.57	2.47	2.36	2.25	2.13	2.00	1.85
28	5.61	4.22	3.63	3.29	3.06	2.90	2.78	2.69	2.61	2.55	2.45	2.34	2.23	2.11	1.98	1.83
29	5.59	4.20	3.61	3.27	3.04	2.88	2.76	2.67	2.59	2.53	2.43	2.32	2.21	2.09	1.96	1.81
30	5.57	4.18	3.59	3.25	3.03	2.87	2.75	2.65	2.57	2.51	2.41	2.31	2.20	2.07	1.94	1.79
40	5.42	4.05	3.46	3.13	2.90	2.74	2.62	2.53	2.45	2.39	2.29	2.18	2.07	1.94	1.80	1.64
60	5.29	3.93	3.34	3.01	2.79	2.63	2.51	2.41	2.33	2.27	2.17	2.06	1.94	1.82	1.67	1.48
120	5.15	3.80	3.23	2.89	2.67	2.52	2.39	2.30	2.22	2.16	2.05	1.94	1.82	1.69	1.53	1.31
∞	5.02	3.69	3.12	2.79	2.57	2.41	2.29	2.19	2.11	2.05	1.94	1.83	1.71	1.57	1.39	1.00

附表 3（2） F 界值表（方差齐性检验用）（双侧）

$\alpha = 0.10$

分母的自由度，ν_2	分子的自由度，ν_1															
	1	2	3	4	5	6	7	8	9	10	12	15	20	30	60	∞
1	161.45	199.50	215.71	224.58	230.16	233.99	236.77	238.88	240.54	241.88	243.91	245.95	248.01	250.10	252.20	254.31
2	18.51	19.00	19.16	19.25	19.30	19.33	19.35	19.37	19.38	19.40	19.41	19.43	19.45	19.46	19.48	19.50
3	10.13	9.55	9.28	9.12	9.01	8.94	8.89	8.85	8.81	8.79	8.74	8.70	8.66	8.62	8.57	8.53
4	7.71	6.94	6.59	6.39	6.26	6.16	6.09	6.04	6.00	5.96	5.91	5.86	5.80	5.75	5.69	5.63
5	6.61	5.79	5.41	5.19	5.05	4.95	4.88	4.82	4.77	4.74	4.68	4.62	4.56	4.50	4.43	4.37
6	5.99	5.14	4.76	4.53	4.39	4.28	4.21	4.15	4.10	4.06	4.00	3.94	3.87	3.81	3.74	3.67
7	5.59	4.74	4.35	4.12	3.97	3.87	3.79	3.73	3.68	3.64	3.57	3.51	3.44	3.38	3.30	3.23
8	5.32	4.46	4.07	3.84	3.69	3.58	3.50	3.44	3.39	3.35	3.28	3.22	3.15	3.08	3.01	2.93
9	5.12	4.26	3.86	3.63	3.48	3.37	3.29	3.23	3.18	3.14	3.07	3.01	2.94	2.86	2.79	2.71
10	4.96	4.10	3.71	3.48	3.33	3.22	3.14	3.07	3.02	2.98	2.91	2.85	2.77	2.70	2.62	2.54
11	4.84	3.98	3.59	3.36	3.20	3.09	3.01	2.95	2.90	2.85	2.79	2.72	2.65	2.57	2.49	2.40
12	4.75	3.89	3.49	3.26	3.11	3.00	2.91	2.85	2.80	2.75	2.69	2.62	2.54	2.47	2.38	2.30
13	4.67	3.81	3.41	3.18	3.03	2.92	2.83	2.77	2.71	2.67	2.60	2.53	2.46	2.38	2.30	2.21
14	4.60	3.74	3.34	3.11	2.96	2.85	2.76	2.70	2.65	2.60	2.53	2.46	2.39	2.31	2.22	2.13
15	4.54	3.68	3.29	3.06	2.90	2.79	2.71	2.64	2.59	2.54	2.48	2.40	2.33	2.25	2.16	2.07
16	4.49	3.63	3.24	3.01	2.85	2.74	2.66	2.59	2.54	2.49	2.42	2.35	2.28	2.19	2.11	2.01
17	4.45	3.59	3.20	2.96	2.81	2.70	2.61	2.55	2.49	2.45	2.38	2.31	2.23	2.15	2.06	1.96
18	4.41	3.55	3.16	2.93	2.77	2.66	2.58	2.51	2.46	2.41	2.34	2.27	2.19	2.11	2.02	1.92
19	4.38	3.52	3.13	2.90	2.74	2.63	2.54	2.48	2.42	2.38	2.31	2.23	2.16	2.07	1.98	1.88
20	4.35	3.49	3.10	2.87	2.71	2.60	2.51	2.45	2.39	2.35	2.28	2.20	2.12	2.04	1.95	1.84
21	4.32	3.47	3.07	2.84	2.68	2.57	2.49	2.42	2.37	2.32	2.25	2.18	2.10	2.01	1.92	1.81
22	4.30	3.44	3.05	2.82	2.66	2.55	2.46	2.40	2.34	2.30	2.23	2.15	2.07	1.98	1.89	1.78
23	4.28	3.42	3.03	2.80	2.64	2.53	2.44	2.37	2.32	2.27	2.20	2.13	2.05	1.96	1.86	1.76
24	4.26	3.40	3.01	2.78	2.62	2.51	2.42	2.36	2.30	2.25	2.18	2.11	2.03	1.94	1.84	1.73
25	4.24	3.39	2.99	2.76	2.60	2.49	2.40	2.34	2.28	2.24	2.16	2.09	2.01	1.92	1.82	1.71
26	4.23	3.37	2.98	2.74	2.59	2.47	2.39	2.32	2.27	2.22	2.15	2.07	1.99	1.90	1.80	1.69
27	4.21	3.35	2.96	2.73	2.57	2.46	2.37	2.31	2.25	2.20	2.13	2.06	1.97	1.88	1.79	1.67
28	4.20	3.34	2.95	2.71	2.56	2.45	2.36	2.29	2.24	2.19	2.12	2.04	1.96	1.87	1.77	1.65
29	4.18	3.33	2.93	2.70	2.55	2.43	2.35	2.28	2.22	2.18	2.10	2.03	1.94	1.85	1.75	1.64
30	4.17	3.32	2.92	2.69	2.53	2.42	2.33	2.27	2.21	2.16	2.09	2.01	1.93	1.84	1.74	1.62
40	4.08	3.23	2.84	2.61	2.45	2.34	2.25	2.18	2.12	2.08	2.00	1.92	1.84	1.74	1.64	1.51
60	4.00	3.15	2.76	2.53	2.37	2.25	2.17	2.10	2.04	1.99	1.92	1.84	1.75	1.65	1.53	1.39
120	3.92	3.07	2.68	2.45	2.29	2.18	2.09	2.02	1.96	1.91	1.83	1.75	1.66	1.55	1.43	1.25
∞	3.84	3.00	2.60	2.37	2.21	2.10	2.01	1.94	1.88	1.83	1.75	1.67	1.57	1.46	1.32	1.00

附表4　F 界值表（方差分析用）

附表4（1）　F 界值表（方差分析用）（单侧）

上行:$\alpha=0.05$　下行:$\alpha=0.01$

分母的自由度,ν_2	分子的自由度,ν_1											
	1	2	3	4	5	6	7	8	9	10	11	12
1	161.45	199.50	215.71	224.58	230.16	233.99	236.77	238.88	240.54	241.88	242.98	243.91
	4052.18	4999.50	5403.35	5624.58	5763.65	5858.99	5928.36	5981.07	6022.47	6055.85	6083.32	6106.32
2	18.51	19.00	19.16	19.25	19.30	19.33	19.35	19.37	19.38	19.40	19.40	19.41
	98.50	99.00	99.17	99.25	99.30	99.33	99.36	99.37	99.39	99.40	99.41	99.42
3	10.13	9.55	9.28	9.12	9.01	8.94	8.89	8.85	8.81	8.79	8.76	8.74
	34.12	30.82	29.46	28.71	28.24	27.91	27.67	27.49	27.35	27.23	27.13	27.05
4	7.71	6.94	6.59	6.39	6.26	6.16	6.09	6.04	6.00	5.96	5.94	5.91
	21.20	18.00	16.69	15.98	15.52	15.21	14.98	14.80	14.66	14.55	14.45	14.37
5	6.61	5.79	5.41	5.19	5.05	4.95	4.88	4.82	4.77	4.74	4.70	4.68
	16.26	13.27	12.06	11.39	10.97	10.67	10.46	10.29	10.16	10.05	9.96	9.89
6	5.99	5.14	4.76	4.53	4.39	4.28	4.21	4.15	4.10	4.06	4.03	4.00
	13.75	10.92	9.78	9.15	8.75	8.47	8.26	8.10	7.98	7.87	7.79	7.72
7	5.59	4.74	4.35	4.12	3.97	3.87	3.79	3.73	3.68	3.64	3.60	3.57
	12.25	9.55	8.45	7.85	7.46	7.19	6.99	6.84	6.72	6.62	6.54	6.47
8	5.32	4.46	4.07	3.84	3.69	3.58	3.50	3.44	3.39	3.35	3.31	3.28
	11.26	8.65	7.59	7.01	6.63	6.37	6.18	6.03	5.91	5.81	5.73	5.67
9	5.12	4.26	3.86	3.63	3.48	3.37	3.29	3.23	3.18	3.14	3.10	3.07
	10.56	8.02	6.99	6.42	6.06	5.80	5.61	5.47	5.35	5.26	5.18	5.11
10	4.96	4.10	3.71	3.48	3.33	3.22	3.14	3.07	3.02	2.98	2.94	2.91
	10.04	7.56	6.55	5.99	5.64	5.39	5.20	5.06	4.94	4.85	4.77	4.71
11	4.84	3.98	3.59	3.36	3.20	3.09	3.01	2.95	2.90	2.85	2.82	2.79
	9.65	7.21	6.22	5.67	5.32	5.07	4.89	4.74	4.63	4.54	4.46	4.40
12	4.75	3.89	3.49	3.26	3.11	3.00	2.91	2.85	2.80	2.75	2.72	2.69
	9.33	6.93	5.95	5.41	5.06	4.82	4.64	4.50	4.39	4.30	4.22	4.16
13	4.67	3.81	3.41	3.18	3.03	2.92	2.83	2.77	2.71	2.67	2.63	2.60
	9.07	6.70	5.74	5.21	4.86	4.62	4.44	4.30	4.19	4.10	4.02	3.96
14	4.60	3.74	3.34	3.11	2.96	2.85	2.76	2.70	2.65	2.60	2.57	2.53
	8.86	6.51	5.56	5.04	4.69	4.46	4.28	4.14	4.03	3.94	3.86	3.80
15	4.54	3.68	3.29	3.06	2.90	2.79	2.71	2.64	2.59	2.54	2.51	2.48
	8.68	6.36	5.42	4.89	4.56	4.32	4.14	4.00	3.89	3.80	3.73	3.67
16	4.49	3.63	3.24	3.01	2.85	2.74	2.66	2.59	2.54	2.49	2.46	2.42
	8.53	6.23	5.29	4.77	4.44	4.20	4.03	3.89	3.78	3.69	3.62	3.55
17	4.45	3.59	3.20	2.96	2.81	2.70	2.61	2.55	2.49	2.45	2.41	2.38
	8.40	6.11	5.18	4.67	4.34	4.10	3.93	3.79	3.68	3.59	3.52	3.46
18	4.41	3.55	3.16	2.93	2.77	2.66	2.58	2.51	2.46	2.41	2.37	2.34
	8.29	6.01	5.09	4.58	4.25	4.01	3.84	3.71	3.60	3.51	3.43	3.37
19	4.38	3.52	3.13	2.90	2.74	2.63	2.54	2.48	2.42	2.38	2.34	2.31
	8.18	5.93	5.01	4.50	4.17	3.94	3.77	3.63	3.52	3.43	3.36	3.30
20	4.35	3.49	3.10	2.87	2.71	2.60	2.51	2.45	2.39	2.35	2.31	2.28
	8.10	5.85	4.94	4.43	4.10	3.87	3.70	3.56	3.46	3.37	3.29	3.23
21	4.32	3.47	3.07	2.84	2.68	2.57	2.49	2.42	2.37	2.32	2.28	2.25
	8.02	5.78	4.87	4.37	4.04	3.81	3.64	3.51	3.40	3.31	3.24	3.17
22	4.30	3.44	3.05	2.82	2.66	2.55	2.46	2.40	2.34	2.30	2.26	2.23
	7.95	5.72	4.82	4.31	3.99	3.76	3.59	3.45	3.35	3.26	3.18	3.12
23	4.28	3.42	3.03	2.80	2.64	2.53	2.44	2.37	2.32	2.27	2.24	2.20
	7.88	5.66	4.76	4.26	3.94	3.71	3.54	3.41	3.30	3.21	3.14	3.07
24	4.26	3.40	3.01	2.78	2.62	2.51	2.42	2.36	2.30	2.25	2.22	2.18
	7.82	5.61	4.72	4.22	3.90	3.67	3.50	3.36	3.26	3.17	3.09	3.03
25	4.24	3.39	2.99	2.76	2.60	2.49	2.40	2.34	2.28	2.24	2.20	2.16
	7.77	5.57	4.68	4.18	3.85	3.63	3.46	3.32	3.22	3.13	3.06	2.99

附表 4（2）　F 界值表（方差分析用）（单侧）

上行：$\alpha=0.05$　下行：$\alpha=0.01$

分母的自由度，ν_2	分子的自由度，ν_1											
	14	16	20	24	30	40	50	75	100	200	500	∞
1	245.36	246.46	248.01	249.05	250.10	251.14	251.77	252.62	253.04	253.68	254.06	254.31
	6142.67	6170.10	6208.73	6234.63	6260.65	6286.78	6302.52	6323.56	6334.11	6349.97	6359.50	6365.86
2	19.42	19.43	19.45	19.45	19.46	19.47	19.48	19.48	19.49	19.49	19.49	19.50
	99.43	99.44	99.45	99.46	99.47	99.47	99.48	99.49	99.49	99.49	99.50	99.50
3	8.71	8.69	8.66	8.64	8.62	8.59	8.58	8.56	8.55	8.54	8.53	8.53
	26.92	26.83	26.69	26.60	26.50	26.41	26.35	26.28	26.24	26.18	26.15	26.13
4	5.87	5.84	5.80	5.77	5.75	5.72	5.70	5.68	5.66	5.65	5.64	5.63
	14.25	14.15	14.02	13.93	13.84	13.75	13.69	13.61	13.58	13.52	13.49	13.46
5	4.64	4.60	4.56	4.53	4.50	4.46	4.44	4.42	4.41	4.39	4.37	4.37
	9.77	9.68	9.55	9.47	9.38	9.29	9.24	9.17	9.13	9.08	9.04	9.02
6	3.96	3.92	3.87	3.84	3.81	3.77	3.75	3.73	3.71	3.69	3.68	3.67
	7.60	7.52	7.40	7.31	7.23	7.14	7.09	7.02	6.99	6.93	6.90	6.88
7	3.53	3.49	3.44	3.41	3.38	3.34	3.32	3.29	3.27	3.25	3.24	3.23
	6.36	6.28	6.16	6.07	5.99	5.91	5.86	5.79	5.75	5.70	5.67	5.65
8	3.24	3.20	3.15	3.12	3.08	3.04	3.02	2.99	2.97	2.95	2.94	2.93
	5.56	5.48	5.36	5.28	5.20	5.12	5.07	5.00	4.96	4.91	4.88	4.86
9	3.03	2.99	2.94	2.90	2.86	2.83	2.80	2.77	2.76	2.73	2.72	2.71
	5.01	4.92	4.81	4.73	4.65	4.57	4.52	4.45	4.41	4.36	4.33	4.31
10	2.86	2.83	2.77	2.74	2.70	2.66	2.64	2.60	2.59	2.56	2.55	2.54
	4.60	4.52	4.41	4.33	4.25	4.17	4.12	4.05	4.01	3.96	3.93	3.91
11	2.74	2.70	2.65	2.61	2.57	2.53	2.51	2.47	2.46	2.43	2.42	2.40
	4.29	4.21	4.10	4.02	3.94	3.86	3.81	3.74	3.71	3.66	3.62	3.60
12	2.64	2.60	2.54	2.51	2.47	2.43	2.40	2.37	2.35	2.32	2.31	2.30
	4.05	3.97	3.86	3.78	3.70	3.62	3.57	3.50	3.47	3.41	3.38	3.36
13	2.55	2.51	2.46	2.42	2.38	2.34	2.31	2.28	2.26	2.23	2.22	2.21
	3.86	3.78	3.66	3.59	3.51	3.43	3.38	3.31	3.27	3.22	3.19	3.17
14	2.48	2.44	2.39	2.35	2.31	2.27	2.24	2.21	2.19	2.16	2.14	2.13
	3.70	3.62	3.51	3.43	3.35	3.27	3.22	3.15	3.11	3.06	3.03	3.00
15	2.42	2.38	2.33	2.29	2.25	2.20	2.18	2.14	2.12	2.10	2.08	2.07
	3.56	3.49	3.37	3.29	3.21	3.13	3.08	3.01	2.98	2.92	2.89	2.87
16	2.37	2.33	2.28	2.24	2.19	2.15	2.12	2.09	2.07	2.04	2.02	2.01
	3.45	3.37	3.26	3.18	3.10	3.02	2.97	2.90	2.86	2.81	2.78	2.75
17	2.33	2.29	2.23	2.19	2.15	2.10	2.08	2.04	2.02	1.99	1.97	1.96
	3.35	3.27	3.16	3.08	3.00	2.92	2.87	2.80	2.76	2.71	2.68	2.65
18	2.29	2.25	2.19	2.15	2.11	2.06	2.04	2.00	1.98	1.95	1.93	1.92
	3.27	3.19	3.08	3.00	2.92	2.84	2.78	2.71	2.68	2.62	2.59	2.57
19	2.26	2.21	2.16	2.11	2.07	2.03	2.00	1.96	1.94	1.91	1.89	1.88
	3.19	3.12	3.00	2.92	2.84	2.76	2.71	2.64	2.60	2.55	2.51	2.49
20	2.22	2.18	2.12	2.08	2.04	1.99	1.97	1.93	1.91	1.88	1.86	1.84
	3.13	3.05	2.94	2.86	2.78	2.69	2.64	2.57	2.54	2.48	2.44	2.42
21	2.20	2.16	2.10	2.05	2.01	1.96	1.94	1.90	1.88	1.84	1.83	1.81
	3.07	2.99	2.88	2.80	2.72	2.64	2.58	2.51	2.48	2.42	2.38	2.36
22	2.17	2.13	2.07	2.03	1.98	1.94	1.91	1.87	1.85	1.82	1.80	1.78
	3.02	2.94	2.83	2.75	2.67	2.58	2.53	2.46	2.42	2.36	2.33	2.31
23	2.15	2.11	2.05	2.01	1.96	1.91	1.88	1.84	1.82	1.79	1.77	1.76
	2.97	2.89	2.78	2.70	2.62	2.54	2.48	2.41	2.37	2.32	2.28	2.26
24	2.13	2.09	2.03	1.98	1.94	1.89	1.86	1.82	1.80	1.77	1.75	1.73
	2.93	2.85	2.74	2.66	2.58	2.49	2.44	2.37	2.33	2.27	2.24	2.21
25	2.11	2.07	2.01	1.96	1.92	1.87	1.84	1.80	1.78	1.75	1.73	1.71
	2.89	2.81	2.70	2.62	2.54	2.45	2.40	2.33	2.29	2.23	2.19	2.17

附表 4（3） *F* 界值表（方差分析用）（单侧）

上行：$\alpha=0.05$　下行：$\alpha=0.01$

分母的自由度，ν_2	分子的自由度，ν_1											
	1	2	3	4	5	6	7	8	9	10	11	12
26	4.23	3.37	2.98	2.74	2.59	2.47	2.39	2.32	2.27	2.22	2.18	2.15
	7.72	5.53	4.64	4.14	3.82	3.59	3.42	3.29	3.18	3.09	3.02	2.96
27	4.21	3.35	2.96	2.73	2.57	2.46	2.37	2.31	2.25	2.20	2.17	2.13
	7.68	5.49	4.60	4.11	3.78	3.56	3.39	3.26	3.15	3.06	2.99	2.93
28	4.20	3.34	2.95	2.71	2.56	2.45	2.36	2.29	2.24	2.19	2.15	2.12
	7.64	5.45	4.57	4.07	3.75	3.53	3.36	3.23	3.12	3.03	2.96	2.90
29	4.18	3.33	2.93	2.70	2.55	2.43	2.35	2.28	2.22	2.18	2.14	2.10
	7.60	5.42	4.54	4.04	3.73	3.50	3.33	3.20	3.09	3.00	2.93	2.87
30	4.17	3.32	2.92	2.69	2.53	2.42	2.33	2.27	2.21	2.16	2.13	2.09
	7.56	5.39	4.51	4.02	3.70	3.47	3.30	3.17	3.07	2.98	2.91	2.84
32	4.15	3.29	2.90	2.67	2.51	2.40	2.31	2.24	2.19	2.14	2.10	2.07
	7.50	5.34	4.46	3.97	3.65	3.43	3.26	3.13	3.02	2.93	2.86	2.80
34	4.13	3.28	2.88	2.65	2.49	2.38	2.29	2.23	2.17	2.12	2.08	2.05
	7.44	5.29	4.42	3.93	3.61	3.39	3.22	3.09	2.98	2.89	2.82	2.76
36	4.11	3.26	2.87	2.63	2.48	2.36	2.28	2.21	2.15	2.11	2.07	2.03
	7.40	5.25	4.38	3.89	3.57	3.35	3.18	3.05	2.95	2.86	2.79	2.72
38	4.10	3.24	2.85	2.62	2.46	2.35	2.26	2.19	2.14	2.09	2.05	2.02
	7.35	5.21	4.34	3.86	3.54	3.32	3.15	3.02	2.92	2.83	2.75	2.69
40	4.08	3.23	2.84	2.61	2.45	2.34	2.25	2.18	2.12	2.08	2.04	2.00
	7.31	5.18	4.31	3.83	3.51	3.29	3.12	2.99	2.89	2.80	2.73	2.66
42	4.07	3.22	2.83	2.59	2.44	2.32	2.24	2.17	2.11	2.06	2.03	1.99
	7.28	5.15	4.29	3.80	3.49	3.27	3.10	2.97	2.86	2.78	2.70	2.64
44	4.06	3.21	2.82	2.58	2.43	2.31	2.23	2.16	2.10	2.05	2.01	1.98
	7.25	5.12	4.26	3.78	3.47	3.24	3.08	2.95	2.84	2.75	2.68	2.62
46	4.05	3.20	2.81	2.57	2.42	2.30	2.22	2.15	2.09	2.04	2.00	1.97
	7.22	5.10	4.24	3.76	3.44	3.22	3.06	2.93	2.82	2.73	2.66	2.60
48	4.04	3.19	2.80	2.57	2.41	2.29	2.21	2.14	2.08	2.03	1.99	1.96
	7.19	5.08	4.22	3.74	3.43	3.20	3.04	2.91	2.80	2.71	2.64	2.58
50	4.03	3.18	2.79	2.56	2.40	2.29	2.20	2.13	2.07	2.03	1.99	1.95
	7.17	5.06	4.20	3.72	3.41	3.19	3.02	2.89	2.78	2.70	2.63	2.56
60	4.00	3.15	2.76	2.53	2.37	2.25	2.17	2.10	2.04	1.99	1.95	1.92
	7.08	4.98	4.13	3.65	3.34	3.12	2.95	2.82	2.72	2.63	2.56	2.50
70	3.98	3.13	2.74	2.50	2.35	2.23	2.14	2.07	2.02	1.97	1.93	1.89
	7.01	4.92	4.07	3.60	3.29	3.07	2.91	2.78	2.67	2.59	2.51	2.45
80	3.96	3.11	2.72	2.49	2.33	2.21	2.13	2.06	2.00	1.95	1.91	1.88
	6.96	4.88	4.04	3.56	3.26	3.04	2.87	2.74	2.64	2.55	2.48	2.42
100	3.94	3.09	2.70	2.46	2.31	2.19	2.10	2.03	1.97	1.93	1.89	1.85
	6.90	4.82	3.98	3.51	3.21	2.99	2.82	2.69	2.59	2.50	2.43	2.37
125	3.92	3.07	2.68	2.44	2.29	2.17	2.08	2.01	1.96	1.91	1.87	1.83
	6.84	4.78	3.94	3.47	3.17	2.95	2.79	2.66	2.55	2.47	2.39	2.33
150	3.90	3.06	2.66	2.43	2.27	2.16	2.07	2.00	1.94	1.89	1.85	1.82
	6.81	4.75	3.91	3.45	3.14	2.92	2.76	2.63	2.53	2.44	2.37	2.31
200	3.89	3.04	2.65	2.42	2.26	2.14	2.06	1.98	1.93	1.88	1.84	1.80
	6.76	4.71	3.88	3.41	3.11	2.89	2.73	2.60	2.50	2.41	2.34	2.27
400	3.86	3.02	2.63	2.39	2.24	2.12	2.03	1.96	1.90	1.85	1.81	1.78
	6.70	4.66	3.83	3.37	3.06	2.85	2.68	2.56	2.45	2.37	2.29	2.23
1 000	3.85	3.00	2.61	2.38	2.22	2.11	2.02	1.95	1.89	1.84	1.80	1.76
	6.66	4.63	3.80	3.34	3.04	2.82	2.66	2.53	2.43	2.34	2.27	2.20
∞	3.84	3.00	2.60	2.37	2.21	2.10	2.01	1.94	1.88	1.83	1.79	1.75
	6.64	4.60	3.78	3.32	3.02	2.80	2.64	2.51	2.41	2.32	2.24	2.18

附表4（4） *F* 界值表（方差分析用）（单侧）

上行：$\alpha = 0.05$ 　下行：$\alpha = 0.01$

分母的自由度，ν_2	分子的自由度，ν_1											
	14	16	20	24	30	40	50	75	100	200	500	∞
26	2.09	2.05	1.99	1.95	1.90	1.85	1.82	1.78	1.76	1.73	1.71	1.69
	2.86	2.78	2.66	2.58	2.50	2.42	2.36	2.29	2.25	2.19	2.16	2.13
27	2.08	2.04	1.97	1.93	1.88	1.84	1.81	1.76	1.74	1.71	1.69	1.67
	2.82	2.75	2.63	2.55	2.47	2.38	2.33	2.26	2.22	2.16	2.12	2.10
28	2.06	2.02	1.96	1.91	1.87	1.82	1.79	1.75	1.73	1.69	1.67	1.65
	2.79	2.72	2.60	2.52	2.44	2.35	2.30	2.23	2.19	2.13	2.09	2.06
29	2.05	2.01	1.94	1.90	1.85	1.81	1.77	1.73	1.71	1.67	1.65	1.64
	2.77	2.69	2.57	2.49	2.41	2.33	2.27	2.20	2.16	2.10	2.06	2.03
30	2.04	1.99	1.93	1.89	1.84	1.79	1.76	1.72	1.70	1.66	1.64	1.62
	2.74	2.66	2.55	2.47	2.39	2.30	2.25	2.17	2.13	2.07	2.03	2.01
32	2.01	1.97	1.91	1.86	1.82	1.77	1.74	1.69	1.67	1.63	1.61	1.59
	2.70	2.62	2.50	2.42	2.34	2.25	2.20	2.12	2.08	2.02	1.98	1.96
34	1.99	1.95	1.89	1.84	1.80	1.75	1.71	1.67	1.65	1.61	1.59	1.57
	2.66	2.58	2.46	2.38	2.30	2.21	2.16	2.08	2.04	1.98	1.94	1.91
36	1.98	1.93	1.87	1.82	1.78	1.73	1.69	1.65	1.62	1.59	1.56	1.55
	2.62	2.54	2.43	2.35	2.26	2.18	2.12	2.04	2.00	1.94	1.90	1.87
38	1.96	1.92	1.85	1.81	1.76	1.71	1.68	1.63	1.61	1.57	1.54	1.53
	2.59	2.51	2.40	2.32	2.23	2.14	2.09	2.01	1.97	1.90	1.86	1.84
40	1.95	1.90	1.84	1.79	1.74	1.69	1.66	1.61	1.59	1.55	1.53	1.51
	2.56	2.48	2.37	2.29	2.20	2.11	2.06	1.98	1.94	1.87	1.83	1.80
42	1.94	1.89	1.83	1.78	1.73	1.68	1.65	1.60	1.57	1.53	1.51	1.49
	2.54	2.46	2.34	2.26	2.18	2.09	2.03	1.95	1.91	1.85	1.80	1.78
44	1.92	1.88	1.81	1.77	1.72	1.67	1.63	1.59	1.56	1.52	1.49	1.48
	2.52	2.44	2.32	2.24	2.15	2.07	2.01	1.93	1.89	1.82	1.78	1.75
46	1.91	1.87	1.80	1.76	1.71	1.65	1.62	1.57	1.55	1.51	1.48	1.46
	2.50	2.42	2.30	2.22	2.13	2.04	1.99	1.91	1.86	1.80	1.76	1.73
48	1.90	1.86	1.79	1.75	1.70	1.64	1.61	1.56	1.54	1.49	1.47	1.45
	2.48	2.40	2.28	2.20	2.12	2.02	1.97	1.89	1.84	1.78	1.73	1.70
50	1.89	1.85	1.78	1.74	1.69	1.63	1.60	1.55	1.52	1.48	1.46	1.44
	2.46	2.38	2.27	2.18	2.10	2.01	1.95	1.87	1.82	1.76	1.71	1.68
60	1.86	1.82	1.75	1.70	1.65	1.59	1.56	1.51	1.48	1.44	1.41	1.39
	2.39	2.31	2.20	2.12	2.03	1.94	1.88	1.79	1.75	1.68	1.63	1.60
70	1.84	1.79	1.72	1.67	1.62	1.57	1.53	1.48	1.45	1.40	1.37	1.35
	2.35	2.27	2.15	2.07	1.98	1.89	1.83	1.74	1.70	1.62	1.57	1.54
80	1.82	1.77	1.70	1.65	1.60	1.54	1.51	1.45	1.43	1.38	1.35	1.32
	2.31	2.23	2.12	2.03	1.94	1.85	1.79	1.70	1.65	1.58	1.53	1.49
100	1.79	1.75	1.68	1.63	1.57	1.52	1.48	1.42	1.39	1.34	1.31	1.28
	2.27	2.19	2.07	1.98	1.89	1.80	1.74	1.65	1.60	1.52	1.47	1.43
125	1.77	1.73	1.66	1.60	1.55	1.49	1.45	1.40	1.36	1.31	1.27	1.25
	2.23	2.15	2.03	1.94	1.85	1.76	1.69	1.60	1.55	1.47	1.41	1.37
150	1.76	1.71	1.64	1.59	1.54	1.48	1.44	1.38	1.34	1.29	1.25	1.22
	2.20	2.12	2.00	1.92	1.83	1.73	1.66	1.57	1.52	1.43	1.38	1.33
200	1.74	1.69	1.62	1.57	1.52	1.46	1.41	1.35	1.32	1.26	1.22	1.19
	2.17	2.09	1.97	1.89	1.79	1.69	1.63	1.53	1.48	1.39	1.33	1.28
400	1.72	1.67	1.60	1.54	1.49	1.42	1.38	1.32	1.28	1.22	1.17	1.13
	2.13	2.05	1.92	1.84	1.75	1.64	1.58	1.48	1.42	1.32	1.25	1.19
1 000	1.70	1.65	1.58	1.53	1.47	1.41	1.36	1.30	1.26	1.19	1.13	1.08
	2.10	2.02	1.90	1.81	1.72	1.61	1.54	1.44	1.38	1.28	1.19	1.11
∞	1.69	1.64	1.57	1.52	1.46	1.39	1.35	1.28	1.24	1.17	1.11	1.00
	2.08	2.00	1.88	1.79	1.70	1.59	1.52	1.42	1.36	1.25	1.15	1.00

附表 5 q 界值表（Newman-Keuls 法用）

上行:$P=0.05$ 下行:$P=0.01$

ν	组数,α								
	2	3	4	5	6	7	8	9	10
5	3.64	4.60	5.22	5.67	6.03	6.33	6.58	6.80	6.99
	5.70	6.98	7.80	8.42	8.91	9.32	9.67	9.97	10.24
6	3.46	4.34	4.90	5.30	5.63	5.90	6.12	6.32	6.49
	5.24	6.33	7.03	7.56	7.97	8.32	8.61	8.87	9.10
7	3.34	4.16	4.68	5.06	5.36	5.61	5.82	6.00	6.16
	4.95	5.92	6.54	7.01	7.37	7.68	7.94	8.17	8.37
8	3.26	4.04	4.53	4.89	5.17	5.40	5.60	5.77	5.92
	4.75	5.64	6.20	6.62	6.96	7.24	7.47	7.68	7.86
9	3.20	3.95	4.41	4.76	5.02	5.24	5.43	5.59	5.74
	4.60	5.43	5.96	6.35	6.66	6.91	7.13	7.33	7.49
10	3.15	3.88	4.33	4.65	4.91	5.12	5.30	5.46	5.60
	4.48	5.27	5.77	6.14	6.43	6.67	6.87	7.05	7.21
12	3.08	3.77	4.20	4.51	4.75	4.95	5.12	5.27	5.39
	4.32	5.05	5.50	5.84	6.10	6.32	6.51	6.67	6.81
14	3.03	3.70	4.11	4.41	4.64	4.83	4.99	5.13	5.25
	4.21	4.89	5.32	5.63	5.88	6.08	6.26	6.41	6.54
16	3.00	3.65	4.05	4.33	4.56	4.74	4.90	5.03	5.15
	4.13	4.79	5.19	5.49	5.72	5.92	6.08	6.22	6.35
18	2.97	3.61	4.00	4.28	4.49	4.67	4.82	4.96	5.07
	4.07	4.70	5.09	5.38	5.60	5.79	5.94	6.08	6.20
20	2.95	3.58	3.96	4.23	4.45	4.62	4.77	4.90	5.01
	4.02	4.64	5.02	5.29	5.51	5.69	5.84	5.97	6.09
30	2.89	3.49	3.85	4.10	4.30	4.46	4.60	4.72	4.82
	3.89	4.45	4.80	5.05	5.24	5.40	5.54	5.65	5.76
40	2.86	3.44	3.79	4.04	4.23	4.39	4.52	4.63	4.73
	3.82	4.37	4.70	4.93	5.11	5.26	5.39	5.50	5.60
60	2.83	3.40	3.74	3.98	4.16	4.31	4.44	4.55	4.65
	3.76	4.28	4.59	4.82	4.99	5.13	5.25	5.36	5.45
120	2.80	3.36	3.68	3.92	4.10	4.24	4.36	4.47	4.56
	3.70	4.20	4.50	4.71	4.87	5.01	5.12	5.21	5.30
∞	2.77	3.31	3.63	3.86	4.03	4.17	4.29	4.39	4.47
	3.64	4.12	4.40	4.60	4.76	4.88	4.99	5.08	5.16

附表 6　百分率的置信区间

附表 6（1）　百分率的置信区间（95%置信区间）

$1-\alpha=95\%$

n	0*	1	2	3	4	5	6	7	8	9	10	11	12	13
1	0—97.5													
2	0—84.2	1.3—98.7												
3	0—70.8	0.8—90.6	9.4—99.2											
4	0—60.2	0.6—80.6	6.8—93.2											
5	0—52.2	0.5—71.6	5.3—85.3	14.7—94.7										
6	0—45.9	0.4—64.1	4.3—77.7	11.8—88.2										
7	0—41.0	0.4—57.9	3.7—71.0	9.9—81.6	18.4—90.1									
8	0—36.9	0.3—52.7	3.2—65.1	8.5—75.5	15.7—84.3									
9	0—33.6	0.3—48.2	2.8—60.0	7.5—70.1	13.7—78.8	21.2—86.3								
10	0—30.8	0.3—44.5	2.5—55.6	6.7—65.2	12.2—73.8	18.7—81.3								
11	0—28.5	0.2—41.3	2.3—51.8	6.0—61.0	10.9—69.2	16.7—76.6	23.4—83.3							
12	0—26.5	0.2—38.5	2.1—48.4	5.5—57.2	9.9—65.1	15.2—72.3	21.1—78.9							
13	0—24.7	0.2—36.0	1.9—45.4	5.0—53.8	9.1—61.4	13.9—68.4	19.2—74.9	25.1—80.8						
14	0—23.2	0.2—33.9	1.8—42.8	4.7—50.8	8.4—58.1	12.8—64.9	17.7—71.1	23.0—77.0						
15	0—21.8	0.2—31.9	1.7—40.5	4.3—48.1	7.8—55.1	11.8—61.6	16.3—67.7	21.3—73.4	26.6—78.7					
16	0—20.6	0.2—30.2	1.6—38.3	4.0—45.6	7.3—52.4	11.0—58.7	15.2—64.6	19.8—70.1	24.7—75.3					
17	0—19.5	0.1—28.7	1.5—36.4	3.8—43.4	6.8—49.9	10.3—56.0	14.2—61.7	18.4—67.1	23.0—72.2	27.8—77.0				
18	0—18.5	0.1—27.3	1.4—34.7	3.6—41.4	6.4—47.6	9.7—53.5	13.3—59.0	17.3—64.3	21.5—69.2	26.0—74.0				
19	0—17.6	0.1—26.0	1.3—33.1	3.4—39.6	6.1—45.6	9.1—51.2	12.6—56.6	16.3—61.6	20.3—66.5	24.4—71.1	28.9—75.6			
20	0—16.8	0.1—24.9	1.2—31.7	3.2—37.9	5.7—43.7	8.7—49.1	11.9—54.3	15.4—59.2	19.1—63.9	23.1—68.5	27.2—72.8			
21	0—16.1	0.1—23.8	1.2—30.4	3.0—36.3	5.4—41.9	8.2—47.2	11.3—52.2	14.6—57.0	18.1—61.6	21.8—66.0	25.7—70.2	29.8—74.3		
22	0—15.4	0.1—22.8	1.1—29.2	2.9—34.9	5.2—40.3	7.8—45.4	10.7—50.2	13.9—54.9	17.2—59.3	20.7—63.6	24.4—67.8	28.2—71.8		
23	0—14.8	0.1—21.9	1.1—28.0	2.8—33.6	5.0—38.8	7.5—43.7	10.2—48.4	13.2—52.9	16.4—57.3	19.7—61.5	23.2—65.5	26.8—69.4	30.6—73.2	

续表

n	0*	1	2	3	4	5	6	X 7	8	9	10	11	12	13
24	0—14.2	0.1—21.1	1.0—27.0	2.7—32.4	4.7—37.4	7.1—42.2	9.8—46.7	12.6—51.1	15.6—55.3	18.8—59.4	22.1—63.4	25.6—67.2	29.1—70.9	
25	0—13.7	0.1—20.4	1.0—26.0	2.5—31.2	4.5—36.1	6.8—40.7	9.4—45.1	12.1—49.4	14.9—53.5	18.0—57.5	21.1—61.3	24.4—65.1	27.8—68.7	31.3—72.2
26	0—13.2	0.1—19.6	0.9—25.1	2.4—30.2	4.4—34.9	6.6—39.4	9.0—43.6	11.6—47.8	14.3—51.8	17.2—55.7	20.2—59.4	23.4—63.1	26.6—66.6	29.9—70.1
27	0—12.8	0.1—19.0	0.9—24.3	2.4—29.2	4.2—33.7	6.3—38.1	8.6—42.3	11.1—46.3	13.8—50.2	16.5—54.0	19.4—57.6	22.4—61.2	25.5—64.7	28.7—68.1
28	0—12.3	0.1—18.3	0.9—23.5	2.3—28.2	4.0—32.7	6.1—36.9	8.3—41.0	10.7—44.9	13.2—48.7	15.9—52.4	18.6—55.9	21.5—59.4	24.5—62.8	27.5—66.1
29	0—11.9	0.1—17.8	0.8—22.8	2.2—27.4	3.9—31.7	5.8—35.8	8.0—39.7	10.3—43.5	12.7—47.2	15.3—50.8	17.9—54.3	20.7—57.7	23.5—61.1	26.4—64.3
30	0—11.6	0.1—17.2	0.8—22.1	2.1—26.5	3.8—30.7	5.6—34.7	7.7—38.6	9.9—42.3	12.3—45.9	14.7—49.4	17.3—52.8	19.9—56.1	22.7—59.4	25.5—62.6
31	0—11.2	0.1—16.7	0.8—21.4	2.1—25.8	3.6—29.8	5.5—33.7	7.5—37.5	9.6—41.1	11.9—44.6	14.2—48.0	16.7—51.4	19.2—54.6	21.8—57.8	24.5—60.9
32	0—10.9	0.1—16.2	0.8—20.8	2.0—25.0	3.5—29.0	5.3—32.8	7.2—36.4	9.3—40.0	11.5—43.4	13.7—46.7	16.1—50.0	18.6—53.2	21.1—56.3	23.7—59.4
33	0—10.6	0.1—15.8	0.7—20.2	1.9—24.3	3.4—28.2	5.1—31.9	7.0—35.5	9.0—38.9	11.1—42.3	13.3—45.5	15.6—48.7	18.0—51.8	20.4—54.9	22.9—57.9
34	0—10.3	0.1—15.3	0.7—19.7	1.9—23.7	3.3—27.5	5.0—31.1	6.8—34.5	8.7—37.9	10.7—41.2	12.9—44.4	15.1—47.5	17.4—50.5	19.7—53.5	22.2—56.4
35	0—10.0	0.1—14.9	0.7—19.2	1.8—23.1	3.2—26.7	4.8—30.3	6.6—33.6	8.4—36.9	10.4—40.1	12.5—43.3	14.6—46.3	16.9—49.3	19.1—52.2	21.5—55.1
36	0—9.7	0.1—14.5	0.7—18.7	1.8—22.5	3.1—26.1	4.7—29.5	6.4—32.8	8.2—36.0	10.1—39.2	12.1—42.2	14.2—45.2	16.3—48.1	18.6—51.0	20.8—53.8
37	0—9.5	0.1—14.2	0.7—18.2	1.7—21.9	3.0—25.4	4.5—28.8	6.2—32.0	8.0—35.2	9.8—38.2	11.8—41.2	13.8—44.1	15.9—47.0	18.0—49.8	20.2—52.5
38	0—9.3	0.1—13.8	0.6—17.7	1.7—21.4	2.9—24.8	4.4—28.1	6.0—31.3	7.7—34.3	9.6—37.3	11.4—40.2	13.4—43.1	15.4—45.9	17.5—48.7	19.6—51.4
39	0—9.0	0.1—13.5	0.6—17.3	1.6—20.9	2.9—24.2	4.3—27.4	5.9—30.5	7.5—33.5	9.3—36.5	11.1—39.3	13.0—42.1	15.0—44.9	17.0—47.6	19.1—50.2
40	0—8.8	0.1—13.2	0.6—16.9	1.6—20.4	2.8—23.7	4.2—26.8	5.7—29.8	7.3—32.8	9.1—35.6	10.8—38.5	12.7—41.2	14.6—43.9	16.6—46.5	18.6—49.1
41	0—8.6	0.1—12.9	0.6—16.5	1.5—19.9	2.7—23.1	4.1—26.2	5.6—29.2	7.2—32.1	8.8—34.9	10.6—37.6	12.4—40.3	14.2—42.9	16.1—45.5	18.1—48.1
42	0—8.4	0.1—12.6	0.6—16.2	1.5—19.5	2.7—22.6	4.0—25.6	5.4—28.5	7.0—31.4	8.6—34.1	10.3—36.8	12.1—39.5	13.9—42.0	15.7—44.6	17.6—47.1
43	0—8.2	0.1—12.3	0.6—15.8	1.5—19.1	2.6—22.1	3.9—25.1	5.3—27.9	6.8—30.7	8.4—33.4	10.0—36.0	11.8—38.6	13.5—41.2	15.3—43.7	17.2—46.1
44	0—8.0	0.1—12.0	0.6—15.5	1.4—18.7	2.5—21.7	3.8—24.6	5.2—27.4	6.6—30.1	8.2—32.7	9.8—35.3	11.5—37.8	13.2—40.3	15.0—42.8	16.8—45.2
45	0—7.9	0.1—11.8	0.5—15.1	1.4—18.3	2.5—21.2	3.7—24.1	5.1—26.8	6.5—29.5	8.0—32.1	9.6—34.6	11.2—37.1	12.9—39.5	14.6—41.9	16.4—44.3
46	0—7.7	0.1—11.5	0.5—14.8	1.4—17.9	2.4—20.8	3.6—23.6	4.9—26.3	6.3—28.9	7.8—31.4	9.4—33.9	10.9—36.4	12.6—38.8	14.3—41.1	16.0—43.5
47	0—7.5	0.1—11.3	0.5—14.5	1.3—17.5	2.4—20.4	3.5—23.1	4.8—25.7	6.2—28.3	7.6—30.8	9.1—33.3	10.7—35.7	12.3—38.0	13.9—40.3	15.6—42.6
48	0—7.4	0.1—11.1	0.5—14.3	1.3—17.2	2.3—20.0	3.5—22.7	4.7—25.2	6.1—27.8	7.5—30.2	8.9—32.6	10.5—35.0	12.0—37.3	13.6—39.6	15.3—41.8
49	0—7.3	0.1—10.9	0.5—14.0	1.3—16.9	2.3—19.6	3.4—22.2	4.6—24.8	5.9—27.2	7.3—29.7	8.8—32.0	10.2—34.3	11.8—36.6	13.3—38.9	14.9—41.1
50	0—7.1	0.1—10.6	0.5—13.7	1.3—16.5	2.2—19.2	3.3—21.8	4.5—24.3	5.8—26.7	7.2—29.1	8.6—31.4	10.0—33.7	11.5—36.0	13.1—38.2	14.6—40.3

注：* 为单侧97.5%置信区间。

附表 6（2）　百分率的置信区间

$1-\alpha=95\%$

n	X											
	14	15	16	17	18	19	20	21	22	23	24	25
26												
27	31.9—71.3											
28	30.6—69.4											
29	29.4—67.5	32.5—70.6										
30	28.3—65.7	31.3—68.7										
31	27.3—64.0	30.2—66.9	33.1—69.8									
32	26.4—62.3	29.1—65.3	31.9—68.1									
33	25.5—60.8	28.1—63.6	30.8—66.5	33.5—69.2								
34	24.6—59.3	27.2—62.1	29.8—64.9	32.4—67.6								
35	23.9—57.9	26.3—60.6	28.8—63.4	31.4—66.0	34.0—68.6							
36	23.1—56.5	25.5—59.2	27.9—61.9	30.4—64.5	32.9—67.1							
37	22.5—55.2	24.8—57.9	27.1—60.5	29.5—63.1	31.9—65.6	34.4—68.1						
38	21.8—54.0	24.0—56.6	26.3—59.2	28.6—61.7	31.0—64.2	33.4—66.6						
39	21.2—52.8	23.4—55.4	25.6—57.9	27.8—60.4	30.1—62.8	32.4—65.2	34.8—67.6					
40	20.6—51.7	22.7—54.2	24.9—56.7	27.0—59.1	29.3—61.5	31.5—63.9	33.8—66.2					
41	20.1—50.6	22.1—53.1	24.2—55.5	26.3—57.9	28.5—60.3	30.7—62.6	32.9—64.9	35.1—67.1				
42	19.6—49.5	21.6—52.0	23.6—54.4	25.6—56.7	27.7—59.0	29.8—61.3	32.0—63.6	34.2—65.8				
43	19.1—48.5	21.0—50.9	23.0—53.3	25.0—55.6	27.0—57.9	29.1—60.1	31.2—62.3	33.3—64.5	35.5—66.7			
44	18.6—47.6	20.5—49.9	22.4—52.2	24.4—54.5	26.3—56.8	28.3—59.0	30.4—61.2	32.5—63.3	34.6—65.4			
45	18.2—46.6	20.0—49.0	21.9—51.2	23.8—53.5	25.7—55.7	27.7—57.8	29.6—60.0	31.7—62.1	33.7—64.2	35.8—66.3		
46	17.7—45.8	19.5—48.0	21.4—50.2	23.2—52.5	25.1—54.6	27.0—56.8	28.9—58.9	30.9—61.0	32.9—63.1	34.9—65.1		
47	17.3—44.9	19.1—47.1	20.9—49.3	22.7—51.5	24.5—53.6	26.4—55.7	28.3—57.8	30.2—59.9	32.1—61.9	34.1—63.9	36.1—65.9	
48	17.0—44.1	18.7—46.3	20.4—48.4	22.2—50.5	24.0—52.6	25.8—54.7	27.6—56.8	29.5—58.8	31.4—60.8	33.3—62.8	35.2—64.8	
49	16.6—43.3	18.3—45.4	19.9—47.5	21.7—49.6	23.4—51.7	25.2—53.8	27.0—55.8	28.8—57.8	30.7—59.8	32.5—61.7	34.4—63.7	36.3—65.6
50	16.2—42.5	17.9—44.6	19.5—46.7	21.2—48.8	22.9—50.8	24.7—52.8	26.4—54.8	28.2—56.8	30.0—58.7	31.8—60.7	33.7—62.6	35.5—64.5

附表 6（3） 百分率的置信区间

$1-\alpha = 99\%$

n	0*	1	2	3	4	5	6	7	8	9	10	11	12	13
1	0—99.5													
2	0—92.9	0.3—99.7												
3	0—82.9	0.2—95.9	4.1—99.8											
4	0—73.4	0.1—88.9	2.9—97.1											
5	0—65.3	0.1—81.5	2.3—91.7	8.3—97.7										
6	0—58.6	0.1—74.6	1.9—85.6	6.6—93.4										
7	0—53.1	0.1—68.5	1.6—79.7	5.5—88.2	11.8—94.5									
8	0—48.4	0.1—63.2	1.4—74.2	4.7—83.0	10.0—90.0									
9	0—44.5	0.1—58.5	1.2—69.3	4.2—78.1	8.7—85.4	14.6—91.3								
10	0—41.1	0.1—54.4	1.1—64.8	3.7—73.5	7.7—80.9	12.8—87.2								
11	0—38.2	0—50.9	1.0—60.8	3.3—69.3	6.9—76.7	11.4—83.1	16.9—88.6							
12	0—35.7	0—47.7	0.9—57.3	3.0—65.5	6.2—72.8	10.3—79.1	15.2—84.8							
13	0—33.5	0—44.9	0.8—54.1	2.8—62.1	5.7—69.1	9.4—75.5	13.8—81.1	18.9—86.2						
14	0—31.5	0—42.4	0.8—51.2	2.6—58.9	5.3—65.8	8.7—72.0	12.7—77.7	17.2—82.8						
15	0—29.8	0—40.2	0.7—48.6	2.4—56.1	4.9—62.7	8.0—68.8	11.7—74.4	15.9—79.5	20.5—84.1					
16	0—28.2	0—38.1	0.7—46.3	2.2—53.4	4.5—59.9	7.5—65.8	10.9—71.3	14.7—76.4	19.0—81.0					
17	0—26.8	0—36.3	0.6—44.1	2.1—51.0	4.3—57.3	7.0—63.1	10.1—68.5	13.7—73.4	17.6—78.1	21.9—82.4				
18	0—25.5	0—34.6	0.6—42.2	2.0—48.8	4.0—54.9	6.5—60.5	9.5—65.8	12.8—70.7	16.5—75.3	20.5—79.5				
19	0—24.3	0—33.1	0.6—40.4	1.9—46.8	3.8—52.7	6.2—58.2	9.0—63.3	12.1—68.1	15.5—72.6	19.2—76.8	23.2—30.8			
20	0—23.3	0—31.7	0.5—38.7	1.8—44.9	3.6—50.7	5.8—56.0	8.5—61.0	11.4—65.7	14.6—70.1	18.1—74.3	21.8—78.2			
21	0—22.3	0—30.4	0.5—37.2	1.7—43.2	3.4—48.8	5.5—53.9	8.0—58.8	10.8—63.4	13.8—67.7	17.1—71.8	20.5—75.8	24.2—79.5		
22	0—21.4	0—29.2	0.5—35.8	1.6—41.6	3.2—47.0	5.3—52.0	7.6—56.7	10.2—61.2	13.1—65.5	16.2—69.5	19.5—73.4	22.9—77.1		
23	0—20.6	0—28.1	0.5—34.5	1.5—40.1	3.1—45.3	5.0—50.2	7.3—54.8	9.7—59.2	12.5—63.4	15.4—67.4	18.5—71.2	21.8—74.8	25.2—78.2	
24	0—19.8	0—27.1	0.4—33.2	1.5—38.7	2.9—43.8	4.8—48.5	6.9—53.0	9.3—57.3	11.9—61.4	14.6—65.3	17.6—69.0	20.7—72.6	24.0—76.0	

续表

n	0*	1	2	3	4	5	6	7	8	9	10	11	12	13
							X							
25	0—19.1	0—26.2	0.4—32.1	1.4—37.4	2.8—42.4	4.6—47.0	6.6—51.4	8.9—55.5	11.3—59.5	14.0—63.3	16.8—67.0	19.7—70.5	22.8—73.9	26.1—77.2
26	0—18.4	0—25.3	0.4—31.0	1.3—36.2	2.7—41.0	4.4—45.5	6.4—49.8	8.5—53.8	10.9—57.8	13.4—61.5	16.1—65.1	18.9—68.6	21.8—71.9	24.9—75.1
27	0—17.8	0—24.5	0.4—30.0	1.3—35.1	2.6—39.7	4.2—44.1	6.1—48.3	8.2—52.3	10.4—56.1	12.8—59.7	15.4—63.3	18.1—66.7	20.9—70.0	23.8—73.1
28	0—17.2	0—23.7	0.4—29.1	1.2—34.0	2.5—38.5	4.1—42.8	5.9—46.9	7.9—50.8	10.0—54.5	12.3—58.1	14.8—61.6	17.3—64.9	20.0—68.1	22.8—71.3
29	0—16.7	0—23.0	0.4—28.2	1.2—33.0	2.4—37.4	3.9—41.6	5.6—45.5	7.6—49.3	9.6—53.0	11.9—56.5	14.2—59.9	16.7—63.2	19.2—66.4	21.9—69.5
30	0—16.2	0—22.3	0.4—27.4	1.2—32.0	2.3—36.3	3.8—40.4	5.4—44.3	7.3—48.0	9.3—51.6	11.4—55.0	13.7—58.3	16.0—61.6	18.5—64.7	21.1—67.7
31	0—15.7	0—21.6	0.3—26.6	1.1—31.1	2.3—35.3	3.7—39.3	5.3—43.1	7.0—46.7	9.0—50.2	11.0—53.6	13.2—56.9	15.5—60.0	17.8—63.1	20.3—66.1
32	0—15.3	0—21.0	0.3—25.9	1.1—30.3	2.2—34.4	3.5—38.3	5.1—41.9	6.8—45.5	8.7—48.9	10.6—52.2	12.7—55.4	14.9—58.5	17.2—61.6	19.6—64.5
33	0—14.8	0—20.4	0.3—25.2	1.1—29.5	2.1—33.5	3.4—37.3	4.9—40.9	6.6—44.3	8.4—47.7	10.3—50.9	12.3—54.1	14.4—57.1	16.6—60.1	18.9—63.0
34	0—14.4	0—19.9	0.3—24.5	1.0—28.7	2.0—32.6	3.3—36.3	4.8—39.8	6.4—43.2	8.1—46.5	10.0—49.7	11.9—52.8	13.9—55.8	16.1—58.7	18.3—61.5
35	0—14.0	0—19.4	0.3—23.9	1.0—28.0	2.0—31.8	3.2—35.4	4.6—38.9	6.2—42.2	7.9—45.4	9.7—48.5	11.5—51.5	13.5—54.5	15.6—57.4	17.7—60.1
36	0—13.7	0—18.9	0.3—23.3	1.0—27.3	1.9—31.0	3.1—34.6	4.5—37.9	6.0—41.2	7.6—44.3	9.4—47.4	11.2—50.4	13.1—53.3	15.1—56.1	17.1—58.8
37	0—13.3	0—18.4	0.3—22.7	0.9—26.6	1.9—30.3	3.0—33.7	4.4—37.1	5.8—40.2	7.4—43.3	9.1—46.3	10.9—49.2	12.7—52.1	14.6—54.8	16.6—57.5
38	0—13.0	0—18.0	0.3—22.2	0.9—26.0	1.8—29.6	3.0—33.0	4.2—36.2	5.7—39.2	7.2—42.4	8.8—45.3	10.6—48.2	12.3—50.9	14.2—53.7	16.1—56.3
39	0—12.7	0—17.5	0.3—21.7	0.9—25.4	1.8—28.8	2.9—32.2	4.1—35.4	5.5—38.5	7.0—41.4	8.6—44.3	10.3—47.1	12.0—49.8	13.8—52.5	15.7—55.1
40	0—12.4	0—17.2	0.3—21.2	0.9—24.8	1.7—28.3	2.8—31.5	4.0—34.6	5.4—37.6	6.8—40.5	8.4—43.4	10.0—46.1	11.7—48.8	13.4—51.4	15.3—54.0
41	0—12.1	0—16.8	0.3—20.7	0.8—24.3	1.7—27.6	2.7—30.8	3.9—33.9	5.2—36.8	6.6—39.7	8.1—42.5	9.7—45.2	11.4—47.8	13.1—50.4	14.8—52.9
42	0—11.9	0—16.4	0.2—20.3	0.8—23.8	1.6—27.1	2.7—30.2	3.8—33.2	5.1—36.1	6.5—38.9	7.9—41.6	9.5—44.3	11.1—46.8	12.7—49.4	14.5—51.9
43	0—11.6	0—16.0	0.2—19.8	0.8—23.3	1.6—26.5	2.6—29.6	3.7—32.5	5.0—35.3	6.3—38.1	7.7—40.8	9.2—43.4	10.8—45.9	12.4—48.4	14.1—50.9
44	0—11.3	0—15.7	0.2—19.4	0.8—22.8	1.6—25.9	2.5—29.0	3.6—31.8	4.9—34.6	6.2—37.3	7.6—40.0	9.0—42.5	10.5—45.0	12.1—47.5	13.7—49.9
45	0—11.1	0—15.4	0.2—19.0	0.8—22.3	1.5—25.4	2.5—28.4	3.6—31.2	4.7—33.9	6.0—36.6	7.4—39.2	8.8—41.7	10.3—44.2	11.8—46.6	13.4—48.9
46	0—10.9	0—15.1	0.2—18.6	0.7—21.9	1.5—24.9	2.4—27.8	3.5—30.6	4.6—33.3	5.9—35.9	7.2—38.4	8.6—40.9	10.0—43.3	11.5—45.7	13.1—48.0
47	0—10.7	0—14.8	0.2—18.3	0.7—21.5	1.5—24.4	2.4—27.3	3.4—30.0	4.5—32.7	5.7—35.2	7.0—37.7	8.4—40.2	9.8—42.5	11.3—44.9	12.8—47.2
48	0—10.5	0—14.5	0.2—17.9	0.7—21.0	1.4—24.0	2.3—26.8	3.3—29.5	4.4—32.1	5.6—34.6	6.9—37.0	8.2—39.4	9.6—41.8	11.0—44.1	12.5—46.3
49	0—10.2	0—14.2	0.2—17.6	0.7—20.7	1.4—23.5	2.3—26.3	3.3—28.9	4.3—31.5	5.5—34.0	6.7—36.4	8.0—38.7	9.4—41.0	10.8—43.3	12.2—45.5
50	0—10.1	0—13.9	0.2—17.3	0.7—20.3	1.4—23.1	2.2—25.8	3.2—28.4	4.2—30.9	5.4—33.3	6.6—35.7	7.9—38	9.2—40.3	10.6—42.5	12.0—44.7

注：* 为单侧 99.5% 置信区间。

附表 6（4） 百分率的置信区间

1-α=99%

n	14	15	16	17	18	19	20	21	22	23	24	25
26												
27	26.9—76.2											
28	25.7—74.3											
29	24.7—72.4	27.6—75.3										
30	23.7—70.7	26.5—73.5										
31	22.8—69.0	25.5—71.8	28.2—74.5									
32	22.0—67.4	24.6—70.1	27.2—72.8									
33	21.3—65.8	23.7—68.5	26.2—71.2	28.8—73.8								
34	20.6—64.3	22.9—67.0	25.3—69.6	27.8—72.2								
35	19.9—62.9	22.2—65.5	24.5—68.1	26.9—70.6	29.4—73.1							
36	19.3—61.5	21.5—64.1	23.7—66.7	26.0—69.2	28.4—71.6							
37	18.7—60.2	20.8—62.7	23.0—65.3	25.2—67.7	27.5—70.1	29.9—72.5						
38	18.1—58.9	20.2—61.4	22.3—63.9	24.5—66.3	26.7—68.7	29.0—71.0						
39	17.6—57.7	19.6—60.2	21.7—162.6	23.8—65.0	25.9—67.4	28.1—69.7	30.3—71.9					
40	17.1—56.5	19.1—59.0	21.0—61.4	23.1—63.7	25.2—66.1	27.3—68.3	29.5—70.5					
41	16.7—55.4	18.5—57.8	20.5—60.2	22.4—62.5	24.5—64.8	26.5—67.0	28.6—69.2	30.8—71.4				
42	16.2—54.3	18.1—56.7	19.9—59.0	21.8—61.3	23.8—63.6	25.8—65.8	27.8—67.9	29.9—70.1				
43	15.8—53.2	17.6—55.6	19.4—57.9	21.3—60.2	23.2—62.4	25.1—64.6	27.1—66.7	29.1—68.8	31.2—70.9			
44	15.4—52.2	17.2—54.5	18.9—56.8	20.7—59.0	22.6—61.2	24.5—63.4	26.4—65.5	28.4—67.6	30.4—69.6			
45	15.1—51.3	16.7—53.5	18.5—55.8	20.2—58.0	22.0—60.1	23.9—62.3	25.7—64.3	27.7—66.4	29.6—68.4	31.6—70.4		
46	14.7—50.3	16.3—52.6	18.0—54.8	19.7—56.9	21.5—59.1	23.3—61.2	25.1—63.2	27.0—65.3	28.9—67.2	30.8—69.2		
47	14.4—49.4	16.0—51.6	17.6—53.8	19.3—55.9	21.0—58.0	22.7—60.1	24.5—62.1	26.3—64.1	28.2—66.1	30.0—68.1	31.9—70.0	
48	14.0—48.5	15.6—50.7	17.2—52.9	18.8—55.0	20.5—57.0	22.2—59.1	23.9—61.1	25.7—63.1	27.5—65.0	29.3—66.9	31.2—68.8	
49	13.7—47.7	15.2—49.8	16.8—52.0	18.4—54.0	20.0—56.1	21.7—58.1	23.4—60.1	25.1—62.0	26.9—63.9	28.6—65.8	30.5—67.7	32.3—69.5
50	13.4—46.9	14.9—49.0	16.4—51.1	18.0—53.1	19.6—55.1	21.2—57.1	22.9—59.1	24.5—61.0	26.3—62.9	28.0—64.8	29.8—66.6	31.6—68.4

附表 7 χ² 界值表

概率, P

自由度, ν	0.995	0.990	0.975	0.950	0.900	0.750	0.500	0.250	0.100	0.050	0.025	0.010	0.005
1					0.02	0.10	0.45	1.32	2.71	3.84	5.02	6.63	7.88
2	0.01	0.02	0.05	0.10	0.21	0.58	1.39	2.77	4.61	5.99	7.38	9.21	10.60
3	0.07	0.11	0.22	0.35	0.58	1.21	2.37	4.11	6.25	7.81	9.35	11.34	12.84
4	0.21	0.30	0.48	0.71	1.06	1.92	3.36	5.39	7.78	9.49	11.14	13.28	14.86
5	0.41	0.55	0.83	1.15	1.61	2.67	4.35	6.63	9.24	11.07	12.83	15.09	16.75
6	0.68	0.87	1.24	1.64	2.20	3.45	5.35	7.84	10.64	12.59	14.45	16.81	18.55
7	0.99	1.24	1.69	2.17	2.83	4.25	6.35	9.04	12.02	14.07	16.01	18.48	20.28
8	1.34	1.65	2.18	2.73	3.49	5.07	7.34	10.22	13.36	15.51	17.53	20.09	21.95
9	1.73	2.09	2.70	3.33	4.17	5.90	8.34	11.39	14.68	16.92	19.02	21.67	23.59
10	2.16	2.56	3.25	3.94	4.87	6.74	9.34	12.55	15.99	18.31	20.48	23.21	25.19
11	2.60	3.05	3.82	4.57	5.58	7.58	10.34	13.70	17.28	19.68	21.92	24.72	26.76
12	3.07	3.57	4.40	5.23	6.30	8.44	11.34	14.85	18.55	21.03	23.34	26.22	28.30
13	3.57	4.11	5.01	5.89	7.04	9.30	12.34	15.98	19.81	22.36	24.74	27.69	29.82
14	4.07	4.66	5.63	6.57	7.79	10.17	13.34	17.12	21.06	23.68	26.12	29.14	31.32
15	4.60	5.23	6.26	7.26	8.55	11.04	14.34	18.25	22.31	25.00	27.49	30.58	32.80
16	5.14	5.81	6.91	7.96	9.31	11.91	15.34	19.37	23.54	26.30	28.85	32.00	34.27
17	5.70	6.41	7.56	8.67	10.09	12.79	16.34	20.49	24.77	27.59	30.19	33.41	35.72
18	6.26	7.01	8.23	9.39	10.86	13.68	17.34	21.60	25.99	28.87	31.53	34.81	37.16
19	6.84	7.63	8.91	10.12	11.65	14.56	18.34	22.72	27.20	30.14	32.85	36.19	38.58
20	7.43	8.26	9.59	10.85	12.44	15.45	19.34	23.83	28.41	31.41	34.17	37.57	40.00

续表

自由度,ν	概率,P												
	0.995	0.990	0.975	0.950	0.900	0.750	0.500	0.250	0.100	0.050	0.025	0.010	0.005
21	8.03	8.90	10.28	11.59	13.24	16.34	20.34	24.93	29.62	32.67	35.48	38.93	41.40
22	8.64	9.54	10.98	12.34	14.04	17.24	21.34	26.04	30.81	33.92	36.78	40.29	42.80
23	9.26	10.20	11.69	13.09	14.85	18.14	22.34	27.14	32.01	35.17	38.08	41.64	44.18
24	9.89	10.86	12.40	13.85	15.66	19.04	23.34	28.24	33.20	36.42	39.36	42.98	45.56
25	10.52	11.52	13.12	14.61	16.47	19.94	24.34	29.34	34.38	37.65	40.65	44.31	46.93
26	11.16	12.20	13.84	15.38	17.29	20.84	25.34	30.43	35.56	38.89	41.92	45.64	48.29
27	11.81	12.88	14.57	16.15	18.11	21.75	26.34	31.53	36.74	40.11	43.19	46.96	49.64
28	12.46	13.56	15.31	16.93	18.94	22.66	27.34	32.62	37.92	41.34	44.46	48.28	50.99
29	13.12	14.26	16.05	17.71	19.77	23.57	28.34	33.71	39.09	42.56	45.72	49.59	52.34
30	13.79	14.95	16.79	18.49	20.60	24.48	29.34	34.80	40.26	43.77	46.98	50.89	53.67
40	20.71	22.16	24.43	26.51	29.05	33.66	39.34	45.62	51.81	55.76	59.34	63.69	66.77
50	27.99	29.71	32.36	34.76	37.69	42.94	49.33	56.33	63.17	67.50	71.42	76.15	79.49
60	35.53	37.48	40.48	43.19	46.46	52.29	59.33	66.98	74.40	79.08	83.30	88.38	91.95
70	43.28	45.44	48.76	51.74	55.33	61.70	69.33	77.58	85.53	90.53	95.02	100.43	104.21
80	51.17	53.54	57.15	60.39	64.28	71.14	79.33	88.13	96.58	101.88	106.63	112.33	116.32
90	59.20	61.75	65.65	69.13	73.29	80.62	89.33	98.65	107.57	113.15	118.14	124.12	128.30
100	67.33	70.06	74.22	77.93	82.36	90.13	99.33	109.14	118.50	124.34	129.56	135.81	140.17

附表 8　T 界值表（配对比较的符号秩和检验用）

n	单侧：0.05 双侧：0.10	0.025 0.050	0.01 0.02	0.005 0.010
5	0—15			
6	2—19	0—21		
7	3—25	2—26	0—28	
8	5—31	3—33	1—35	0—36
9	8—37	5—40	3—42	1—44
10	10—45	8—47	5—50	3—52
11	13—53	10—56	7—59	5—61
12	17—61	13—65	9—69	7—71
13	21—70	17—74	12—79	9—82
14	25—80	21—84	15—90	12—93
15	30—90	25—95	19—101	15—105
16	35—101	29—107	23—113	19—117
17	41—112	34—119	27—126	23—130
18	47—124	40—131	32—139	27—144
19	53—137	46—144	37—153	32—158
20	60—150	52—158	43—167	37—173
21	67—164	58—173	49—182	42—189
22	75—178	65—188	55—198	48—205
23	83—193	73—203	62—214	54—222
24	91—209	81—219	69—231	61—239
25	100—225	89—236	76—249	68—257
26	110—241	98—253	84—267	75—276
27	119—259	107—271	92—286	83—295
28	130—276	116—290	101—305	91—315
29	140—295	126—309	110—325	100—335
30	151—314	137—328	120—345	109—356
31	163—333	147—349	130—366	118—378
32	175—353	159—369	140—388	128—400
33	187—374	170—391	151—410	138—423
34	200—395	182—413	162—433	148—447
35	213—417	195—435	173—457	159—471
36	227—439	208—458	185—481	171—495
37	241—462	221—482	198—505	182—521
38	256—485	235—506	211—530	194—547
39	271—509	249—531	224—556	207—573
40	286—534	264—556	238—582	220—600
41	302—559	279—582	252—609	233—628
42	319—584	294—609	266—637	247—656
43	336—610	310—636	281—665	261—685
44	353—637	327—663	296—694	276—714
45	371—664	343—692	312—723	291—744
46	389—692	361—720	328—753	307—774
47	407—721	378—750	345—783	322—806
48	426—750	396—780	362—814	339—837
49	446—779	415—810	379—846	355—870
50	466—809	434—841	397—878	373—902

附表9　T 界值表（两样本比较的秩和检验用）

	单侧	双侧
1 行	$P=0.050$	$P=0.10$
2 行	$P=0.025$	$P=0.05$
3 行	$P=0.010$	$P=0.02$
4 行	$P=0.005$	$P=0.01$

n_1（较小）	0	1	2	3	4	5	6	7	8	9	10
2				3—13	3—15	3—17	4—18	4—20	4—22	4—24	5—25
							3—19	3—21	3—23	3—25	4—26
3	6—15	6—18	7—20	8—22	8—25	9—27	10—29	10—32	11—34	11—37	12—39
			6—21	7—23	7—26	8—28	8—31	9—33	9—36	10—38	10—41
					6—27	6—30	7—32	7—35	7—38	8—40	8—43
							6—33	6—36	6—39	7—41	7—44
4	11—25	12—28	13—31	14—34	15—37	16—40	17—43	18—46	19—49	20—52	21—55
	10—26	11—29	12—32	13—35	14—38	15—42	16—45	17—48	18—51	19—54	20—58
		10—30	11—33	11—37	12—40	13—43	13—47	14—50	15—53	15—57	16—60
			10—34	10—38	11—41	11—45	12—48	12—52	13—55	13—59	14—62
5	19—36	20—40	21—44	23—47	24—51	26—54	27—58	28—62	30—65	31—69	33—72
	17—38	18—42	20—45	21—49	22—53	23—57	24—61	26—64	27—68	28—72	29—76
	16—39	17—43	18—47	19—51	20—55	21—59	22—63	23—67	24—71	25—75	26—79
	15—40	16—44	16—49	17—53	18—57	19—61	20—65	21—69	22—73	22—78	23—82
6	28—50	29—55	31—59	33—63	35—67	37—71	38—76	40—80	42—84	44—88	46—92
	26—52	27—57	29—61	31—65	32—70	34—74	35—79	37—83	38—88	40—92	42—96
	24—54	25—59	27—63	28—68	29—73	30—78	32—82	33—87	34—92	36—96	37—101
	23—55	24—60	25—65	26—70	27—75	28—80	30—84	31—89	32—94	33—99	34—104
7	39—66	41—71	43—76	45—81	47—86	49—91	52—95	54—100	56—105	58—110	61—114
	36—69	38—74	40—79	42—84	44—89	46—94	48—99	50—104	52—109	54—114	56—119
	34—71	35—77	37—82	39—87	40—93	42—98	44—103	45—109	47—114	49—119	51—124
	32—73	34—78	35—84	37—89	38—95	40—100	41—106	43—111	44—117	46—122	47—128
8	51—85	54—90	56—96	59—101	62—106	64—112	67—117	69—123	72—128	75—133	77—139
	49—87	51—93	53—99	55—105	58—110	60—116	62—122	65—127	67—133	70—138	72—144
	45—91	47—97	49—103	51—109	53—115	56—120	58—126	60—132	62—138	64—144	66—150
	43—93	45—99	47—105	49—111	51—117	53—123	54—130	56—136	58—142	60—148	62—154
9	66—105	69—111	72—117	75—123	78—129	81—135	84—141	87—147	90—153	93—159	96—165
	62—109	65—115	68—121	71—127	73—134	76—140	79—146	82—152	84—159	87—165	90—171
	59—112	61—119	63—126	66—132	68—139	71—145	73—152	76—158	78—165	81—171	83—178
	56—115	58—122	61—128	63—135	65—142	67—149	69—156	72—162	74—169	76—176	78—183
10	82—128	86—134	89—141	92—148	96—154	99—161	103—167	106—174	110—180	113—187	117—193
	78—132	81—139	84—146	88—152	91—159	94—166	97—173	100—180	103—187	107—193	110—200
	74—136	77—143	79—151	82—158	85—165	88—172	91—179	93—187	96—194	99—201	102—208
	71—139	73—147	76—154	79—161	81—169	84—176	86—184	89—191	92—198	94—206	97—213

附表 10　H 界值表（三样本比较的秩和检验用）

n	n_1	n_2	n_3	0.10	0.05	0.025	0.01	0.001
						P		
7	3	2	2	4.500	4.714			
	3	3	1	4.571	5.143			
8	5	2	1	4.200	5.000			
	4	2	2	4.458	5.333	5.500		
	4	3	1	4.056	5.208	5.833		
	3	3	2	4.556	5.361	5.556		
9	7	1	1	4.267				
	6	2	1	4.200	4.822	5.600		
	5	2	2	4.373	5.160	6.000	6.533	
	5	3	1	4.018	4.960	6.044		
	4	3	2	4.511	5.444	6.000	6.444	
	4	4	1	4.167	4.967	6.167	6.667	
	3	3	3	4.622	5.600	5.956	7.200	
10	8	1	1	4.418				
	7	2	1	4.200	4.706	5.727		
	6	2	2	4.545	5.345	5.745	6.655	
	6	3	1	3.909	4.855	5.945	6.873	
	5	3	2	4.651	5.251	6.004	6.909	
	5	4	1	3.987	4.985	5.858	6.955	
	4	3	3	4.709	5.791	6.155	6.745	
	4	4	2	4.555	5.455	6.327	7.036	
11	8	2	1	4.011	4.909	5.420		
	7	2	2	4.526	5.143	5.818	7.000	
	7	3	1	4.173	4.952	5.758	7.030	
	6	3	2	4.682	5.348	6.136	6.970	
	6	4	1	4.038	4.947	5.856	7.106	
	5	3	3	4.533	5.648	6.315	7.079	8.727
	5	4	2	4.541	5.273	6.068	7.205	8.591
	5	5	1	4.109	5.127	6.000	7.309	
	4	4	3	4.545	5.598	6.394	7.144	8.909
12	8	2	2	4.587	5.356	5.817	6.663	
	8	3	1	4.010	4.881	6.064	6.804	
	7	3	2	4.582	5.357	6.201	6.839	8.654
	7	4	1	4.121	4.986	5.791	6.986	
	6	3	3	4.590	5.615	6.436	7.410	8.692
	6	4	2	4.494	5.340	6.186	7.340	8.827
	6	5	1	4.128	4.990	5.951	7.182	

续表

n	n_1	n_2	n_3	P				
				0.10	0.05	0.025	0.01	0.001
12	5	4	3	4.549	5.656	6.410	7.445	8.795
	5	5	2	4.623	5.338	6.346	7.338	8.938
	4	4	4	4.654	5.692	6.615	7.654	9.269
13	8	3	2	4.451	5.316	6.195	7.022	8.791
	8	4	1	4.038	5.044	5.885	6.973	8.901
	7	3	3	4.603	5.620	6.449	7.228	9.262
	7	4	2	4.549	5.376	6.184	7.321	9.198
	7	5	1	4.035	5.064	5.953	7.061	9.178
	6	4	3	4.604	5.610	6.538	7.500	9.170
	6	5	2	4.596	5.338	6.196	7.376	9.189
	6	6	1	4.000	4.945	5.923	7.121	9.692
	5	4	4	4.668	5.657	6.673	7.760	9.168
	5	5	3	4.545	5.705	6.549	7.578	9.284
14	8	3	3	4.543	5.617	6.588	7.350	9.426
	8	4	2	4.500	5.393	6.193	7.350	9.293
	8	5	1	3.967	4.869	5.864	7.110	9.579
	7	4	3	4.527	5.623	6.578	7.550	9.670
	7	5	2	4.485	5.393	6.221	7.450	9.640
	7	6	1	4.033	5.067	6.067	7.254	9.747
	6	4	4	4.595	5.681	6.667	7.795	9.681
	6	5	3	4.535	5.602	6.667	7.590	9.669
	6	6	2	4.438	5.410	6.210	7.467	9.752
	5	5	4	4.523	5.666	6.760	7.823	9.606
15	8	4	3	4.529	5.623	6.562	7.585	9.742
	8	5	2	4.466	5.415	6.260	7.440	9.781
	8	6	1	4.015	5.015	5.933	7.256	9.840
	7	4	4	4.562	5.650	6.707	7.814	9.841
	7	5	3	4.535	5.607	6.627	7.697	9.874
	7	6	2	4.500	5.357	6.223	7.490	10.060
	7	7	1	3.986	4.986	6.057	7.157	9.871
	6	5	4	4.522	5.661	6.750	7.936	9.961
	6	6	3	4.558	5.625	6.725	7.725	10.150
	5	5	5	4.560	5.780	6.740	8.000	9.920
16	8	4	4	4.561	5.779	6.750	7.853	10.010
	8	5	3	4.514	5.614	6.614	7.706	10.040
	8	6	2	4.463	5.404	6.294	7.522	10.110
	8	7	1	4.045	5.041	6.047	7.308	10.030

n	n_1	n_2	n_3	P				
				0.10	0.05	0.025	0.01	0.001
16	7	5	4	4.542	5.733	6.738	7.931	10.160
	7	6	3	4.550	5.689	6.694	7.756	10.260
	7	7	2	4.491	5.398	6.328	7.491	10.240
	6	5	5	4.547	5.729	6.788	8.028	10.290
	6	6	4	4.548	5.724	6.812	8.000	10.340
17	8	5	4	4.549	5.718	6.782	7.992	10.290
	8	6	3	4.575	5.678	6.658	7.796	10.370
	8	7	2	4.451	5.403	6.339	7.571	10.360
	8	8	1	4.044	5.039	6.005	7.314	10.160
	7	5	5	4.571	5.708	6.835	8.108	10.450
	7	6	4	4.562	5.706	6.787	8.039	10.460
	7	7	3	4.613	5.688	6.708	7.810	10.450
	6	6	5	4.542	5.765	6.848	8.124	10.520
18	8	5	5	4.555	5.769	6.843	8.116	10.640
	8	6	4	4.563	5.743	6.795	8.045	10.630
	8	7	3	4.556	5.698	6.671	7.827	10.540
	8	8	2	4.509	5.408	6.351	7.654	10.460
	7	6	5	4.560	5.770	6.857	8.157	10.750
	7	7	4	4.563	5.766	6.788	8.142	10.690
	6	6	6	4.643	5.801	6.889	8.222	10.890
19	8	6	5	4.550	5.750	6.867	8.226	10.890
	8	7	4	4.548	5.759	6.837	8.118	10.840
	8	8	3	4.555	5.734	6.682	7.889	10.690
	7	6	6	4.530	5.730	6.897	8.257	11.000
	7	7	5	4.546	5.746	6.886	8.257	10.920
20	8	6	6	4.599	5.770	6.932	8.313	11.100
	8	7	5	4.551	5.782	6.884	8.242	11.030
	8	8	4	4.579	5.743	6.886	8.168	10.970
	7	7	6	4.568	5.793	6.927	8.345	11.130
21	8	7	6	4.553	5.781	6.917	8.333	11.280
	8	8	5	4.573	5.761	6.920	8.297	11.180
	7	7	7	4.594	5.818	6.954	8.378	11.320
22	8	7	7	4.585	5.802	6.980	8.363	11.420
	8	8	6	4.572	5.779	6.953	8.367	11.370
23	8	8	7	4.571	5.791	6.980	8.419	11.550
24	8	8	8	4.595	5.805	6.995	8.465	11.700
27	9	9	9	4.582	5.845	7.041	8.564	11.950
	∞	∞	∞	4.605	5.991	7.378	9.210	13.820

附表 11 M 界值表（随机区组比较的秩和检验用）

P=0.05

区组数,n	处理组数/g													
	2	3	4	5	6	7	8	9	10	11	12	13	14	15
2	—	—	20	38	64	96	138	192	258	336	429	538	664	808
3	—	18	37	64	104	158	225	311	416	542	661	865	1 063	1 292
4	—	26	52	89	144	217	311	429	574	747	950	1 189	1 460	1 770
5	—	32	65	113	183	277	396	547	731	950	1 210	1 512	1 859	2 254
6	18	42	76	137	222	336	482	664	887	1 155	1 469	1 831	2 253	2 738
7	24.5	50	92	167	272	412	591	815	1 086	1 410	1 791	2 233	2 740	3 316
8	32	50	105	190	310	471	676	931	1 241	1 612	2 047	2 552	3 131	3 790
9	24.5	56	118	214	349	529	760	1 047	1 396	1 813	2 332	2 871	3 523	4 264
10	32	62	131	238	388	588	845	1 164	1 551	2 014	2 558	3 189	3 914	4 737
11	40.5	66	144	261	427	647	929	1 280	1 706	2 216	2 814	3 508	4 305	5 211
12	32	72	157	285	465	706	1 013	1 396	1 862	2 417	3 070	3 827	4 697	5 685
13	40.5	78	170	309	504	764	1 098	1 512	2 017	2 618	3 356	4 146	5 088	6 159
14	50	84	183	333	543	823	1 182	1 629	2 172	2 820	3 581	4 465	5 479	6 632
15	40.5	90	196	356	582	882	1 267	1 745	2 327	3 021	3 837	4 784	5 871	7 106

附表 12 r 界值表

自由度 单侧 P	0.25	0.10	0.05	0.025	0.01	0.005	0.0025	0.001	0.0005
ν 双侧 P	0.50	0.20	0.10	0.05	0.02	0.01	0.005	0.002	0.001
1	0.707	0.951	0.988	0.997	1.000	1.000	1.000	1.000	1.000
2	0.500	0.800	0.900	0.950	0.980	0.990	0.995	0.998	0.999
3	0.404	0.687	0.805	0.878	0.954	0.959	0.974	0.986	0.991
4	0.347	0.608	0.729	0.811	0.882	0.917	0.942	0.963	0.974
5	0.309	0.551	0.669	0.754	0.833	0.875	0.906	0.935	0.951
6	0.281	0.507	0.621	0.707	0.739	0.834	0.870	0.905	0.925
7	0.260	0.472	0.582	0.666	0.750	0.798	0.836	0.875	0.898
8	0.242	0.443	0.549	0.632	0.715	0.765	0.805	0.847	0.872
9	0.228	0.419	0.521	0.602	0.685	0.735	0.776	0.820	0.847
10	0.216	0.398	0.497	0.576	0.658	0.708	0.750	0.795	0.823
11	0.206	0.380	0.476	0.553	0.634	0.684	0.726	0.772	0.801
12	0.197	0.365	0.458	0.532	0.612	0.661	0.703	0.750	0.780
13	0.189	0.351	0.441	0.514	0.592	0.641	0.683	0.730	0.760
14	0.182	0.338	0.426	0.497	0.574	0.623	0.664	0.711	0.742
15	0.176	0.327	0.412	0.482	0.558	0.606	0.647	0.694	0.725
16	0.170	0.317	0.400	0.468	0.543	0.590	0.631	0.678	0.708
17	0.165	0.308	0.389	0.456	0.529	0.575	0.616	0.662	0.693
18	0.160	0.299	0.378	0.444	0.515	0.561	0.602	0.648	0.679
19	0.156	0.291	0.369	0.433	0.503	0.549	0.589	0.635	0.665
20	0.152	0.284	0.360	0.423	0.492	0.537	0.576	0.622	0.652
21	0.148	0.277	0.352	0.413	0.482	0.526	0.565	0.610	0.640
22	0.145	0.271	0.344	0.404	0.472	0.515	0.554	0.599	0.629
23	0.141	0.265	0.337	0.396	0.462	0.505	0.543	0.588	0.618
24	0.138	0.260	0.330	0.388	0.453	0.496	0.534	0.578	0.607
25	0.136	0.255	0.323	0.381	0.445	0.487	0.524	0.568	0.597

概率, P

续表

自由度	单侧:	0.25	0.10	0.05	0.025	0.01	0.005	0.0025	0.001	0.0005
	双侧:	0.50	0.20	0.10	0.05	0.02	0.01	0.005	0.002	0.001
v	概率, P									
26		0.133	0.250	0.317	0.374	0.437	0.479	0.515	0.559	0.588
27		0.130	0.245	0.311	0.367	0.430	0.471	0.507	0.550	0.579
28		0.128	0.241	0.306	0.361	0.423	0.463	0.499	0.541	0.570
29		0.126	0.237	0.301	0.355	0.416	0.456	0.491	0.533	0.562
30		0.124	0.233	0.296	0.349	0.409	0.449	0.484	0.526	0.554
31		0.122	0.229	0.291	0.344	0.403	0.442	0.477	0.518	0.546
32		0.120	0.225	0.287	0.339	0.397	0.436	0.470	0.511	0.539
33		0.118	0.222	0.283	0.334	0.392	0.430	0.464	0.504	0.532
34		0.116	0.219	0.279	0.329	0.386	0.424	0.458	0.498	0.525
35		0.114	0.216	0.275	0.325	0.381	0.418	0.452	0.492	0.519
36		0.113	0.213	0.271	0.320	0.376	0.413	0.446	0.486	0.513
37		0.111	0.210	0.267	0.316	0.371	0.408	0.441	0.480	0.507
38		0.110	0.207	0.264	0.312	0.367	0.403	0.435	0.474	0.501
39		0.108	0.204	0.260	0.308	0.362	0.398	0.430	0.469	0.495
40		0.107	0.202	0.257	0.304	0.358	0.393	0.425	0.463	0.490
41		0.106	0.199	0.254	0.301	0.354	0.389	0.420	0.458	0.484
42		0.104	0.197	0.251	0.297	0.350	0.384	0.415	0.453	0.479
43		0.103	0.195	0.248	0.294	0.346	0.380	0.411	0.449	0.474
44		0.102	0.192	0.246	0.291	0.342	0.376	0.407	0.444	0.469
45		0.101	0.190	0.243	0.288	0.338	0.372	0.403	0.439	0.465
46		0.100	0.188	0.240	0.285	0.335	0.368	0.399	0.435	0.460
47		0.099	0.186	0.238	0.282	0.331	0.365	0.395	0.431	0.456
48		0.098	0.184	0.235	0.279	0.328	0.361	0.391	0.427	0.451
49		0.097	0.182	0.233	0.276	0.325	0.358	0.387	0.423	0.447
50		0.096	0.181	0.231	0.273	0.322	0.354	0.384	0.419	0.443

附表13 随机数字表

编号	1~10					11~20					21~30					31~40					41~50				
1	22	17	68	65	81	68	95	23	92	35	87	02	22	57	51	61	09	43	95	06	58	24	82	03	47
2	19	36	27	59	46	13	79	93	37	55	39	77	32	77	09	85	52	05	30	62	47	83	51	62	74
3	16	77	23	02	77	09	61	87	25	21	28	06	24	25	93	16	71	13	59	78	23	05	47	47	25
4	78	43	76	71	61	20	44	90	32	64	97	67	63	99	61	46	38	03	93	22	69	81	21	99	21
5	03	28	28	26	08	73	37	32	04	05	69	30	16	09	05	88	69	58	28	99	35	07	44	75	47
6	93	22	53	64	39	07	10	63	76	35	87	03	04	79	88	08	13	13	85	51	55	34	57	72	69
7	78	76	58	54	74	92	38	70	96	92	52	06	79	79	45	82	63	18	27	44	69	66	92	19	09
8	23	68	35	26	00	99	53	93	61	28	52	70	05	48	34	56	65	05	61	86	90	92	10	70	80
9	15	39	25	70	99	93	86	52	77	65	15	33	59	05	28	22	87	26	07	47	86	96	98	29	06
10	58	71	96	30	24	18	46	23	34	27	85	13	99	24	44	49	18	09	79	49	74	16	32	23	02
11	57	35	27	33	72	24	53	63	94	09	41	10	76	47	91	44	04	95	49	66	39	60	04	59	81
12	48	50	86	54	48	22	06	34	72	52	82	21	15	65	20	33	29	94	71	11	15	91	29	12	03
13	61	96	48	95	03	07	16	39	33	66	98	56	10	56	79	77	21	30	27	22	90	49	22	23	62
14	36	93	89	41	26	29	70	83	63	51	99	74	20	52	36	87	09	41	15	09	98	60	16	03	03
15	18	87	00	42	31	57	90	12	02	07	23	47	37	17	31	54	08	01	88	53	39	41	88	92	10
16	88	56	53	27	59	33	35	72	67	47	77	34	55	45	70	08	18	27	38	90	16	95	86	70	75
17	09	72	95	84	29	49	41	31	06	70	42	38	06	45	18	64	84	73	31	65	52	53	37	97	15
18	12	96	88	17	31	65	19	69	02	83	60	75	86	90	68	24	64	19	35	51	56	61	87	39	12
19	85	94	57	24	16	92	09	84	38	76	22	00	27	69	85	29	81	94	78	70	21	94	47	90	12
20	38	64	43	59	98	98	77	87	68	07	91	51	67	62	44	40	98	05	93	78	23	32	65	41	18
21	53	44	09	42	72	00	41	86	79	79	68	47	22	00	20	35	55	31	51	51	00	83	63	22	55
22	40	76	66	26	84	57	99	99	90	37	36	63	32	98	58	37	40	13	68	97	87	64	81	07	83
23	02	17	79	18	05	12	59	52	57	02	22	07	90	47	03	28	14	11	30	79	20	69	22	40	98
24	95	17	82	06	53	31	51	10	96	46	92	06	88	07	77	56	11	50	81	69	23	72	51	39
25	35	76	22	42	92	96	11	83	44	80	34	68	35	48	77	33	42	40	90	60	53	96	97	86

续表

编号	1~10										11~20										21~30										31~40										41~50									
26	29	31	56	41	85	47	04	66	08	34	72	57	59	13	82	43	80	46	15	38	41	56	31	29	08	13	57	59	72	34	85	47	04	66	08	13	59	57	72	34	82	43	80	46	15	38	26	61	70	04
27	80	20	75	82	72	82	32	99	90	63	95	73	76	63	89	73	44	99	05	48	82	75	20	80	90	63	76	73	95	63	72	82	32	99	90	63	76	73	95	63	89	73	44	99	05	48	67	26	43	18
28	40	66	44	52	91	36	74	83	53	00	82	13	54	00	78	45	63	98	35	55	52	44	66	40	53	00	54	13	82	30	91	36	74	83	53	00	54	13	82	30	78	45	63	98	35	55	03	36	67	58
29	56	08	18	09	77	53	84	46	95	58	91	18	95	58	24	16	74	11	53	44	09	18	08	56	47	58	95	18	91	31	77	53	84	46	47	58	95	18	91	31	24	16	74	11	53	44	10	13	85	57
30	65	61	68	66	37	27	47	39	07	48	83	70	07	48	53	21	40	06	71	95	66	68	61	65	19	48	07	39	83	84	37	27	47	39	19	48	07	70	83	84	53	21	40	06	71	95	06	79	88	54
31	93	43	64	07	34	34	04	52	35	86	27	09	24	86	61	85	53	83	45	19	07	64	43	93	35	86	24	52	27	56	34	18	04	52	35	86	24	09	27	56	61	85	53	83	45	19	90	70	99	00
32	21	96	12	99	11	20	99	45	18	34	48	93	55	34	18	37	79	49	90	65	99	12	96	21	18	34	55	45	93	48	11	20	99	45	18	34	55	93	13	48	18	37	79	49	90	65	97	38	20	45
33	95	20	47	97	27	37	83	28	71	74	00	41	41	74	45	89	09	39	84	51	97	47	20	95	71	74	41	28	06	00	27	37	83	28	71	74	41	06	06	00	45	89	09	39	84	51	67	11	52	49
34	97	86	21	78	10	65	81	92	59	97	71	17	14	97	04	76	62	16	17	17	78	21	86	97	59	97	17	92	76	58	10	65	81	92	59	97	14	17	76	58	04	76	62	16	17	17	95	70	45	80
35	69	92	06	34	13	59	74	17	32	19	06	10	24	19	23	71	82	13	74	63	34	06	92	69	32	19	10	74	55	27	13	59	74	17	32	19	24	10	55	27	23	71	82	13	74	63	52	52	01	41
36	04	31	17	21	56	33	99	19	87	26	72	39	27	67	53	77	57	68	93	60	21	17	31	04	87	67	27	39	72	26	56	33	99	19	87	67	27	39	72	26	53	77	57	68	93	60	61	97	22	61
37	61	06	98	03	91	87	14	43	96	43	00	65	98	50	45	60	33	01	07	98	03	87	06	61	50	50	98	65	00	43	91	87	14	43	96	50	98	65	00	43	45	60	33	01	07	98	99	46	50	47
38	85	93	85	86	88	72	87	62	40	34	06	10	89	20	23	21	34	74	97	76	88	85	93	85	40	20	89	10	06	16	72	87	08	62	40	20	89	10	06	16	23	21	34	74	97	76	38	03	29	63
39	21	74	32	47	45	73	96	94	52	09	65	90	77	47	25	76	16	19	33	53	47	32	74	21	52	47	77	90	65	09	73	96	07	94	52	47	77	90	65	09	25	76	16	19	33	53	05	70	53	30
40	15	69	53	82	80	79	96	23	10	97	39	07	16	29	45	33	02	43	70	02	82	53	69	15	10	19	16	07	39	65	80	96	23	53	10	29	16	07	39	65	45	33	02	43	70	02	87	40	41	45
41	02	89	08	04	49	20	21	14	68	87	65	93	95	17	11	29	01	95	80	35	04	08	89	02	86	17	95	93	63	87	49	21	14	68	86	17	95	93	63	87	11	29	01	95	80	35	14	97	35	33
42	87	18	15	89	79	85	01	72	73	08	08	74	51	69	89	82	39	82	15	94	89	15	18	87	73	69	51	74	61	08	85	43	01	72	73	69	51	74	61	08	89	74	39	82	15	94	51	33	41	67
43	98	83	71	94	22	59	50	59	99	08	52	85	08	40	87	61	65	80	31	91	94	71	83	98	52	40	08	85	52	08	59	97	50	99	52	40	08	85	52	08	87	80	61	65	31	91	51	80	32	44
44	10	08	58	21	66	72	49	72	29	08	85	84	46	06	59	19	85	65	23	65	21	58	08	10	31	06	46	84	85	89	72	68	49	29	31	06	46	84	85	89	59	73	19	85	23	65	09	29	75	63
45	47	90	56	10	08	88	72	59	29	42	72	29	23	19	84	45	66	79	20	71	10	56	90	47	83	19	23	29	72	42	88	02	84	27	83	19	23	72	29	42	66	56	45	65	79	20	71	53	20	25
46	22	85	61	68	49	49	92	64	85	50	42	12	89	88	50	14	49	81	06	01	68	61	85	22	44	88	89	12	40	16	49	64	92	85	44	88	89	12	40	16	50	14	49	81	06	01	82	77	45	12
47	67	80	43	79	33	12	11	83	41	16	29	19	68	70	77	02	54	00	52	53	79	43	80	67	16	70	68	19	58	25	12	83	11	41	16	70	68	19	58	25	77	02	54	00	52	53	43	37	15	26
48	27	62	50	96	72	79	61	44	58	50	53	40	65	39	27	31	58	50	28	11	96	50	62	27	15	39	65	40	53	14	72	44	61	40	15	39	65	40	53	14	27	31	58	50	28	11	39	03	34	25
49	33	78	80	87	15	38	74	30	06	21	47	36	07	26	54	96	87	53	32	40	87	80	78	33	21	26	07	47	47	14	15	38	30	06	21	26	07	47	47	14	54	96	87	53	32	40	36	40	96	76
50	13	13	92	66	99	47	24	57	74	32	25	43	62	17	10	97	11	69	84	99	66	92	13	13	74	17	57	43	25	32	99	24	49	57	74	17	62	43	25	32	10	97	11	69	84	99	63	22	32	98

N

URSING

中英文名词对照索引

Z

主要参考文献

［1］凌文华,许能锋.预防医学[M].4 版.北京:人民卫生出版社,2017.

［2］邬堂春,牛侨,周志俊,等.职业卫生与职业医学[M].8 版.北京:人民卫生出版社,2017.

［3］孙长颢.营养与食品卫生学[M].7 版.北京:人民卫生出版社,2017.

［4］詹思延.流行病学[M].8 版.北京:人民卫生出版社,2017.

［5］王素萍.流行病学[M].3 版.北京:中国协和医科大学出版社,2017.

［6］杨克敌.环境卫生学[M].8 版.北京:人民卫生出版社,2017.

［7］李立明.公共卫生与预防医学导论[M].北京:人民卫生出版社,2017.

［8］傅华.预防医学[M].7 版.北京:人民卫生出版社,2018.

［9］沈洪兵,齐秀英.流行病学[M].9 版.北京:人民卫生出版社,2018.

［10］谭红专.现代流行病学[M].3 版.北京:人民卫生出版社,2018.

［11］朱启星.卫生学[M].9 版.北京:人民卫生出版社,2019.

［12］李鲁.社会医学[M].5 版.北京:人民卫生出版社,2018.

［13］王建明,倪春辉.公共卫生实践技能[M].北京:人民卫生出版社,2021.

［14］ZHOU M,WANG H,ZENG X,et al. Mortality,morbidity,and risk factors in China and its provinces,1990-2017:a systematic analysis for the Global Burden of Disease Study 2017[J]. Lancet,2019,394(10204):1145-1158.

［15］World Health Organization. The top 10 causes of death[R]. Geneva,WHO,2020.

［16］World Health Organization. Global tuberculosis report 2020[R]. Genevav,WHO,2020.

［17］FANG E F,XIE C,SCHENKEL J A,et al. A research agenda for ageing in China in the 21st century (2nd edition):Focusing on basic and translational research,long-term care,policy and social networks[J]. Ageing Res Rev,2020,64:101174.

71栏